中西医结合内分泌疾病诊疗

主　编　谢春光　陈　秋

副主编　殷丽平　龚光明　张新霞　刘　柃

中国健康传媒集团

中国医药科技出版社

图书在版编目（CIP）数据

中西医结合内分泌疾病诊疗 / 谢春光，陈秋主编 .
北京 : 中国医药科技出版社，2025. 4. -- ISBN 978-7
-5214-5204-4

Ⅰ . R58

中国国家版本馆 CIP 数据核字第 20252NE899 号

美术编辑　陈君杞
版式设计　也　在

出版　**中国健康传媒集团**｜中国医药科技出版社
地址　北京市海淀区文慧园北路甲 22 号
邮编　100082
电话　发行：010-62227427　邮购：010-62236938
网址　www.cmstp.com
规格　787 × 1092 mm $\frac{1}{16}$
印张　27 $\frac{3}{4}$
字数　692 千字
版次　2025 年 4 月第 1 版
印次　2025 年 4 月第 1 次印刷
印刷　河北环京美印刷有限公司
经销　全国各地新华书店
书号　ISBN 978-7-5214-5204-4
定价　**118.00 元**

获取新书信息、投稿、
为图书纠错，请扫码
联系我们。

编 委 会

前　言

随着生命科学技术的发展，医学科学技术的发展日新月异，新的分支学科、交叉学科、边缘学科以及横向学科不断涌现。医学工作者需不断调整自己的知识结构，努力更新知识和技术，以满足医学科学技术的发展的需求。在人们对内分泌系统疾病的认识不断深入，内分泌系统疾病的中西医临床诊治水平取得长足进步的今天，中西医学不断的碰撞、交汇，使得内分泌系统疾病领域的原有概念和相关理论亟待进一步完善和充实。成都中医药大学附属医院内分泌科作为国家中医临床研究基地、国家中医药管理局重点学科、国家中医药管理局重点专科，组织有关专家共同编撰了《中西医结合内分泌疾病诊疗》。

本书共分十八章，旨在系统论述内分泌代谢系统疾病的中西医结合临床诊治，一方面从现代医学的角度系统介绍内分泌代谢系统疾病的病因、发病机制、临床表现、理化检查、诊断和鉴别诊断、治疗方法；另一方面从中医角度详细阐述了该类疾病的中医辨证论治、专验方药治疗和一些中医辅助治疗方法等。本书内容丰富、全面，理论与临床紧密结合，可供从事内分泌代谢疾病临床诊疗工作者及中医院校的师生学习参考。

由于现代医学知识更新快，编者能力有限，书中不免存在错漏之处，敬请有关专家、学者及同道们不吝指正。

编　者
2025 年 1 月

目　录

总　论

各　论

总 论

第一章
内分泌系统疾病概述

一、现代医学对内分泌系统疾病的认识

生物个体的各种生命现象和活动均在神经、体液、免疫和心理的调节下进行，多种调节机制的相互配合及密切联系是完成所有细胞、组织、系统和器官功能的必备条件。就人体而言，为了适应不断改变着的内外环境并保持机体内环境的相对稳定性，人体必须依赖于神经、内分泌和免疫系统的相互配合和调控，使各器官系统活动协调一致，共同担负起机体的代谢、生长、发育、生殖、运动、衰老和病态等生命现象。与内科学中其他许多专科不同，无法严格按照解剖来界定内分泌系统，内分泌系统除其固有的内分泌腺（垂体、甲状腺、甲状旁腺、胰岛、肾上腺及性腺）外，尚有分布于心血管、胃肠、肾、脑、脂肪等部位的内分泌组织和细胞，现代医学中，内分泌学的内容包括激素的基因表达、激素合成、分泌、转运激素受体和靶器官、组织、细胞的反应，以及激素结构、功能或代谢异常等范围，而临床内分泌学主要研究与激素相关的疾病。

内分泌系统疾病相当常见，可有多种原因引起病理生理改变，表现为功能亢进、功能减退或功能正常，按其病变发生部位（下丘脑、垂体或周围靶腺）而分为原发性和继发性，而内分泌腺或靶组织对激素的敏感性或应答反应降低也可导致疾病，在非内分泌组织的恶性肿瘤也可异常地产生过多激素而致病，此外，接受药物或激素治疗可导致医源性内分泌系统疾病。总的来说，内分泌系统疾病可分为三个主要类型：①激素过多；②激素缺乏；③激素抵抗（表 1-1）。

完整的内分泌系统疾病诊断应包括功能诊断、定位诊断和病因诊断三个方面。而由于内分泌与其他许多生理系统相互作用，所以没有标准的内分泌病史采集和体检方法，同时由于大多数腺体不易在体外触及，因而检查通常依靠激素过多或过少的表现，实验室检查，以及直接检查可触及的腺体如甲状腺。所以，在诊断时必须对患者的症状、体征、各系统的状况、家族史和社会史，以及是否服用对内分泌系统有影响的药物等进行综合分析。

表 1–1　内分泌系统疾病类型

内分泌紊乱的类型	实例
功能亢进	
肿瘤	
良性	垂体腺瘤，甲状旁腺功能亢进症，甲状腺或肾上腺自主性结节，嗜铬细胞瘤
恶性	肾上腺瘤，甲状腺髓质瘤，类癌
异位性	异位性 ACTH，ADH 分泌
多发性内分泌腺瘤	MEN1，MEN2
自身免疫	Graves 病
医源性	Cushing 综合征，低血糖
感染 / 炎症	亚急性甲状腺炎
激活受体突变	LH，TSH，Ca 和 PTH 受体，Gsα
功能低下	
自身免疫	桥本甲状腺炎，1 型糖尿病，Addison 病，多腺体功能衰竭
医源性	放射治疗，源行垂体功能和甲状腺功能减退，手术
感染 / 炎症	肾上腺功能低下，下丘脑结节病
激素突变	GH，LHβ，FSHβ，血管加压素
酶缺陷	21- 羟化酶缺乏
生长缺陷	Kallmann 综合征，Turner 综合征，转录因子
营养 / 维生素缺乏	维生素 D 缺乏，碘缺乏
出血 / 梗死	Sheehan 综合征，肾上腺功能减退
激素抵抗	
受体抵抗	
膜受体	GH，血管加压素，LH，FSH，ACTH，GnRH，GHRH，PTH，瘦素，Ca^{2+}
核受体	AR，TR，VDR，ER，GR，PPARγ
信号通路突变	Albright 遗传性骨营养不良
受体后	2 型糖尿病，瘦素抵抗

AR：雄激素受体；ER：雌激素受体；GR：糖皮质激素受体；PPARγ：过氧化物酶体增殖物激活受体 γ；TR：甲状腺激素受体；VDR：维生素 D 受体。其他缩写见正文。

二、中医对内分泌系统的认识

中医内分泌代谢病有着悠久历史，尽管中医并无"腺体"说法，但早在《内经》已有"消渴"的记载，春秋战国时代已有"瘿瘤"之描述，内分泌常见疾病的中医证治归属主要依其临床表现，如糖尿病归属消渴范畴，甲状腺疾病归属瘿病范畴，女性围更年期综合征归属脏躁、郁证、百合病的范畴。

从中医学上来说，内分泌系统疾病大多与先天禀赋不足、情志失常、饮食失节、劳欲过度、感受外邪等导致的人体气血津液输布失常，脏腑阴阳气机逆乱密切相关。内分泌系统疾病并非单纯的虚证或实证，而是以虚实夹杂为多，辨证时当以虚实为纲，结合脏腑辨证、八纲辨证及气血津液辨证，从而确定其中医辨证分型。其本多为阴虚、肾虚，其标多为气滞、血瘀、痰凝、燥热，相关脏腑多在肝脾肾。中医学认为，阳主动而阴主静，阳主化气，阴主成形，腺体功能亢进者多为阳亢阴虚，功能减退者多为阳虚阴盛。根据中医的辨证施治原则，结合内分泌代谢疾病的西医认识，一般情况下，功能亢进者应多表现为肝火旺盛、胃热炽盛、气郁痰阻、痰结血瘀等，治疗需注意疏肝、平肝、养肝，清热泻火，理气疏郁，活血化痰；而对于功能减退者往往表现为气血两虚、气阴两虚、肾虚等，一般是给予益气补血，补肾健脾，养阴生津等治疗，可以使患者病情得以恢复和改善。

中医在内分泌调治方面具有特效，病机总体为阴阳失衡，故治疗多需阴中求阳，阳中求阴，阴阳并补；针灸阳明经、肾经、胃经及任脉经穴为主可益气养阴并能调整血糖；艾灸蒸脐能够很好地调整胰岛素的分泌和储备功能，改善高血糖的影响；穴位敷贴可以明显改善肢体麻木、疼痛、感觉障碍等临床症状，提高患者整体生活质量，延缓病情发展；部分活血药能够促进腺体的分泌，保存内分泌的功能。其防治方法多样且简单易行，不一定要在医院进行，从日常生活中做起也可。比如调畅情志勿大喜、大怒、大悲、大恐，保持情绪平和等；节制饮食如少吃油炸食品、动物脂肪、甜食及刺激性食品，要多吃蔬菜和水果，定时定量进餐等；适度锻炼，饭后百二十步，稍畅则卧；养生保健如太极拳、太极扇、八段锦等；生活规律，应时作息。此皆为内分泌代谢疾病的调节和保健之法。

第二章
内分泌系统解剖与生理

第一节　下丘脑解剖与生理

下丘脑发生于胚胎时期神经管的头端，是间脑的一部分，左右对称，形成第三脑室下部的侧壁和底部，对称的位于三脑室侧壁和底部，垂体腺的上方，成人的下丘脑约为4g，大约占据脑容积的2%。下丘脑的背外侧为端脑所覆盖，只有在脑的底面以及切面上，才可以观察到下丘脑的结构。上界以水平走行的下丘脑沟与丘脑为界，外侧以大脑基底神经节、底丘脑和视束为界，下方经垂体柄与垂体相连。下丘脑具有许多细胞核团和纤维束，与中枢神经系统的其他部位具有密切的相互联系。下丘脑的细胞具有神经及内分泌双重功能，神经功能是指与神经细胞一样，对神经递质和神经刺激起反应；内分泌功能指能合成和释放激素。

下丘脑促垂体区的某些神经元具有内分泌功能。这些神经内分泌细胞可以产生九种肽类神经激素（释放激素及释放抑制激素），经神经轴突转运到中隆区，并由此进入垂体门脉循环，再运到腺垂体，调节相应的腺垂体激素的分泌。下丘脑的释放激素可使相应的腺垂体激素合成及分泌增加，下丘脑抑制激素能抑制腺垂体相应激素的合成及分泌。

1. 肽类神经激素

（1）促甲状腺激素释放激素（TRH）　是最早从下丘脑分离出来的一种三肽释放激素。它能刺激腺垂体分泌促甲状腺激素（TSH）。

（2）促性腺激素释放激素（GnRH）　是第二个从下丘脑中分离与纯化的调节性多肽。它可以持续的激活垂体 – 性腺轴，对腺垂体促性腺激素的释放与合成都有作用。可促进垂体的促卵泡激素（FSH）及黄体生成素（LH）分泌，在女性月经周期的活动中起着重要作用。

（3）促肾上腺皮质激素释放激素（CRH）　能刺激腺垂体分泌促肾上腺皮质激素（ACTH），对促肾上腺皮质激素的释放具有促进作用。

（4）生长激素释放因子（GHRF）　刺激生长激素（GH）的分泌呈剂量依赖性；也可使泌乳素（PRL）轻度分泌增加。

（5）生长激素释放抑制激素（GHRIH）　又称生长抑素（SS），是一种十四肽释放抑制激素，不但能抑制垂体生长激素（GH）的分泌，还能抑制促甲状腺激素（TSH）的分泌。除下丘脑外，胰腺D细胞、胃肠道的内分泌细胞也能分泌GHRIH，并通过旁分泌作用影响胰岛素和胰高血糖素的分泌。

（6）泌乳素释放因子（PRF） 下丘脑的 TRH 有 PRF 样作用，血管活性肠肽（VIP）、VIP 前体物质（氨酸蛋氨酸肽）也有促进 PRL 释放的作用。

（7）泌乳素释放抑制因子（PIF） 抑制垂体 PRL 释放，对调节 PRL 的分泌占主导地位。多巴胺为主要的生理性 PIF。多巴胺受体的拮抗剂使 PRL 升高；使多巴胺到达中央隆突或垂体门脉系统受到影响的因素均可使 PRL 升高。

（8）促黑素细胞激素释放因子（MRF） 下丘脑分泌的一种神经肽。其化学结构尚不清楚，可能有促进释放促黑（素细胞）激素的作用。

（9）促黑素细胞激素释放抑制因子（MIF） 可直接作用于腺垂体的促黑素细胞激素（MSH）的分泌细胞，为抑制 MSH 分泌的物质。

这 9 种神经激素中，5 种尚未弄清结构的称作释放（或抑制）因子；4 种已知其化学结构，其中 3 种已能人工合成，并用于生产实践，即促甲状腺激素释放激素（TRH，3 肽）、黄体生成素释放激素（LHRH，10 肽）、生长激素释放抑制激素（GH-RIH，14 肽）。利用已知结构并已人工合成的 3 个肽类神经激素进行了广泛的研究，阐明这些神经激素具有以下一些共同特点。

1）化学性质 除 PIF 可能是多巴胺外，它们可能都是肽类激素，推测的分子量在 1000~2500。

2）合成部位 它们都是在下丘脑促垂体区的神经元中合成的。合成每一种肽类神经激素的部位不全一致，但有相互重叠。

3）含量 每种肽类神经激素在下丘脑中的含量都很少，大约每种肽类激素在每个下丘脑中的含量仅为 20ng 左右。

4）转运 这些肽类激素可经垂体门静脉转运至腺垂体，也可能被第三脑室特化的脑室膜细胞摄取，经脑脊液再进入血液循环。脑脊液中也含有高浓度的 TRH 和 LHRH。

5）非下丘脑所特有 如在下丘脑以外的脑区中也存在 TRH 及 LHRH，提示它们可能也起到神经递质的作用。在胃肠道中也有 TRH，并可能参与调节胃肠道的活动。此外，胎盘中也发现有 TRH。下丘脑以外也有 LHRH，胎盘中存在的 LHRH 可能参与调节人绒毛膜促性腺激素（HCG）的合成及分泌。最近报道在两性的性腺中可能也存在某种类似于 LHRH 的肽。GH-RIH 广泛存在于胃、肠、胰系统中。在某些神经元中肽类激素甚至与经典的神经递质共存。

6）作用并不专一 最初认为下丘脑的肽类激素作用十分专一，并依其作用而定名。实际上其作用并不专一，相反十分广泛。如 LH-RH 不仅刺激腺垂体 LH 的合成和分泌，而且也刺激 FSH 的合成和分泌。TRH 不仅促进 TSH 的合成和分泌，也有明显的促乳汁分泌作用。生长激素抑制激素的作用则更为广泛，它不仅抑制腺垂体生长激素的合成和释放，而且抑制 TSH、ACTH、生乳素、胰高血糖素、胰岛素、胃泌素及促胰液素的分泌，因而有人称之为激素的抑制物。

2. 抗利尿激素和催产素 此外，下丘脑还分泌抗利尿激素和催产素，两者都是由九个氨基酸组成的小肽，除第 3 位和第 8 位上的两个氨基酸残基不同外，这两种激素的分子结构基本相同，因此两者在生理作用上也有交叉。

（1）抗利尿激素（ADH）　也称精氨酸加压素（AVP），可能由视上核产生。血容量降低或血压下降，精神刺激等可刺激 ADH 分泌；甲状腺激素、糖皮质激素及胰岛素缺乏时 ADH 分泌也增多。其主要生理作用是促进肾脏集合管和远曲小管后段对水分子的重吸收，产生抗利尿的作用。

（2）催产素　来自室旁核，催产素对妊娠子宫有强烈刺激子宫肌收缩的作用。刺激外生殖器、吸吮乳头与刺激子宫均可反射地引起催产素分泌，并伴有子宫收缩，对精子运行至输卵管有促进作用。分娩时对子宫颈和阴道的牵拉可反射性地引起催产素的释放，使子宫肌收缩加强，一方面促进胎儿娩出，一方面又引起子宫颈和阴道更大的牵张，从而引起更多的催产素的释放，形成正反馈，直至胎儿娩出。吸吮时，对乳头的触觉刺激，可反射地引起催产素的分泌和释放，从而引起排乳，与吸吮或哺乳有关的听或视觉刺激可通过"条件反射"引起催产素的释放。情绪反应如害怕、焦急、疼痛可以抑制催产素的释放，因而阻滞乳汁的排出。

催产素及抗利尿激素是由下丘脑合成的，经神经轴突转运到神经垂体。下丘脑视上核和室旁核在合成两种神经激素的同时，还产生一种大分子蛋白质，是神经垂体激素的载体蛋白，称为神经垂体素，神经垂体素与两种神经垂体激素同时经轴突转运至神经垂体，释放入血。

下丘脑有多种神经递质，主要为单胺类和肽类递质。体内的单胺类主要包括儿茶酚胺和吲哚类两大部分。下丘脑单胺能神经元分泌单胺类递质调节着产生释放或抑制激素的肽能神经元的功能。但是，每种单胺类递质的具体作用却存在着很大的种属差异。

下丘脑还含有高浓度的内源性吗啡样物质，它们可能也通过改变肽能神经元的功能活动，调节着多种腺垂体激素的分泌。有实验表明，外源注射吗啡可使血中泌乳素水平升高，而 LH 和 FSH 的水平下降。吗啡的这一作用是通过吗啡受体而实现的，用吗啡受体拮抗剂可以反转吗啡对垂体泌乳素和促性腺激素分泌的影响。吗啡受体拮抗剂可降低血中泌乳素的水平并使 LH 和 FSH 的水平升高，这提示内源性吗啡样物质正常即调节着泌乳素及促性腺激素的分泌。

有人在脑内还发现了许多新的肽类物质，如 P 物质、神经降压素、血管活性肠肽、胃泌素及胆囊收缩素等，它们可能也调节着垂体激素的释放，但其具体作用及其生理意义都有待进一步研究。

第二节　垂体解剖与生理

垂体位于大脑之下颅中窝内，借垂体柄与下丘脑相连，垂体被鞍隔分为鞍隔上部和鞍隔下部。成年人的垂体像一颗大豌豆，重约 0.6g。根据垂体发生和组织学特征。可分为腺垂体和神经垂体。腺垂体包括远侧部、结节部和中间部，一般将结节部和远侧部称为垂体前叶。神经垂体包括神经部、漏斗干和正中隆起。通常中间部和神经部合称垂体后叶。漏斗干和正中隆起合称漏斗。腺垂体的结节部包绕漏斗干合称为垂体柄。

垂体由门静脉和动脉双重供血。供应垂体的动脉包括垂体上动脉和垂体下动脉，均起自颈内动脉海绵窦段。垂体门脉指正中隆起和漏斗干区域的毛细血管网汇集而成的若干小静脉，下行至垂体远侧部，再次形成毛细血管网，称第二微血管丛，第二微血管丛的毛细血管网汇集才形成垂体静脉。腺垂体和神经垂体的微血管丛汇集成输出静脉和漏斗静脉，将垂体血液引流至海绵窦，然后汇至岩上窦和岩下窦，最后进入乙状窦。

垂体的邻近结构包括鞍旁的海绵窦、鞍隔上方的鞍上池及下方的蝶窦。垂体病变较大或有侵袭性时会累及邻近结构组织；邻近组织的病变亦会累及垂体和下丘脑。因此，有时当病灶巨大至整个鞍区受累时，很难判断其病灶来源。

垂体分泌的激素除直接调节某些靶器官的功能活动外，还有几种促激素作用于相应的靶腺（如甲状腺、性腺、肾上腺皮质等），调节靶腺的分泌功能，并经靶腺激素间接调节某些器官的生理功能。因为下垂体在功能上与下丘脑紧密相连，所以一般将下丘脑与垂体看作为一个完整的神经内分泌功能系统。此系统可分为两部分：①下丘脑 – 腺垂体系统：二者间是神经、体液性联系，即下丘脑促垂体区的肽能神经元通过所分泌的肽类神经激素（释放激素和释放抑制激素），经垂体门脉系统转运到腺垂体，调节相应的腺垂体激素的分泌。②下丘脑 – 神经垂体系统：有直接神经联系，下丘脑视上核和室旁核的神经内分泌细胞所分泌的肽类神经激素可以通过轴浆流动方式，经轴突直接到达神经垂体，并贮存于此。

一、下丘脑 – 腺垂体系统

下丘脑通过神经和体液，调节相应的腺垂体激素的分泌。腺垂体的激素及其生理功能如下。

1. 生长激素（GH） GH 的主要生理功能是：①刺激软骨及软组织增生，使骨骼面积增加，伴随内脏增大，肌肉、皮肤、结缔组织和淋巴器官增生；②促进蛋白质合成；③给哺乳动物反复注射 GH 时，可使血糖升高，长期注射可导致永久性糖尿病；④刺激胸腺淋巴细胞和一般淋巴细胞的繁殖；⑤当将 GH 同其他几种"促激素"（如 ACTH、TSH、FSH 和 LH）分别结合使用时，可显著加强这些激素的效能；⑥对其他激素有"允许作用"，能产生为其他激素或因子充分发挥作用的生理环境等。

2. 泌乳素（PRH） PRH 的主要生理功能是调节生殖活动和性行为，促进已发育好的乳腺分泌乳汁等。

3. 促甲状腺激素（TSH） TSH 能促进甲状腺合成甲状腺激素中的每一个步骤，包括甲状腺上皮细胞由血浆摄取碘，碘化酪氨酸、三碘和四碘原氨酸的合成以及水解甲状腺球蛋白，释放出甲状腺激素。甲状腺激素抑制 TSH 的分泌和拮抗 TRH 对垂体的作用。

4. 促肾上腺皮质激素（ACTH） ACTH 的主要生理作用是促进肾上腺皮质合成和分泌肾上腺皮质类固醇，主要是促进皮质醇的合成，作用迅速而敏感，很小量的 ACTH 即可刺激肾上腺皮质分泌皮质醇达高峰，ACTH 量再增加而肾上腺皮质的反应则不再增加。ACTH 对于醛固酮和肾上腺雄激素也有轻度刺激作用，但在生理情况下并不重要。ACTH 还促使肾上腺皮质增生，在病理情况下有重要意义。

5. 促性腺激素（GTH） GTH 有两种，即卵泡刺激素（FSH）和黄体生成素（LH）。FSH 的主要生理功能为：在女性促进卵泡发育和成熟，与 LH 一起促使卵泡雌激素的分泌，诱导排卵。在男性促进睾丸精子生成。LH 的主要生理功能为：在女性与 FSH 一起促进卵泡成熟，诱导排卵。并在排卵后促使卵泡转变为黄体，促进黄体合成和分泌雌激素和孕激素。在男性促进睾丸间质细胞增殖，合成和分泌雄激素。

6. 促脂解素（LPH）　LPH 分为 β-LPH 和 γ-LPH。LPH 的主要生理功能是：①在体内作用于黑色素细胞使之产生黑色素；②促进脂肪分解。

7. β- 内啡肽（β-EP）　β- 内啡肽是来源于阿黑皮素原（POMC）的激素，由 ACTH 细胞合成和释放。β-LPH 之命名是因为它在高浓度时有促进脂肪分解的作用。当其被降解后可产生 β- 内啡肽在神经系统中有较强的鸦片样活性，它对腺垂体、神经垂体和内脏的一些功能，如疼痛、睡眠、食欲、饥渴和性欲等有一定的影响。也可促进 GH 和 PRL 释放，抑制 GTH、TSH 释放等。

8. 促黑素细胞激素（MSH）　MSH 的生理功能有通过与黑色素细胞（黑色素细胞主要分布在皮肤、毛发、眼球虹膜、视网膜色素层及软脑膜等处）上的黑素皮质激素受体 1 结合，激活腺苷酸环化酶和酪氨酸激酶，从而引起黑色素的合成。因此，可加深皮肤和毛发的颜色。除此之外，MSH 也可能是一种神经递质或神经调质在中枢神经系统发挥作用，包括抑制 PRL 和 LH 分泌，刺激 GH 分泌，退热、促学习、引发性行为、刺激觉醒、增加大脑血流量、调节摄食等。

二、下丘脑－神经垂体系统

神经垂体是神经组织，主要由大量无髓鞘神经纤维、神经胶质以及由后者演变而来的垂体细胞所组成。神经垂体在结构与功能上都与下丘脑密切相关。从下丘脑视上核和室旁核的神经元发出的神经纤维直接进入神经垂体，称作下丘脑垂体束。由视上核和室旁核的神经元合成和分泌的激素（抗利尿激素及催产素），即沿此束被运送至神经垂体贮藏，需要时再释放入血液循环。

第三节　甲状腺解剖与生理

甲状腺分左右两叶，位于甲状软骨下方气管两旁，中间以峡部连接。峡部有时向上伸出一椎体叶，可与舌骨相连。甲状腺由两层被膜包裹，内层被膜为甲状腺固有膜，很薄，与甲状腺紧密相连；外层被膜又称甲状腺外科被膜，较厚，与内层被膜借疏松的纤维组织联接。两层被膜间的间隙甚狭，在此间隙内有动脉、静脉及甲状旁腺。手术分离甲状腺时，应在此两层被膜之间进行。甲状腺借外层被膜固定于气管和环状软骨上；又借左、右两叶上极内侧的悬韧带悬吊于环状软骨上。因此，在做吞咽动作时甲状腺亦随之上、下移动。

甲状腺的血液供应非常丰富，主要有来自两侧的甲状腺上动脉和甲状腺下动脉。甲状腺上动脉是颈外动脉的第一支，沿喉侧下行，到达甲状腺上极时，分成前、后分支进入腺体的前、背面。甲状腺下动脉起自锁骨下动脉，呈弓形横过颈总动脉的后方，再分支进入甲状腺的背面。甲状腺上、下动脉之间以及咽喉部、气管、食管的动脉分支之间，均具有广泛的吻合；故在手术中将甲状腺上、下动脉全部结扎，也不会发生甲状腺残留部分及甲状旁腺缺血。甲状腺表面丰富的静脉网汇成上、中、下静脉干；上干伴行甲状腺上动脉，汇入颈内静脉；中干常单行，横过颈总动脉的前方，亦汇入颈内静脉；下干数目较多（甲状腺奇静脉丛），在气管前汇入左无名静脉。

甲状腺的淋巴汇合流入沿颈内静脉排列的颈深淋巴结。气管前、甲状腺峡上方的淋巴结和气管旁、喉返神经周围的淋巴结也收集来自甲状腺的淋巴。

喉返神经支配声带运动，来自迷走神经，行于气管、食管沟内，上行至甲状腺叶的背面，交错于甲状腺下动脉的分支之间。喉上神经亦起自迷走神经，分内、外两支，内支为感觉支，经甲状舌骨膜进入喉内，分布在喉的黏膜上；外支为运动支，与甲状腺上动脉贴近，下行分布至环甲肌、使声带紧张。因此，手术中处理甲状腺上、下动脉时，应避免损伤喉上及喉返神经。

甲状腺有合成、贮存和分泌甲状腺素的功能。甲状腺素主要包括四碘甲腺原氨酸（T_4）和三碘甲腺原氨酸（T_3）。T_3 的量虽远较 T_4 为少，但 T_3 与蛋白结合较松，易于分离，且其活性较强而迅速。因此，其生理作用较 T_4 高 4~5 倍。

甲状腺激素的合成和分泌过程受下丘脑、通过垂体前叶所分泌的促甲状腺激素（TSH）的调节和控制，而 TSH 的分泌则受血液中甲状腺激素浓度的影响。当人体内在活动或外部环境发生变化、甲状腺激素的需要量增加时（如寒冷、妊娠期妇女、生长发育期的青少年），或甲状腺激素的合成发生障碍时（如使用抗甲状腺药物），血中甲状腺素的浓度下降，即可刺激垂体前叶，引起促甲状腺激素的分泌增加（反馈作用），而使甲状腺合成和分泌甲状腺素的过程加快；当血中的甲状腺素的浓度增加到一定程度后，它又可反过来抑制促甲状腺激素的分泌（负反馈作用），使甲状腺合成、分泌甲状腺素的速度减慢。通过这种反馈和负反馈作用，维持下丘脑 – 垂体前叶 – 甲状腺之间生理上的动态平衡。

甲状腺激素对能量代谢和物质代谢都有显著影响。不但加速一切细胞的氧化作用、全面增高人体的代谢，且同时促进蛋白质、碳水化合物和脂肪的分解，并且严重影响体内水的代谢。

在甲状腺腺泡之间和腺泡上皮细胞之间有滤泡旁细胞，又称 C 细胞，分泌降钙素（属肽类激素）。降钙素的主要作用是降低血钙和血磷，其主要靶器官是骨，对肾也有一定的作用。① 对骨的作用：直接抑制破骨细胞对骨的吸收，使骨骼释放钙减少，同时促进骨骼吸收血浆中的钙，使血钙降低。可对抗甲状旁腺激素（PTH）促进骨吸收的作用并使血磷降低；② 对肾的作用：抑制肾小管对钙和磷的重吸收，使尿中钙和磷的排泄增加，血钙也随之下降。降钙素的分泌主要受血钙浓度的调节。

第四节　甲状旁腺解剖与生理

约 80% 的正常人有 4 枚甲状旁腺（parathyroid gland），13% 有 3 枚，6% 有 5 枚，少数人可达 10 枚之多。甲状旁腺为扁椭圆形的小体（上皮小体），呈淡黄棕色。甲状旁腺的颜色取决于脂肪量、嗜酸性细胞数量及血管的多少。正常甲状旁腺具有多形性，当腺体位于甲状腺上及包膜下时，腺体呈扁平状、饼状或叶状。在环状软骨、甲状软骨联合部或胸腺者呈卵圆形、圆形或为泪滴状、豆荚状小血管，可与淋巴结或脂肪组织区别。

甲状旁腺自婴儿起逐渐增大（直至 30~40 岁）。正常成人的甲状旁腺平均大小为 5mm×3mm×2mm，最大为 12mm×2mm×1mm。平均长 6mm，宽 3~4mm，厚 l~2mm。较长的腺体狭窄而薄，相反短的则宽而厚。重量为 50~60mg。甲状旁腺一般位于甲状腺侧叶的后面和甲状腺囊之间。根据其位置分别称为上甲状旁腺和下甲状旁腺。甲状腺侧叶后缘，甲状腺上、下动脉的吻合支与甲状旁腺的位置关系很密切，因此吻合支可作为寻找甲状旁腺的标志。

甲状旁腺与甲状腺下动脉的关系十分复杂。因喉返神经的位置比较恒定，上甲状旁腺位于甲状腺下动脉的头侧、喉返神经的背侧；下甲状旁腺位于甲状腺下动脉的尾侧及喉返神经的腹侧。上甲状旁腺倾向于向背侧移位，可迷走于后纵隔；而下甲状旁腺倾向于向腹侧移位，可迷走于前纵隔。

正常甲状旁腺的血管很细，其来源不易识别。甲状旁腺主要从甲状腺下动脉分支，但也可从甲状腺上、下动脉之间的吻合支或甲状腺最下动脉获得血液供应。动脉支主要由腺体门区进入腺体内。位于甲状腺上极背面的病变腺体常接受甲状腺上动脉的血液供应。环状、甲状软骨联合部的腺体血液供应常来自甲状腺下动脉的蒂，位于甲状腺下极的甲状旁腺多数由甲状腺下动脉降支血液供应。纵隔内甲状旁腺的血液供应来自胸廓内动脉胸腺支。偶尔甲状旁腺的血液供应可来自对侧颈部。腺体动脉供应的情况可用来帮助确定是上或下甲状旁腺。甲状旁腺的静脉汇入甲状腺静脉，纵隔甲状旁腺的静脉血汇入胸腺静脉或胸廓内静脉。由甲状腺下动脉供应的血液一般汇入甲状腺下静脉，甲状腺下静脉和胸腺静脉间常有吻合支。静脉多与动脉平行。

甲状旁腺的淋巴管丰富，并且与甲状腺和胸腺的淋巴管连通。

甲状旁腺的神经由交感神经分布。直接从颈上或颈中交感神经节或间接通过位于甲状腺侧叶后面筋膜内的神经丛获得神经支配。

甲状旁腺分泌的甲状旁腺激素（PTH）在钙磷代谢平衡、细胞凋亡、骨骼代谢等方面起重要作用。PTH 与降钙素（CT）和维生素 D 一起构成了对血液中离子钙瞬间和慢性调节系统，并借助骨骼、肾脏和肠道实现这种调节，使血中的钙浓度维持在一个非常狭窄的范围内，保证了机体内环境的相对稳定。正常时，PTH 由甲状旁腺的主细胞和嗜酸性细胞合成和分泌。PTH 的生物学作用是通过活化两个主要的信号传导途径完成，即由腺苷环化酶、cAMP 和蛋白激酶 A 组成的途径以及由磷脂酶 C、二酰基甘油和蛋白激酶 C 组成的途径。PTH 的靶器官主要为骨与肾。PTH 对乳腺、唾液腺等也有一定作用。

在骨组织，PTH 既促进骨吸收，又促进骨形成。在过高浓度的 PTH 作用下，破骨细胞活性超过成骨细胞，导致骨丢失大于骨形成。而在适当浓度 PTH 作用下，成骨细胞活性可超过破骨细胞，骨形成大于骨吸收。PTH 直接作用于成骨细胞，通过成骨细胞再影响破骨细胞活性，使钙和磷释放入细胞外液。骨的升高血钙作用和肾的降尿钙作用使血清钙水平升高。骨的升高血磷作用抑制 PTH 的升血钙作用，因为二者可形成钙磷复合物；但是 PTH 增加尿磷的作用抑制了高血磷倾向。PTH 促骨转换的作用依赖于活性维生素 D。如果缺乏 $1,25-(OH)_2D_3$，即使有大量 PTH，骨的吸收和形成能力均下降。

PTH 使肾曲小管上皮细胞的 cAMP 增多，从而抑制肾小管重吸收磷，尿磷增多，血清无机磷下降。PTH 轻度抑制近曲小管对 Na^+、K^+、Ca^{2+}、HCO_3^-、Mg^{2+} 及氨基酸的重吸收。PTH 还减少肾小管对水的重吸收。

PTH 间接促进肠道的主动钙吸收，肾脏的 1- 羟化酶被 PTH 激活后，将 $25-(OH)D_3$ 转变为 $1,25-(OH)_2D_3$。PTH 刺激肠黏膜合成钙结合蛋白，促进肠对钙、镁及无机磷的吸收。这是 PTH 刺激肾脏近曲小管细胞羟化酶活性，使低活性的 $25-(OH)D_3$ 转化成高活性的

1,25-$(OH)_2D_3$ 的结果。1,25-$(OH)_2D_3$ 增加了小肠钙的吸收，对维持正常的血钙浓度具有重要作用。

第五节　胰岛解剖与生理

胰腺具有外分泌和内分泌两种功能。胰岛是胰腺内分泌腺（无导管腺）。胰岛由弥散分布在胰腺中的许多细胞团所组成。人胰腺含胰岛超过 100 万个，但胰岛总体积只占胰腺约 1%，其总重量为 1~2g。一个胰岛所包含的内分泌细胞平均约为 2500 个，少的只有几个，多的超过 12000 个。

胰岛主要由 4 种不同的内分泌细胞所组成，即 A、B、D 及 PP 细胞。这些细胞在各个胰岛中的比例不完全相同，胰头前部、胰体和胰尾（又称为胰腺背叶）的胰岛主要含 B 细胞（占 75%）、A 细胞（占 20%）及 D 细胞（占 3%~5%），PP 细胞很少。但在胰头下部的一个小叶（即腹叶）中的胰岛 PP 细胞很多（占 80%），其他为 B 细胞和 D 细胞。另外。在胰腺外分泌的导管壁中，也夹杂着一些 PP 细胞。此外，在某些胰岛中还发现分泌少量舒血管肠肽（原名肠血管活性肽）的 D1 细胞和分泌 5- 羟色胺的 EC 细胞。

胰岛中各种细胞的布局十分巧妙。B 细胞位于胰岛中央，A 细胞组成胰岛的边周部位，约为 1~3 个细胞直径厚度。细胞串（可含有 D 细胞）沿毛细血管轴突入胰岛中央区，A 细胞的外缘和 B 细胞之间为 D 细胞，这种由 A、D、B 细胞团组成的结构称为胰岛亚单位。有时也存在 A、B、D 三种细胞的毗邻排列与组合结构。这有利于形成邻分泌系统，调节诸胰岛激素对代谢的作用。

胰岛的血液循环十分丰富，不足 1% 胰腺体积的胰岛却接受约 10% 的胰腺血流域。胰岛血管的分布有利于细胞间的协调作用。每个胰岛有 1~3 支小动脉首先进入 B 细胞聚集的中央区核心部位。然后呈放射状分支流向胰岛的周边区域，供应其他细胞。此时分散形成 5~6 支集合小静脉离开胰岛，最终汇入腹腔门静脉系统。上述血流方向可使含高浓度胰岛素的血液灌注 A 细胞和 D 细胞，抑制 A、D 细胞分泌胰高血糖素和生长抑素。但 A、D 细胞分泌的激素只能经体循环动脉血到达 B 细胞。这种微血循环有学者称为胰岛的"微门静脉供血体系"（microportal vasculature）。

在胰岛中央区,B 细胞的排列有一定的方向性，使 B 细胞与微血管之间有一致的衔接关系。像其他上皮细胞一样，B 细胞也有顶面、底面和侧面。底面靠近微动脉，顶面靠近微静脉，侧面则与其他 B 细胞相邻，并在 B 细胞之间形成许多微管道（canaliculi）。这些管道内有细胞间液，从微动脉端流向微静脉端。微管道内有大量微绒毛（microvilli），绒毛与 B 细胞的葡萄糖转运蛋白相接触，可能是 B 细胞感触细胞外葡萄糖浓度的初始界面（initial interface）。

胰岛有丰富的神经分布，包括交感神经、迷走神经和肽能神经。这些神经的兴奋和抑制影响胰岛细胞的分泌。但对肽能神经的详情，目前所知还很少。

支配胰岛的交感与副交感神经纤维分布于毛细血管、腺泡及胰岛周围。在胰岛内，纤维分布于胰岛细胞并行，或于毛细血管周围间隙，甚至达于毛细血管内皮基底膜霞。它们所分泌的神经递质可直接释入组织间隙中而影响邻近的胰岛细胞。

胆碱能神经兴奋可增加胰岛素、胰升糖素及胰多肽分泌，引起餐后低血糖反应。肾上腺能神经兴奋，则引起应激性高血糖反应。此外，胰岛中的神经肽种类繁多，作用复杂，许多问题尚有待阐明。例如交感神经纤维中尚含有甘丙肽（galanin），神经肽Y（NPY），可抑制胰岛素分泌；而副交感神经纤维中含有血管活性肠肽（VIP）、胃泌素释放肽（GRP），亦为胰岛素的促分泌激素。同时，胰岛内其他胺能、肽能神经递质，诸如血清素、多巴胺、脑啡肽、P物质及胆囊收缩素（CCK）等作用尚不清楚。此外，胰岛细胞除本身分泌的激素外，也含有其他胺类或神经肽，其作用更有待研究。其中值得提及的是γ–氨基丁酸（γ–aminobutyric acid，GABA），含GABA的GABA能神经除分布于岛周及伸入胰岛外壳影响胰岛功能外，GABA尚存于胰岛β细胞的胞核及线粒体中，但分泌颗粒不含此递质。B细胞是胰岛中能合成、降解GABA的唯一细胞。但GABA非胰岛素的共分泌激素。GABA可能抑制胰升糖素及生长抑素的分泌。此外，GABA旁路的酶、谷氨酸脱羧酶（GAD）及GABA转氨酶（GABA–T）亦定位于B细胞。现已证明GABA与自身免疫糖尿病的发病有密切关系。

第六节　肾上腺解剖与生理

肾上腺为腹膜外的内分泌器官。位于腹膜和腹后壁之间、两肾的上内方，约与第11胸椎高度平齐，一般左肾上腺稍高于右肾上腺。肾上腺与肾共同包被于肾筋膜内，肾上腺依靠本身的筋膜固定其位置，左肾上腺固定于主动脉，右肾上腺固定于下腔静脉和肝脏，因此肾上腺不随肾脏上下移动而移位。肾上腺高4~6cm，宽2~3cm，厚0.5~1cm，重4~7g。

肾上腺外观呈浅黄色，腺体扁平，形态多变。一般左肾上腺为半月形（65%），右肾上腺为锥形（平面观为三角形，78%）。但在正常人群中，左、右肾上腺的形态均有较多变异。

一、肾上腺的血液供应

肾上腺的血液供应丰富，仅次于甲状腺，大约占心输出量的1%。每分钟流经肾上腺的血量相当于其自重的7倍。肾上腺的动脉可分为上、中、下三支，分布于肾上腺的上、中、下部。肾上腺上动脉起自膈下动脉；肾上腺中动脉起自腹主动脉；肾上腺下动脉起自肾动脉。肾上腺的上、中、下动脉均发出许多分支，形成被膜下动脉丛，进入肾上腺皮质后再逐步分支。

肾上腺静脉不与动脉伴行。皮质无通常的静脉回流，而是形成静脉窦，并延伸至髓质。髓质的毛细血管先汇集成小静脉，后者再汇入中央静脉。构成皮质与髓质之间的特殊的门脉系统，再穿出肾上腺，即肾上腺静脉。左肾上腺静脉汇入左肾静脉，常仅一支（少数为二支），平均长度约2cm，外径约0.4cm；右肾上腺静脉汇入下腔静脉，少数汇入右膈下静脉、右肾静脉或副肝右静脉，右肾上腺静脉常为一支，较左侧肾上腺静脉短而细。

肾上腺内的毛细血管在皮质网状带形成环绕网状带的静脉窦。肾上腺髓质的血液供应有两种途径：一种为静脉血，静脉由皮质的静脉窦向髓质延伸形成，血流中含肾上腺皮质分泌的各种激素；另一种为动脉血，动脉由被膜下动脉丛的分支穿过皮质直达髓质。

肾上腺中央静脉有2~4根明显的纵向平滑肌束，其功能尚不清楚，但很可能与限制血液的流量有关，可能受血管紧张素、血管活性肠肽（VIP）、肾上腺髓质素（AM）及儿茶酚胺（CA）的调节。平滑肌收缩时，可增加 ACTH 等生物活性物质与皮质细胞和髓质细胞的接触时间。

灌注肾上腺的大部分血液先到达皮质，继流入髓质，其中的糖皮质激素（GC）可增强肾上腺髓质细胞内 *N*– 甲基转移酶的活性，使去甲肾上腺素（NE）甲基化为肾上腺素（E），肾上腺皮质的其他激素对髓质细胞的激素生成亦有明显影响。

二、肾上腺的淋巴引流

肾上腺的集合淋巴管多斜向内下方，其淋巴液注入主动脉外侧淋巴结、腔静脉外侧淋巴结及腰中间淋巴结。肾上腺上部的一部分集合淋巴管沿肾上腺上动脉汇入膈下淋巴结。

三、肾上腺的神经支配

下胸段和上腰丛（T_{10}~L_1）脊髓交感神经节前神经元发出的轴突和腹腔丛的迷走神经干腹腔支的副交感神经的传出纤维轴突与小动脉一起进入肾上腺，终止于髓质（个别亦终止于皮质）。

肾上腺皮质合成及分泌多种类固醇激素。肾上腺皮质激素为甾体类激素。在酶的催化下，肾上腺皮质以胆固醇为原料，合成肾上腺皮质激素，因此被统称为类固醇类激素。

肾上腺皮质由外至内分为球状带、束状带和网状带。球状带合成和分泌醛固酮（ALD），属于肾素 – 血管紧张素 – 醛固酮（RAA）系统，主要参与血压和体内水盐代谢的调节；束状带主要合成和分泌皮质醇，属于促肾上腺皮质释放激素（CRH）– 促肾上腺皮质激素（ACTH）– 皮质醇（cortisol）轴（HPA轴），主要参与应激反应、物质代谢和免疫功能的调节；在通常情况下，网状带主要合成和分泌类固醇类性激素（如雄烯二酮，去氢异雄酮、孕酮和雌二醇等），主要参与性腺（睾丸或卵巢）功能和代谢的调节。肾上腺髓质主要由嗜铬细胞和神经突触组成。髓质既属于交感神经系统的一部分，又是消化道的内分泌细胞（APUD细胞）的集聚体，除合成和分泌 CA（NE、E 和多巴胺）外，还可分泌许多肽类与胺类激素，以旁分泌/ 自分泌途径调节局部的各种功能。肾上腺皮质及髓质激素通过多种方式维持机体内环境的稳定，并帮助机体应付各种应激状态。

第七节 卵巢解剖与生理

卵巢位于子宫阔韧带后，输卵管的后下方，其大小形态因年龄而异。成人的卵巢是一对扁椭圆形的腺体，约 3cm × 1.5cm × 1cm，活体超声测量值平均约 $11cm^3$，重 5~6g，在排卵期或妊娠期卵巢的体积增大。青春期前的卵巢表面光滑；青春期开始排卵后，其表面逐渐变得凹凸不平，呈灰白色；绝经后卵巢萎缩变小、变硬。卵巢以卵巢系膜与阔韧带后叶连接，此处称为卵巢门。卵巢血管、神经、淋巴管由卵巢门出入卵巢。

卵巢表面无腹膜，由一层上皮（生发上皮）覆盖，其内为一层纤维组织白膜。卵巢外层主要为生发上皮和卵泡皮质，中间为富含疏松结缔组织的髓质，以及与卵巢系膜相连的卵巢门。卵巢切面可辨认出发育中的卵泡、成熟卵泡、初期黄体、成熟黄体、退化黄体及白体。

一、卵巢的血液供应

卵巢的血液供应主要来自卵巢动脉，卵巢动脉通过骨盆漏斗韧带进入卵巢，并在输尿管系膜内与子宫动脉的分支相吻合。卵巢血管在刚进入卵巢门时便形成螺旋状分枝，并呈辐射状伸向皮质，在卵巢内进一步形成大量分支。毛细血管网集合成静脉，经卵巢门而出卵巢后，在卵巢系膜内构成卵巢静脉丛，然后汇集成卵巢静脉，与卵巢动脉伴行，右侧卵巢静脉流入下腔静脉，左侧卵巢静脉流入左肾静脉。

未发育成熟的卵巢表面含一层狭窄的、无血管的生殖上皮，并被其下的结缔组织所包绕，再向下才是丰富的毛细血管网。只有当卵泡或黄体到达表面时，这些毛细血管才断裂。始基卵泡并无特殊的动脉供应，但在卵泡窦形成时，在卵泡内膜处形成毛细血管网，并与卵泡外膜的毛细血管网相交通。

二、卵巢的神经支配

卵巢由丰富的交感神经及副交感神经支配，但以交感神经为主。神经纤维主要支配血管和平滑肌，靠近卵泡的地方更丰富，成人卵巢间质有散的神经分布。神经元和肾上腺素能、神经肽能神经末稍释放神经递质，表达神经生长因子，调节细胞的功能。

三、卵巢的淋巴引流

卵巢皮质内有丰富的淋巴管，毛细淋巴管存在于卵泡外膜和黄体、白体周围，卵泡内膜和颗粒层及白膜无淋巴管，这些淋巴管可能在排卵前、卵泡肿胀时提供额外的液体。在髓质内，毛细淋巴管集合成较大的淋巴管，离开卵巢门注入腰淋巴结。

卵巢分泌的激素有雌激素和孕激素两种，卵巢的卵泡和黄体分泌雌激素，如雌二醇、雌三醇和雌素酮，后二者是前者的代谢产物，黄体和胎盘分泌孕激素，如孕酮，其还原产物是二醇。雌三醇、孕二醇与葡萄糖醛酸或硫酸结合而排出。

雌激素的生理功能：雌性激素主要作用于促进和调节女性副性器官的发育，并促使副性征的出现。如促进子宫的发育、内膜增生，促进输卵管发育等，为完成生殖功能提供必要的基础。孕激素的生理功能：主要是促进子宫及乳腺的发育，帮助受精卵着床及胚胎正常发育等。在临床上常用黄体酮防止流产及子宫的功能性出血等。口服避孕药如炔诺酮和炔雌醇就是人工合成的孕激素和雌激素复合制剂，临床上常用的口服避孕片 1 号含炔诺酮和炔雌醇。其避孕原理是这类药物通过反馈的形式，抑制了下丘脑促黄体素释放激素或垂体促性腺激素的分泌，或两者兼而有之，从而阻止了排卵，达到避孕的目的。

第八节　睾丸解剖与生理

一、睾丸解剖

睾丸是一对略扁的卵圆形器官，分别位于阴囊隔分隔的两侧阴囊内，正常位于其纵轴由上前外方斜向下后内方。成年男子每侧睾丸重 20~30g，长径 4~5cm，容积 15~25ml。睾丸主要由曲细精管和间质两部分组成。睾丸白膜在后缘增厚，形成睾丸纵隔，由纵隔伸出结缔组织隔将睾丸分隔成约 250 个锥型小叶，每个小叶有 1~3 条曲细精管，每个睾丸有 600~1200 条曲细精管，总长度约为 250m。曲细精管在小叶内迂曲前进，相互吻合，在接近睾丸纵隔时，融合为单一的直细精管。直细精管进入纵隔后反复分枝吻合，形成睾丸网。睾丸网从后上部发出 8~12 条输出小管，构成附睾头，然后融合形成单一的附睾管。附睾管沿睾丸后缘迂曲下行，形成附睾的体部和尾部。附睾管全长 5~6m，卷曲于一结缔组织鞘中，鞘分出间隔进入管腔间隙，将此管分隔为组织学上相同的若干区段，各段的上皮细胞有或无纤毛，细胞之间在靠近管腔侧形成紧密连接复合体（tight junctional complex，TJC），此即睾丸屏障。附睾尾连接输精管，折反向上，经腹股沟管进入盆腔，输精管的末端膨大形成输精管壶腹，长 3~4cm，再次变细，在精囊的末端汇合形成射精管，进入前列腺，在精阜处开口于尿道前列腺部。输精管全长约 50cm。精囊是迂曲小管构成的一对约 5cm×2cm 的囊状器官，位于膀胱底与直肠之间，输精管的外侧。精囊不具有储存精子的功能。

二、睾丸的生理功能

睾丸分泌雄性激素，重要的有睾酮、脱氢表雄酮等，以睾酮的生理功效最大。雄性激素可促进男性生殖器的发育，又促使男性特征的出现和维持。在代谢上能增加体内氮的保留量，促进蛋白质的合成和骨骼肌的发育。还能促进骨骼生长和刺激红细胞的生成。常用的雄性激素为人工合成品，如甲睾酮，易溶于油而不溶于水。一般 C17 上羟基被酯化，可延长作用时间，C19 的甲基被除去，则同化作用加强，雄性激素作用减弱，故亦称为"同化激素"，如苯丙酸诺龙。

第九节　松果体解剖与生理

松果体为灰红色卵圆形小体，长 5~10mm，宽 1~4mm，重 50~150mg，外形类似松子。松果体大体上分为三部分，中间膨大的部分为体部，后端逐渐变细为尖部，前方为松果体柄。松果体柄又分为上、下唇，上唇将松果体连于缰联合和缰核，下唇将松果体连于后联合。上、下唇为松果体隐窝。

松果体位于大脑中央，丘脑的上后方，两上丘间的浅凹内，以柄附于第三脑室顶的后部。

松果体上方为胼胝体压部和穹隆体；两侧为丘脑向后延伸的部分，即丘脑后结节；下方为小脑幕及其下方的小脑上蚓部的中央小叶和顶上叶；前方为中脑顶盖的西叠体板。

由于松果体和四叠体板关系密切，常将两者合称为松果体区或四叠体区。具体指背侧限于胼胝体压部，腹侧为四叠体顶和中脑顶盖部，前方为第三脑室后为界，后部为小脑上蚓部的区域。

松果体周围脑池有许多重要血管。两侧大脑内静脉呈竖琴状包绕松果体，两侧大脑内静脉在松果体的尖部回合成大脑大静脉及 Galen 静脉。此外，左右基底静脉、小脑前中央静脉也在此处汇入 Galen 静脉。松果体周围的动脉多较细小，包括脉络膜后内侧动脉、四叠体动脉、迂曲行走的大脑后动脉，少数情况大脑前动脉的终末支 – 胼周动脉绕过胼胝体压部，经松果体上面进入中间帆池。

脉络膜后内侧动脉为松果体的主要供血动脉。松果体供血动脉的终末支在松果体尖部下面形成软脑膜下动脉丛。松果体动脉变异较大，约 70% 仅有一侧松果体外侧动脉。此外，有学者发现胼周动脉也可向松果体供血。

松果体外侧静脉沿松果体外侧走行，汇合成松果体中央静脉，注入 Galen 静脉。松果体外侧静脉由上、下两个属支组成，上支引流松果体及松果体上隐窝的血流，下支主要引流顶盖区和上丘的血流。松果体周围由两组静脉围绕，一组为两侧的大脑内静脉，另一组为大脑大静脉（Galen 静脉）。松果体的动脉和静脉相互伴行穿过松果体腺体，并在腺体内形成纵行的血管轴。在腺体中央，较大的毛细血管和血窦位于小叶间隔之内，并由此发出毛细血管干或血管网进入小叶；腺体周边部，毛细血管稀少且较细小。

松果体在儿童期比较发达，一般自 7 岁后开始退化。成年后松果体部分钙化形成钙斑，可在 X 线片上见到。临床上可根据其位置的改变，作为诊断颅内病变的参考。

目前，已知松果体是一个原始的视觉器官。但在人和哺乳动物中，它已失去感光功能，且有大量钙化脑砂沉积，因此才被误认为是一个无特殊功能的残余器官。其实，松果体不但有丰富的血液供应，可能是身体内单位重量接受血液最多的一个器官，其血流量仅次于肾脏；而且有大量的神经支配。此外，松果体本身从幼年到老年期都能合成丰富的褪黑素，褪黑素是体内一种有效参与调节机体多种重要功能的激素之一；松果体内的活性物质除激素外还有酶、氨基酸、脂肪、糖原等；松果体的主要生理功能是通过其多种生物活性物质发挥作用，这些物质包括上述的褪黑素、多肽、去甲肾上腺素、组胺、5- 羟色胺和其他吲哚胺等化合物。实验证明，松果体的分泌物或组织提取物对大脑、下丘脑、垂体、甲状腺、肾上腺皮质和性腺等都有作用，是一个重要的神经内分泌器官，可以影响机体的代谢活动、性腺的发育和月经周期等；其能把光照、声音、温度、气味以及季节变化的刺激转变为内分泌激素释放信息，从而调节许多器官的功能活动，是机体"生物钟"节律调节的组成部分，参与机体诸多重要的生命活动过程。松果体的内分泌活动与环境的光照有密切关系，呈明显的昼夜周期变化。松果体有病变破坏而功能不足时，可出现性早熟或生殖器官过度发育。相反，若分泌功能过盛，则可导致青春期延长。

第十节　中医对内分泌系统解剖与生理的认识

内分泌系统对人体的调节功能是通过激素的生物节律性的分泌而发挥作用的。中医学认为：人体是由精气构成，人体各脏腑功能的正常发挥和气血津液的升降出入，皆以精气为物质基础。《素问·上古天真论》所谓"女子七岁，肾气盛，齿更发长。二七，而天癸至，任脉通，太冲脉盛，月事以时下，故有子……丈夫八岁，肾气实，发长齿更。二八，肾气盛，天癸至，精气溢泻，阴阳和，故能有子"，此"天癸"显然就是性激素之类的物质，其分泌与否、分泌多少与肾气有关。

这种内分泌的调节功能与中医多个脏腑经络（包括奇经八脉）功能相关，尤其与肾关系密切。因为在五脏六腑中，具有特殊地位。而命门学说是继《难经》之后，赵献可《医贯》、张景岳《景岳全书》又曾着力论述。指出命门为性命之根，水火之宅，内寓命门之水，命门之火，内藏真阴、真阳，对维持人体正常生命活动至关重要。但是肾和命门所藏元阴、元阳是如何影响五脏六腑而调节全身呢？其中三焦作为元气之别使，起着非常重要的作用。肾脏通过三焦的气化功能，可对五脏六腑功能和气血津液的升降出入起到调节作用。所谓"肾命三焦系统"，对维持人体内分泌代谢系统生理功能具有重要作用。

内分泌代谢系统功能的正常发挥，是通过互相调节，从而维持机体内环境稳态的。而《黄帝内经》所谓"阴平阳秘，精神乃治""谨察阴阳所在而调之，以平为期"，都是在强调阴阳平衡对维持人体生理功能的重要性。中医认为：阴阳、气血之间，木、火、土、金、水之间，都需要保持一个相对平衡。

激素是内分泌腺体所分泌的物质，从中医理论推理当归属于"阴"的范畴，但其又不同于一般的阴液津汁，具有量小而效宏的特性，与"精"之特性相似，故激素当归属于"阴精"之列，然在中医理论中，阴精尚是一泛论之名词，既含有先天之精、后天之精，又包含体液中之各种营养精华，凡此种种，虽都归于阴精，但其并非全是激素，而在诸多阴精中对上述各种阴精具有调控作用，唯有元精才具有与激素雷同的作用，故立"激素元精论"之学说，对激素的中医概念，从理论上予以界定。

激素为内分泌腺所分泌，而元精则为命门所归藏，诚如张景岳曰："命门之水，谓之元精。"考命门为肾所系，既藏元精，又藏生殖之精和五脏六腑之精，《怡堂散记》曰："五脏六腑之精，肾藏而司其输泄，输泄以时，则五脏六腑之精相续不绝。"此元精与诸阴精之络属关系，与内分泌系统中下丘脑－垂体－靶腺轴之关系非常相似；且激素虽为物质，但其功能活动和病态，皆为其功能之亢进或减退为临床表现，元精也隐藏于内，体现其之存在，全仗"精化为气"，元精之盈亏亦反映在气机功能之偏颇的表现，诚如张景岳曰："人身之精，真阴也，为元气之本""如无阴精之形，便不足以载阳气"，此激素与功能、元精与气机之关系，似同出一辙，而元精归藏之命门，又以其之功能活动为临床表现，与内分泌系统又相雷同，故余提出"命门内分泌系统"学说，为中医内分泌理论立一框架。由此，命门－内分泌系、激素－元精之理论确立，亦为内分泌系统疾病临床多见肾虚之证候寻觅其根由，此理论之阐发，亦为指导中医诊治内分泌系统疾病，形成了内在的理论体系。

第三章
激素及内分泌系统功能调节

第一节 激素的作用机制

激素是由内分泌腺（如脑垂体、甲状腺、甲状旁腺、胰岛和性腺等）以及具有内分泌功能的一些组织或细胞（如胃幽门部、十二指肠黏膜和丘脑下部某些神经细胞）所合成和分泌的一种量微而生理效应很强的有机化合物，它们由内分泌腺体入血液转运至其所作用的部位，发挥其生理生化作用，并有协调抗体内各部分间相互关系的作用。

激素在血中的浓度极低，这样微小的数量能够产生非常重要的生理作用，其先决条件是激素能被靶细胞的相关受体识别与结合，再产生一系列过程。激素按其化学结构可分为两大类，即含氮类激素与类固醇，二者的作用机制不同，现简述如下。

一、含氮类激素

含氮类激素包括蛋白质、多肽、氨基酸衍生物，这类激素作用在靶细胞表面，并不进入细胞内部，而是与细胞膜表面特异的受体结合，使腺苷酸环化酶激活产生 cAMP（一种第二信使），cAMP 再去激活细胞内的一些特定系列的酶，从而引起各种生理效应。这是由 E.W.Sutherland 于 1965 年提出来的第二信使假说。激素作为第一信使，与靶细胞膜上相应的专一受体结合，这一结合随即激活细胞膜上的腺苷酸环化酶系统，在 Mg^{2+} 存在的条件下，ATP 转变为第二信使 cAMP，信息也由第一信使传递给第二信使。cAMP 使胞内无活性的蛋白激酶转为有活性，从而激活磷酸化酶，引起靶细胞固有的、内在的反应：如腺细胞分泌、肌肉细胞收缩与舒张、神经细胞出现电位变化、细胞通透性改变、细胞分裂与分化以及各种酶反应等。自 cAMP 第二信使学说提出后，人们发现有的多肽激素并不使 cAMP 增加，而是降低 cAMP 合成。新近的研究表明，在细胞膜还有另一种叫作 GTP 结合蛋白，简称 G 蛋白，G 蛋白有 α、β、γ 三个亚单位。当激素与受体接触时，活化的受体便与 G 蛋白的 α 亚单位结合而与 β、γ 分离，对腺苷酸环化酶起激活或抑制作用，起激活作用的叫兴奋性 G 蛋白（Gs）；起抑制作用的叫抑制性 G 蛋白（Gi）。G 蛋白与腺苷酸环化酶作用后，G 蛋白中的 GTP 酶使 GTP 水解为 GDP 而失去活性，G 蛋白的 β、γ 亚单位重新与 α 亚单位结合，进入另一次循环。腺苷酸环化酶被 Gs 激活时 cAMP 增加；当它被 Gi 抑制时，cAMP 减少。要指出的是 cAMP 与生物效应的关系不经常一致，故关于 cAMP 是否是唯一的第二信使尚有不同的看法，有待进一步研究。近年来关于细胞内磷酸酰肌醇可能是第二信使的学说受到重视。这个学说的中心内容是：在激素的作用下，在磷脂酶 C 的催化下使细胞膜的磷脂酰肌醇→三磷酸肌醇（IP_3）＋甘油二酯。二者通过各自的机制使细胞内 Ca^{2+} 浓度升高，增加的 Ca^{2+} 与钙调蛋白结合，激发细胞生物反应。

二、类固醇激素

类固醇激素又称甾体激素，这类激素是分子量较小的脂溶性物质，可以透过细胞膜进入细胞内，在细胞内与胞浆受体结合，形成激素胞浆受体复合物，复合物通过变构即可透过核膜，再与核内受体相互结合，转变为激素－核受体复合物，促进或抑制特异的 RNA 合成，再诱导或减少新蛋白质的合成。甲状腺激素虽属含氮激素，但其作用机制却与类固醇激素相似，它可进入细胞内直接与核受体结合调节转录过程。

此外，还有一些激素对靶细胞无明显的效应，但可能使其他激素的效应大为增强，这种作用被称为"允许作用"。例如肾上腺皮质激素对血管平滑肌无明显的作用，却能增强去甲肾上腺素的升血压作用。

第二节　内分泌系统的功能调节

以合成和分泌激素为主要功能的器官称为内分泌腺体，如垂体、松果体、甲状腺、肾上腺、胰岛、性腺等。许多器官虽非内分泌腺体。但含有内分泌功能的组织或细胞，例如脑（内腓肽、胃泌素、释放因子等）、肝（血管紧张素原、25- 羟化成骨固醇等）、肾脏（肾素、前列腺素、1,25 羟成骨固醇等）等。同一种激素可以在不同组织或器官合成，如长生抑素（下丘脑、胰岛、胃肠等）、多肽性生长因子（神经系统、内皮细胞、血小板等）。神经系统与内分泌系统生理学方面关系密切，例如下丘脑中部即为神经内分泌组织，可以合成抗利尿激素、催产素等，沿轴突贮存于垂体后叶。鸦片多肽既作用于神经系统（属神经递质性质），又作用于垂体（属激素性质）。二者在维持机体内环境稳定方面又互相影响和协调，例如保持血糖稳定的机制中，即有内分泌方面的激素如胰岛素、胰高血糖素、生长激素、生长抑素、肾上腺皮质激素等的作用，也有神经系统如交感神经和副交感神经的参与。所以只有在神经系统和内分泌系统均正常时，才能使机体内环境维持最佳状态。

1. 激素的传输　肽类激素在循环中主要呈游离形式，类固醇激素和甲状腺激素（除醛固醇酮外）均与高亲和力的特异血浆蛋白结合，仅少量（1%~10%）呈有生物活性的游离状态。这种对结合与游离比例控制可以辅助性地调节腺体功能，既可以调节生物活性，又可以调节半衰期。

2. 激素与受体　激素需与特异的受体结合以启动其生理活性。不同激素可有不同的过程；多肽激素和儿茶酚胺与细胞表面受体结合，通过对基因的影响发挥其生物效应；胰岛素与细胞表面受体结合后共同进入细胞内形成胰岛素－受体复合物，再与第二受体结合产生生物效应，激素与受体的结合为特异性且是可逆性的，符合质量与作用定律。

3. 激素的调节　为了保持机体内主要激素间的平衡，在中枢神经系统的作用下，有一套复杂系统。激素一般以相对恒定速度（如甲状腺素）或一定节律（如皮质醇、性激素）释放，生理或病理因素可影响激素的基础性分泌，由传感器监测和调节激素水平。反馈调节系统是内分泌系统中的重要自我调节机制，即中枢神经系统的信息经过下丘脑、垂体到达外周腺体，由靶细胞发挥生理效应，其中任何一段均受正或负反馈调节的控制。

第四章
内分泌系统疾病的病因病理

第一节　现代病因病理学

内分泌学的发展得益于现代技术的进展，呈飞跃式的进步，然而内分泌系统疾病病因病理非常复杂，因此到目前为止，仍有许多内分泌系统疾病病因未阐明，或仅得部分阐明。

不同的内分泌腺体疾病的病机不同，即使同一腺体疾病的病因病理也可迥然各异或截然相反。譬如腺垂体可由于其病变的嗜酸、嗜碱及嫌色细胞所分泌的激素不同，而发生肢端肥大症、巨人症、高泌乳素血症等；胰腺则可由于胰岛内病变的 A、B、D 及 PP 细胞分泌的胰高血糖素、胰岛素、生长激素抑制及 PP 量与质的多寡，而发生胰岛 A 细胞瘤、糖尿病、胰岛素耐药性糖尿病、胰岛 β 细胞瘤以及胰腺炎或癌等疾病。

本章节主要论述内分泌系统疾病病因病理中的共同发病特点。

内分泌代谢系统生理功能的维持，有赖于各种促激素与靶腺激素互相调节、激素之间的互相调节、激素与靶细胞表面受体的良好结合等条件。在病理情况下，激素调节轴与调节系统功能失常，各种促激素与靶腺激素互相调节和激素间相互调节功能失常，激素与靶细胞表面受体不能实现良好结合，或受体后效应失常，都会发生各种内分泌代谢疾病。临床上通常将内分泌系统疾病的病理状态分为激素分泌缺乏状态、分泌增加状态及受体作用异常三种情况。

一、激素分泌缺乏状态

激素缺乏是最常见的内分泌病。导致内分泌激素缺乏的原因有很多。

（一）内分泌腺功能低下

1. 遗传性缺陷　导致腺体发育异常如染色体缺陷（先天性卵巢发育障碍）、基因突变（基因性生长激素 GH 缺乏症）、内分泌腺体缺如（无睾症），或激素合成酶缺乏（肾上腺性征综合征），从而引起内分泌腺功能低下。

2. 后天性内分泌腺破坏　常见于感染（结核引起的肾上腺皮质功能减低）、梗死坏死（席汉综合征）、其他病因所致的内分泌组织坏死（继发于胰腺炎的糖尿病）、肿瘤压迫（鞍区肿瘤对垂体的压迫）、出血、自身免疫损害（慢性甲状腺炎）、营养缺乏（缺碘导致的甲状腺功能低减）、化学损伤（癌化疗所致的睾丸损伤）及各种物理损伤（放射治疗、手术摘除、温度损伤等）等。

内分泌腺受损的过程既可为急性的（如出血性肾上腺综合征），症状发生迅速，也可能是慢性的，症状发生较慢，躯体改变则较显著。一般内分泌腺体在激素基础分泌量下降前，先有激素储备的减少。当激素的合成及分泌减少时，其调控的靶腺激素的生成、释放也下降，故临床表现为靶腺功能低下。但至今也仍有一些内分泌功能低下的原因不明。

（二）内分泌腺外病变所致的激素缺乏

1. 激素原转化为活性激素的缺陷　如慢性肾功能衰竭患者 25-（OH）D_3 转变为活性 1,25-（OH）$_2 D_3$ 有缺陷，导致骨骼发育受影响。

2. 激素的降解增加　如苯妥英钠及甲状腺激素促进皮质醇降解，使隐匿的部分性肾上腺皮质功能减低得以表现。

（三）激素结构异常改变

当有基因突变时可形成结构异常的激素，如胰岛素 B 链 C25 位上的苯丙氨酸被亮氨酸代替，所形成的结构异常的胰岛素与靶组织结合力减弱，从而导致机体表现出激素分泌不足症状，如患者会有轻度高血糖。

（四）免疫因素

当体内有相应激素抗体的时候，往往表现出该激素的分泌不足。如注射胰岛素后产生的免疫球蛋白 IgG 胰岛素抗体，会使其效率降低。

二、激素分泌增加状态

激素生成过多或相对过多，临床上亦较常见，并有相应证候。主要见于以下情况。

（一）内分泌肿瘤或增生

内分泌肿瘤多为分化良性腺瘤，较少为癌。它除有激素分泌过多的临床表现外，还可有瘤局部扩张的征象。内分泌腺体增生可由于体内有激素受体的刺激性抗体（如毒性弥漫性甲状腺肿）、促激素分泌过多（如垂体或异位促肾上腺皮质激素 ACTH 分泌瘤引起的肾上腺皮质增生），或不明原因（如肾上腺球状带增生引起的原发性醛固酮增多症）引起。内分泌腺肿瘤的特征是：肿瘤起源细胞产生的激素过多，而不受正常反馈的制约。有些肿瘤如产生 ACTH 的垂体腺瘤，反馈机制仍存在，但需更高浓度的皮质醇才能抑制 ACTH。而泌乳素瘤（prolactinoma）仍保留多巴胺的抑制作用，多巴胺激动剂对其功能和生长皆能抑制。垂体促激素调控下的外周内分泌腺所生肿瘤，皆为自主性，因为它们不受正常的负反馈制约。分化程度较差的肿瘤可能对反馈性调控不敏感。

（二）异位激素综合征

起源于非内分泌组织的肿瘤多为恶性的。它能分泌一种或数种异位激素或激素类似物，引起相应激素分泌过多的综合征。目前已知的肿瘤分泌的异位激素基本上是多肽激素，肿瘤除了产生有生物活性的激素外，还可释放不具活性或活性甚小的激素前体、亚基或片段。有些肿瘤可将类固醇激素前身物如去氢表雄酮代谢为生物活性的雌酮及雌二醇（E2）。异位激素分泌瘤可从单一基因产生（包括 ACTH、GH、泌乳素 PRL、甲状旁腺激素 PTH、降钙素 CT、胃泌素、红细胞生成素等），或从两个基因生成（如人绒毛膜促性腺激素 HCG、促卵泡激素 FSH、黄体生成素 LH 等），其他激素（包括类固醇激素、甲状腺激素、儿茶酚胺）的合成须多个基因，故不能合成这些激素。关于肿瘤细胞分泌异位激素的机制，即为什么被封阻的基因能在肿瘤细胞中得到转录及表达，尚待继续研究。

（三）医源性病因

当用药理剂量的激素治疗非内分泌系统疾病，或用过量激素作替代治疗，或患者自行服用大量激素或激素激动剂时，均可产生医源性内分泌功能亢进。此外，有些非激素性药物可有激素样作用，如服用甘草能产生类似原发性醛固酮综合征的临床表现。

（四）自身免疫性抗体

有兴奋受体作用则自身性免疫抗体可引起靶腺功能亢进，如甲状腺激素受体的兴奋性抗体可使患者有甲状腺功能亢进表现。又如，患者血中有低浓度的胰岛素受体抗体时，对胰岛素的分泌有兴奋作用；但若胰岛素受体抗体浓度过高时，由于胰岛素受体的降调节作用，会使受体对内源性胰岛素的灵敏性下降，表现为血糖升高。

（五）激素生物合成酶缺陷

如先天性肾上腺性征综合征患者的肾上腺皮质类固醇生物合成酶缺陷时，在合成步骤被阻断前生成的底物的合成、分泌均增加，即皮质醇前身物质和性激素分泌增加。

（六）继发性激素超量分泌

正常内分泌腺受到过度的病理生理性刺激时，可有激素的超量分泌，如在肝硬化腹水、充血性心力衰竭及肾病综合征等情况下引起的继发性醛固酮增多症。激素超量分泌也可能是由于激素灭活速率降低，如给肝硬化患者生理剂量的皮质醇替代治疗，因血浆蛋白质产量减低，结合的皮质醇量减少，皮质醇在肝内的降解也减慢，致游离皮质醇水平增加，患者产生明显的库欣综合征表现。

（七）仅在病理情况下表达的激素

有些激素结构决定于数个基因，其中一些基因在正常情况下不表达，但在某些病理情况下能表达，从而出现激素过多分泌的情况。

三、激素受体作用异常

临床上还有一类内分泌系统疾病，腺体功能及激素本身并无异常，但受体对激素的作用出现异常。这类内分泌系统疾病是 Albright 于 1942 年在假性甲状旁腺功能低退症中提出的。现在认识到大部分内分泌激素都可能存在着受体对激素作用反应能力异常的问题。

激素受体作用异常的病因可为遗传性或获得性。近年来通过对受体结构的阐明，以及体外快速扩增 DNA 片段的聚合酶链式反应 PCR 技术的应用，使人们对遗传性受体的研究已由受体蛋白质水平进入基因水平，受体病基因水平的改变主要为缺失和点突变，致受体基因表达有障碍，受体与配体结合力降低，或受体功能有缺陷。遗传性受体病的临床表现相同，但基因水平改变可不同，因而需要对每个家族进行各自的分析。此外，靶组织对激素反应低下的程度在各组织中并不相同，例如对甲状腺激素的选择性抵抗时，受损害最严重的是睾丸。

获得性受体缺陷的最常见是由于免疫学机制，受体为抗体所据有，配基无缘结合。此外，获得性对激素作用抵抗的现象常是可逆的，如由于饮食摄入量过多引起的慢性高胰岛素血症，对胰岛素受体有降调节作用，导致其对胰岛素的降血糖等作用抵抗，但在严格控制饮食，降低体重后，患者对胰岛素作用的敏感性仍可恢复。

受体作用异常可表现出对激素敏感性降低（激素抵抗）或者对激素敏感增强。对激素作用异常的缺陷原因，可分为以下几个部位。

1. 受体改变

（1）遗传性受体缺如或减少，如完全性或部分性雄激素受体缺失导致的雄激素不敏感综合征（Androgen Insensitivity Syndrome）。

（2）受体结构异常，如胰岛素受体亚基异常。原发性高血压患者有对扩张血管物质的敏感性减弱等。

（3）摄入受体拮抗剂，如西咪替丁治疗消化性溃疡时可产生雄激素抵抗。

（4）受体敏感性增强，如甲状腺激素能增强某些组织中的儿茶酚胺受体，产生 β 肾上腺素能过度兴奋，对已有病变的心脏可引起心房纤颤。

2. 受体后缺陷　缺陷亦可发生在受体后。受体与效应器的偶联有障碍，如假性甲状旁腺功能减退症时有激活型 G 调节蛋白缺陷，可致 PTH 受体不能与腺苷酸环化酶偶联，环磷酸腺苷 cAMP 生成障碍，从而出现靶细胞 PTH 作用抵抗。

第二节　中医病因病理学

一、中医病因

中医学对于内分泌系统疾病有着丰富的记载，对于其病因病理也有深刻的理解。归纳来看，导致内分泌系统疾病的病因不出内、外及不内外三因。

（一）外因

1. 环境因素　如甲状腺疾病，中医学称为瘿病。在先秦的《吕氏春秋·尽数篇》就记载："轻水所，多秃与瘿人。"隋代的《诸病源候论》也记载道："诸山水黑土中出泉流者，不可久居，常食令人作瘿病，动气增患"。后世医家延续了这个认识，并对其性状等做了进一步的描述，如《小品方》："中国人息气结瘿者，但重腘腘无核也，长安及襄阳蛮人，其饮沙水，喜瘿有核瘰瘰耳，无根，浮动在皮中"。《杂病源流犀烛·颈项病源流》也说："西北方依山聚涧之民，食溪谷之水，受冷毒之气，其间妇女往往生结囊如瘿"。这就是环境对于内分泌腺体的影响。

2. 外感六淫　如女性月经不调及不育症者，中医学认为外感寒邪在其中起到很关键的因素。如《灵枢·水胀》记载"石瘕生于胞中，寒气客于子门，子门闭塞，气不得通，恶血当泻不泻，衃以留止，日以益大，状如怀子，月事不以时下，皆生于女子"。隋代的《诸病源候论》宗其说，认为"然妇人挟疾无子，皆由劳伤血气，冷热不调，而受风寒，客于子宫，致使胞内生病，或月经涩闭，或崩血带下，致阴阳之气不和，经血之行乖候，故无子也。"宋代的《妇人良方大全》也说"夫妇人月水不调者，由劳伤气血致体虚，风冷之气乘也。若风冷之气客于胞内，伤于冲任之脉，损手太阳、少阴之经、冲任之脉皆起于胞内，为经络之海"。

（二）内因

1. 先天禀赋　在中医理论中，先天禀赋在许多疾病的发病中都起到重要作用。如《灵枢·五变》在论述消渴说："五脏皆柔弱者，善病消瘅。"又如《灵枢·五音五色》在论述男性疾病的时候提到"其有天宦者，未尝被伤。不脱于血，然其须不生……此天所不足也"。

2. 情志内伤　情志内伤在中医认识内分泌系统疾病发病的病因中占有重要的地位。如瘿瘤病，《诸病源候论·瘿候》明确指出"瘿者，由忧恚气结所生"。《严氏济生方·瘿瘤论治》"夫瘿瘤者，多由喜怒不节，忧思过度，而成斯疾焉"。又如月经失调，《妇人良方大全》"积想在心，思虑过度，多致劳损。……盖忧愁思虑则伤心，而血逆竭，神色失散，月水先闭。"又如消渴，《临证指南医案·三消》"心境悉郁，内火自燃，乃消症大病。"

3. 饮食失宜　饮食为人之大端。饮食不节可致脾胃运化失司，长期过食肥甘，醇酒厚味，可导致内生瘅热，痰湿蕴藉。如《素问·奇病论》论述消渴说："此肥美之所发也，此人必数食甘美而多肥也，肥者令人内热，甘者令人中满，故其气上溢，转为消渴"。

4. 房室不节　房室不节，劳欲过度，可导致肾精亏损，从而发生多种内分泌系统疾病。如《备急千金要方》论述消渴"凡人生放恣者众，盛壮之时，不自慎惜，快情纵欲，极意房中，至年长，肾气虚竭……皆由房室不节所致也"。又如《秘本种子金丹》论述男子不育症"种子之法，男子必先养精，女子必先养血。今人之无子者，往往勤于色欲，岂知施泻无度，阳精必薄，纵欲适情，真气乃伤，妄欲得子，其能孕乎"。

（三）不内外因

1. 失血　如产后大出血引起月经及泌乳缺失的疾病，西医称为席汉综合征。中医对此疾病的记载散于"产后虚劳""产后血晕""闭经""劳瘵""蓐劳"等疾病中，并对此症有深刻的认识。如《经效产宝》"妇人产理不顺，因疲极筋力，产后虚羸，渐成蓐劳，皆由产下亏损气血所致"。而《妇人良方大全》"心主于血，上为乳汁，下为月水也"，气血大伤，则上下乏源，故而出现闭经、无乳诸症。

2. 医源性 医者治疗失当也是疾病发作的重要因素，如《素问·八正神明论》"月生而泻，是谓脏虚；月满而补，血气扬溢，络有留血，命曰重实；月郭空而治，是谓乱经，阴阳相错，真邪不别，沉以留止，外虚内乱，淫邪乃起。"同样，药物治疗上的虚虚实实也是导致机体紊乱的病因之一。

二、中医病机

在中医学看来，所有内环境的紊乱不离于脏腑经络功能的失调，现代医学所称的内分泌系统疾病也不例外。

（一）脏腑功能失调

中医学认为脏腑是人体生命活动的主题，所以疾病的发生与脏腑功能的失调有关系。"五脏者，藏精气而不泻也，故满而不能实；六腑者，传化物而不藏，故实而不能满"。五脏、六腑及奇恒之府是化生和运营气血精微的场所。

脏腑功能失调的表现一般体现在以下两个方面。

1. 脏腑精气亏虚 五脏之精气，静藏则为阴精，动用则为阳气，是生命活动的物质基础。若五脏精气不足，会发生各种疾病。如肾命之元气不足、真精不足、元阴不足、元阳不足，则五脏精气虚、五脏阴虚、阳虚，以致阴阳俱虚。所谓气虚可表现为心肾气虚、肺肾气虚、脾肾气虚。可见于多种内分泌系统疾病、糖尿病心肾并发症等。所谓阳虚可表现为心肾阳虚、脾肾阳虚，甚至五脏阳气俱虚。可见于席汉综合征、肾上腺皮质功能减退症、甲状腺功能减退症等。阴虚可表现为肝肾阴虚、心肾阴虚、脾肾阴虚、肺肾阴虚，甚至五脏之阴俱虚。可见于甲状腺功能亢进症、糖尿病、皮质醇增多症等。

2. 脏腑功能失调 包括脏腑化生功能失调和脏腑气机失调。

（1）脏腑化生功能失调 脏腑是精气化生的场所，《灵枢·经脉别论》"食气入胃，散精于肝，淫气于筋。食气入胃，浊气归心，淫精于脉。脉气流经，经气归于肺，肺朝百脉，输精于皮毛"，《灵枢·营卫生会》"人受气于谷，谷入于胃，以传与肺，五脏六腑，皆以受气，其清者为营，浊者为卫，营在脉中，卫在脉外"，这是精气正常的生化过程，若此过程因各种原因出现改变，一方面会出现精气亏虚的情况，另一方面还会出现水谷精微不从正化，而从邪化的情况，即气血津液代谢异常。如肺、脾、肾三脏功能失常，三焦水道不利，膀胱气化不利，则水液代谢功能异常，津液不归正化，津液宣发，输布失常。或肾气不固，津液下流，则可见口渴饮水不止，尿频量多，发为尿崩症的不幸。津液不归正化，更可内生痰湿、痰饮、水湿之邪，反过来痰饮、水湿、水饮又可阻滞气机，损伤阳气，所以终可成痰阻气郁、水饮阻隔、气滞水停和阳虚饮聚之证。糖尿病性心脏病常有支饮咳喘、糖尿病肾病水肿、甲状腺功能低下水肿等病机。

（2）脏腑气机失调 升降出入是脏腑气机的主要形式。中医认为"升降出入，无器不有"，若脏腑的气机出现问题，也会出现各种病症。如肝主生发调达，主情志，所以气滞证、气逆证与肝关系密切。包括肝郁气滞以及脾胃气滞、胸中气滞、胃肠气滞、膀胱气化不行在内，也包括肝气横逆、胃气上逆等。因为气为血帅，气滞日久则血瘀。

需要指出的是，脏腑化生精气的功能和其气机的升降出入运动是相伴而行的。精气的正化离不开气机的正常运行，水湿痰饮等病理情况也往往是由于气机异常而产生的。如在气滞基础上，内生痰阻、食停、湿郁，更可郁而化热，导致热灼血分，甚至发生出血之变。这个病理过程可见于甲状腺疾病、更年期综合征、糖尿病合并眼底出血等发生发展过程之中。肝肾不足、冲任失调，则可发生月经不调、不孕不育。

（二）经络气血循行失调

中医学中，经络系统是运行气血、联系脏腑、沟通体表及全身各部的通道。其中直行而大者为经，别出而小者为络，二者纵横交错，遍布全身内外。气血于此循行脏腑肢节，濡养百骸，昼夜不息，如环无端。如《灵枢·本藏》"经脉者，所以行血气而营阴阳，濡筋骨，利关节者也"。

同时，经络也是一个信息系统，它具有联系周身的作用。五脏六腑、四肢百骸、五官九窍、皮肉筋骨等各有其独特的生理功能的组织器官，通过经络的联系作用，使其相互配合、相互协调，从而使人体形成一个有机的整体。因而经络系统对于人体内环境稳态的建立和维持具有极其重要的意义。因此《灵枢·经脉》"经脉者，所以能决死生，处百病，调虚实，不可不通。"朱丹溪也说："气血冲和，百病不生，一经怫郁，诸病生焉。"

经络以通为根本。因此，诸经络病症的主要病机是经络阻塞。阻塞之邪气可以是有形实邪，如水湿痰饮瘀血等；也可以是无形之邪，如滞气寒热等。虚实邪气之间可以出现转化和兼并。如气滞本属无形，而引起水停血瘀则属于有形，气血壅聚不同而化热，则又更生无形邪气。且随经络阻塞部位不一出现证候不一。若阻塞于脏腑之间，则脏腑之间的元真不能通畅运行，出现脏腑功能失调诸症。如吕仁和教授曾提出糖尿病肾病"微型癥瘕"的概念，即肾脏络脉瘀阻之义，因而出现水肿等肾司其职的表现。或阻于肢节，则变生痈疽瘿瘤诸患。如《圣济总录·消渴门》在论述糖尿病足的时候说："消渴者……久不治，则经络壅涩，留于肌肉，变为痈疽"或气血痰湿搏结留于经络，发为瘿瘤，如《济生方·瘿瘤论治》说"夫瘿瘤者，多由喜怒不节，忧思过度，而成斯疾焉。大抵人之气血，循环一身，常欲无滞留之患，调摄失宜，气凝血滞，为瘿为瘤"。

以上所论述中医病机虽分为脏腑经络二节，但二者是紧密相连的。通过脏腑的化生精微及经络运行及调节来共同完成维持体内内环境稳态的作用。

第五章
内分泌系统疾病的诊断方法

第一节　现代医学的诊断原则

由于内分泌系统与其他许多生理系统相互作用，故临床诊断较为复杂，内分泌医师需在丰富的理论知识及临床实践基础上，结合全面的病史采集、细致的体格检查、准确的实验室检查及先进的影像学检查，对疾病现象进行深入的剖析，把握疾病现象与本质之间的内在联系，明确疾病的本质后方能作出正确的诊断。内分泌系统疾病的诊断包括功能诊断、病理诊断（定位和定性）和病因诊断。首先需根据患者的临床表现和实验室检查，确定是否有内分泌功能紊乱存在，然后再进一步进行病理诊断及病因诊断。

❧ 功能诊断 ❧

内分泌系统疾病往往伴有内分泌功能紊乱，故内分泌功能的判断是内分泌系统疾病诊断的第一步。内分泌腺体的功能状态主要是由其分泌激素量的多少和机体对其反应能力而决定的，一般临床上内分泌功能可分为亢进、正常、减退及衰竭四种状态。

临床典型的症状体征对疾病的诊断有重要参考价值，可通过详细的病史采集及体格检查获得重要线索，对于早期轻症症状体征不典型的患者，需结合实验室检查方能确诊。

一、典型症状和体征

疾病的临床表现往往提示重要的临床线索，对明确内分泌功能状态有重要参考价值。如甲状腺功能亢进症时的高代谢症状，生长激素过多时的巨人症，血管加压素缺乏时的尿崩症等。内分泌功能紊乱常表现出一些典型的症状体征包括特殊面容（甲状腺功能亢进症、甲状腺功能减退症、肢端肥大症、库欣综合征等）和病理性特征（如甲状腺肿大、眼部特征、黑棘皮病、异常毛发分布、生殖器幼稚等）。此外一些与内分泌系统疾病关系比较密切的体征和症状同样值得注意，如闭经、月经过少、性欲和性功能改变、生长障碍或过度、体重减轻或增加、高血压伴低血钾、皮肤色素沉着、紫纹、多毛与毛发脱落、男性乳腺发育、突眼、溢乳、骨痛与自发性骨折、头痛、视力减退、精神兴奋、抑郁、软弱无力、多饮多尿、贫血、消化道症状（食欲减退、呕吐、腹痛、便秘、腹泻）等。

二、实验室资料

根据临床表现选择必要的实验室检查，可进一步明确内分泌功能状态。包括血液生化指标测定、激素及其激素代谢产物测定和内分泌腺激素分泌动态试验等。

（一）血尿生化指标测定

各种激素可以调节并影响物质代谢过程，测定血尿中的生化指标可间接了解相关激素分泌的多少，据此推论分泌该激素的内分泌腺的功能状态。可测定基础状态下血糖、血脂谱、血尿电解质、碳酸氢根、血气分析、尿量、尿比重等。影响血清电解质变化的内分泌系统疾病还有原发性和继发性醛固酮增多症、库欣综合征、巴特综合征、选择性低肾素低醛固酮血症、Addison 病、肾素瘤、糖尿病酮症酸中毒、高渗性非酮性昏迷、胰性霍乱等。禁食、血糖测定、糖耐量试验和可的松 – 葡萄糖耐量试验对糖尿病、糖耐量异常和胰岛素瘤的诊断有帮助。

（二）激素及代谢产物测定

激素及代谢产物测定包括空腹 8~12 小时后血中激素和 24 小时尿中激素及其代谢产物测定：①尿中激素及其代谢产物排泄量，如 24 小时尿 17- 羟和 17- 酮皮质类固醇、游离皮质醇、醛固酮、雌激素、香草基杏仁酸（VMA）等；②血中激素浓度测定，如血清结合和游离 T3、T4、TSH、GH、PRL、ACTH、FSH、LH、胰岛素、C 肽、皮质醇、醛固酮、PTH 等；③昼夜节律性或月经周期血和尿激素浓度的改变。

昼夜水平相对稳定的激素，一日测定血浆激素水平一次就可以阐明大部分病情。但由于一些激素呈脉冲性或周期性分泌，尤其是促性腺激素和性激素，最好相隔 20~30 分钟抽一次血，共 3 次并等量混合后，测定其值。正常节律的消失多为腺体功能异常的早期表现。一些激素的测定需要多次检测或动态观察，测定激素分泌的正常节律，如 ACTH、皮质醇的昼夜波动，促黄体素和促卵胞素的月节律等。测定 24 小时尿游离皮质醇（UFC）、17- 羟、17- 酮类固醇、醛固酮、VMA 等，应同时测定肌酐量，使测定结果具有可比性。

骨代谢调控指标：维生素 D 及代谢产物、甲状旁腺素 PTH、成纤维生长因子 23（FGF23）；骨转换标志物包括骨形成标志物（血清碱性磷酸酶 ALP、骨钙素 N 端中分子片段测定 N-MID、骨碱性磷酸酶 BALP、1 型原胶原 C- 端前肽 PICP、总 1 型胶原氨基端延长肽 T-P1NF、1 型前胶原 N- 端前肽 PINP）、骨吸收标志物（β- 胶原降解产物测定 β-CT、血清 1 型胶原交联 C- 末端肽 S-CTX、尿 1 型胶原交联 C- 末端肽 U-CTX）。

（三）内分泌动态功能测定

1. 兴奋试验　多适用于临床怀疑有内分泌功能减退的情况，可估计激素的贮备功能，应用促激素试验探测靶腺的反应，如 ACTH、TSH、HCG、TRH、GnRH、CRH 试验，胰岛素低血糖兴奋试验，胰升糖素兴奋试验，左旋多巴、精氨酸兴奋试验等。

2. 抑制试验　多适用于临床怀疑有分泌功能亢进的情况，观察其正常反馈调节是否消失，有无自主性激素分泌过多，是否有功能性肿瘤存在，如地塞米松抑制试验。葡萄糖耐量试验既可作为兴奋试验（胰岛素、C 肽）又可作为抑制试验（GH）。可乐定抑制试验观察儿茶酚胺（CA）分泌情况等。

3. 激发试验　如胰高糖素激发实验、甲氧氯普胺、胰岛素低血糖试验等。

4. 拮抗试验　如螺内酯试验、酚妥拉明试验等。

5. 负荷试验　如水、钠、钾负荷试验。

这些试验不仅可判断内分泌的功能异常，有些还可帮助判断病变的部位和病因，如促甲状腺激素释放激素 (TRH) 兴奋试验可帮助鉴别甲状腺功能减退症的病变部位在下丘脑、垂体抑或甲状腺。大剂量地塞米松抑制试验可帮助鉴别肾上腺病变系增生抑或肿瘤的可能性。

（四）激素抗体及受体测定

这是对内分泌功能评估的另一重要方面，临床上测定内分泌腺抗体的有无及浓度对诊断是有用的。目前除甲状腺抗体以外，其他靶腺抗体的测定尚未普遍开展。测定靶腺活检组织或由之培养的纤维母细胞的受体，对诊断部分性激素抵抗性疾病是很有用的。若能测序受体的cDNA，则更能了解受体突变的结构。对各种靶细胞受体的量与质的测定，主要用于激素水平与临床表现不一致的患者，受体变化的节律也有重要的临床意义，如红细胞胰岛素受体测定，血细胞核 T3 受体测定等。

（五）靶细胞功能检查

只有靶细胞的反应方能在临床反映内分泌腺的功能异常，所以测定靶细胞的功能可以客观的评价激素的效应。例如，甲状腺功能亢进时 K^+，Na^+-ATP 酶活性明显升高，心肌等容收缩期缩短，基础代谢率升高等。

❀ 病理诊断 ❀

病理诊断包括病变性质和病变部位的确定，现有多种检查方法可帮助明确微小病变。常用有影像学检查（蝶鞍侧位片、分层摄影、CT、MRI）、放射性核素检查（甲状腺扫描、肾上腺皮质扫描）、超声检查、细胞学检查（细针穿刺细胞病理活检、免疫细胞化学技术、激素受体检测）、静脉导管检查等。

（一）定位诊断

有些激素不单是由某个内分泌腺体特异分泌的，即它可由不止一个内分泌腺体或数种内分泌组织分泌，因此在临床通过病史采集、体格检查、生化检测确定某激素分泌亢进后，还需结合相应的检查寻找紊乱激素的来源。定位诊断是确定病变的部位，对疾病的诊治具有重要意义，如内分泌肿瘤在术前必须作出定位，以便确定手术径路，并早期发现癌的远位转移灶。临床上用于定位诊断主要为影像学检查。

1. 影像学检查　蝶鞍侧位片、分层摄影、CT、MRI 属非侵袭性内分泌腺检测法，可鉴定下丘脑 – 垂体疾病、肾上腺肿瘤、胰岛肿瘤等。意外瘤（incidentaloma）为无症状的肾上腺肿瘤，直径 < 3.5cm 者，若不愿探查，可用 CT 随访；较大肿块可在超声引导下进行穿刺活检或

作探查手术。X 线对某些内分泌腺病变（如垂体肿瘤）有定位价值。CT 和 MRI 是目前用作内分泌腺病变和病变性质检查的最新方法，一般病变直径大于 0.5cm 者均可检出（高分辨 CT）。一般认为，CT 与 MRI 的差异是，MRI 观察病变与邻近组织的关系比 CT 为优，增强扫描比平扫使病变显示更清楚。CT 和 MRI 虽可对病变作出精确定位，但不能分辨病变的性质。如肾上腺肿瘤，CT 和 MRI 不能分辨是肾上腺皮质或髓质的肿瘤。正电子断层扫描（positron emission tomography，PET）可协助动态观察肾上腺、甲状腺、胰腺等内分泌功能变化，甚至代谢过程，除可了解腺体的形态变化外，还具有功能定量的优点，是诊断许多内分泌系统疾病的重要方法之一。

2. 放射性核素检查　单光子发射断层扫描（SPECT）可用以确定甲状腺结节的定位及结节的功能。SPECT 检查是用放射性核素锝（^{99m}Tc）或 ^{131}I 作放射源；^{131}I 标记的胆固醇作肾上腺皮质扫描可对有功能的皮质腺瘤作出定位。肾上腺有摄取胆固醇的功能，有功能的肾上腺瘤（皮质醇瘤）摄取 ^{131}I 标记的胆固醇增多，故有放射性浓聚，对侧的肾上腺由于多量的皮质醇反馈抑制了垂体 ACTH 的分泌而萎缩，因而摄取 ^{131}I 标记的胆固醇减少。用 ^{99m}Tc 和 ^{99m}Tc-甲氧基异丁基异腈（^{99m}Tc-MIBI）或核素铊（^{201}TI）作甲状旁腺和甲状腺双重显影，可对甲状旁腺病变作出定位。先用碘剂封闭甲状腺，再用 ^{131}I 作卵巢扫描，有助于卵巢甲状腺肿伴甲亢的定位。^{131}I 间碘苄胍（^{131}I-mlBG）扫描用于嗜铬细胞瘤的诊断；肾上腺皮质扫描采用 ^{131}I-胆固醇。

3. 超声检查　适用于甲状腺、肾上腺、胰腺、性腺（卵巢和睾丸）。B 超检查可用于甲状腺结节和肿瘤的定位，以及肾上腺、胰腺、性腺和甲状旁腺肿瘤的定位，但肿瘤或结节太小（直径小于 0.5cm）则不能检出。

4. 组织病理鉴定细胞学检查　包括细针穿刺细胞病理活检、免疫细胞化学技术、精液检查、激素受体检测。

5. 静脉导管检查　选择性静脉导管在不同部位取血测定激素以明确垂体、甲状腺、肾上腺及胰岛病变部位，如下岩窦（左、右）取血测定垂体激素对于判断垂体病变有价值。静脉插管分段采血可测定激素水平，但此方法是有创检查，不作为临床内分泌腺疾病的常规定位方法，一般当临床症状提示有某种激素分泌增多，而以上定位检查又不能精确定位时才采用。此方法对异位激素分泌综合征（如异位嗜铬细胞瘤）的诊断特别有效。插管至所怀疑的内分泌腺或异位激素分泌的引流静脉或邻近的静脉中，采血后，边退出边采血至周围静脉，测定各节段血中的激素水平，一般激素最高水平的部位就是病变的部位。垂体病变可插管至岩下窦采血测垂体激素（如 ACTH）。目前双侧肾上腺静脉采血（AVS）的敏感性和特异性均优于肾上腺 CT，AVS 是原醛症分型诊断的"金标准"。

6. 选择性动脉造影　对于直径较小不能用 CT 和 MRI 等方法作出定位时，可采用此方法。将导管经动脉插管到内分泌腺或肿瘤的动脉分支中（B 超引导），然后注入造影剂作多时相 X 线照片。肿瘤一般血管较丰富，因此血管丛集的部位即为病变部位。此方法检查获得成功的前提是插管位置要精确。

7. 骨密度检测　用于对骨质疏松的鉴定，包括双能 X 线骨密度检测和定量 CT。

二、定性诊断

主要指对病变的性质作出判断，通过影像学检查、针吸或活检标本的病理检查、血自身抗体的测定、受体及受体后功能测定、染色体及基因的分子生物学测定等，确定病变的性质是属于癌、腺瘤、增生、萎缩、染色体缺失、基因突变等。例如甲状腺针刺活检在确定桥本病、甲状腺癌方面有一定的价值，对术后切除组织作病理检查，并结合肿瘤的生物学行为特征则可对疾病作出较明确的定性诊断。

❧ 病因诊断 ❧

病因诊断是内分泌系统疾病中最为困难的诊断，至今有些内分泌系统疾病的病因尚不明了，对此类疾病（如某些内分泌腺癌）则不能作出病因诊断。目前用分子生物学技术可确诊许多因基因突变所致的内分泌系统疾病，并可从分子水平阐明其发病机制。疾病基因的克隆、分离更可为疾病的早期诊断奠定基础，如利用检测基因突变技术，可以在胚胎期、胎儿期识别基因型异常而表型正常的疾病携带者，由此可对疾病的严重程度及预后作出预测，必要时可采用免疫学及分子生物学检查，以进一步明确病因。用于病因诊断的方法有如下几类。

（一）化学检查

有少数内分泌系统疾病用化学方法可以作出病因诊断，如地方性缺碘性甲状腺肿可以通过测定尿碘排出量或作甲状腺摄 ^{131}I 率即可确定病因。

（二）免疫学检查

在内分泌系统疾病中抗内分泌组织抗体的存在与疾病的发生有关，检测这些疾病时抗体的有无对诊断很有帮助。有些内分泌系统疾病为自身免疫性疾病，虽然目前对自身免疫性疾病发生的始动机制尚不明了，但通过抗体测定有助于明确其性质以及自身免疫病的发病机制，甚至可作为早期诊断和长期随访的依据。如甲状腺球蛋白抗体（TGAb）、甲状腺过氧化物酶抗体（TPOAb）、促甲状腺激素受体抗体（TRAb）、胰岛素抗体、胰岛细胞抗体（ICA）、谷氨酸脱羧酶抗体（GADAb）等，对诊断桥本甲状腺疾病、单纯性甲状腺肿具有重要意义；1 型糖尿病的病因目前仍不清楚，但公认其是一种自身免疫性疾病，因为在患者血浆中可以检出一些抗胰岛细胞或其他胞浆成分的自身抗体，如抗胰岛细胞抗体（ICA）、抗谷氨酸脱羧酶（GAD）、抗胰岛素抗体（IAA）和 ICA-512 等。某些自身抗体的产生与免疫反应有关的遗传基因相关联，如人白细胞抗原（HLA）基因，HLA 的型别是某些民族 1 型糖尿病的遗传标志。某些型号的HLA 可使其携带者对 1 型糖尿病易感；另外某些型号则具有保护作用，但 HLA 不是 1 型糖尿病的致病基因。目前认为 1 型糖尿病的病因还有环境因素的参与。在多内分泌腺自身免疫综合征中，几乎所有组成的内分泌腺与非内分泌腺疾病都在血浆中可检出相关的特异性自身抗体，提示这些疾病都是由于自身抗体的产生，作用于其相关抗原，使细胞或组织破坏而引起功能减低。

（三）病理学检查

一般情况下，能够做在体活检的腺体主要是甲状腺。甲状腺活检有两种：一为细针抽吸细胞学检查，另一为粗针穿刺活检作组织切片检查。前者是将抽吸到的细胞涂片，经染色后用光镜检查，根据细胞形态学来作出病理诊断。如甲状腺癌可见到癌细胞，亚急性甲状腺炎可见多核巨细胞，慢性淋巴性甲状腺炎除淋巴细胞特别多和变性甲状腺滤泡上皮外，在纤维化明显的晚期患者中还可见到 Askonazy 细胞增多，早期则可见到吞噬胶质的巨噬细胞。此项检查只根据细胞病理来诊断甲状腺疾病，但未能确定病因。细针穿刺细胞学检查创伤小，并发症少，易被患者接受；其缺点是看不到腺体结构，可发生误诊（假阴性和假阳性）；粗针活检可观察到腺体的结构改变，诊断的精确性比细针穿刺细胞学检查高，但并发症较多。

手术后切除的组织作病理切片检查可以对疾病作出最后诊断，免疫组化有助于病理细胞浆中的颗粒所含激素成分的鉴定，可确定肿瘤细胞的类别。

（四）染色体检查

有些内分泌系统疾病是由染色体畸变所引起，如特纳综合征（缺失一个 X 染色体，或嵌合体，或 X 染色体有畸变）或克兰费尔特综合征（多一个 X 染色体或嵌合染色体）等。

（五）分子生物学检查

分子生物学技术在内分泌学中的应用使过去病因不明的某些内分泌系统疾病得以阐明，特别是一些单基因遗传性内分泌系统疾病（如激素不敏感综合征）。以前，睾丸女性化的病因不明，而且对其表型的多样性也不理解。用分子生物学技术已阐明其病因为雄激素受体（AR）基因突变，从而引起 AR 功能异常；由于突变对 AR 功能的影响程度不同，以致睾丸女性化的表型不均一。一些内分泌肿瘤通过分子生物学技术也使其病因得到明确。如多发性内分泌腺肿瘤综合征的 Ⅱ 型是由于 RET 原癌基因突变，突变的位点与此病的某些表型相关；如密码子 634 突变与嗜铬细胞瘤和甲旁腺亢相联系，基因突变可以使激素受体丧失功能，也可使受体获得功能。如高功能甲状腺腺瘤的病因就是由于 TSH 受体有突变而引起体质性激活而发病，或者由于刺激性 G 蛋白 α 亚基基因突变而导致其激活所致。确定突变基因对其表达产物是丧失功能抑或获得功能，应将突变基因进行转染，收集其表达产物并与野生型基因的表达产物进行比较。错义突变可致病，无义突变肯定致病，在错义突变中有点突变、移码突变、插入、截短和缺失。

病史和体格检查给我们提供了大量十分宝贵的第一手材料，一些特异性高的病史和体征为诊断提供了可靠的依据，但缺乏特异性病史和体征并不能否定诊断，应将这些第一手材料综合起来，根据疾病的解剖的病理生理进行分析，得出合理的推测，还须通过实验室检查，进一步肯定或否定推论，并在实践中继续追随，不断修正诊断和处理。

第二节　内分泌系统疾病常见症状及体征

内分泌系统疾病常见的临床症状和体征具有重要的价值，是诊断内分泌代谢疾病的线索和有力依据，也是治疗、随访中的佐证。症状及体征常在望、闻、问、切四诊中获得，然后将症状和体征进行分析并与相关疾病联系起来，特异性的症状和体征往往是疾病诊断的重要线索，因此，掌握好内分泌系统疾病的症状体征，对临床医生是十分必要的。

一、身高异常

身高是判断体格发育的重要指标之一，身高反映人体（主要是骨骼）的纵向生长发育。身高高于同种族、同性别、同年龄、同地区正常人群平均身高均值 3 个标准差以上为身高过长，低于 2 个标准差以下为身材矮小。

影响身高增长的激素包括生长素释放抑制激素（GHRH）、生长激素（GH）、胰岛素样生长因子（IGF-1）、甲状腺激素、胰岛素和性激素。这些激素分泌紊乱，可导致身高体型异常。如青春期提前的儿童身高可明显超过同年龄、同性别儿童，但由于性激素分泌过多而使骨骺过早融合，故最终身高矮于正常成年人的平均身高；垂体病变导致生长激素分泌增多发生在骨骺未融合的青春期，使患者身高呈巨大体型；性腺功能减退发生在骨骺愈合之前，性激素分泌不足导致骨骺愈合延迟，出现于躯体比例不相称的高瘦身材。

身材矮小也可见于多种内分泌系统疾病，如垂体功能减退患儿由于生长发育时期生长激素、性激素分泌不足，导致身材矮小、骨龄异常、性器官发育不良；甲减发生于胎儿或新生儿可导致患儿智力、身高生长发育异常；先天性肾上腺皮质增生患儿雄激素增多，使骨骺提前愈合而导致身高矮于同龄人，并出现女性男性化、男性假性性早熟以及假两性畸形等。

二、体型异常

体重是衡量体格发育和营养状态的重要指标之一。肥胖症是指体内脂肪组织过多，占总体重 20% 以上或体重指数（BMI）男性 > 25，女性 > 24 者。但在特殊人群如举重和健美操运动员，体重超重不一定是肥胖。体重低于同年龄、同性别正常人平均标准体重 10% 者或男性 BMI < 21，女性 < 20 者为消瘦。

脂肪的存储受多种内分泌激素的影响和调节，包括生长激素、甲状腺激素、胰岛素、瘦素（leptin）、糖皮质激素、儿茶酚胺和性激素等；作用于下丘脑的食欲中枢的激素和神经递质如食欲素（orexin）和神经肽 Y（neuropeptide Y）等对体重也有重要的影响。一些内分泌系统疾病可伴有体重改变，如下丘脑性肥胖患者是因肿瘤、感染、外伤损害腹内核等皮层下中枢，引起饮食和运动改变以及机体代谢率的降低而导致的肥胖；肢端肥大症患者是因肌肉、骨骼和内脏增生而导致体重增加；多囊卵巢综合征患者是由于雄激素分泌过多以及雌激素的持续刺激，而导致肥胖，且有多毛、闭经和不育的临床表现。甲状腺功能减退因皮下蛋白质及水的潴留而造成的黏液性水肿也可出现体重增加。

伴有消瘦的内分泌系统疾病较多，多表现为食欲增加或正常，但体重明显下降。如甲亢患者由于甲状腺激素分泌过多，代谢增加，出现多食、易怒而体型逐渐消瘦；糖尿病患者由于胰岛素分泌不足，葡萄糖无法被充分利用，而消耗脂肪及蛋白质作为补充，因而出现体型消瘦伴多饮、多尿、多食症状。此外，其他内分泌系统疾病如肾上腺皮质功能减退症、席汉综合征、嗜铬细胞瘤、内分泌腺肿瘤等也均可出现体重减轻。

三、多饮与多尿

多饮与多尿是内分泌系统疾病中较常见的症状，当人体饮水量和排尿量 ≥ 2500ml 时，则可诊断为多饮多尿。根据尿液渗透压的高低，可分为高渗性和低渗性两种。

高渗性多饮多尿是由于肾脏水、电解质或其他血液成分滤过增多，而肾小管又不能重吸收时，尿中的溶质增加而引起尿量增多，使血浆渗透压升高，从而引起多饮，尿渗透压和比重均升高。内分泌系统疾病可出现高渗性多饮多尿，如糖尿病血糖升高，反射性引起排尿增多，使血浆渗透压升高，因此患者有多饮多尿的症状，当出现糖尿病酮症酸中毒或高渗性非酮症糖尿病昏迷时，可加重多饮多尿。醛固酮增多症、库欣综合征、巴特综合征等，因肾上腺皮质功能紊乱，而出现低血钾、高尿钾，造成多饮多尿。甲状旁腺功能亢进症由于甲状旁腺激素分泌过多，出现高血钙、高尿钙，也可造成多饮多尿。

低渗性多饮多尿主要是由于饮水过多或者血液中抗利尿激素（ADH）分泌减少或利用障碍，影响尿液的浓缩功能，从而导致多饮多尿，其尿渗透压和尿比重均偏低。低渗性多饮多尿也可常见于一些内分泌系统疾病，如垂体性尿崩症由于 ADH 的分泌减少或不足，尿液的浓缩功能受抑制而引起多饮多尿。

四、尿糖

正常人每日从尿中排出 0.17~0.52mmol 葡萄糖，当尿中葡萄糖量超过 0.83mmol/d 时，定性尿糖阳性，称为糖尿。

内分泌系统疾病中糖尿病是导致尿糖的主要原因，由于胰岛素绝对或相对不足以及靶细胞对胰岛素敏感性降低，使体内各组织对葡萄糖的利用率减低，糖原异生增加，血糖升高，轻者仅在饭后尿糖阳性，重症患者几乎每次检查均有糖尿。此外，肢端肥大症、库欣综合征、嗜铬细胞瘤、甲状腺功能亢进症等内分泌系统疾病均可继发糖尿病，出现尿糖阳性。

五、高血糖

正常成人血糖含量是在一定范围内波动的，正常空腹血糖为 3.5~5.6mmol/L，餐后 2 小时血糖 < 7.8mmol/L。病理性血糖升高的主要原因是胰岛 β 细胞分泌胰岛素不足，或靶细胞的膜受体不敏感，或受体细胞内的缺陷而引起胰岛素不能发挥其调节血糖浓度的功能。

糖尿病是血糖升高的最常见疾病，主要是由于胰岛素分泌绝对或相对不足引起，除了血糖升高，还伴有多饮、多食、多尿及消瘦的"三多一少"症状。此外其他的一些内分泌系统疾病也可出现高血糖，如甲亢患者由于过多的甲状腺激素促进糖原分解、促进肠道对葡萄糖吸收等原因，可出现血糖升高；库欣综合征由于长期糖皮质激素分泌过多，促进糖异生、拮抗胰岛素以及减少糖利用而导致血糖升高；嗜铬细胞瘤的肾上腺素影响胰岛素和胰高血糖素等使血糖升高。

六、高血压、低钾血症

正常人的收缩压在 90~140mmHg，舒张压在 60~90mmHg，临床上收缩压 ≥ 140mmHg，舒张压 ≥ 90mmHg 可以诊断为高血压。

血压升高与皮质激素、儿茶酚胺、甲状腺激素等分泌增加，血容量增加等原因有关。如原发性醛固酮增多症由于醛固酮分泌多，潴钠排钾，血容量增多，血管壁及血循环钠离子浓度增加，血管对去甲肾上腺素的反应加强，导致血压升高，伴肌无力或麻痹、多饮、多尿、夜尿频、低血钾、尿钾增高等表现；嗜铬细胞瘤由于分泌大量儿茶酚胺，引起阵发性或持续性高血压，伴头疼、心悸、汗出、面色苍白、恶心、乏力等表现；皮质醇增多症糖皮质激素分泌多，水钠潴留，血容量增加，从而血压升高，伴向心性肥胖、满月脸、多毛、紫纹、血糖升高等表现；甲亢患者甲状腺激素分泌增加，导致心肌与周围血管代谢亢进，心输出量增加，引起收缩压升高。此外，其他内分泌系统疾病如肢端肥大症、甲减、甲状旁腺功能亢进和肾素瘤等也可伴有血压升高。

体内总钾含量减少或血清钾 < 3.5mmol/L 称为低钾血症。内分泌系统疾病中原发性醛固酮增多症由于大量醛固酮分泌，水钠潴留，使肾脏排钾作用增强，导致低血钾；库欣综合征出现低钾血症同样也是由于大量皮质醇或盐皮质激素的分泌，水钠潴留，同时排钾增加所致。

七、食欲亢进与排泄增多

正常人每天的食量多少与其劳动强度、年龄及生活习惯有一定关系。如果出现不能控制的饥饿感，必须进食后才能解饥，大量进食后又很快饥饿，这些状态以及属于病态性食欲亢进。

病态性食欲亢进与机体消耗过多、代谢过分旺盛或胰岛素分泌亢进等原因有关，临床可见于糖尿病、甲状腺功能亢进症、下丘脑综合征等内分泌系统疾病。糖尿病患者食欲亢进是由于尿糖流失，葡萄糖未得到充分的利用，肝糖原分解加速使血糖升高，血糖升高刺激胰岛 β 细胞分泌胰岛素增加，出现饥饿，从而增加进食以补充肝糖原及血糖的消耗。甲亢患者由于代谢亢进，消耗增多，为获得及时补充，故患者食欲亢进、易饥、进食量多，仍不足以补充消耗。由于整体代谢增加，食欲亢进、进食增加，故排泄也增多。

八、皮肤色素沉着

皮肤色素沉着是指皮肤或黏膜色素加深或颜色异常，其出现的范围可遍及全身，也可为局部。沉着的色素有黑色素、胡萝卜素和含铁血黄素，其中以黑色素沉着最为常见。

影响黑色素沉着的激素包括促肾上腺皮质激素（ACTH）、雌激素、孕激素和雄激素等，这些激素分泌异常可引起全身性黑色素沉着增加。如先天性肾上腺皮质增生（CAH）因先天性肾上腺皮质激素合成酶缺乏，对垂体反馈作用减退导致 ACTH 的水平增加，而导致色素沉着；甲状腺功能减退因胡萝卜素代谢清除功能降低，胡萝卜素从皮脂腺分泌出来后被皮肤角质层吸收，最终导致皮肤变黄。此外原发性肾上腺皮质功能减退症（艾迪生病）、ACTH 依赖性库欣综合征、纳尔逊综合征、恶性嗜铬细胞瘤等均可直接或间接引起黑素细胞刺激素（MSH）、ACTH过多，而出现皮肤色素沉着。

九、多毛与毛发脱落

人体各个部位均有毛发，只是多少不同。当身体任何部位出现跟同年龄、同性别、同种族比较，毛发明显增加时，即为多毛。

雄性激素分泌异常是妇女多毛症的主要原因，一些内分泌系统疾病可见多毛症，如多囊卵巢综合征由于黄体生成素和促卵泡激素比例（LH/FSH）失调，卵巢雌激素形成障碍而使雄激素水平增高导致多毛；卵巢产雄激素肿瘤由于肿瘤细胞分泌雄激素过高引起多毛。此外，CAH、库欣综合征、肢端肥大症、儿童型甲减等也可出现毛发异常增多症状。

影响毛发脱落的激素为肾上腺皮质和卵巢合成的雄激素。雄激素合成或分泌减少，则可使毛发脱落（包括性毛、非性毛和两性毛）。如各种原因引起的睾丸功能减退和（或）肾上腺皮质和卵巢功能减退等内分泌系统疾病均可出现毛发脱落；甲减也可有头发或体毛脱落，以外侧1/3之一的眉毛脱落常见，但并非甲减的特征；多内分泌腺自身免疫综合征也可表现为毛发脱落。

十、皮肤紫纹和痤疮

皮肤紫纹是由于皮下组织断裂而出现的形状不一的紫色条纹，主要是因为大量皮质醇的堆积加速了蛋白质的分解代谢，抑制蛋白质的合成，导致患者皮肤变薄，毛细血管脆性增加，皮下易发生瘀斑，同时因为脂肪堆集，皮下弹力纤维断裂，透过变薄的皮肤可看到红色的微血管或紫色的瘀血，常见部位为下腹两侧、臀外侧、大腿内、腋前区、上臂内侧。伴有紫纹的内分泌系统疾病主要为库欣综合征，正常妇女的妊娠期和肥胖症也可出现紫纹。

痤疮是一种皮肤毛囊及皮脂腺慢性炎症，好发于面部、胸背部，表现为黑头粉刺或炎性丘疹，有时可继发大小不等的脓肿。痤疮的原因尚不完全清楚，但一般认为与雄激素增多有关，但患者血清中睾酮和二氢睾酮均正常，因此认为可能是由于皮脂腺对生理剂量的雄激素敏感性增高所致。病理性痤疮见于内分泌系统疾病中的库欣综合征、先天性肾上腺皮质增生症、多囊卵巢综合征等。

十一、男性乳腺发育

男性乳腺发育症一般是指男性一侧或双侧乳房肥大，乳晕下触及盘形结节，常有纤维组织及脂肪组织增生，但是没有分泌乳汁的腺小叶的病症。男性乳腺发育是一种常见的内分泌系统疾病，可见于任何年龄的男性。正常新生儿、男性青春发育期及老年人均可有乳腺发育，但均为轻度，且为暂时性，可自行消退，属生理性。青春发育期后的男性或青春期前的男孩如出现乳腺发育则属病理性。

根据发病原因的不同，一般分为原发性和继发性两类。原发性多见于青春期和老年期男性，青春期男性乳腺发育和肾上腺皮质雄激素的分泌异常密切相关。老年期男性乳腺发育与老年不同程度上的睾丸萎缩或者功能衰竭导致的激素分泌发生改变有关。继发性与各种疾病或药物导致体内性激素的浓度发生改变有关，如内分泌系统疾病中的性腺功能减退症由于血液内睾酮与雌激素的比例发生改变，导致男性乳房发育；肾上腺疾病由于垂体 – 肾上腺轴代谢紊乱、肾上腺皮质增生、肿瘤等促使肾上腺分泌较多的脱氢异雄酮，雄激素芳香化增加，从而使男性乳腺发育；甲亢由于血液中性激素结合蛋白增加，使血清睾酮、雌二醇明显增加引起男性乳腺发育；甲减因乳腺组织对雌激素、泌乳素的敏感性增加导致乳腺发育。

十二、溢乳和闭经

在女性中，溢乳伴闭经是较常见的主诉，临床上称闭经 – 溢乳综合征。虽然此综合征多见于产妇，但未婚女性也可发生。溢乳和闭经常同时存在，但也可只有溢乳而无闭经，或只有闭经（或经量减少）而无溢乳；男性也可发生溢乳。与妊娠不相干的泌乳可能是某种内分泌系统疾病或全身性疾病的重要线索。

此综合征的发生与垂体泌乳素（PRL）分泌增多有关。在内分泌系统疾病中常见，如泌乳素瘤溢乳和闭经主要是因为 PRL 分泌腺瘤合成和释放 PRL 过多，超过下丘脑分泌的 PRL 释放抑制因子（PIF）引起的；甲状腺功能减退症出现溢乳和闭经是由于持续增高的促甲状腺激素释放激素（TRH）刺激下，PRL 释放增加导致的结果，当纠正甲减后，其症状可消失。此外，下丘脑 – 垂体肿瘤、垂体柄受压（或断裂）等疾病中也可见到泌乳现象。

十三、眼球突出

内分泌性突眼也是内分泌临床常见的体征。最常见的疾病为毒性弥漫性甲状腺肿（Graves病，约 50% 的 Graves 病患者有突眼）。大多数患者为良性（非浸润性）突眼，少数为恶性（浸润性）突眼。在甲状腺功能方面，有的患者有甲亢，有的患者甲状腺功能正常。恶性突眼的临床表现也不尽相同，除突眼外，可见到结膜充血水肿、睑闭不合和角膜溃疡、复视、眼球运动障碍，甚至眼球固定等表现。除 Graves 病外，少数慢性淋巴性甲状腺炎患者也可伴有突眼。眼部彩超或 CT 检查、甲状腺功能及相关的甲状腺抗体检查可帮助诊断。

十四、甲状腺肿大

甲状腺肿大是评价甲状腺疾病严重程度和观察治疗效果的一项重要指标。依据 WHO 的资料，将甲状腺肿大分为：①轻度（Ⅰ度）肿大：颈部看不到，但触诊可以摸到甲状腺；②中度（Ⅱ度）：颈部可以看到肿大的甲状腺，而且触诊可以摸到肿大的轮廓，但甲状腺没有超过胸锁乳突肌的后缘；③重度（Ⅲ度）：视诊和触诊都可以发现甲状腺肿大，甲状腺超出了胸锁乳突肌的后缘。

甲状腺肿大与碘、甲状腺激素关系密切，甲状腺肿大常提示甲状腺疾病，单纯性甲状腺肿是由于甲状腺激素合成不足或需要量增加引起的非炎症性或非肿瘤性甲状腺肿大，不伴有甲状腺功能减退或亢进的表现；甲亢是由于甲状腺素分泌过多导致的毒性弥漫性甲状腺肿，临床还伴有高代谢症候群；亚急性甲状腺炎是由于病毒或感染导致的甲状腺炎症，以甲状腺肿胀伴疼痛为主要表现。此外，其他甲状腺疾病如桥本甲状腺炎、甲状腺癌也可见甲状腺肿大。

十五、骨痛

骨痛常为代谢性骨病的常见症状，以绝经后骨质疏松最为常见，严重者常发生自发性骨折，或轻微外伤即引起骨折。骨折后由于局部出血水肿压迫神经，或神经受牵扯和肌肉痉挛可引起局部疼痛，但没有骨折的骨质疏松者也可有骨骼疼痛。除绝经后骨质疏松外，在内分泌系统疾病中可发生骨质疏松者还有糖尿病、甲亢、性腺功能减退症、皮质醇增多症、佝偻病和软骨病、甲旁亢、库欣综合征、肢端肥大症、垂体泌乳素瘤和泌乳素瘤等。

综上可知，内分泌系统疾病表现出的临床症状及体征比较复杂，具有特异性的症状和体征对于内分泌系统疾病的诊断具有重要的意义，而由于某些内分泌系统疾病的症状体征无特异，易造成误诊、误治，临床医师需引起重视，在采集病史及体格检查过程中需尽可能详尽，不能明确诊断时可结合必要的理化检查以辅助诊断。

第三节　内分泌代谢功能检查

内分泌系统疾病通常是由于内分泌腺功能紊乱所致，激素分泌过多或不足均可引起疾病。内分泌功能状态（正常、亢进或减退）的确定，有时单靠临床症状、体征就可发现并做出判断。但在临床上，对一些无典型表现、诊断难以确立的患者，则需要对有关的内分泌腺做进一步检查。

一、下丘脑－垂体－性腺激素系统

（一）激素及其代谢产物测定

下丘脑－垂体－性腺系统分泌的激素包括下丘脑分泌的促性腺激素释放激素（GnRH），垂体分泌的黄体生成素（LH）、促卵泡激素（FSH），卵巢分泌的雌二醇（E2）、雌三醇（E3）、孕酮（P），睾丸分泌的睾酮（T）等。通过检测血液或尿液中相应激素及其代谢产物的含量，可以对相应内分泌腺及其内分泌功能状态进行功能诊断，看相应腺体是否存在内分泌紊乱。如血清 E2 是最主要的雌性激素，是促进女性内外生殖器发育、维持女性性功能及第二性征的重要激素，并与孕激素协同作用形成月经周期，所以测定血清 E2 是判断性激素紊乱疾病的常用试验；在女性妊娠期大部分的 E3 来自于胎盘，所以妊娠后期血浆 E3 水平的含量变化可以反映胎盘的功能。

（二）内分泌系统功能检验

1. GnRH 兴奋试验　该检测主要可了解垂体功能，若垂体功能良好，LH 和 FSH 水平升高，反之，则反应性差。但该试验个体差异大，测定时最好选择自身对照。

2. 人绒毛膜促性腺激素刺激试验 该试验用于检测睾丸间质细胞功能，可以对垂体功能作出评估，还可以鉴别睾丸功能衰竭是原发性还是继发性，并通过刺激试验可对睾丸功能恢复的预后作出评估。

3. 促黄体素兴奋试验 即 LHRH 兴奋试验，本试验可测定垂体促性腺激素储备功能，鉴别性腺功能障碍的部位，主要用于垂体前叶功能低下伴性发育或性腺功能低下、垂体病变、下丘脑病变、性早熟及性功能减退的诊断。

二、下丘脑 - 垂体 - 甲状腺激素系统

（一）激素及其代谢产物测定

包括下丘脑分泌的促甲状腺激素释放激素（TRH），垂体分泌的促甲状腺激素（TSH）及其抗体，甲状腺分泌的甲状腺素（T4）、三碘甲状腺原氨酸（T3）以及反 T3、甲状腺球蛋白、甲状腺素结合球蛋白、甲状腺过氧化物酶抗体、甲状腺球蛋白抗体等。可测定甲状腺功能存在的紊乱情况并对甲状腺疾病的病因有一定的辅助诊断作用。

（二）内分泌系统功能检验

1. 甲状腺吸 ^{131}I 率试验 本方法有助于甲状腺疾病的诊断，包括甲亢、甲减、散发性单纯性甲状腺肿、地方性甲状腺肿、甲状腺炎、甲状腺腺瘤或癌等。甲状腺功能亢进的患者吸碘多而快，甲状腺功能低下的患者吸碘少而慢。

2. 过氯酸钾排泄试验 此试验用于诊断酪氨酸碘化受阻的某些甲状腺疾病。

3. 基础代谢率（BMR）测定 是一种评估甲状腺功能状态的古老方法，对诊断甲状腺功能状态有一定的价值。BMR 升高常见于甲亢、垂体前叶肿瘤、尿崩症、嗜铬细胞瘤、肾上腺皮质功能亢进等；降低常见于甲减、垂体前叶功能减退等。

三、下丘脑 - 垂体 - 肾上腺糖皮质激素系统

（一）激素及其代谢产物测定

包括下丘脑分泌的促肾上腺皮质激素释放激素（CRH），垂体分泌的促肾上腺皮质激素（ACTH），肾上腺分泌的皮质醇及皮质类固醇等。

（二）内分泌系统功能检验

1. CRH 兴奋试验 该试验是利用外源性给予 CRH 后 ACTH 和皮质醇在一些疾病中的不同反应来达到诊断目的，在一定程度上可用来鉴别下丘脑性或是垂体本身原因引起的腺垂体功能减退。

2. ACTH 兴奋试验 试验可判断肾上腺皮质病变的类型，了解肾上腺皮质的贮备功能。对肾上腺皮质功能亢进者可鉴别良性、恶性；对肾上腺皮质功能减退者可鉴别是原发性还是继发性；对女性男性化可鉴别病变部位在肾上腺还是性腺；还可用于评价 GC 应用后的肾上腺皮质

抑制程度和女性多毛的病因鉴别。

3. 胰岛素低血糖刺激试验　本试验可以了解 ACTH 的储备功能，主要用于垂体功能测定，如怀疑为垂体病变，应同时检测血糖、生长激素（GH）、泌乳素（PRL）和 ACTH。

4. 地塞米松抑制试验　本试验有助于了解下丘脑 – 垂体 – 肾上腺轴功能是否高于正常，其可能的病因在哪个器官。可分为小剂量、中剂量以及大剂量三种。

四、糖代谢及胰岛素、C 肽系统

（一）糖代谢指标测定

包括血糖、尿糖、糖化血红蛋白、糖化血浆白蛋白等，可作为糖尿病的筛查指标，有助于了解糖代谢紊乱的程度，并可作为治疗效果评价的监测指标。

（二）激素检测

包括胰岛素、C 肽、胰高血糖素，有助于明确糖尿病的分型及病因鉴别。

（三）内分泌系统功能检验

1. 口服葡萄糖耐量试验（OGTT）　是诊断糖尿病（DM）、糖耐量减退最主要的方法。空腹血糖（FPG）≥ 7.0mmol/L 或 OGTT 两小时 PG ≥ 11.1mmol/L 为 DM；FPG < 7.0mmol/L、2hPG ≥ 7.8mmol/L 但 < 11.1mmol/L 为糖耐量减低；FPG 介于 6.1~7.0mmol/L，且 2hPG < 7.8mmol/L，为空腹血糖受损。有 DM 典型临床症状，FPG 或 2hPG 只要一项达到上述标准则可诊断为 DM；若无典型症状，则需二次实验确诊。

2. 可的松耐量试验　用于 OGTT 不能确诊的可疑病例或 DM 患者家族调查。口服糖皮质醇后 FPG < 6.66mmol/L，而服糖后 60 分钟和 120 分钟的血糖分别达到 11.1mmol/L 和 7.8~11.1mmol/L 者为糖耐量减低。

3. 葡萄糖 – 胰岛素 /C 肽释放试验　本试验是在 OGTT 的同时测定血浆胰岛素及 C 肽以了解胰岛 β 细胞的功能，协助糖尿病分型、判断病情严重程度及指导治疗。

4. 胰岛素释放试验　有助于了解胰岛 β 细胞的胰岛素贮备功能以及糖尿病分型。糖尿病患者胰岛素释放高峰延迟出现在 60 分钟，无明显下降，于 120 分钟接近高峰水平，胰岛素和血糖浓度无平行关系；1 型糖尿病胰岛素释放呈低平曲线，各时限胰岛素浓度与空腹时比较无明显增高；2 型糖尿病胰岛素释放延缓，峰值后延。

5. 饥饿试验　有助于疑胰岛 β 细胞瘤的诊断。胰岛素瘤（胰岛 β 细胞瘤）时，分泌大量的胰岛素，患者对饥饿不耐受，于禁食 24 小时内可出现典型的低血糖发作，发作时血糖值常低于 2.78mmol/L，无低血糖者不能完全排除本病，最好配合胰岛素水平检查；自发性功能性低血糖患者禁食后期可出现轻度低血糖反应，但血糖多在 2.5mmol/L 以上，胰岛素也多正常或正常低限水平。

6. 胰高血糖素试验　可以评价残余的胰岛 β 细胞功能。DM 患者注射胰高血糖素后血糖升高幅度高于正常人，并持续较长时间；胰岛素瘤患者刺激后高反应，免疫活性胰岛素（immunoreactive insulin，IRI）> 135mU/L。

五、甲状旁腺功能系统

（一）激素及其代谢产物测定

包括甲状旁腺素、降钙、维生素 D 及其代谢产物，可以了解甲状旁腺的功能状态及紊乱程度。

（二）内分泌系统功能检验

1. 肾小管磷重吸收率试验 肾小管磷重吸收率试验（TRP）可反映甲状旁腺的功能状态。该检测手段对诊断甲旁亢具有一定的价值，但只有当肾小球滤过率正常时才有意义。

2. 磷清除试验 此项试验在诊断甲状旁腺功能减退时优于 TRP。甲状旁腺功能减退症患者的磷重吸收与正常人区别不大，但尿磷减低而血磷升高，故其清除率较正常人显著下降，一般在 1.7~7.3ml/min，可利用其清除量的不同来协助诊断。

3. 低磷试验 本试验通过限磷后测定血钙、血磷的变化情况，来了解甲状旁腺功能状态。适用于不典型甲状旁腺功能亢进症的诊断。甲状旁腺功能亢进症尿磷仍增高，血磷减少，血钙中度增高。如原血钙、磷变化不显著，则本试验中可见明显高血钙、低血磷；甲状旁腺功能减退症尿磷仍低，血钙中度升高，血磷中度降低。

4. 低钙试验 此试验是利用尿钙在限钙摄入后的变化，来判断甲状旁腺的功能状态。限钙摄入后若 24 小时尿钙仍大于 150mg 为可疑甲旁亢，大于 200mg/d 者为高度可疑甲旁亢。

5. 快速滴注钙抑制试验 此实验有助于了解甲状旁腺功能状态。甲状旁腺功能亢进者注入钙后，甲状旁腺素不受高血钙所抑制，磷的排泄不下降，曲线反逐渐升高，手术治疗后对注钙的反应与正常人一样。甲状旁腺功能减退者，自发排磷与注钙后排磷皆与对照日无变化。

6. 钙负荷试验 血钙的升高对正常功能的甲状旁腺有抑制作用。甲旁亢时，由于存在 PTH 的自主分泌，给予高钙对甲状旁腺无抑制作用。甲旁亢患者血磷升高及尿磷减少，但不如正常人显著，24 小时尿磷最高不能达 25%。典型的甲旁亢患者血磷无相应的升高或反而下降，尿磷无明显的减少或更增加。甲旁减患者，血磷及尿磷反应迟钝或不起变化，部分甲旁减患者滴注钙时或滴注后，24 小时尿磷排量反而增高。

7. 甲状旁腺素试验 用于鉴别甲旁减与假性甲旁减。原发性甲旁亢患者注射 PIH 后尿中磷酸盐排泄量、尿环磷酸腺苷（cAMP）及尿磷／尿肌酐比值无明显排泄增加；甲旁减时，尿 cAMP 和磷酸盐排泄和尿磷／尿肌酐比值明显增加，可达 10 倍以上。假性甲旁减时，无尿中磷酸盐增加改变。

六、抗利尿系统

（一）激素水平测定

抗利尿激素（ADH）即血管加压素（AVP），其检测对尿崩症的诊断和鉴别诊断具有重要意义。

（二）内分泌系统功能检验

1. 禁水试验　有助于尿崩症的诊断和鉴别诊断。尿崩症患者由于机体存在 AVP 储备缺乏（完全或部分），或肾脏敏感性不足，禁水试验后尿量无明显减少，尿比重和渗透压无明显升高，且可出现脱水现象。

2. 垂体后叶素注射试验　通常在禁水试验的基础上连续进行。正常人在禁水试验后体内已有大量 AVP 释放，注射外源性 AVP 后，尿渗透压不再升高。尿崩症患者由于机体存在 AVP 储备缺乏（完全或部分），或肾脏敏感性不足，因此对外源性 AVP 的反应不同，从而为尿崩症的诊断和鉴别诊断提供依据。

3. 禁水 – 加压试验　是鉴别精神性多饮与尿崩症，区别尿崩症为完全性还是部分性，中枢性还是肾性的重要试验。本试验将禁水试验与加压素试验联合进行，动态观察机体对禁水及外源性 AVP 的反应性，为尿崩症诊断和鉴别诊断提供有力依据，是临床上低渗性多尿最常用的诊断性试验。

4. 高渗盐水试验　有助于尿崩症的诊断和鉴别诊断。中枢性尿崩症患者对高渗盐水无反应，仍排大量低渗尿，注射 AVP 后症状改善；而肾性尿崩症对两者均无反应。

七、生长激素系统

（一）激素及其代谢产物测定

包括下丘脑分泌的生长激素释放激素，垂体分泌的生长激素，以及血胰岛素样生长因子（IGF）等，以评估内分泌腺体功能。

（二）内分泌系统功能检验

1. 胰岛素低血糖试验　用于怀疑腺垂体功能低下，特别是储备功能不足的患者。GH 缺乏者（垂体性侏儒和腺垂体功能低下）低血糖后 GH 无反应或反应很低，GH 峰值 ≤ 5μg/L，GH 峰值在 5~10μg/L 为可疑或 GH 部分缺乏；峰值 ≥ 10μg/L 可排除 GH 缺乏。

2. GH 精氨酸兴奋试验　可用于对胰岛素低血糖试验有禁忌的患者。GH 部分缺乏的患者，GH 高峰值 5~10μg/L，GH 完全缺乏的患者，GH 高峰值一般 < 5μg/L。

3. 左旋多巴兴奋 GH 试验　本试验适用于了解垂体 GH 储备功能。GH 部分缺乏的患者，GH 高峰值 5~10μg/L，GH 完全缺乏的患者，GH 高峰值一般 < 5μg/L。

4. 葡萄糖负荷试验　本试验用于 GH 瘤的诊断和治疗后评价。正常人服葡萄糖 60 分钟时，生长激素值下降，低于 5~1μg/L；肢端肥大症或巨人症患者生长激素为自主性分泌，因此不被抑制，部分患者有生长激素反常升高反应。GH 瘤基础值 > 20ng/ml 且不被高糖抑制。

八、肾素 – 血管紧张素 – 醛固酮系统

（一）激素及其代谢产物测定

测定包括肾素、血管紧张素、醛固酮，有助于了解相关激素是否存在分泌异常，协助醛固

酮增多症类型诊断及鉴别诊断。

（二）醛固酮相关检查

1. 地塞米松抑制醛固酮试验　本试验有助于糖皮质激素可抑制性醛固酮增多症的诊断。地塞米松可使本病患者的肾素－血管紧张素－醛固酮系统恢复正常，临床症状消失。

2. 立卧位试验　主要用于鉴别腺瘤和增生。特发性醛固酮增多症（即增生型）患者血醛固酮的基础值轻度升高，立位后血醛固酮会升高，其程度明显超过正常人；而醛固酮瘤的患者，本来血浆醛固酮的基础值就高，立位后血醛固酮不但不升高，反而下降，因此对直立位不发生反应。

3. 赛庚啶试验　本试验有助于鉴别特发性醛固酮增多症或腺瘤。大多数特发性醛固酮增多症患者，血浆醛固酮下降 4ng/dl 以上或较基础值下降 30% 以上，大多数患者在服药后 1 小时下降最突出，平均下降约 50%。为了简化，也可只取服药前及服药后 1.5 小时的血进行判断；而醛固酮瘤患者服用赛庚啶后血浆醛固酮无变化。

4. 螺内酯试验　这一试验可作为门诊对原发性醛固酮增多症的筛选，但不能区别出原发还是继发。原发性醛固酮增多症患者服用大量螺内酯后，可使尿钾排出减少，尿钠排出增加，血钾上升至正常，钾呈轻度正平衡，钠呈负平衡，使代谢紊乱得到初步纠正，同时血压有不同程度的下降，该试验还可用于原发性醛固酮增多症患者的术前准备，并可帮助预计原醛患者对手术的疗效如何。在服药后 7~10 天血压即开始下降，且能达到正常者，提示手术效果好，反之则不良。

5. 低钠试验　鉴别原发性醛固酮增多症醛与失钾性肾炎。原醛患者在低钠条件下，醛固酮分泌增多，尿钾减少，血钾上升。而在失钾性肾炎，继发醛固酮分泌增多，该患者即使给予低钠，尿钠仍不减少，尿钾的减少也不明显。

6. 高钠试验　正常人及一般高血压患者高钠饮食后，醛固酮的分泌受到抑制，肾远曲小管对钠的重吸收减少，而原醛患者由于腺瘤能自身分泌大量醛固酮，即使高钠摄入，肾小管对钠的重吸收仍很高，通过钠钾交换使钾丢失，低血钾变得更明显。

7. 盐水负荷试验　NS 快速滴注后使血容量迅速扩张，正常人及原发性高血压患者随着肾血流灌注增加，肾素分泌受抑制，醛固酮分泌减少。而腺瘤所致的原醛患者其醛固酮为自主分泌，不受肾素、血管紧张素控制，故滴注 NS 后醛固酮分泌不受抑制。正常人输入 NS 可使醛固酮水平下降 50% 以上，通常抑制到 5~10ng/dl（0.28nmol/L 以下），血浆肾素活性受抑，血钾无明显变化。原醛症者醛固酮下降很少或不下降，血钾下降。大多数继发性醛固酮增多症者能正常抑制。

8. 呋塞米激发试验　该试验可以比基础状态下的激素测定更好地反映醛固酮释放增多的性质。正常情况下，呋塞米激发试验后，血醛固酮明显增高；原发性醛固酮增多症时，血醛固酮无明显增高。

九、交感神经－肾上腺髓质系统

（一）激素及其代谢产物测定

包括肾上腺素、去甲肾上腺素、多巴胺、二羟苯甘醇、高香草酸、尿香草基苦杏仁酸等的检测，有助于对嗜铬细胞瘤的诊断和鉴别诊断。

（二）内分泌功能检查

1. 激发试验

（1）冷加压试验　利用寒冷作为一种应激手段观察血压升高的情况，可用于鉴别高血压和嗜铬细胞瘤。

（2）胰高血糖素试验　利用胰高血糖素在嗜铬细胞瘤阵发高血压的间歇期刺激其释放加压素，观察血压升高的程度及有无症状发作，协助诊断嗜铬细胞瘤。

（3）磷酸组织胺实验、甲氧氯普胺试验、酪胺试验　均是利用相应药物（磷酸组织胺、甲氧氯普胺、酪胺）刺激儿茶酚胺的释放，使血压升高，观察血压的升高情况以及相应的症状表现，协助嗜铬细胞瘤的诊断。

2. 抑制试验

（1）酚妥拉明试验　酚妥拉明可阻断儿茶酚胺在组织中的作用，可用于鉴别高血压是否由嗜铬细胞瘤分泌过多的儿茶酚胺所致。由于实验结果易受外界因素影响，假阳性、假阴性结果较高，目前国外已经很少使用。

（2）可乐定试验　该试验是国外推荐使用的抑制试验，可乐定可以抑制非嗜铬细胞瘤患者儿茶酚胺的释放，不能抑制嗜铬细胞瘤患者儿茶酚胺的释放，对嗜铬细胞瘤的诊断具有一定意义。必要时可结合胰高血糖素试验协助诊断，二者的区别是前者特异性高但敏感性差，后者敏感性高但特异性差。

综上所述，内分泌系统是一个庞杂的人体系统，一些内分泌激素及腺体之间可以相互作用形成复杂的内分泌网络系统，除了上述的九个大系统以外，内分泌细胞及激素还普遍存在于脂肪、消化道、心脏、血液、骨骼等多个组织系统中，影响着脂代谢、嘌呤代谢、乳酸代谢、骨代谢以及消化等过程，所以临床内分泌系统疾病涉及消化、心血管、血液等诸多科室疾病，临床医生需在中医望闻问切四诊的基础上，掌握相关内分泌系统疾病的功能检查方法，以免造成漏诊、误诊。

第四节　中医学的诊断方法

一、内分泌系统疾病的辨证方法

辨证论治是中医学的重要特点，也是诊治内分泌系统疾病的基本方法。辨证为论治提供可靠的依据，从四诊到八纲、辨证，是诊断疾病的一个逐步深化的过程。辨证的方法有多种，如八纲辨证、气血津液辨证、脏腑辨证、六经辨证、卫气营血辨证与三焦辨证等。临证必须掌握四诊的基本原则与八纲辨证的精神，适当运用各种辨证方法，才能得到正确的诊断。

内分泌系统的调节功能对于维持机体稳态有着重要的作用，其功能的亢进或减退都可能导致机体功能紊乱。而中医辨证是根据综合性的指标进行分析，这些指标能在一定程度上反映内分泌功能的正常与否。

一类是激素分泌过多，表现为功能亢进之疾病。临床即可见肾精壅盛之证，亦可见相火偏旺之证，此乃肾实证之"肾壅""肾火"之象，以激素乃元精而论，因激素过多之阴盛精壅，由精化气而呈阳亢火盛，继之灼津耗液反致阴伤，因过多的激素反而成为致病的因素，实是邪盛，邪盛则正虚，乃是阴盛阳亢、阳盛阴衰的病理转化。

一类是激素分泌过少，表现为功能减退的疾病，此类以虚症多见。临床主分脾肾阳虚、肝肾阴虚、气阴两虚三证，在此三证中，尤以阳虚为临床主要表现。然而阳虚仅是其临床征象，而元精之不足乃是其病理损害之本质。

另一类证候，可见于无明显内分泌功能紊乱所致津血的凝聚，形成痰、瘀的病理产物，诸如瘿瘤、突眼症、向心性肥胖、血糖过高等，临床可细分为痰湿内蕴与瘀血内阻两证，此常为内分泌功能紊乱的兼夹证候。

二、望诊

（一）望神

1. 精神萎靡　多为内分泌腺体功能衰退之象，常见到精神疲惫、淡漠乏力、多梦健忘、少气懒言、嗜睡、言语低微、动作迟缓，属于心脾两虚或肾阳不足之证。

2. 精神亢进　多为内分泌腺体功能亢进之象，常见多言善动、性情急躁、失眠健忘、情绪波动较大易激动、面红目炯、多汗手颤，多属于阴虚阳亢或肝阳化风证。

3. 精神失常　多为内分泌腺体功能严重亢进或衰退所造成的，可见到精神抑郁、易悲多哭、喜叹息、反应迟钝、面色晦暗、目无光彩、表情呆板；或为躁扰不宁、喜怒无常、多疑善惊、噩梦连连、撮空理线、神昏谵语、精神痴呆，属于心气衰败，肝肾精气严重不足之邪陷心包、阴阳离决之危重病候。

（二）望色

1. 面色　若面色㿠白或体胖虚浮，多属于气虚夹痰湿；若面色苍白或晦暗，畏寒怕冷，多为阳虚外寒；若面白而枯瘦，多为血枯；若面色萎黄而消瘦、爪甲唇色淡白，多为营血不足、生化乏源；若面色晦暗如烟熏，多为寒湿瘀阻；若面色浮红而颧赤或潮红者，多为阴虚火旺或肝阳化风；若面色紫暗，皮肤焦枯，多为瘀血阻滞或血虚不荣；若面色晦暗，颊额部有黑斑或眼眶暗黑者，多为肾气虚衰；若黑而枯燥或如烟煤，则属于肾虚水涸、肾精衰败。

2. 唇色　若唇色淡白，多为血亏；淡红则属血虚或气血两虚；唇色深红或樱红，多为血热或阴虚火旺；唇色有紫斑，多为瘀血；唇色为青斑，多属于危重之候。

（三）望舌

1. 望舌质　舌质淡白而舌体胖嫩则为脾阳亏虚；舌质鲜红、光红或裂纹，多为阴虚内热；舌质绛红或有裂纹，多为阴虚火旺；舌质绛红或有瘀斑、瘀点，多为血瘀；舌质青紫或紫暗而湿润，多为寒凝血脉；舌体胖大或舌边有齿痕，多为脾虚夹湿或脾肾阳虚；舌体消瘦，多为津亏血少；舌面光如镜，则多为胃阴枯竭、胃气大伤。

2. 望舌苔　常见的白苔属寒，黄苔属热，灰苔属湿，黑苔主里。无苔多属阴亏，苔滑腻多见于痰浊，苔微黑而湿润多为寒湿，苔焦黑而干、舌质红多为火热内炽或肾阴亏虚。

（四）望形态

以观察患者形体、第二性征为主要内容。若表现为"巨人症"则为肾精过剩、生长发育功能亢进所致；若为"侏儒症"则为肾精衰退。女子18岁而第二性征不明显或缺如，并且月经无来潮者；或男子20岁，外生殖器形如稚子，体格瘦小者，多为先天不足。女子多毛、手足粗糙则多为肝肾功能失调或者先天禀赋不足。若女子未产而有乳汁自溢，多属气血失于固摄或肝经瘀热或药物所致；若男女性器官形态异常或阴毛分布异常，呈五不男（天、犍、漏、怯、变）、五不女（螺、纹、鼓、角、脉）外形者，多为先天禀赋不足或后天病理所伤，导致肾气亏虚、肝血不荣所致。

（五）望头目

1. 望头部　若头大面长而且巨鼻大耳、唇厚舌肥、下颌突出、双颧隆起，多为先天禀赋异常，肾精过盛；若头面黏液水肿、皮肤苍白或蜡黄、干燥粗糙、表情呆滞，多为脾肾阳虚、阴阳两亏。

2. 望眼部　若目光炯炯，伴眼突，多为肝肾阴虚阳亢，或为火热亢盛；若"神珠自胀""鹘眼凝睛"或"状如鱼胞"，则多为五脏风热结积、热毒上壅；若目窠微肿、眼睑虚浮、目光呆滞，多为脾虚或脾肾阳虚。

3. 望毛发　头发偏枯黄稀疏者，多为精血不足；头发突然大片脱落，多为血虚受风；若眉毛伴腋毛、阴毛稀疏、干枯或脱落，多为脾肾阳虚或肝血亏虚。

（六）望颈项

颌与喉结之间，有形如嗉袋或有肿物如瘤，随吞咽移动者，名为瘿瘤，多由肝气郁结、痰浊凝滞。

（七）望排泄物

1. 汗液　多汗（自汗、盗汗）可有阴虚内热或肺胃燥热引起；无汗可见于内分泌腺体衰竭致使脾肾阳虚而成。

2. 小便　小便浑浊或着地被蚁围，可见于消渴或其合并气阴两虚或脾肾阳虚。

3. 大便　便秘可见于消渴久病；溏泻可见于消渴病脾气阴亏虚等证。

4. 经带　女性内分泌系统疾病重要诊断指标，望其量、颜色、观其稀稠及有无血块为重点。

三、闻诊

对于垂体前叶及甲状腺功能减退与内分泌急重症，特别是糖尿病酮症酸中毒引起的昏迷有重要意义。

（一）听声音

语声低微或欲言难出者，多为中气不足或心气微弱；言语无力或声音嘶哑、失音者，多为肾气不足及肾精衰败；分娩后喑哑或失声见于心肾不足；更年期妇女情志不畅、突然失声，为"脏躁"肝郁所致；声音急亢、多言易怒者，见于肝火旺盛。

（二）嗅气味

口气臭秽，多为胃热或中焦化火；呼出气味如烂苹果味，则见于燥热亢盛或浊毒中阻及浊毒闭窍。

四、问诊

（一）年龄

第二性征发育，如青春期延缓、性早熟、性功能低下密切相关；妇女更年期，神器渐衰，天癸竭、冲任亏虚，而出现阴阳失调。男子进入中年出现阳痿、早泄、遗精、乳房发育等，多见于操劳过度或情志所伤，或房劳过度引起的肾气不足、肝失调达。

（二）生活起居

若生活于缺碘或高碘地带，则可能出现瘿瘤；若平素情绪较紧张、焦虑、思想压力过大等，则易导致甲状腺功能亢进或激素分泌功能紊乱，出现闭经、阳痿等；如平素不喜运动，好食肥甘厚腻，则脾失健运，导致痰湿内生或致肥胖、消渴等。

（三）二便

1. 大便　溏薄或泄泻，多为脾虚失运或脾肾阳虚，多见于糖尿病或甲亢；大便秘结，数日一行，多见于糖尿病、甲减等病的肠道津亏或脾失健运及大肠蠕动迟滞等。

2. 小便　清长量多，且畏寒喜暖，为阳虚之寒；若多饮、多尿且伴有消瘦，则见于肾阴亏虚、肾气失于固摄所致；若尿少、浮肿、腰酸乏力，多见于肺脾肾三脏功能失调；若小便失禁或夜尿频，多由于肾气失固、膀胱失约，见于糖尿病、糖尿病肾病、糖尿病神经病变、尿崩症等。

（四）经带及精液

1. 月经　月经先期色深红、质黏稠、量多者，为血热；色淡红、质稀、量多者，为气虚；月经后期色淡红、质稀、量少者，为血虚；月经延迟，为气郁、脾肾亏虚或冲任失调；闭经者，多因冲任不足、肝气郁结、气血虚衰所致。

2. 经带　青春期后无白带分泌，多为先天不足或肝肾阴虚；若带下色白、量多、质稀，多为寒湿；若色黄、量多、质黏稠，多为湿热；若色红黏稠或赤白相兼，多为情志抑郁、肝郁化火、胞络受损而成。

3. 精液　男子婚后数年不育伴有精少，多为肾精不足；若阳痿、精气清冷者，多属于命门火衰；遗精、早泄、滑精多为肾失封藏固摄所致。

（五）生育史

妇女多年不孕或有习惯性流产者，多为冲任不足或肾元虚惫；若产后闭经多由于产时气血俱伤；男子婚后不育，多为命门火衰、肾精不固或瘀血阻滞有关。

五、切诊

1. 沉脉　主要看尺部，独沉为肾虚；沉而有力，为邪郁于里、气血亏虚；沉而无力，多为脏腑虚衰，正气不足、阳虚气陷。

2. 细脉　多为气血双虚或肥人湿邪阻滞，若细数，见于阴虚内热。

3. 微脉　多见于阳虚少气或阴阳气血俱虚。

4. 迟脉　多见于寒凝气滞、阳气亏虚；迟而有力，见于冷积实证；迟而无力，见于虚寒证。

5. 虚脉　多见于气血俱虚或脏腑亏虚。

6. 缓脉　见于湿邪阻滞、脾胃亏虚、气血不足。

7. 弦脉　多属于肝气郁滞及诸痛内伤、痰饮阻滞之证。如弦细者，多见于肝肾阴虚、血虚肝郁或肝郁脾虚；弦滑者，多为肝火夹痰或风阳上扰、痰风内蕴；弦数者，多为肝郁化火、阴虚阳亢或肝经湿热；弦迟、弦紧相兼，多见于虚寒瘤积。

8. 滑脉　多为痰饮、湿热等证。

9. 涩脉　多见于精血亏少、气滞血瘀、气血不畅者。

10. 数脉　多属于邪热亢盛或阴虚内热。

对内分泌系统疾病的诊断，西医立足于病名，中医则追究其证候，西医之病名主要是依据其所发生病变的腺体及其功能改变而立命，中医则根据其证候予以分型。每一内分泌系统疾病均有诸多证候，且各病种之证型有异，但其既然同是内分泌系统疾病，必有其共性之特征，由此其病理因素（元精之盈亏）及功能表现（亢进或减退）着眼，并结合中医气血津液相关的理论、病理产物（痰瘀）的产生，予以通盘考虑。

在具体内分泌系统疾病的辨证中，不能仅满足于以病证相关之轴线分证，更应注意随其病程的推延，证候有演变的趋势。大体而论，呈精壅阳亢→阴虚阳亢→痰瘀交阻的演变，诸如甲状腺功能亢进，常为阴虚阳亢证→气阴两虚证→痰瘀蕴结证（瘿瘤、突眼）之分阶段性，反映了疾病之由阴及阳、由实转虚的演变性，相应的治疗也当"分阶段用药"，才不违背中医辨证施治的特色。

同时辨证时注意以下几点：①四诊详细而准确是辨证的基础；②围绕主要症状进行辨证；③从病变发展过程中辨证。④个别的症状有时是辨证的关键；⑤辨证与辨病相结合。

六、脏腑辨证

（一）心的病证

心的病证主要是血脉运行障碍和神志异常，其虚实对内分泌系统疾病的中医辨证有重要意义。如心气虚、心阳虚主要见于垂体前叶功能减退症、甲状腺功能减退症及糖尿病性心脏病；心阳暴脱可见于垂体危象、黏液水肿性昏迷、酮症酸中毒昏迷、糖尿病肾病终末期、心力衰竭等；心血虚多见于垂体前叶及甲状腺功能减退症、女性月经失调；心阴虚见于垂体肿瘤、甲亢、更年期综合征等；心火亢盛见于内分泌腺体功能亢进性疾病；心脉瘀阻多见于腺体功能减退性疾病、甲亢、糖尿病、肥胖病等。

（二）肺的病证

肺气虚见于甲状腺功能减退症、垂体前叶功能减退症、糖尿病性肾功能不全、肥胖症等；肺阴虚于糖尿病、尿崩症、下丘脑综合征及更年期综合征等；燥热犯肺见于 1 型和 2 型糖尿病的典型症状期、重性甲状腺功能亢进及尿崩症。

（三）脾的病证

脾气虚、脾阳虚、脾虚下陷及脾失于固摄等证候，可见于垂体前叶、甲状腺、肾上腺皮质功能减退症、糖尿病及其并发症、特发性水肿、月经紊乱综合征、肥胖症、带下病、功能性子宫出血、更年期甲亢综合征、醛固酮增多症等；胃火炽盛见于肢端肥大症、库欣综合征、糖尿病及甲亢。

（四）肝的病证

肝血虚、肝阴虚多见于甲亢、月经紊乱综合征、更年期综合征、肢端肥大症、乳腺小叶增生症等；肝气郁结、肝火上炎、肝阳上亢多见于垂体及甲状腺功能亢进症、更年期综合征、高泌乳素血症、男子乳房发育症、垂体瘤、嗜铬细胞瘤、结节性甲状腺瘤等病的主症或相兼证。

（五）肾的病证

在肾虚的病证中，以肾精不足、肾阴虚、肾阳虚及肾气不足为主要证候，内分泌系统疾病多见于内分泌腺体功能减退症、第二性征减退症、不育不孕症、脱发、黄斑症、外生殖器发育障碍、甲状腺功能减退症、糖尿病、下丘脑蝉蜕性闭经、功能性子宫出血、糖尿病肾病的主症或相兼证。

七、气血辨证

气血辨证在内分泌系统疾病中有着主要的地位，临床上可分：气郁痰凝多见于地方性甲状腺肿、弥漫性毒性甲状腺肿、甲状腺腺瘤或囊肿、乳腺小叶增生、男性乳房发育症的主症或相兼证；气滞血瘀多见于甲状腺肿大、乳腺增生、睾丸或附睾结核、女子不孕或男子不育等病的主症或相兼证；气血亏虚多见于内分泌腺体功能减退症、糖尿病肾病及肝硬化、青春期消瘦厌食闭经综合征、功能性子宫出血及更年期综合征等病的主症或相兼症。

第六章
内分泌系统疾病的防治原则

第一节　现代医学的防治原则

疾病的治疗首先是去除病因，病因一除，疾病随之而愈。如地方性缺碘性甲状腺肿，补充碘即可预防，亦可使疾病治愈。但是大多数内分泌系统疾病的病因目前尚不明确，或者病因虽已明确，可对身体造成的后果已很难逆转，临床可采用多种治疗方法来缓解或控制病情。

一、内分泌腺功能减退的治疗

发育异常、激素合成所需酶的缺陷、激素作用障碍、内分泌腺分泌变异型激素、腺体炎症、肿瘤等均可导致内分泌腺功能减退。其中大多病因无法去除，功能减退将保持终生，这类内分泌系统疾病的治疗方法如下。

1. 激素替代治疗　对不能根除病因的内分泌系统疾病可采取激素替代治疗（hormone replacement therapy，HRT），功能减退的临床表现将会缓解或消除。HRT 可治疗内分泌腺功能减退症，也可用于其他目的。抑制性 HRT 可抑制某种激素的分泌，也归于该疗法中。

HRT 是根据所缺乏的激素而补充生理剂量的相同激素。但是有些激素的所需量随体内外环境变化而变化，如在应激时，肾上腺皮质功能减退者所需的糖皮质激素的量成倍增加。所以在遇到体内外应激时，应在 HRT 生理剂量的基础上，根据应激的大小增加 HRT 的量，否则可能出现肾上腺皮质危象。1 型糖尿病用胰岛素治疗也属 HRT。

2. 药物治疗　利用药物刺激某种激素分泌或增强其作用，以达到控制内分泌症状的目的。这类药物不能根治疾病，是一种对症治疗。如氯磺丙脲、卡马西平、氢氯噻嗪、吲达帕胺用于治疗中枢性尿崩症；磺脲类、双胍类、α糖苷酶抑制剂和胰岛素增敏剂治疗糖尿病；用补充钙剂及维生素 D 治疗甲旁减等；免疫抑制剂或调节剂用于某些内分泌腺癌的治疗等。

3. 器官、组织或细胞移植　一些内分泌腺体功能减退症可通过移植同种器官、组织或细胞达到治疗目的。如用全胰腺或部分胰腺、胰岛或胰岛细胞移植治疗 1 型糖尿病，将甲状旁腺碎片移植到前臂肌肉组织中以治疗甲旁减和多发性内分泌肿瘤综合征等。移植自身甲状旁腺组织不会遭受排异，可使移植组织得以保存，其他异体组织移植均会遭受排异反应。

4. 基因治疗 许多内分泌和代谢性疾病都与基因异常有关，包括基因突变或缺失等。分子生物学技术的进展使克隆基因和转染基因成为可能，人们试图用基因治疗来根治一些与遗传有关的疾病。

二、内分泌腺功能亢进的治疗

内分泌腺功能亢进的治疗目的是使激素分泌减少，缓解或治愈激素分泌过多引起的症状。

1. 手术治疗 有功能的内分泌腺肿瘤，或如 Graves 病、库欣综合征等某些非肿瘤性内分泌腺功能亢进症可用手术治疗。内分泌腺肿瘤手术前必须对肿瘤作出精确的定位，手术治疗可使某些内分泌腺功能亢进症得到治愈，但也可发生并发症，故选择手术治疗应权衡利弊。国外近些年来对肾上腺手术采用腹腔镜切除肾上腺肿瘤和肾上腺的方法，其径路可经腹腔也可经腹膜后。这种手术方法创口小，术后患者康复快。

2. 药物治疗 治疗内分泌腺功能亢进的药物较多，其作用机制各异。药物通过抑制激素的合成或减少激素的分泌起作用，如硫脲类和咪唑类治疗甲亢、碘剂治疗甲亢危象，酮康唑、氨鲁米特和美替拉酮治疗库欣综合征等；药物通过破坏内分泌腺体组织起治疗作用，如酚妥拉明和洛帕米治疗嗜铬细胞瘤的高血压，螺内酯治疗醛固酮增多症等；通过竞争性抑制激素与其受体结合发挥作用，如环丙孕酮治疗中枢性性早熟，与雌激素伍用治疗女性多毛症；通过抑制内分泌腺癌的生长发挥作用，如抗癌药物治疗内分泌癌等。

某些内分泌腺激素分泌受神经系统调节，且以神经递质为介导，因此采用抑制激素分泌的神经递质或其增强剂也可达到激素分泌减少的目的。如 ACTH 分泌受中枢血清素能神经递质抑制，故库欣综合征可用血清素拮抗剂赛庚啶治疗。泌乳素分泌受泌乳素释放抑制激素（PIF，多巴胺）的抑制，故高泌乳素血症可用多巴胺受体激动剂溴隐亭治疗。丙戊酸钠可增强神经递质 γ 氨基丁酸的作用，可用于治疗库欣综合征。

激素与激素之间有反馈作用或拮抗作用，利用激素之间的这些作用也可用来治疗内分泌系统疾病。生长抑素能抑制很多激素的分泌，临床上可用于治疗生长激素瘤、胰岛素瘤、胰高糖素瘤、胃泌素瘤等。由于生长抑素的作用广泛，故只能用于短期治疗前述内分泌肿瘤。激素类似物也可用来治疗内分泌系统疾病，如促性腺激素释放激素类似物可用于治疗儿童中枢性性早熟、女性多毛症，并可作为男性避孕药，糖皮质激素依赖性醛固酮增多症可用地塞米松治疗；雌二醇及甲地孕酮可用以治疗肢端肥大症等。药物治疗不能根治疾病，只能改善症状。

3. 核素治疗 利用某些内分泌腺有浓聚某种化学元素的功能，故可用核素治疗。核素是通过释放出射线以破坏组织，从而达到治疗的目的，常用于治疗内分泌恶性肿瘤、良性肿瘤和非肿瘤性内分泌腺功能亢进性疾病。如用 ^{131}I 治疗 Graves 病；用 ^{131}I 标记的胆固醇可治疗肾上腺皮质肿瘤；在蝶鞍内植入金（^{198}Au）或钇（^{90}Y）治疗垂体肿瘤，此方法在剂量过大时可影响周围脑组织，故现已很少应用。

^{131}I 核素治疗是治疗甲状腺功能亢进症的主要方法，有安全有效、适用范围广、治愈时间短等优点，但特别注意的是，易引起甲状腺功能减退症。

4. 放射治疗 放射治疗在治疗甲状腺相关眼病（TAO）、垂体腺瘤、甲状腺未分化癌等疾病发挥着重要作用。眼眶放射治疗是治疗糖皮质激素不敏感、不耐受或依赖的中重度活动期

TAO 的重要治疗方法。对于经手术或药物治疗后仍未治愈的垂体腺瘤，放射治疗已被证明是一种有效的治疗方式，但由于担心潜在的迟发毒性和激素过度分泌正常化的潜伏期较长，学术界对采用垂体放疗仍有所限制。此外甲状腺未分化癌作为甲状腺癌急性程度最高的一种，放射治疗也是其治疗方法中的重要一环。

5. 介入治疗 介入治疗是指在不开刀暴露病灶的情况下，借助先进的影像设备（如 B 超、CT 等）在皮肤上作直径几毫米的微小通道，将特殊的穿刺针、导管等插到病变器官、组织，通过穿刺针或导管直接注入药物、栓塞剂或置入支架等方式对多种疾病进行治疗。比如甲状腺消融便是甲状腺功能亢进症的一种有效方法。

第二节　中医学的治则治法

一、治病求本，重视体质

中医治病强调"治病求本"，"本"是指引起疾病的根本病因和病机。病因包括体质因素、外感邪气、内伤七情、饮食劳倦等；病机是引起疾病发生发展的病理机制。人体发病的过程，就是各种病因作用于不同体质的人体，发生一系列的病理变化，引起疾病而表现为特定的证候的过程。所以，辨证论治是"治病求本"思想的体现。

内因是根本，外因是条件，外因通过内因起作用，说明体质因素在疾病的发展过程中更为重要。《黄帝内经》中反复强调体质的重要性，《伤寒论》也认为不同体质，感受同样的邪气而从化、转归不同。外感病如此，内伤杂病也是如此。

许多内分泌代谢疾病都与体质和遗传关系密切。在内分泌代谢疾病的治疗中，应当重视体质因素的影响。因为体内各生理系统的不平衡，形成了人体的不同体质，所以调整各系统的功能平衡，即可起到降低疾病的发生或治疗疾病的目的。这与现代医学"基因治疗"，可谓是异曲同工。只有辨体质、辨病、辨证相结合，治体质、治病、治证相统一，才是真正的"治病求本"。

二、平衡阴阳，整体调理

《黄帝内经》提出，中医治病应"谨察阴阳所在而调之，以平为期"。阴阳平衡，就意味着健康，不平衡就会发生疾病。中医另一个特色就是整体观，强调身体五脏六腑是一个有机的整体。治疗疾病时，要求通过调理全身各脏腑功能与气血津液升降出入功能，使机体恢复健康。

如垂体前叶功能减退症、肾上腺皮质功能减退症、甲状腺功能减退症等，多表现为肾阳不足，通过温补肾阳治疗后，可使阴阳复归平衡，取得疗效。上述病症除了肾阳不足外，还可兼有心阳不足、脾阳不足，甚至五脏俱虚，治疗则应温补心肾，或温补脾肾，或补一身之不足，通过整体调理，使各脏腑平衡而疾病自愈。

三、分期论治，动态观察

疾病的过程是不断发展的过程，因此，必须以发展的观点、动态的观点进行观察与治疗。而当下的表现则是一个相对稳定的阶段，疾病的不同阶段，反映了病情的轻重、病势的进退、病机的变化，是治疗方案的依据。故临床上，要动态观察病情，也要注意分期论治。

在许多内分泌系统疾病的发生发展过程中，都符合这种不断变化和相对稳定的阶段。所以要分期论治，动态观察。如亚急性甲状腺炎就有早期发热阶段和慢性化阶段之分，痛风也有急性发作期和缓解期之分，糖尿病也有前期、临床期、并发症期三个阶段。疾病的不同阶段，其正邪消长、病机转变、证候特点均有差异，故临床上要进行分期论治，动态观察。

四、明辨标本，治分缓急

经云："急则治其标，缓则治其本"，诊治疾病要分清标本缓急。表里而言，一般先表后里，若里急亦可先治其里；新旧而言，一般先治新病，后治宿疾；缓急而言，急则治其标，缓则治其本，急则治其标，是权宜之计，缓则治其本，是根本治疗。临床上应根据实际病情，具体问题具体分析，采取合理的治疗。这是所有疾病的中医治疗原则，内分泌系统疾病也不例外。

如糖尿病合并失眠，症见失眠多梦、易怒心烦、口苦、咽干舌燥、五心烦热、神疲乏力、舌红苔薄黄、脉细弦。中医辨证为本虚标实，本虚气阴两虚，标实肝经郁热，以标实证为突出，应以治疗标实为主，兼以益气养阴，郁热一除，失眠自安，不降糖而血糖自降。明辨本虚与标实的关系，治疗分清缓急的关系，则能取得较好的临床疗效。

五、医患结合，防治结合

《素问》曰："病为本，工为标，标本不得，神不使也。"其明确指出，医患双方，患者是中心，医生为辅助，医患配合不好，神医灵药也不起作用。在内分泌系统疾病中，如糖尿病、肥胖症、血脂异常等，与生活方式及饮食结构等关系密切。糖尿病治疗的"五架马车"（饮食控制、运动疗法、药物治疗、教育及心理治疗、自我监测），其中除药物治疗主要依靠医生干预外，其他四项都需要患者的良好配合，如果患者不理解和配合，很难取得满意的临床疗效。

各　论

第七章
下丘脑－垂体疾病

第一节 下丘脑－垂体性闭经

正常月经是靠中枢神经系统、下丘脑－垂体、卵巢和子宫之间的相互调节。任何原因引起下丘脑和垂体功能障碍导致下丘脑分泌的促性腺激素释放激素及腺垂体分泌的促性腺激素不足而引起的停经 6 个月以上闭经时，称为下丘脑－垂体性闭经。

闭经首见于《内经》，《素问·阴阳别论》称"女子不月"，《素问·评热病论》谓"月时不来"等。《景岳全书》以"血枯""血隔"分虚实立论。

一、中医病因病机

中医认为月经是血海满而溢。肾、天癸、气血、冲任、胞宫是产生月经的主要环节，月经的产生是脏腑、天癸、气血、冲任共同协调作用于胞宫的结果。其中任何一个环节发生功能失调都可导致血海不能满溢。其原因归纳起来可分为虚、实两端。虚者多肾气不足，冲任虚弱；或肝肾亏损精血不足；或脾胃虚弱，气血乏源；或阴虚血燥等，导致精亏血少，冲任血海空虚，断其源流，无血可下，以致闭经。实者多因气血阻滞，或痰湿流注下焦，使血流不通，冲任受阻，血海阻隔，经血不得下行而形成闭经。临床常见有气血虚弱、肾气亏虚、阴虚血燥、气滞血瘀、痰湿阻滞或虚实错杂的复合病机。

二、西医病因及发病机制

（一）下丘脑性闭经

引起下丘脑性闭经的原因如下。

1. 功能性下丘脑性闭经 为最常见的下丘脑性闭经的原因。常由于精神紧张、恐惧、忧虑、环境改变、地区迁移、体重下降、剧烈运动以及寒冷刺激等因素导致下丘脑功能失调。功能性下丘脑性闭经表现为促性腺激素释放激素释放频率及幅度下降。当机体处于应激状态时，将通过下丘脑促肾上腺皮质激素释放激素（CRH）刺激肾上腺系统平衡应激状态。CRH、

ACTH 和皮质醇的过多分泌会抑制 CnRH 的分泌，进而影响促性腺激素尤其是 LH 的分泌，导致闭经。紧张和压力也可通过激活内源性鸦片肽而抑制 CnRH，影响生殖系统。

2. 器质性病变 如泌乳素瘤、颅咽鼓管瘤、异位松果体瘤、丘脑肿瘤、第三脑室肿瘤等；先天畸形（错构瘤）；炎症（如急性软脑膜炎、结核性脑膜炎等）；结节病、黄色瘤及组织细胞病等；血管性损害（如出血、梗死、缺血、毛细血管增生及脂肪栓塞等）；创伤、变性、卟啉病、Wernicke 综合征等均可导致下丘脑功能紊乱而致闭经。Kallmann 综合征为遗传性疾病，属原发性器质性病变，系中枢神经系统发育异常所致，以低性腺激素、低促性腺激素且伴有嗅觉缺失为特征。

3. 慢性消耗性疾病及营养不良 慢性消耗性疾病如慢性肝肾疾病、结核病、严重贫血等，以及神经性厌食、胃肠功能紊乱等引起的营养不良都可以影响下丘脑、腺垂体功能，从而影响 GnRH 和 GnH 的合成和分泌而致闭经。

4. 药物影响 如少数妇女停用避孕药后的闭经，是药物对下丘脑－垂体轴发生过度抑制所致。某些抗精神病药物、雷公藤、棉酚等，均可抑制下丘脑与垂体功能，出现闭经。

5. 其他 如多囊卵巢综合征，由于下游性激素对下丘脑－垂体反馈异常，胰岛素抵抗，高雄激素状态所致闭经或月经稀发；其他内分泌系统疾病影响：如甲状腺功能减退或亢进，肾上腺皮质功能减退或亢进及糖尿病等，都能干扰下丘脑－垂体－卵巢轴功能而致闭经。

（二）垂体性闭经

1. 席汉综合征 是垂体性闭经常见的原因。主要由于产后大出血、低血容量性休克，引起垂体前叶缺血性坏死，继发垂体前叶多种激素分泌缺乏。

2. 特发性垂体单一促性腺激素缺乏症 病因不明，可能由于 LH 或 FSH 分子 α 与 β 亚单位或受体异常所致原发闭经。

3. 其他 垂体肿瘤、炎症、创伤性脑损伤等均可导致垂体激素分泌不足。

三、临床表现

1. 下丘脑性闭经的临床表现 由于 GnRH 脉冲分泌异常的病因不同、程度不同、临床特点亦不同，可表现为黄体功能不足、无排卵月经、月经稀发。下丘脑性闭经可分为原发和继发闭经。原发闭经可伴有不同程度的性征幼稚，青春期延迟，卵巢未受到充分的刺激，体积小或正常，表面很少见到滤泡，内外生殖器均为幼稚型。Kallman 综合征伴有嗅觉丧失或低下。继发的下丘脑性闭经患者可有或无明确的诱因，表现为月经停止，乳房及生殖器萎缩等。

2. 垂体性闭经的临床表现

（1）席汉综合征 临床表现取决于垂体组织破坏的程度。临床上以乳汁分泌不足，乳房萎缩最早出现，继之闭经、乏力、怕冷、胃纳差等症状。体检可发现阴毛、腋毛脱落、性器官萎缩、低血压、低血糖及基础代谢低下等。

（2）垂体肿瘤 垂体前叶肿瘤种类很多，按其分泌的激素不同可分为垂体腺瘤、生长激素腺瘤、促肾上腺皮质腺瘤、促甲状腺素腺瘤等。不同性质的肿瘤可引起不同的症状，但多有闭经的表现。

（3）特发性垂体单一促性腺激素缺乏症　表现为原发闭经，性腺、性器官、第二性征不发育，血 LH 及 FSH 以及 E_2 水平低下，垂体窝正常，卵巢内有始基卵巢－初级卵泡。使用外源性促性腺激素能使卵泡发育及排卵。

四、实验室及其他检查

1. 激素测定　包括血清促性腺激素、性激素测定，如 FSH、LH、E_2、P、T、PRL 等。甲状腺及肾上腺功能检查，如甲状腺激素（TSH、T_3、T_4、FT_3、FT_4 等），肾上腺激素（皮质醇、17 羟孕酮等）。

2. 下丘脑－垂体－卵巢功能试验

（1）孕激素试验　口服甲羟孕酮每天 6~10mg，连用 5~7 天后停药，停药后 3~7 天内有阴道出血者为阳性，提示下生殖道通畅，内膜已经过雌激素刺激增生，为 I 度闭经，若停药后无阴道出血者为阴性，在排除妊娠后，提示下生殖道异常或体内雌激素水平低下。

（2）雌－孕激素试验　用于孕激素试验阴性的患者。口服戊酸雌二醇每天 2mg，连用 15~20 天，在服药的后 5 天加服甲羟孕酮每天 6~10mg，停药后 3~7 天内有阴道出血者为阳性，提示子宫内膜反应正常，为 II 度闭经。无阴道出血者为阴性，提示病变部位在子宫或子宫内膜。I 度和 II 度闭经都有可能是下丘脑性或垂体性闭经。但是如果要确诊还需要一系列各种激素检测。

（3）卵巢功能测定　测定卵巢功能的方法有：基础体温、子宫颈黏液检查、阴道脱落细胞涂片，血、尿中雌激素和孕激素水平。通过卵巢功能测定可以鉴别闭经的原因是在卵巢或卵巢以上的某个环节。

（4）垂体功能测定　测定 FSH，如 FSH 高于 40IU/L 提示病变在卵巢。如 LH 低于 5IU/L 表示促性腺激素功能不足，提示病因在中枢。

（5）促性腺激素释放激素（GnRH）兴奋试验　测垂体 LH 对下丘脑 GnRH 的反应。如果 LH 较基础值上升 3~5 倍，FSH 上升 2~5 倍，说明垂体功能正常而病因在下丘脑。基数低，反应差或无反应者，病因在垂体。

3. 影像学检查　如下丘脑－垂体区、肾上腺及卵巢 B 超、CT、MRI 和血管造影检查对发现这些部位肿瘤或增生有帮助，染色体核型分析主要用于下丘脑－垂体闭经导致的第二性征不发育，可与性发育异常的闭经相鉴别。

五、诊断与鉴别诊断

（一）诊断

1. 病史及体格检查

（1）月经史　包括初潮年龄、闭经时间、有无精神刺激、环境改变等可能导致闭经的诱因。

（2）妊娠、生育史　曾有无妊娠、分娩，询问有无产后大出血、休克的病史，以及产后哺乳情况，除闭经外有无雌激素缺乏的相关症状及头痛、心慌、乏力、腹痛等非特异的症状。

（3）手术或放疗史　有无下丘脑或垂体肿瘤的病史及肿瘤的手术或放疗史。

（4）家族史　家族中有无月经紊乱或其他内分泌系统疾病或免疫性疾病的病史。

（5）体格检查　包括身高、体重，尤其应注意其第二性征的发育情况，有无泌乳、视野改变等。

2. 诊断标准

（1）下丘脑性闭经　①可因中枢神经器质性病变、精神因素、全身性疾病、药物和其他内分泌功能紊乱而引起；②妇科检查无明显器质性病变；③基础体温呈单相型；④血雌激素、孕激素、FSH、LH 水平低下；⑤孕激素试验阳性；⑥垂体兴奋试验有反应。

（2）垂体性闭经　①存在垂体病变，如席汉氏综合征、垂体肿瘤、高泌乳素血症、原发性促性腺激素水平低下，空蝶鞍综合征等；②妇科检查正常或有内外生殖器萎缩；③基础体温呈单相型；④血雌激素、孕激素、FSH、LH 水平低下，泌乳素可升高；⑤蝶鞍 X 线或 CT 检查发现垂体病变；⑥孕激素试验阴性，雌－孕激素试验阳性；⑦垂体兴奋试验无反应。

（二）鉴别诊断

1. 正常妊娠　育龄期妇女最常见的闭经原因之一，在做多项体格检查和实验室测定之前必须考虑此种情况。

2. 青春期延迟　如果女性在 15 岁以后还没有青春发育的任何表现者，可考虑青春期延迟，青春期延迟患者大多数以性发育障碍为主诉。单纯的青春期延迟者的促性腺激素及性激素水平均低，但对 LHRH 的刺激可有反应，将来可自动行经。

六、治疗

首先祛除病因，积极治疗原发疾病。西医治疗主要以激素替代为治疗方案建立人工月经周期，对有生育要求的积极诱导排卵，促进生育。中医辨证治疗着重于了解机体的内在环境，从患者的体质、病证的实质考虑，在治则上要使机体达到阴阳平衡、气血充沛、脏腑功能协调，在调动全身正常生理功能后逐渐恢复性腺功能。故把中西医有机结合起来，可提高治疗效果。

（一）中医治疗

1. 常见证型辨证治疗

（1）气血虚弱证

症见：月经周期延迟、量少、色淡而质薄，渐至经闭不行；神疲肢倦、头晕眼花、心悸气短、面色萎黄；舌淡、苔薄，脉沉缓或细弱。

治宜：益气养血调经。

方药：人参养荣汤加减。常用药：人参、黄芪、白术、茯苓、陈皮、炙甘草、熟地黄、当归、白芍、五味子、远志、肉桂。方中人参大补元气，健脾和胃；黄芪、白术、茯苓、炙甘草补中益气；当归、熟地黄、白芍补血和营调经；陈皮理气行滞；远志、五味子宁心安神；肉桂温阳和营，诸药合用，气血双补。

（2）肾气亏损证

症见：年逾 16 岁尚未行经，或月经初潮偏迟，时有月经停闭或月经周期建立后，周期延后、经量减少渐至月经停闭。体质虚弱，全身发育欠佳，第二性征发育不良，或腰腿酸软、头晕耳鸣、倦怠乏力、夜尿频多；舌淡黯，苔薄白，脉沉细。

治宜：补肾益气，调理冲任。

方药：常选苁蓉菟丝子丸加淫羊藿、紫河车。常用药：肉苁蓉、菟丝子、蛇床子、当归、白芍、川芎、牡蛎、乌贼骨、防风、艾叶、淫羊藿、紫河车、覆盆子、枸杞子、桑寄生。方中肉苁蓉、淫羊藿、蛇床子温补肾气，菟丝子补阳益阴，与上药合用，既能补肾填精，又能补肾气助阳；紫河车、覆盆子补精养血，枸杞子、白芍养血滋阴、补肾益髓；当归、川芎养血活血调经；桑寄生、焦艾叶、牡蛎、乌贼骨补肾通络、收敛固涩；防风疏散脾土郁滞之气，脾气得升，以补后天利先天。诸药合用既温肾助阳，又益肾填精，使冲任得养，血海渐盈，经行复常。

（3）阴虚血燥证

症见：月经周期延后，经量减少，色红质稠，渐至月经停闭不行。五心烦热，颧红唇干，盗汗甚至骨蒸潮热，干咳或咳嗽唾血；舌红、苔少、脉细数。

治宜：养阴清热调经。

方药：一阴煎加减。常用药：生地黄、熟地黄、白芍、麦冬、知母、地骨皮、炙甘草、丹参、黄精、女贞子、制香附。方中生地黄、熟地黄、麦冬、白芍滋阴养血；知母、地骨皮清热滋阴；丹参活血调经；女贞子、黄精滋补精血；制香附理气活血调经；炙甘草调和诸药。

（4）气滞血瘀证

症见：月经停闭不行，胸胁、乳房胀痛，精神抑郁，少腹胀痛拒按，烦躁易怒，舌紫黯有瘀点，脉沉弦而涩。

治宜：理气活血，祛瘀通经。

方药：血府逐瘀汤加减。常用药：桃仁、红花、当归、生地黄、川芎、赤芍、牛膝、桔梗、柴胡、枳壳、甘草。方中桃仁、红花、川芎活血祛瘀；当归、赤芍养血活血；牛膝祛瘀通脉并引血下行；生地黄配当归养血活血，使祛瘀不伤阴血；桔梗、柴胡、枳壳宽胸中之气滞；甘草调和诸药。诸药合用既有活血化瘀、养血之功，又有理气解郁之效，使气血流畅、冲任瘀血消散，经闭得通，诸证自除。

（5）痰湿阻滞证

症见：月经延后，经量少，色淡质黏腻，渐至月经停闭，伴体型肥胖，胸胁满闷，神疲倦怠，纳少，痰多或带下量多，色白；苔腻，脉滑。

治宜：健脾燥湿化痰。

方药：四君子汤合苍附导痰丸加减。常用药：人参、茯苓、白术、苍术、陈皮、胆南星、枳壳、半夏、滑石、神曲。四君子汤健脾益气、脾胃健运、痰湿不生；苍附导痰丸燥湿健脾、行气消痰。诸药合用以达健脾化痰燥湿、行气活血调经之效，标本同治，使脾运湿除痰消，经脉通畅，经血可行。

2. 常用经验方及临床体会

（1）现代中医学家认为功能性下丘脑闭经首先与肾有关。"肾主生殖"，肾为先天之本，元气之根，主藏精气，是人体生长、发育和生殖的根本，而且精又为化血之源，直接为胞宫的行经、胎孕提供物质基础。肾气的旺盛，肾精的充足对天癸的成熟、功能的发挥起着直接的影响作用，对月经的产生起着主导作用和决定作用。常重用黄精、熟地黄、菟丝子、枸杞子、女贞子、旱莲草、桑寄生等药组成补肾基础方补肾填精，培育先天，激发生殖轴高级中枢的生理功能。

（2）强调情志因素在功能性下丘脑闭经中的重要性。情志不畅，气机郁结，郁而化火，暗耗气血，气血不足，不能荣肾填精，滋润冲任，下养胞宫胞脉，且肝失条达，影响中焦升降纳运之功，纳谷运化功能低下，精微不生，气血亏虚，先天失充，天癸乏源，冲脉精血竭，任脉之气衰，胞宫胞脉失养，肾－天癸－冲任－胞宫轴不能维系正常功能，经血无主，血海空虚，渐致本病。常予香附、郁金、刘寄奴、川芎等药疏肝理气活血，调达经脉，以使胞脉常通，月水定时而下。肝郁血瘀兼血虚证更常用柴胡、白芍、赤芍、枳壳、当归、桃仁、红花等药疏肝活血、养血调经。

（3）气血虚弱也是本病发病的重要病机。妇人以血为本，以气为用，月经为气血所化，气血是胞宫行经的物质基础。"气血充足，气机流畅，肾有所充，天癸有源，冲脉精血盛，任脉之气通，冲任二脉功能协调，胞宫胞脉得其养，输注和蓄存于冲任的气血，在天癸作用下化为经血，按时满盈血海，使经事如期"。气虚血弱，不能下注养胞，肾精难生，血海难充，终至停闭不行，则发为闭经。常配伍当归、白芍、党参、白术、炙甘草等药补益脾胃气血，促进生殖轴下级中枢的复建。

（二）西医治疗

1. 一般治疗　由精神因素所致，须进行心理干预，疏导、消除顾虑、去除紧张因素；治疗慢性病，增加营养，药物所致闭经在身体条件允许的情况下停用相关药物，下丘脑－垂体肿瘤所致的闭经可根据情况手术治疗。

2. 病因治疗

（1）雌孕激素人工周期疗法

①戊酸雌二醇每天 1mg 口服，共 10~22 天，最后 7~10 天每天加用甲羟孕酮（安宫黄体酮）10mg 口服，停药后来月经，并于月经的第 5 天重复上述用药。适用于不须生育的Ⅱ度闭经患者，以维持健康的生理需要。

②戊酸雌二醇每天 2mg 口服，一个周期共 21 天，最后 7~10 天每天加用甲羟孕酮（安宫黄体酮）10mg 口服，停药后来月经，并于月经的第 5 天重复上述用药。适用于有生育需要的患者，维持子宫发育，做受孕准备。

（2）单用孕激素　Ⅰ度闭经患者每隔 30~40 天肌内注射黄体酮，每天 20mg，共 5 天；或口服甲羟孕酮每天 10mg，共 10 天。

（3）氯米芬（克罗米芬）　临床最常用的促排卵药物，主要针对有一定雌激素水平的无排卵患者。于月经或撤退性出血的第 5 天开始，每天口服 50mg，共 5 天，一般在停药 7 天出现排卵前的中期 LH、FSH 峰。若出现排卵，则下一周期剂量不变，连续应用 3 个周期，若无排卵则下一周期每天增加 50mg（即 100mg/d）连服 5 天，每一周期如此递增，直至 200~250mg/d。

（4）垂体促性腺激素（GnH）疗法　适用于垂体促性腺激素功能低下的闭经，首先用促使卵泡生长发育的制剂，剂量从每天 75~150U 开始，3~5 天后按 E_2 水平（或宫颈评分）或卵泡启动情况调整用量，若 E_2 未倍增，可增加 50%~100% 的剂量。若有效应按原剂量继续使用。一般为 7~14 天。待卵泡接近成熟水平时绒毛膜促性腺激素（hCG）肌内注射 5000~10000IU 以促排卵及排卵后的黄体支持。

（5）GnRH 或 GnRH 类似物（GnRHa）　为 GnRH 不足患者的首选药物，其最有效的途径脉冲式的静脉或皮下注射，GnRH 一次 5μg/90min，GnRHa 一次 1μg/90min，以促进 H-P-O 轴功能的正常运转，从而恢复月经和排卵，使用时须用脉冲微泵设备。治疗期间需按时测定 FSH、LH、E_2 值，以了解患者对治疗的反应并调整用药剂量。

（6）甲状腺激素、肾上腺皮质激素及性激素替代疗法　适用于腺垂体功能衰退引起的多腺体功能减退者。

（7）溴隐亭　适用于高泌乳素血症患者，起始剂量为 0.625~1.25mg，每天 1 次，逐渐加量至最低有效剂量维持，通常为 2.5~10mg，能抑制 PRL 的分泌，恢复卵巢功能。

3. 手术和放射疗法　适用于下丘脑和垂体肿瘤。多囊卵巢综合征者在药物治疗失败后可考虑行双侧卵巢楔形切除术或卵巢打孔术。

七、预后与转归

在积极治疗下丘脑－垂体性闭经原发疾病的基础上，运用激素替代治疗建立人工月经周期，结合中医辨证论治，使机体达到阴阳平衡、气血充沛、脏腑功能协调的状态。中西医有机结合，提高治疗效果，一般预后良好。

八、难点与对策

西医对下丘脑－垂体性闭经的治疗通常采取人工周期疗法，临床尚可取得短暂疗效，但有一定不良反应，停药后建立月经周期效果不尽如人意。临床实践发现在下丘脑－垂体性闭经的治疗中，中医药具有促进卵泡发育、成熟和排卵，恢复子宫内膜的周期性变化等作用。在治疗过程中遵循月经周期中阴阳、气血变化规律立法统方，因势利导，注重温补脾肾、补气活血，从根本上恢复患者月经周期。故将下丘脑－垂体性闭经的中西医结合治疗方案进一步细化、完善，是提高疗效、提升患者生活品质的重要对策。

第二节　巨人症和肢端肥大症

巨人症和肢端肥大症系腺垂体生长激素细胞腺瘤或增生，分泌生长激素过多，引起软组织、骨骼及内脏的肥大增生及内分泌代谢紊乱的疾病。临床上以面貌粗陋、手足厚大、皮肤粗厚、头痛眩晕、蝶鞍增大，显著乏力等为特征。发病在青春期前，骺部未闭合者为巨人症，发病在青春期后，骺部已闭合者为肢端肥大症。巨人症患者有时在骨骺闭合后继续受生长激素过度刺激可发展为肢端肥大性巨人症。

本病在中医中尚无有关记载，根据临床表现应归属于消渴、头痛、痹症等病证范畴。

一、中医病因病机

本病缘于先天禀赋不足，肾精亏虚、脾失健运、聚湿生痰、痰热阻络、气机不畅怪病丛生。究其病性，在本为脾肾虚弱，属虚；在标为痰瘀阻络，为实。临床治疗当标本兼顾，早期治标，晚期固本。固本以温补肾阳，健脾益气为法。治标以活血祛瘀，涤痰通络为要。

二、西医病因及发病机制

巨人症患者垂体大多为生长激素细胞增生，少数为腺瘤，肢端肥大症患者垂体内大多为生长激素腺瘤，少数为增生，腺癌罕见。近年来发现在约40%GH腺瘤细胞中，介导跨膜信息传递的兴奋性三磷酸鸟苷（GDP）结合蛋白α亚单位（Gsα）发生突变，使GH的合成和分泌增加，导致GH细胞的增生，久之形成肿瘤。也有人认为肢端肥大症可能系下丘脑生长激素释放抑制激素不足或生长激素释放过多，使垂体生长激素细胞受到持久的刺激，形成肿瘤。

巨人症和肢端肥大症主要是由于生长激素分泌过多，可高达100~1000ng/ml。促进蛋白质合成代谢，有磷、氮、钾的正平衡，钙的吸收增加，钠亦趋于平衡，表现为全身软组织、脏器及骨骼的增生肥大，降低胰岛素的敏感性，促进脂肪分解以致血浆游离脂肪酸增高，生酮作用加强。早期垂体功能显著亢进，晚期部分激素分泌功能衰退，尤其是促性腺激素等衰退较明显，形成了本症的复杂综合征。

三、临床表现

（一）巨人症

单纯的巨人症较少见，成年后半数以上继发肢端肥大症，临床表现可分为两期。

1. 早期（形成期） 发病多在青少年期，全身成比例变得高大魁梧，远远超过同龄人的身高与体重。躯干、内脏生长过速，发展至10岁左右已有成人高大，可继续生长达30岁左右。身高可达210cm，肌肉发达，性器官发育较早，基础代谢率较高，血糖偏高，糖耐量减低，少数患者继发糖尿病。

2. 晚期（衰退期） 当患者生长至最高峰后，逐渐衰退，表现为精神不振，四肢乏力，食欲减低，性欲减退，毛发脱落。肌肉松弛，性器官萎缩，背部佝偻，毛发脱落，智力低下，体温下降，基础代谢率低，心率缓慢，血糖降低，糖耐量增加。衰退期约历时4~5年，一般早年夭折，平均寿命约20岁。

（二）肢端肥大症

垂体生长激素瘤约占所有垂体肿瘤的20%，起病隐匿，肿瘤往往生长缓慢，逐渐出现症状。早期无典型自觉症状，GH升高出现一系列典型症状和（或）体征往往需要多年时间。患者主诉多以肿瘤本身引起的症状如头痛和视野缺损来就诊，也可能首先于牙科、风湿科或心脏科求诊。

1. GH 过度分泌表现　肢端肥大症患者表现为躯体和代谢变化，包括软组织肥大、骨关节炎、骨骼结构改变、器官增大和高血糖，与多种合并症如高血压、心血管疾病（如心脏肥大和充血性心脏衰竭）、高血糖/糖尿病、结肠息肉、甲状腺结节、腕管综合征和阻塞性睡眠呼吸暂停综合征相关。患者常出现手足感觉障碍的周围神经病，腕管综合征占 20%~64%。

（1）特征性外貌　20% 的患者因面部外观改变、四肢增大或两者兼有就诊。表现为前额斜长、眉弓外突、下颌前突、齿疏和咬合错位、鼻翼增厚肥大、嘴厚舌大等。

（2）皮肤及软组织变化　皮肤及皮下组织肥厚增生，足底皮肤层增厚，多汗，皮脂分泌增多，皮肤、气道黏膜及声带肥厚，音调低沉洪亮。

（3）骨关节改变　全身骨骼不同程度肥大，骨架变大，骨刺形成，软骨增生。30%~70% 的患者有关节病，出现脊柱后凸、桶状胸、关节疼痛、腰背痛、手指和足趾增宽，鞋码或戒指尺寸增大，超过 60% 的肢端肥大症患者存在椎体压缩性骨折。

（4）糖代谢　GH 导致肝脏或外周胰岛素抵抗，15%~38% 的患者出现糖耐量受损和糖尿病，与一般人群对照组相比，患糖尿病的风险增加。

（5）心血管系统　为最主要死因之一，高血压发生率为 33%~46%，以舒张压升高更为明显，随年龄增长而增加。此外，还有心律失常、心肌肥厚、心脏扩大、左心室舒张功能降低、动脉粥样硬化等表现。脂质组学研究显示，肢端肥大症患者血清磷脂酰胆碱、溶血磷脂酰胆碱水平与心脏结构和功能有关。

（6）呼吸系统　60%~80% 的患者存在呼吸功能障碍，可伴打鼾、憋气、嗜睡、阻塞性睡眠呼吸暂停综合征和活动后呼吸困难。阻塞性睡眠呼吸暂停综合征常见于活动性肢端肥大症，与舌咽部和上呼吸道软组织增厚和水肿有关，发生率约为 69%。

（7）生殖系统　男性性欲减退、阳痿，女性性欲减退、不孕、月经紊乱、闭经，可有溢乳。

（8）伴发恶性肿瘤　临床观察发现垂体生长激素瘤患者肿瘤发生危险增加，与结肠息肉及腺癌关系较密切，甲状腺结节和甲状腺癌的发生率较高。

2. 肿瘤压迫表现　约 70% 患者初诊时存在大腺瘤，多伴有鞍上扩展和鞍旁侵袭，垂体腺瘤压迫、侵犯周围组织引起头痛、视野缺损（最常见为双眼颞侧半盲、单眼颞侧半盲或全盲）、眼底改变和动眼神经麻痹，肿瘤压迫还可能引起垂体功能减退。

四、实验室及其他检查

1. 血清生长激素（GH）测定　明显升高，随机 GH > 0.4μg/L，由于 GH 呈脉冲式分泌，波动范围大，可以低于测不出，或高于 30μg/L，且单次 GH 测定对本症诊断有限。

2. 血胰岛素样生长因子（IGF-1）测定　本症患者明显升高，IGF-1 能反映前 24 小时分泌的 GH 的生物作用半衰期较长，不受取血时间、进餐与否的影响，较 GH 测定更为稳定，是目前肢端肥大症与巨人症诊断、疾病的活动度及疗效观察的重要指标。

3. 口服葡萄糖试验　目前临床最常用诊断 GH 瘤的试验。一般采用口服 75g 葡萄糖，于服前及服后 30、60、90、120、180 分钟采血测定 GH 水平。口服葡萄糖后，正常者血清 GH 谷值在 1μg/L 以下，垂体瘤分泌者 GH 分泌不被抑制，GH 水平可升高、无变化或约 1/3 的患者可有轻度下降。

4. 钙磷测定 血钙、血磷升高提示疾病活动，但高血钙低血磷需排除内分泌腺瘤病（MEN1）。

5. 影像学检查

（1）X 线检查 生长激素肿瘤往往较大，在普通的蝶鞍 X 线平片上即可显示蝶鞍扩大、鞍床被侵蚀。

（2）CT 检查 垂体大腺瘤一般头颅 CT 平扫即可阳性发现，垂体冠状位薄层扫描有助于较小腺瘤诊断。

（3）MRI 对垂体的分辨率优于 CT，有助于微腺瘤的诊断。

五、诊断与鉴别诊断

（一）诊断

根据特殊的典型外貌，肢端肥大等全身征象；实验室检查：随机 GH 水平 > 0.4μg/L 或口服葡萄糖抑制试验 GH 谷值 > 1.0μg/L，影像学检查发现垂体占位，可诊断本病。

（二）鉴别诊断

1.Beckwith–Wiedemann 综合征 该征有巨人症、脐突出、舌肥大、内脏肥大，部分患者还伴有高胰岛素及低血糖。血 GH 正常是鉴别要点。

2. 类肢端肥大症 体质性或家族性，本病从幼婴时开始，有面貌改变，体形高大类似肢端肥大症，但程度较轻，蝶鞍不扩大，血中 GH 水平正常。

3. 手足皮肤骨膜肥厚症 以手、足、颈、脸皮肤肥厚而多皱纹为特征，脸部多皮脂溢出，多汗，胫骨与桡骨等远端骨膜增厚引起踝、腕关节部显著肥大症，但血中 GH 水平正常，蝶鞍不扩大，颅骨等骨骼变化不显著为重要鉴别依据。

六、治疗

（一）中医治疗

1. 常见证型辨证治疗

（1）胃火炽盛证

症见：食欲亢进，多食善饥，善饮冷饮，口臭，大便干结，小便赤黄，舌红苔黄，脉滑数。

治宜：清胃泻火。

方药：清胃散加减。常用药：黄连、升麻、牡丹皮、石膏、麦冬、生地黄、牛膝、大黄。方中黄连为君，直折胃腑之热；升麻清热解毒，生地黄凉血滋阴；牡丹皮凉血清热；石膏加强清胃之力；麦冬生津止渴；牛膝、大黄导热下行。诸药合用，清胃凉血，降火、祛热。

（2）肝经郁热证

症见：头晕头痛，耳鸣耳聋，面红耳赤，口苦咽干，烦躁易怒，性欲亢进，可伴有泌乳，舌红苔黄，脉弦滑。

治宜：清肝泻火。

方药：丹栀逍遥散加减。常用药：牡丹皮、栀子、柴胡、白芍、薄荷、当归、甘草。方中柴胡疏肝解郁；牡丹皮、栀子清热凉血；当归养血和血；白芍养血敛阴、柔肝缓急；薄荷疏散郁遏之气、透达肝经郁热；甘草调和诸药。诸药合用使肝郁得疏、气血兼顾。伴泌乳者加生麦芽。

（3）痰瘀内阻证

症见：巨人症见身高迅速增长，超过同龄人，性器官发育较早，肢端肥大症见手足粗大，鞋袜变小，面貌粗陋，性欲旺盛，急躁易怒，舌质红或淡红，苔薄黄或黄厚，舌底脉络紫红有或无迂曲，脉沉弦有力。

治宜：活血化瘀，涤痰通络。

方药：四君子汤合桂枝茯苓丸、桃红四物汤加减。常用药：党参、白术、茯苓、桂枝、当归、桃仁、红花、生地黄。方中党参补中益气、健脾益肺；白术健脾燥湿、加强益气助运之；茯苓健脾渗湿祛痰；当归补血活血；桂枝辛甘而温，温通血脉，以行瘀滞；桃仁、红花活血祛瘀；生地黄清热凉血、养阴生津。诸药合用以达到活血化瘀、疏通脉络、除湿祛痰之功效。

（4）肝肾阳虚证

症见：病变日久，则见精神萎靡，全身乏力，食欲不振，健忘多梦，脱发，腰膝酸软，性欲下降，舌质淡苔少，脉细数。

治宜：温补肾阳，健脾益气。

方药：右归丸合理中丸加减。常用药：制附片、熟地黄、山药、山茱萸、菟丝子、枸杞子、杜仲、肉桂、人参、炮姜、炙甘草。方中制附片、肉桂填补肾内元阳，温理祛寒；熟地黄、山药、山茱萸、枸杞子养肝补脾、填精补髓；菟丝子、杜仲补肝肾、强腰膝；炮姜温脾阳；人参补气健脾；炙甘草助益气健脾同时调和诸药。诸药合用以温肾阳为主，阴阳兼顾，肝脾肾并补。

2. 常用经验方及临床体会　针灸是巨人症和肢端肥大症的治疗方法之一，证属肝经郁热型可采用清泻肝火的方法，取侠溪、太冲、阳陵泉、肝俞等穴；痰瘀内阻可采用健脾化痰、活血祛瘀的方法，取丰隆、公孙、足三里、脾俞、中脘、梁门、血海、合谷、曲池等穴；肝肾不足型可采用补益肝肾，取太溪、肾俞、肝俞、三阴交、关元、气海等穴。

（二）西医治疗

西医治疗主要是使 GH 和 IGF-1 水平尽快恢复正常，降低疾病相关的致残率及死亡率，减轻肿瘤造成的不良影响或消除肿瘤。手术治疗是首选治疗，药物治疗与放射治疗一般为辅助治疗。

1. 手术治疗　经蝶鞍显微外科治疗已有 40 余年历史，现在多采用损伤更小的直接经鼻入路。微腺瘤的缓解率为 59%~95%，大腺瘤为 26%~68%，总缓解率为 34%~74%。术后胰岛素敏感度、糖耐量、血压得到改善，伴以 GH/IGF-1 水平正常后，能有效减少患者心血管疾病的危险性。并发症主要有：尿崩症、脑脊液鼻漏和脑膜炎等。所有患者术后均应定期、长期随诊，观察临床症状、检测 GH 和 IGF-1 水平，定期进行影像学检查。

2. 药物治疗

（1）生长抑素类似物　常用药包括奥曲肽及长效制剂以及兰瑞肽、帕瑞肽等。作用为抑制 GH 和 IGF-1 水平，改善头痛和肢端肥大症状及缩小瘤体。

①奥曲肽长效制剂（Octreotide LAR）：每次肌内注射 20mg，28 天一次。

②兰瑞肽：每次 60mg，每月注射 3 次，如疗效不明显，可将注射间期缩短至 1 周。

③帕瑞肽：帕瑞肽是一种新的 SSTR 类似物，较奥曲肽对 GH/ 泌乳素瘤和 PRL 细胞的抑制作用更强。

（2）GH 受体拮抗剂　主要抑制 GH 活性而非 GH 分泌。培维索孟（pegvisomant）是第一个用于临床的 GH 受体拮抗剂，皮下注射剂量 10~40mg，每天 1 次。

（3）多巴胺激动剂　多巴胺激动剂一般用于伴高分泌 PRL 的垂体瘤，但对于 GH 的分泌也有一定抑制作用。溴隐亭可以抑制部分肢端肥大症患者的 GH 过度分泌，64.5% 肢端肥大症患者口服溴隐亭 2.5mg 后生长激素减少 50% 以上，通常每天 5~10mg 可达到满意疗效。

3. 放射治疗　包括常规放疗、质子刀、X 刀和 γ 刀。目前放疗主要是选择性针对腺瘤组织进行大剂量辐射而很少影响周边的正常组织。有生育要求的患者不适用放射治疗。放射治疗的并发症主要包括脱发、颅神经麻痹、肿瘤坏死出血、垂体功能减退，偶尔可发生失明、垂体卒中和继发肿瘤。

七、预后与转归

巨人症和肢端肥大症较为少见，预后较差。一般病例晚期因周围靶腺功能减退、代谢紊乱、抵抗力低，大多死于继发感染以及糖尿病并发症、心力衰竭及颅内肿瘤之发展。

八、难点与对策

巨人症和肢端肥大症是一种较为少见的内分泌系统疾病，因其隐匿且非特异的临床表现，患者常常往返于多个科室而不被临床医师重视甚至误诊。多数患者在明确诊断时常表现为垂体大腺瘤，合并的心血管系统、呼吸系统等相关并发症，严重影响患者的生活质量，使治疗难度增加同时病死率升高。目前许多研究者正在关注巨人症和肢端肥大症的生化诊断和缓解标准以及个体化的治疗方案。临床上需要对巨人症和肢端肥大症引起重视，提高诊断与治疗水平。

第三节　生长激素缺乏侏儒症

生长激素缺乏性侏儒又称垂体性侏儒。为青春期前因生长激素释放激素（GHRH）不足、GHRH 受体灭活突变、GH 结构和 GH 受体缺陷、胰岛素样生长因子（IGF）受体不敏感等导致生长发育障碍。该病归属于中医学"五迟""五软"等范畴。

一、中医病因病机

中医认为本病的发生是由于先天禀赋不足，脾肾亏虚，精血不足所致。肾为先天之本，主骨生髓，脾为后天之本，主运化水谷精微。脾的运化作用有赖于肾阳温煦。肾精、肾气虽禀受于父母，但需靠后天水谷精微充养，脾肾亏虚，精血不足，骨失所养，导致生长发育障碍。

二、西医病因及发病机制

（一）遗传性生长激素缺乏性侏儒症

多数为常染色体隐性遗传，少数为常染色体显性遗传或伴性遗传，根据基因缺陷和遗传方式的不同分为多种类型。遗传性生长激素缺乏 I A 型，为常染色体隐性遗传，是由于 GH-1 或 GH-N 基因纯合子突变或者缺失造成生长激素分泌合成障碍，表现为生长激素缺乏或极低，刺激后无反应，此类型最为严重。遗传性生长激素缺乏 I B 型也是常染色体隐性遗传，GH-N 基因，但内源性生长激素减少，刺激后有反应。遗传性生长激素缺乏 II 型为常染色体显性遗传，GH-N 基因和 GHRH 均正常。遗传性生长激素缺乏 III 型为 X 性连锁遗传，同时伴有 γ- 球蛋白症，其特征为以生长激素缺乏同时伴有一种或多种腺垂体激素缺乏。

（二）特发性生长激素缺乏性侏儒症（IGHD）

此类型在垂体性侏儒中最常见，约占 80%，常见于男性，其病因多为下丘脑生长激素释放激素合成和分泌缺陷。多数存在围产期异常，如胎位不正、早产、难产、产后窒息等。磁共振发现有些患者存在结构上的异常，如垂体前叶发育不良，垂体柄断裂、纤细和垂体后叶消失或异位即垂体柄中断综合征（PSIS）。下丘脑 – 垂体区域胚胎发育的复杂性以及本病表现的异质性表明可能存在多种潜在的基因突变导致此综合征。

（三）继发性生长激素缺乏性侏儒症

1.可继发于下丘脑、垂体附近放疗后以及鞍区肿瘤，如垂体腺瘤、神经纤维瘤、错构瘤、颅咽管瘤、颅内生殖细胞瘤、神经胶质瘤等。

2.颅脑外伤和手术治疗以及鞍区放射性治疗等。

3.颅内感染如脑炎、脑膜炎等。

4.全身和浸润性疾病如白血病、组织细胞增多症、含铁血黄素沉着症等。

（四）暂时性生长激素缺乏性侏儒症

环境因素、精神因素以及精神创伤可导致心理社会性矮小症。患儿所受心理社会应激影响大脑皮质向下丘脑的神经冲动传递，抑制 GHRH 分泌，如改变环境因素可得以恢复。而体质性的生长发育迟缓造成的矮小也是一过性的，营养缺乏导致的生长缓慢的直接原因是 IGF-1 水平及作用降低，可通过改变营养状况得以恢复。

三、临床表现

1. 躯体生长迟缓 因胎儿期生长不依赖 GH，出生时身高正常，患儿生长缓慢，身材比例停留于儿童期，上半身与下半身之比接近 1.7，正常人为 1.0，头大而圆，毛发少而软，皮肤细腻，音容常比实际年龄幼稚。

2. 骨骼发育不全 一般长骨短小，身材大多不超过 130cm，骨化中心生长发育迟缓，骨龄延迟，停留于起病时水平。

3. 性器官不发育 第二性征缺乏，男性表现为：外生殖器小，睾丸细小，隐睾症多见，前列腺小，无精子，无性欲，无胡须、腋毛、阴毛，声调如小孩；女性表现为：原发性闭经，乳房、臀部不发育，子宫小，无性毛。

4. 智力与年龄相称 智力与同年龄正常人相比无差别。

5. 如肿瘤压迫可产生相应症状如 颅咽鼓管瘤、垂体瘤所致者，可有局部受压及颅内压增高表现。

四、实验室及其他检查

1. 血清生长激素基础测定 清晨醒后未进食及做其他动作前，连续抽血测定血 GH，取其均值。升高者可以排除本病，低下者不能肯定诊断，因正常人 GH 分泌呈脉冲式，峰值与谷值差别很大。需做生长激素激发试验明确。

2. 生长激素激发试验

（1）胰岛素低血糖试验 基础状态下静脉给予胰岛素 0.05~0.1U/kg，测定给药前及给药后 30、60、90 分钟血糖和 GH，GH 峰值在 20~30 分钟出现。

（2）精氨酸激发试验 精氨酸 0.5g/kg，按 10% 浓度溶于注射用水中，静脉滴注 30 分钟，给药前及后每 30 分钟取血一次直至 120 分钟。GH 峰值在 60~120 分钟出现。

（3）可乐定激发试验 可乐定 4μg/kg 口服，于 0、60、90、120 分钟抽血测 GH，GH 峰值在 60~120 分钟出现。

因各种激发试验的一致性较差，宜用两个以上激发试验来诊断。峰值 > 10μg/L 为正常儿童，< 10μg/L 而 > 5μg/L 可能为部分性生长激素缺乏症（GHD），< 5μg/L 为完全性 GHD。

3. IGF-1、IGF-BP$_3$ 和 ALS 测定 IGF-1、IGF-BP$_3$ 和 ALS 是 GH 促生长激素及其重要的蛋白质，虽然也受年龄、营养等诸多因素影响，但昼夜脉冲变化不如 GH 明显。如低于平均值 –2SD 为 GHD 的切割点。

4. 影像学检查 X 片显示骨化中心生长发育迟缓，骺部不愈合，骨龄延迟。MRI 和 CT 有助于发现下丘脑、垂体发育缺陷或继发性疾病。

五、诊断及鉴别诊断

（一）诊断

凡是身高年龄延迟 2 年的儿童，宜用标准身高测量仪准确地测量并记录患儿的身高及生长速度，连续有规律地测量半年到一年，绘制生长曲线或生长速度曲线，如身高小于同种族、地区、性别与年龄儿童平均值的 –2SD，测量 GH 和行激发试验以明确诊断。

（二）鉴别诊断

1. 体质性青春期延迟　不伴内分泌异常，男孩多于女孩，骨龄延迟，智力正常，性发育及生育能力正常，最终身高可达正常人标准。

2. 甲状腺功能减退（呆小症）　患者除身材矮小外还伴有甲状腺功能减退等其他表现以及智力低下。

3. 软骨发育不全　有严重的矮小畸形，四肢粗短，下肢弯曲。智力发育正常，性发育及生育能力正常。

4. 特纳综合征　X 性染色体异常，患儿有翼颈、低发际、盾状胸、关节过伸、猿手、弱智、卵巢不发育等。

六、治疗

目前西医治疗多采用激素替代治疗和补充微量元素，而中医治疗主要是补益脾肾，调和阴阳，在激素治疗的同时配合中医中药辨证施治，不仅能改善某些临床症状还能减轻激素治疗的副作用。

（一）中医治疗

1. 常见证型辨证治疗

（1）肾精亏虚证

症见：身材矮小，发育迟缓，筋骨痿软，爪甲枯脆，囟门迟闭，牙齿迟出，毛发稀疏不泽，形体瘦削，体倦乏力，舌淡苔白脉虚无力。

治宜：滋阴补肾，填精益髓。

方药：左归丸加减。常用药：熟地黄、山药、枸杞子、山茱萸、川牛膝、鹿角胶、龟板胶、菟丝子。方中熟地黄滋肾填精，山茱萸养肝滋肾，山药滋肾固精，枸杞子补肾益精，龟鹿二胶峻补精髓，川牛膝、菟丝子益肝肾，强腰膝，健筋骨。齿迟加补骨脂，毛发稀疏加何首乌、当归。

（2）脾肾两虚证

症见：身材矮小，发育迟缓，面黄肌瘦，食少纳呆，毛发稀疏，牙齿迟出，囟门迟闭，四肢乏力，舌淡苔白，脉沉细。

治宜：益气养血，健脾补肾。

方药：四君子汤合龟鹿二仙胶加减。常用药：人参、白术、茯苓、甘草、鹿角胶、龟板胶、枸杞子。方中人参健脾养胃，白术、茯苓健脾燥湿，龟鹿二胶峻补精髓，枸杞子益肝肾，补精血，甘草既健脾益气，又调和诸药。齿迟加补骨脂，毛发稀疏加何首乌、当归。

2. 常用经验方及临床体会

（1）单味中药及成方治疗，常用补肾健脾、滋阴助阳的中药，如淫羊藿、人参、鹿茸、骨碎补、细辛、麝香、血竭、独活、黄芪、生地黄、牡蛎、枸杞子、知母、黄柏、党参、陈皮、炒白术、山药等。按中医辨证治宜健脾胃、益肾阴、温肾阳，常用肾气丸、大补阴丸治疗。

（2）本病以肾虚脾虚为本，治疗关键是益肾扶脾。本病虽以虚者为多，但也要注意虚中夹实，既要从整体出发，又要突出重点，辨证论治。总之，有虚者当补，补中有运，运中有养，以期肾气足，气血旺，筋骨强，心神宁，方能苗壮成长。治疗上予补肾地黄丸加减以温补肾阳，益肾填精；四君子汤加味以益气补中，扶脾助运；加味六味地黄丸加减以养阴柔肝，滋肾壮骨；天王补心丹加减以养心安神，补血益肾。

（3）针灸推拿 针灸可取大椎、太溪、合谷、足三里穴为一组；脾俞、肾俞、关元、环跳穴为一组；命门、阳陵泉、绝骨、丘墟穴为一组。以上三组穴每组持续针4周，轮流使用。推拿则于背部正中脊椎，脊椎旁0.5寸，采用按、揉、滚手法，每日1次，每次15分钟，有疏通督脉，益肾强阳，助长发育之功效；于手足阳明经及四肢关节处，选用推、拿、捏、摇、点等手法，每日1次，每次20分钟，有助于促进四肢关节活动及生长作用。

（二）西医治疗

1. 生长激素 动物生长激素对人类无效，目前采用基因工程重组人生长激素（rhGH）0.1IU/（kg·d），每晚睡前30~60分钟以无菌注射用水1ml溶解后，大腿外侧或上臂外侧皮下注射。少数患者应用rhGH后血甲状腺激素水平下降，需及时加用甲状腺激素治疗；另有少数患者出现注射部位一过性皮肤发红、全身皮肤瘙痒等，但较轻，可自行缓解。

2. 生长激素释放激素 对下丘脑性特发性生长激素缺乏性侏儒症可采用人工合成的生长激素释放激素（GHRH1-44）治疗，剂量24μg/（kg·d），每晚睡前皮下注射，疗程半年。

3. IGF-1治疗 IGF-1适用于GH不敏感综合征患者，仅限于ⅠA型单纯生长激素缺乏伴有生长激素抗体和对生长激素不敏感的患者。但应注意IGF-1有类胰岛素的作用，有发生低血糖的可能性。

4. 同化激素 苯丙酸诺龙具有较强的促蛋白合成作用，而雄激素作用较弱，可促进生长。一般在12岁以后小剂量间歇使用。一般每周1次肌内注射10~12.5mg，疗程1年，女性可适当缩短。一般可使患者身高增长10cm左右。不良反应女性可有音调低沉、阴蒂增大，男性阴茎勃起等。

5. 绒毛膜促性腺激素 该激素有助于性腺间质细胞的发育，提高性激素水平，有助于骨骼生长发育，一般接近发育年龄开始使用较好。每2~3天肌内注射1000~1500U，3个月为一疗程，也可反复应用6个月至1年以上，对性腺及第二性征的发育有刺激作用，对男性效果较好。

6. 甲状腺激素 小剂量左旋甲状腺激素或甲状腺干制剂与蛋白同化激素、绒毛膜促性腺激素一起合用有促进骨骼生长作用。

7. 微量元素　锌有促进生长发育的作用。常用硫酸锌 15mg，每天 2 次，葡萄糖酸锌 25mg，每天 2 次，不宜空腹。钙和维生素 D 也宜适当补充，尤其是开始促生长治疗时。

七、预后与转归

生长激素缺乏侏儒症是导致儿童身材矮小的重要原因之一，治疗必须及时、有效，未经治疗的生长激素缺乏侏儒症至成年后遗留永久性身材矮小。生长激素对完全性生长激素缺乏侏儒症、生长速度慢的部分生长激素缺乏侏儒症疗效较好，继发性生长激素缺乏侏儒症预后不佳。

八、难点与对策

生长激素缺乏侏儒症对患儿身心健康产生极大的不良影响，大部分生长激素缺乏侏儒症患儿存在自卑心理，不敢与其他正常儿童玩耍、交流，严重时会出现闭塞等心理，影响其生长发育，并损伤其社交能力和自信心。故生长激素缺乏侏儒症患儿的心理健康尤为关键，应予以关注和治疗。

第四节　腺垂体功能减退症

腺垂体功能减退症是指各种原因损伤下丘脑、下丘脑 – 垂体通路、垂体而引起的单一、多种或全部垂体激素（包括 ACTH、TSH、FSH/LH、GH）分泌不足的疾病。儿童期相对少见，一般因产伤或发育不全引起，成年期因肿瘤、创伤、手术引起。

根据本病的临床特点可归属于中医学的"产后虚劳""干血劳""血枯经闭"等疾病范畴。

一、中医病因病机

本病病因多为产后大量出血，损伤胞宫脉络；或劳伤、惊恐致经血暴崩不止；或多产、失血过多、元气大伤、气不摄血，冲任空虚，气血两亏。病久失治。累及阴精，阴损及阳，故本病病机为气血两亏，肝、脾、肾诸脏虚衰。

二、西医病因及发病机制

1. 脑损伤　颅脑外伤、蛛网膜下腔出血、神经外科手术、放射治疗、脑卒中、希恩综合征等可导致腺垂体受损。

2. 肿瘤　常见的有垂体瘤、鞍区肿瘤、垂体胶样囊肿、颅咽管瘤、下丘脑神经节细胞瘤、垂体转移性肿瘤、淋巴瘤、白血病等。垂体瘤是成年人最常见的脑部肿瘤，垂体大腺瘤压迫垂体可引起垂体功能减退。

3. 垂体感染或浸润性疾病　淋巴细胞性垂体炎、血色病结节病、组织细胞增多症，肉芽肿病性垂体炎以及组织胞浆菌、寄生虫、结核杆菌、卡氏肺孢子虫感染等。

4. 发育不良　转录因子缺陷，垂体发育不良 / 不发育，先天性中枢性占位，脑膨出，原发性空泡蝶鞍，先天性下丘脑疾病，产伤等。

5. 其他原因　包括心理障碍、极度营养不良、大脑皮质功能改变可影响下丘脑神经介质和细胞因子的释放，从而改变下丘脑－垂体轴。

三、临床表现

腺垂体功能减退主要表现为各种腺功能减退。

1. 性腺功能减退症候群　女性可有产后无乳，乳房萎缩，闭经；两性均有性欲减退，阴毛、腋毛脱落，头发稀疏，生殖器萎缩，男子睾丸如黄豆大小，女性宫体缩小，阴道黏膜萎缩，可伴有阴道炎。患者常有神疲乏力，精神萎靡。

2. 甲状腺功能减退症候群　畏寒、贫血、毛发稀疏、皮肤干燥、表情淡漠，精神抑郁，记忆力减退，反应迟钝，心率减慢。

3. 肾上腺皮质功能减退症候群　乏力、食欲减退、恶心呕吐、体重减轻，心率减慢、心音低钝、血压降低。

4. 垂体危象　临床表现为甲状腺功能低下及肾上腺皮质功能低下的混合表现，临床分几种类型：①低血糖昏迷；②感染诱发昏迷；③低体温昏迷；④水中毒；⑤失钠性昏迷；⑥镇静、麻醉剂导致昏迷；⑦垂体性卒中等。

四、实验室及其他检查

1. ACTH 测定　对于有肾上腺皮质功能不全临床表现的患者，首先测定清晨 8 时血皮质醇水平，如有减退需进一步做功能试验以明确。

2. GH　除同时在清晨测定 IGF-1 外，也可作胰岛素低血糖激发试验。

3. TSH　TSH 正常或偏低，而 FT_3、FT_4 降低可确诊中枢性功能减退。

4. LH/FSH　LH/FSH 低，在除外高泌乳素血症时也可确诊继发性性功能减退。

5. CT、蝶鞍 X 片或磁共振检查　可显示下丘脑－垂体有关器质性病变、蝶鞍大小与骨质破坏情况。

五、诊断及鉴别诊断

（一）诊断

根据病史有产时或产后大出血、颅脑外伤、肿瘤等；临床表现如畏寒、贫血、毛发稀疏、皮肤干燥、表情淡漠，精神抑郁，记忆力减退，反应迟钝，乏力、食欲减退、恶心呕吐、体重减轻，心率减慢、性功能减退等表现应考虑本病；内分泌功能检查可明确各种腺垂体激素及其靶腺激素缺乏的程度，影像学检查对病因诊断有重要意义。

（二）鉴别诊断

1. 慢性消耗性疾病   慢性消耗性疾病可伴有消瘦、纳差、乏力、性功能减退，在营养情况好转后可逐渐恢复。

2. 神经性厌食   可有消瘦、乏力、闭经。患者也可有腺垂体功能减退，一般不重。内分泌功能检查显示垂体靶腺功能仅有轻度减退，补充营养物质后上述症状可恢复。

3. 原发性靶腺功能减退   原发性靶腺功能减退一般为单一腺体功能减退，而腺垂体功能减退患者的三大靶腺（甲状腺、肾上腺皮质、性腺）均有不同程度的功能减退；成人垂体功能减退患者的症状比单一原发性靶腺功能减退患者的症状轻；原发性靶腺功能减退症相应的垂体激素显著升高，而腺垂体功能减退患者垂体激素水平均有不同程度的降低。

六、治疗

本病采用中西结合治疗，西医治疗主要是采用激素替代治疗及建立人工周期，中药治疗以健脾补肾、益气养血、填精补髓为主。出现腺垂体功能减退危象时，应积极配合西医治疗纠正危象。

（一）中医治疗

1. 常见证型辨证治疗

（1）肝肾不足证

症见：产后无乳，闭经，毛发脱落，形体消瘦，体质虚弱，神疲乏力，头晕耳鸣，面色无华，舌质淡，苔薄白，脉沉细。

治宜：滋补肝肾，补精益血。

方药：四物汤加减。常用药：熟地黄、党参、黄芪、当归、川芎、白芍、白术、阿胶等。方中当归、川芎与熟地黄、白芍相合，行血而不伤血；熟地黄、白芍补血不滞血，黄芪、白术、党参补气血，阿胶为补血要药。诸药合用能养五脏之阴又调经补血。

（2）脾肾阳虚证

症见：畏寒肢冷，腰膝冷痛，阳痿或阴冷，闭经，食少纳呆，神疲乏力，少气懒言，面色萎黄，毛发脱落，舌淡，苔白，脉沉迟。

治宜：温补脾阳，益气养血。

方药：右归丸合附子理中丸加减。常用药：熟地黄、党参、白术、菟丝子、枸杞子、鹿角胶、当归、肉桂、附子。方中附子、肉桂、鹿角胶温补肾阳，填精补髓；熟地黄、枸杞子、山茱萸、山药、党参、白术滋阴益肾，养肝血补脾气；菟丝子补阳益阴；当归养血和血，诸药配合，共奏温补肾阳之功。

（3）气血虚弱证

症见：月经延后，量少，经色淡而质薄，继而停经。或伴头昏眼花，心悸失眠，舌淡苔少，脉细弱。

治宜：补益气血。

方药：八珍汤加减。常用药：当归、川芎、白芍、熟地黄、人参、白术、茯苓、炙甘草、黄芪、阿胶。方中当归、川芎、熟地黄、白芍补血活血；人参、黄芪、白术、茯苓、炙甘草、阿胶补益气血。

2. 常用经验方及临床体会　腺垂体功能减退症以元气亏虚、命门火衰为主要病机。常始于脾气亏虚，在此基础上脾失运化，肾失温煦，水湿内停，泛溢三焦。临床见症虽多，然始终以"虚"为本。水湿、痰饮、瘀血为标，脾肾二脏为病变核心。以"补元气，养肾阳，滋阴精"为治疗本病的三大法则。常用药人参、党参、黄芪、白术、肉苁蓉、枸杞子、菟丝子、巴戟天、仙茅、淫羊藿、紫河车、龟板、鹿茸、鹿角胶、熟地黄、山茱萸等。

（二）西医治疗

1. 激素替代治疗

（1）肾上腺皮质激素　如有全垂体功能减退者首先宜补充肾上腺皮质激素，一般给予醋酸可的松 25mg/d，或醋酸氢化可的松 20mg/d，早上 8 点给全日量的 2/3，下午 2 点给全日量的 1/3。

（2）甲状腺激素　常用剂量左甲状腺素 50μg，并随访心电图，定期检查甲状腺功能，调整剂量。

（3）性激素　女性生育年龄可用人工周期疗法，雌激素应用 21 天，从月经第 5 天起，如无月经可从任何一天起，服药第 16 天或 21 天加用孕激素 5 天。常用的雌激素有己烯雌酚 0.2mg/d，炔雌醇 25~50μg/d，结合型雌激素 0.625~1.25mg/d。男性患者应用雄激素可促进蛋白质合成。常肌内注射丙酸睾酮 50~100mg，每 1~4 周 1 次，或口服十一酸睾酮 40~120mg/d。

（4）生长激素　生长激素替代一般用于有明显乏力和生活质量差的生长激素缺乏的患者，或有明显骨质疏松的患者。一般从小剂量开始，皮下注射，根据临床反应和 IGF-1 检测结果，每 4~6 个月调整一次剂量，直至稳定。

2. 垂体危象处理　①快速静脉注射 50% 葡萄糖液 40~60ml 后，继以静脉滴注 5% 葡萄糖，每分钟 20~40 滴，不可骤停，以防继发性低血糖；②氢化可的松，每天 300mg 以上；③有周围循环衰竭者抗休克治疗，有感染者抗感染治疗；④低温者用小剂量甲状腺激素，保温毯将体温升至 35℃ 以上；⑤高热者，降温治疗并及时去除诱发因素；⑥低钠血症：一般在补充糖皮质激素后能纠正；⑦去除诱发垂体危象的因素。

七、预后与转归

针对腺垂体功能减退症的病因治疗和激素补充/替代治疗可使病情获得明显好转，配合中药治疗可改善病情，减少激素的补充/替代用量。发生并发症或昏迷时，应积极抢救。

八、难点与对策

腺垂体功能减退症可继发于鞍区肿瘤术后、创伤性脑损伤、自发性蛛网膜下腔出血、缺血缺氧性疾病等，由于其临床症状缺乏特异性，临床上易被忽视。加之腺垂体功能减退的诊断较为复杂，部分相关的检测方法和确诊阈值目前尚无统一的标准，导致临床容易漏诊或误诊。且腺垂体功能减退症的诊治需要神经内科、神经外科和内分泌科等多学科协作，使患者得到正确的诊断和合理的治疗。

第五节　垂体瘤

腺垂体（垂体前叶）由 5 种分泌激素的细胞类型组成，包括促生长激素细胞、泌乳素细胞、促肾上腺皮质激素细胞、促甲状腺激素细胞和促性腺激素细胞，分别合成和分泌生长激素（GH）、泌乳素（PRL）、促肾上腺皮质激素（ACTH）和前阿片黑素细胞皮质激素（POMC）分子的其他片段、促甲状腺素（TSH）、卵泡刺激激素（FSH）和促黄体生成素（LH）。

垂体瘤是一组从垂体前叶和后叶及颅咽管上皮残余细胞发生的肿瘤。发病率约 1/10 万，占下丘脑 – 垂体肿瘤的 90%，临床上有明显症状者约占颅内肿瘤的 10%，无症状的小瘤解剖时发现者更多，多为良性。男性略多于女性，垂体瘤通常发生于青壮年时期（21~50 岁），常常会影响患者的生长发育、生育功能、学习和工作能力。临床表现为激素分泌异常症群、肿瘤压迫垂体周围组织的症群、垂体卒中和其他垂体前叶功能减退表现。

垂体瘤以闭经、头痛、眩晕，甚至呕吐、目疾为主要临床表现，祖国医学无本病的专著、专文记载，但根据临床表现属于"风痰""头风""眩晕""头痛""脑瘤""青盲""虚劳""阳痿""闭经"等范畴，是一种特殊的颅内肿瘤，对于"脑瘤"虽无明确记载，但其症状表现散在于如下的疾病论述中，如《素问·至真要大论篇》中"头项囟顶脑户中痛，目如脱"；《灵枢·厥病》中"真头痛，头痛甚，脑尽痛，手足寒至节，死不治"；《灵枢·九针论》中"四时八风之客于经脉之中，为瘤病者也"；《灵枢·百病始生》中"血脉凝涩……汁沫迫聚不得散，日以成积"，"络伤血溢，有寒，汁沫与血相搏，则并合凝聚不得散，而积成矣"；《金匮要略·中风历节病脉证并治》中"邪在于络，肌肤不仁；邪在于经，即重不胜；邪入于腑，即不识人；邪入于脏，舌即难言，口吐涎"；《中藏经》中"头目久痛，卒视不明者死"；《难经·五十五难》中"故积者，五脏所生……积者，阴气也，其始发有常处，其痛不离其部，上下有所始终，左右有穷处"；《诸病源候论·癥瘕候》中"癥瘕者，皆由寒温不调，饮食不化……其病不动者，直名为癥"等。

垂体位于丘脑下部的腹侧，控制多种对代谢、生长、发育和生殖等有重要作用激素的分泌。中医认为肾为先天之本，主藏精，主骨、生髓、通于脑，与人的生长、发育和生殖密切相关。早在《素问·上古天真论篇》就明确指出人自出生、青壮年至老年、生长发育至衰老包括性功能的成熟、旺盛至衰退的全过程，其物质基础主要是肾气与肾精。因此垂体瘤出现内分泌异常的种种证候，中医辨证可归之于肾。《黄帝内经》中所论之"瘤"，如"肠瘤""昔瘤"，为邪气内居，津液久留，阻碍血运，凝痰聚瘀而生成，在治法上提出了"留者攻之，坚者削之，结者散之，逸者行之"等一系列法则。元代朱震亨强调肿瘤的发生与"痰"有关，《丹溪心法·积聚痞块》言："气不能作块成聚，块有形之物也，痰与食积、死血而成也"。清代唐容川认识到痰与瘀相互搏结是形成积证的主要病机，《血证论》："血病而不离乎水者也""水病则累血""须知痰水之壅由瘀血使然，但去瘀血则痰水自消"。

一、中医病因病机

中医认为"脑瘤"为有形之邪，病位在脑，本病的发生与痰瘀凝聚关系最大，《灵枢·百病始生》曰："凝血蕴里而不散，津液涩渗，着而不去，而积皆成矣"。头为诸阳之会，清阳之府，五脏之精血，六腑之清气，皆上注于脑。强调内外两种因素：在外为寒湿邪毒上犯于脑，日久阻滞气机，致痰生瘀成瘤。邪毒内侵，肝郁化火，肝火上炎，气血上逆，成为瘀毒；在内则为先天禀赋不足，或后天脾胃失调，肝血亏虚，肾精不足，致气血亏虚，血行不畅，气虚血结，而成积块。痰互结致肝肾阴虚，肝风内动，眼吊复视，抽搐震颤。饮食不节，脾失健运，或脾肾阳虚，清阳不升、痰湿内生，痰阻经络，致痰瘀互结，瘀积成瘤。七情失调、先天不足、年迈体虚致机体的气血阴阳失衡，导致清阳不升，浊阴不降，气血郁结于脑内，血行受阻，日久化毒成积。所以，脑瘤病机可概括为气滞、血瘀、痰凝、湿热、毒聚为标，肝阴亏虚、肾精不足为本。

二、西医病因及发病机制

目前关于垂体瘤的发病机制有两种学说，一为下丘脑调控失常学说，另一种为垂体细胞自身缺陷学说。

1. 下丘脑调控失常 垂体腺瘤是下丘脑－垂体功能失调的表现形式之一。在下丘脑的异常调控下，下丘脑多肽激素促发垂体细胞的增殖；或是抑制因素的缺乏促进肿瘤发生，引起垂体功能亢进、增生以致产生腺瘤。

2. 垂体细胞自身缺陷 垂体细胞自身缺陷是垂体局部因素使垂体细胞功能亢进状态，进而形成腺瘤。目前越来越多学者支持垂体腺瘤始发于垂体本身，因为下丘脑释放激素的过度分泌极少引起真正的腺瘤形成，而仅仅是刺激相应垂体内分泌细胞增生及相应激素的分泌增加；垂体微腺瘤切除术显示，术后激素亢进症状迅速缓解，长期随访的复发率较低；组织学研究显示垂体腺瘤边缘并无增生的组织包围，表明垂体腺瘤并非下丘脑激素过度刺激所致。

3. 分类 垂体瘤可以根据肿瘤细胞功能、肿瘤大小和扩张范围及病理学特征进行分类，亦可根据组织学、超微结构和免疫组织化学特征进行病理学分类。临床上根据垂体腺瘤的大小可将其分为Ⅰ级微腺瘤（肿瘤直径＜1cm）、Ⅱ级鞍内型腺瘤（肿瘤直径＞1cm）、Ⅲ级鞍上生长肿瘤（肿瘤直径＞2cm）、Ⅳ级大腺瘤（肿瘤直径＞4cm）以及Ⅴ级巨大腺瘤（肿瘤直径＞5cm）。根据垂体瘤对苏木素－伊红（HE）染色的嗜色性不同而分为四类：嗜酸性、嗜碱性、镰色性、混合性。根据肿瘤的生长方式分为：扩张型腺瘤、侵袭型腺瘤、垂体腺瘤（恶性垂体瘤）。根据垂体肿瘤的有无功能分为功能性肿瘤和无功能性肿瘤，根据肿瘤细胞的来源分为相应细胞肿瘤如泌乳素瘤、生长细胞瘤等，泌乳素瘤是临床上最常见的垂体腺瘤（表7-1）。

表 7-1 垂体瘤的类型及患病率

细胞类型	患病率（%）	细胞类型	患病率（%）
泌乳素分泌细胞腺瘤	26	多种激素细胞腺瘤	13
无功能细胞腺瘤	6	嗜酸性粒细胞腺瘤	6
生长激素腺瘤	8	粗性腺激素细胞腺瘤	8
促肾上腺皮质激素细胞腺瘤	1	促甲状腺素细胞腺瘤	1

三、临床表现

垂体腺瘤早期临床症状很少，随着肿瘤增长可产生相应的症状，主要表现为神经功能障碍、内分泌功能障碍和局部受压迫。内分泌功能障碍包括分泌性垂体瘤相应激素分泌过多引起的内分泌亢进症状，以及肿瘤压迫破坏正常垂体所造成的垂体激素分泌不足，相应靶腺垂体功能减退症状。

（一）神经功能障碍

垂体腺瘤引起的神经症状直接与肿瘤大小及其生长方向有关。一般无分泌功能腺瘤在确诊时往往肿瘤体积已较大，多向鞍上及鞍外生长，临床神经症状多较明显。分泌性腺瘤因早期产生内分泌亢进症状，确诊时大多体积较小，肿瘤多位于蝶鞍内或轻微向鞍上生长，临床不产生或仅有轻微的神经症状。

1. 头痛 约 2/3 无分泌性垂体腺瘤患者可有头痛，但不太严重。早期头痛是由于肿瘤向上生长时，牵拉由三叉神经第 1 支支配的鞍膈所引起。头痛位于双颞部、前额、鼻根部或眼球后部，呈间歇性发作。肿瘤穿破鞍膈后头痛可减轻或消失。晚期头痛可能由于肿瘤增大影响颅底硬膜、动脉环、大血管、大静脉窦等痛觉敏感组织所引起。

2. 视神经受压症状 垂体腺瘤向上方生长可将鞍膈顶高，或突破鞍膈向上压迫视神经交叉而产生视力、视野改变等。

（1）视野改变 视交叉与垂体的位置变异较大，故视野变化颇不一致。由于视网膜纤维及黄斑纤维在视交叉中的排列又有一定位置，因此产生视野缺损亦有一定顺序。肿瘤由鞍内向上生长可压迫视交叉的下方及后方，将视交叉推向前上方，甚至将视交叉竖起，此时首先受压迫的是位于交叉下方的视网膜内下象限的纤维，引起颞侧上象限视野缺损。肿瘤继续生长可累及视交叉中层的视网膜内上象限纤维，因而产生颞侧下象限视野缺损。此时即为双颞侧偏盲。有时因视网膜内上象限的纤维有一部分混杂在不交叉的纤维中，位于视交叉侧面，故在颞侧偏盲中可保留小片视野，称"颞侧小岛"。

（2）视力改变 视力的减退与视野缺损并不平行，两侧也不对称，常到晚期才出现，并可发展到失明。这主要是视神经原发性萎缩的结果。

（3）视盘改变 由于视神经受压及血循环障碍，大多数患者有视盘原发性萎缩，且多为双侧同时开始，但程度不等。少数可一侧先开始。萎缩多先由鼻侧开始。少数病例因有阻塞性脑积水、颅内压增高、视网膜静脉回流发生障碍，可出现视盘水肿。

3. 邻近症状　肿瘤向鞍外生长压迫邻近结构而引起。

（1）向外侧发展　压迫或侵入海绵窦，可产生第Ⅲ、Ⅳ、Ⅵ对脑神经及三叉神经第 1 支的障碍，其中以动眼神经最常受累，引起一侧眼睑下垂、眼球运动障碍。肿瘤沿颈内动脉周围生长，可渐使该动脉管腔变狭或闭塞，而产生偏瘫、失语等。肿瘤长入三叉神经半月节囊中，可产生继发性三叉神经痛。长到颅中窝可影响颞叶，而有颞叶癫痫，出现幻嗅、幻味、轻偏瘫、失语等症状。

（2）向前方发展　可压迫额叶而产生精神症状，如神志淡漠、欣快、智力锐减、健忘、大小便不能自理、癫痫、单侧或双侧嗅觉障碍等。

（3）向后方发展　可长入脚间窝，压迫大脑脚及动眼神经，引起一侧动眼神经麻痹，对侧轻偏瘫即 Weber 综合征等表现，甚至可向后压迫导水管而引起阻塞性脑积水。

（4）向上方生长　影响第三脑室，可产生下丘脑症状，如多饮、多尿、嗜睡和精神症状，如近事遗忘、虚构、幻觉、定向力差、迟钝，以及视盘水肿、昏迷等。

（5）向下方生长　可破坏鞍底长入蝶窦、鼻咽部，产生反复少量鼻出血、鼻塞及脑脊液鼻漏等。

（6）向外上生长　可长入内囊、基底节等处，产生偏瘫、感觉障碍等。

（二）内分泌功能紊乱

各型分泌性腺瘤可分泌过多的激素，早期即可产生不同的内分泌亢进症状。无分泌功能腺瘤可压迫及破坏腺垂体细胞，造成促激素减少及相应靶细胞功能减退，临床产生内分泌功能减退症状。

1. PRL 腺瘤　多见于女性年轻者（20~30 岁），男性病例约占 15%。因 PRL 增高抑制下丘脑促性激素释放激素的分泌，使雌激素降低，LH、FSH 分泌正常或降低。临床典型表现为闭经－溢乳－不孕三联征（称 Forbes–Albright 综合征），亦有少数不完全具备以上三联征者。PRL 增高至 60μg/L 时可出现月经紊乱，如月经过少、延期，或有月经但不排卵、黄体酮不足、黄体期不显著等。随着 PRL 进一步增高，可出现闭经。闭经病例多同时伴有溢乳。其他尚可有性欲减退、流产、肥胖、面部阵发潮红等。男性 HPRL 血症者可致血睾酮生成及代谢障碍、血睾酮降低。精子生成障碍、数量减少、活力降低、形态异常。临床有阳痿、性功能减退、不育、睾丸缩小，少数可有毛发稀少、肥胖、乳房发育及溢乳（约占 20%）等。

2. GH 腺瘤　GH 的促进生长作用主要是通过肝脏产生的作用于含有 GH 受体的各种细胞来实现的。GH 腺瘤发生在青春期骨骺闭合以前表现为巨人症，发生在成人则表现为肢端肥大症。此症最早由 Marie（1886）描述，病程发展缓慢，常需 6~9 年方才确诊。

（1）巨人症　患者（多在 15 岁以前）早期身高异常，甚至可达 2 米以上，且生长极为迅速，体重远超过同龄者。外生殖器发育似成人，但无性欲，毛发增多，气力极大。成年后约有 40% 的患者出现肢端肥大改变。晚期可有全身无力、智力减退、毛发脱落、皮肤干燥皱缩、嗜睡、头痛、尿崩等症状。

（2）肢端肥大症　患者的手足、头颅、胸廓及肢体进行性增大，手、足掌肥厚，手指增粗，远端呈球形，前额隆起，眶嵴、颧骨及下颌明显突出，形成所谓"颌突畸形"。牙缝增宽，下颌牙前突较远，口唇变厚，鼻梁宽而扁平，耳郭变大，帽子、鞋袜、手套经常更换大号。皮肤粗糙，色素沉着，毛发增多，头皮松垂，多油脂，多汗。女性患者外貌似男性。

3. ACTH 腺瘤（库欣病）　多见于青壮年，女性为主。大多瘤体较小，不产生神经症状，甚至不易被放射检查发现。本症特点为瘤细胞分泌过量的 ACTH 及有关多肽，导致肾上腺皮质增生，产生高皮质醇血症。后者可造成体内多种物质代谢紊乱，呈典型的库欣综合征表现。该病临床症状分述如下。

（1）脂肪代谢紊乱　可产生典型的"向心性肥胖"，患者头、面、颈及躯干处脂肪增多，脸呈圆形（满月脸），脊椎向后突，颈背交界处有肥厚的脂肪层，形成"水牛背"样，但四肢相对瘦小。

（2）蛋白质代谢紊乱　可导致全身皮肤、骨骼、肌肉等处蛋白质消耗过度，皮肤、真皮处成胶原纤维断裂，皮下血管得以暴露而出现"紫纹"（见于下肢、股、臀及上臂等处）及面部多血症。由于脊柱及颅骨骨质疏松，故约有 50% 患者有腰背酸痛、维生素 D 缺乏病、软骨病及病理性压缩性骨折。儿童患者则可影响骨骼生长。因血管脆性增加而易产生皮肤瘀斑，伤口不易愈合，容易感染等。

（3）糖代谢紊乱　可引起类固醇性糖尿病（20%~25%），表现为多饮、多尿，空腹血糖增高，糖耐量降低，一般多属轻型且为可逆性。

（4）电解质代谢紊乱　见于少数患者，晚期可出现血钾及血氯降低，血钠增高，引起低钾、低氯性碱中毒。

（5）性腺功能障碍　高皮质醇血症可抑制垂体促性腺激素分泌。女性患者血睾酮明显升高，70%~80% 产生闭经、不孕及不同程度的男性化，如乳房萎缩、毛发增多、痤疮、喉结增大及声低沉等。男性患者则血睾酮降低而引起性欲减退、阳痿、睾丸萎缩等。儿童患者则生长发育障碍。

4. 促性腺激素腺瘤（GnH 腺瘤或 FSH、LH 腺瘤）　该病起病缓慢，因缺少特异性症状，故早期诊断困难。主要表现为性功能降低，多见于中年以上男性。男女患者早期多无性欲改变现象，病程晚期大多有头痛、视力及视野障碍，常误诊为无功能垂体腺瘤（嫌色细胞瘤）。

5. TSH 腺瘤　单纯 TSH 分泌腺瘤甚为罕见，多呈侵袭性。临床症状有甲状腺肿大并可扪及震颤，闻及杂音，有时出现突眼及其他甲亢症状，如性情急躁、易激动、双手颤抖、多汗、心动过速、胃纳亢进及消瘦等。TSH 腺瘤可向鞍上生长，产生视力及视野改变。

6. 混合性垂体腺瘤　随各种肿瘤所分泌不同的多种过多激素而产生相应不同的内分泌亢进症状。

7. 嗜酸干细胞腺瘤　PRL 可中度增高，GH 可正常或增高，临床有 HPRL 血症的症状，如月经紊乱、闭经、溢乳、不孕等，肢端肥大常不明显，少数有轻微肢端肥大。男性有性欲减退，肿瘤常向鞍上生长，有头痛、视觉障碍症状。

四、实验室及其他检查

1. 内分泌学检查　应用内分泌放射免疫超微量法直接测定脑垂体的生长激素、泌乳素、促肾上腺皮质激素、促甲状腺激素、黑色素刺激素、卵泡刺激素、黄体生成素等，对垂体腺瘤的早期诊断有很大帮助。

2. 影像学检查 ①头颅 X 线平片：这是比较原始的诊断方法，根据蝶鞍骨质的变化、鞍区钙化等变化判断有无肿瘤及鉴别诊断。垂体腺瘤在鞍内生长，使蝶鞍扩大呈球形或杯形。鞍底下陷，鞍背变薄向后竖起，鞍结节变光向前上移位。有时肿瘤偏向一侧，使蝶鞍底呈双重轮廓。如有垂体微腺瘤时，体层摄影能显示蝶鞍的轻微变化；②CT 扫描：可显示鞍内肿瘤的密度增高阴影，亦可显示鞍上肿瘤的生长范围，通过造影剂增强或脑池造影可提高诊断率。仅对大型垂体瘤有诊断价值，微小垂体瘤容易漏诊。不能作为诊断垂体瘤的主要工具；③MRI 检查：是诊断垂体瘤最重要的工具，可以清楚地显示肿瘤的大小、形态、位置，与周围结构的关系。即使直径 2~3mm 的肿瘤也可以显示。显示垂体微腺瘤用 T1 加权冠状面薄层扫描，如用GD–DTPA 顺磁性对比增强风可增强病灶显示率。典型表现为一低信号病灶，伴垂体上缘上凸和垂体柄向健侧移位。有时显示为一高信号灶，可能为肿瘤内出血。但还有部分肿瘤的信号与周围正常垂体组织近似，两者难以区分，还需要结合临床表现和内分泌检查进行诊断。

3. 病理学检查 这是最为可靠的诊断方法，误诊率很低。①普通切片 HE 染色光镜观察：只能作为大体诊断，不能分出肿瘤的类型。②免疫组化染色：根据肿瘤细胞内所含有的激素进行诊断，敏感度高，但误诊率相对也高。③电子透视显微镜观察：根据肿瘤细胞的不同特征分辨出肿瘤类型，临床很少使用。

五、诊断与鉴别诊断

（一）诊断

垂体腺瘤的诊断主要依据不同类型腺瘤的临床表现，视功能障碍及其他脑神经和脑损害，以及内分泌检查和放射学检查，典型的病例不难做出垂体腺瘤的分类诊断。但早期的微腺瘤，其临床症状不明显、神经症状轻微、内分泌学检查不典型，又无影像学发现，则诊断不易，即使单有临床表现，或神经症状，或内分泌学，或影像学改变，或四种均有改变的，亦不一定是垂体腺瘤。所以，既要全面了解病情作多方面的检查，获得资料，综合分析，做出诊断和鉴别诊断，确定是否有肿瘤，是不是垂体腺瘤、还要对肿瘤部位、性质、大小、发展方向和累及垂体周围重要结构的影响程度等进行仔细研究，以便选择治疗方案，制定治疗措施，包括手术入路的选择。

（二）鉴别诊断

1. 肿瘤

（1）颅咽管瘤 可发生于各种年龄，但儿童及青少年多见，病理变化缓慢。表现为垂体功能低下、侏儒症、肥胖生殖无能综合征、尿崩症等。因视交叉受压迫，出现视力减退、视野缺损、眼底改变等。肿瘤堵塞第三脑室可发生颅内高压症状。鞍上型者使蝶鞍受压呈碟形，可伴有下丘脑综合征。肿瘤区常有钙化阴影。临床影像学多数病例肿瘤有囊变、钙化。肿瘤多位于鞍上，垂体组织在鞍内底部。

（2）鞍结节脑膜瘤 多发生在中年人，病情进展缓慢，初发症状为进行性视力减退伴有不规矩的视野缺损，头痛，内分泌症状不太明显。临床影像学表现为肿瘤形态规则，加强综合治疗疗效明显，肿瘤位于鞍上，垂体组织在鞍内底。

（3）鞍区表皮样囊肿　发病者年轻，病理变化多无明显表现，少部分呈现内分泌混乱和视力减退。临床影像学可见体积小的囊肿位于垂体前后叶之间，类似"三明治"；大型囊肿垂体组织被推挤到囊肿的下、前、上方。该病最易误诊为垂体瘤。

2. 炎症

（1）垂体脓肿　重复发生转移热、头痛、视力减退明显，同时可伴有其他颅神经受损，通常病情发展迅速。临床影像学病理变化体积通常不大，与临床症状不相符。蝶鞍周边软组织结构强化明显。

（2）嗜酸性肉芽肿　症状近似垂体脓肿，而且发展更快，除头痛、视力减退外，经常有多组颅神经受损，多伴有垂体功能低下。病理变化累及范畴广泛，例如鞍内、蝶窦内、鞍上、前中后颅等部位。临床影像学病理变化周边硬膜强化明显。

（3）淋巴细胞性垂体炎　尿崩为主要临床表现，部分伴有垂体功能低下。临床影像学表现为垂体柄明显增粗，垂体组织不同程度地增大。

六、治疗

（一）中医治疗

1. 常见证型辨证治疗

（1）热毒蕴结证

症见：头痛剧烈，视物模糊，目睛干涩，口干欲饮，大便干结，小便短赤，舌红苔黄，脉数。

治宜：凉血清脑，清热解毒。

方药：凉血清脑汤加减。方用生地黄、牡丹皮、白芍凉血，羚羊角、钩藤、蝉衣、僵蚕、桑叶、菊花清热息风；菖蒲、竹沥膏化痰开窍；枳实以导痰下行。

（2）肝风内动证

症见：巅顶头痛，视物模糊，心烦易怒，胸胁胀痛，耳鸣目眩，腰膝酸软，舌淡红苔白，脉弦细。

治宜：平肝息风，滋阴潜阳。

方药：平肝清脑汤加减。方中天麻平肝潜阳，息风止痉，钩藤清热平肝，桑叶祛风清热，凉血明目，蒺藜平肝祛风明目，竹沥清热镇惊利窍。腰膝酸软甚者加熟地黄、山药、泽泻、牛膝、女贞子、牡丹皮。

（3）痰瘀互结证

症见：头痛，头昏如裹，视物模糊，脘腹痞满，食少纳呆，身重困倦，形体肥胖，舌红苔腻，脉滑或涩。

治宜：化痰祛瘀，开窍醒脑。

方药：温胆汤合四物汤加减。方中当归补血活血，陈皮益气健脾，枳实、半夏、竹茹化痰和胃，川芎辛温升散，为血中气药，能上行头目，引诸药上行，直达巅顶；茯苓味甘而淡，甘能健脾，淡能利湿，杜绝生痰之源。若兼神疲乏力者，加黄芪、党参、白术；眩晕甚者，加天麻、钩藤平肝息风。

（4）气血亏虚证

症见：头痛，视物模糊，形体消瘦，面色无华，唇甲色淡，气短乏力，目眩眼花，食少纳呆，舌淡红，脉细弱。

治宜：益气养血，扶正固本。

方药：十全大补汤加减。方中人参大补元气，黄芪、白术健脾益气，当归、白芍、熟地黄、川芎养血补血和血，茯苓健脾利湿。纳呆食少甚者，加党参、白术、神曲开胃健脾；唇甲色淡甚者，加阿胶、鸡血藤养血补血。

2. 常用经验方及临床体会

（1）中药专方治疗

①化痰验方：天南星、半夏、夏枯草、生牡蛎、蜈蚣、壁虎、茯苓、猪苓、菖蒲、芋艿丸、僵蚕、石见穿。方解：治疗痰疾素有温药和之以及痰为阴邪，非温不能的说法，对于垂体腺，非用化散顽痰，软坚散结的温燥峻药，则不足以消除肿瘤。

②化瘀通络，软坚散结，清热息风，滋补肝肾为本病基本治法。选用全蝎、僵蚕、蜈蚣、地龙、当归尾、赤芍、桃仁、红花、丹参、钩藤、天麻、半夏、川贝母、半枝莲、白花蛇舌草组成专方。

③解毒消瘤丸：麝香 0.1g，米酒少许研匀，三七、明矾、苦参、鹅翎炭各 30g，炼蜜丸，每天服 30g。

④降乳方：生麦芽、丹参、益母草、茯苓、当归、白芍、女贞子、墨旱莲、续断、泽兰、白术、香附、淫羊藿、牡丹皮、栀子、柴胡、川牛膝、陈皮，水煎分早晚 2 次温服，一日 1 剂，1 个月为一疗程。适用于脑垂体瘤或微腺瘤表现为闭经、溢乳、不孕、性欲减退等。

⑤对于垂体瘤术后尿崩症患者，属气虚血瘀，阳虚失固，治当温阳固摄，益气活血。方选固泉汤：黄芪、桂枝、茯苓、白术、枣皮、山药、菟丝子、金樱子、生地黄、桑螵蛸、覆盆子、苏木、鸡内金、乌药、知母、升麻。

⑥对于肝郁血虚血瘀有热型闭经，本着坚者削（消）之，虚者补之和热者清之之大法，进行舒肝清热、养血化瘀予以辨证施治。早服加味逍遥散加减，基本方由当归、白术、白芍、茯苓、牡丹皮、香附、天花粉、生地黄、盐柏、龙胆草等组成；晚服桂枝茯苓丸加减，基本方由桂枝、茯苓、牡丹皮、赤芍、大黄等组成。

（2）守病机，痰瘀同治　从中医学的角度而言，肿瘤已成，或其一旦出现临床症状，其证候病机之核心不外乎痰、瘀、毒三者，故痰、瘀、毒统领垂体瘤病机，痰瘀互结、邪毒积聚为本病之主要病理基础，已成诸多专家之共识，并在治疗上主张从痰瘀立论。

（3）调摄情志，心身共治　郁怒伤肝、情志不遂、气机逆乱、痰浊随上逆之气血阻滞脑窍为垂体瘤的重要病机之一。临证可加用柴胡、香附等疏肝调畅情志之药外，鼓励患者树立战胜疾病的信心，解除其精神负担，指导患者在日常生活、工作中培养心胸开阔、积极乐观的性格，保持良好的精神状态，劳逸结合，养成良好的作息习惯。

（二）西医治疗

垂体瘤的治疗主要包括手术、药物及放射治疗三种。没有一种方法可以达到完全治愈的目的，各种治疗方法各有利弊，应该根据患者垂体瘤的大小、激素分泌的情况、并发症及共患疾病的情况、患者的年龄、是否有生育要求以及患者的经济情况制定个体化的治疗方案。其治疗是一个多科室协作的综合治疗过程，治疗目标是：①控制肿瘤生长，缓解对视神经或鞍旁颅神经压迫和颅内高压等占位效应；②降低和消除肿瘤异常分泌的激素水平，改善内分泌功能紊乱的症状；③维持正常的垂体前叶内分泌功能。

1. 手术治疗　目前对垂体瘤的治疗还是以手术为主，是小腺瘤患者的一线疗法，在很多大腺瘤患者中，手术是必须的，其目的在于减小肿块的影响。垂体瘤的位置在鞍区，周围有视神经、颈内动脉、下丘脑等重要神经结构，所以手术还是有一定风险的。目前手术方法有经蝶窦，开颅和伽马刀。瘤体直径大于3cm与视神经粘连或视力受损的肿瘤可先行手术治疗，手术必须达到视神经充分减压，术后再行伽马刀治疗，但是术后仍旧有可能复发，因此需定期复查。

2. 药物治疗　对于垂体泌乳素分泌型肿瘤，90%以上的患者（无论是微腺瘤还是大腺瘤）都可以用多巴胺激动剂（短效制剂溴隐亭，长效制剂卡麦角林）控制PRL水平，使肿瘤的体积缩小。在服用溴隐亭治疗期间，应该逐渐增加溴隐亭的剂量，直到血清PRL水平降至正常水平以后，调整剂量长期维持治疗。

生长激素分泌型肿瘤的患者不论接受何种治疗，都应该达到消除肿瘤、减少肿瘤的复发、GH达标、缓解临床症状、尽量保全垂体功能、提高患者的生活质量、延长患者寿命的治疗目标。对于生长激素分泌型垂体瘤，近20年的主要进展是生长抑素类似物的应用，该药物的临床应用使得GH分泌型肿瘤的治愈率明显提高。近几年生长抑素类似物长效制剂如长效奥曲肽、索马杜林等用于临床，使得患者的依从性大为提高。术前应用该类药物可以迅速降低患者的血清GH水平，减轻患者的症状、缩小肿瘤的体积，为手术彻底切除肿瘤创造良好的术前条件。生长抑素类似物用于GH分泌型肿瘤的其他适应证包括：术后残余患者、放疗后GH尚未降低至正常的患者的过渡治疗。应用生长抑素类似物后，对于那些因伴有心衰，呼吸睡眠暂停，控制不良的高血糖、高血压的患者，不能耐受麻醉的患者，提供了术前准备治疗的机会。生长抑素类似物用于促甲状腺激素分泌型肿瘤也取得了满意的治疗效果。

3. 放射治疗　由于垂体瘤属于腺瘤，本身对放疗的敏感性较差，放疗后70%~80%的患者出现垂体功能降低，使患者的生活质量降低，所以放疗只适用于手术残余、不能耐受手术、对药物不敏感、有共患疾病不能够接受手术或药物治疗的患者。

七、预后与转归

根据患者的不同需求，制定出个性化的治疗方案。最终使患者的肿瘤得以切除，在终身随诊中，避免肿瘤的复发，尽量保全患者的垂体功能，使升高的分泌激素降至正常范围，使降低的垂体激素替代至与年龄相匹配的正常范围，提高患者的生存质量，延长患者的寿命。

八、难点与对策

磁共振技术的不断发展为垂体瘤检出、诊断及肿瘤软硬度、侵犯范围等特征提供了较多信息，同时为治疗效果、是否有复发等也提供了影像学可视性。优化磁共振参数、采用新的 MRI 技术及影像组学和人工智能等方法可以帮助提高垂体瘤的检出率，并更准确地确定肿瘤侵犯范围和肿瘤软硬度，从而对肿瘤治疗效果及疾病预后评估提供重要信息，为临床诊断治疗提供更多的可能性。

第六节　尿崩症

尿崩症包括因下丘脑－神经垂体功能低下使精氨酸加压素（arginine vasopressin，AVP），即抗利尿激素（antidiuretic hormone，ADH）分泌和释放减少引起的中枢性尿崩症，以及因肾小管对抗利尿激素不起反应而引起的肾性尿崩症。其临床特点为排出大量的低渗尿［＞3000ml/24h 或 40ml/（kg·24h），尿渗透压＜300mmol/L］，同时伴烦渴、多饮等水代谢紊乱等症状。本病可发生于任何年龄，以青年人多见，男女之比约为 2∶1，根据病情的轻重可以分为部分性尿崩症及完全性尿崩症，抗利尿激素完全缺乏或严重不足者为完全性尿崩症，抗利尿激素轻度缺乏者为部分性尿崩症。按病因分则有原发性尿崩症和继发性尿崩症。

正常人 24 小时尿量波动在 500~2000ml，成人 24 小时尿量＞3000ml，儿童＞2000ml 可诊断为多尿，在排除糖尿病血糖升高所导致的渗透性利尿后，临床上多因多尿就诊的原因大致可分为三大类，即原发性烦渴、中枢性尿崩症、肾性尿崩症。妊娠妇女在妊娠出现多饮多尿则为妊娠尿崩症。

任何导致 AVP 合成和释放受损的情况均可引起中枢性尿崩的发生，特发性 AVP 分泌不足是中枢性尿崩的最常见原因，此外，头颅外伤和下丘脑－垂体手术、肿瘤、感染性疾病、自身免疫性疾病以及遗传性疾病均可导致 AVP 的分泌缺陷。

本病属于中医"消渴"病范畴，最早在《黄帝内经》有记载，金元时期刘河间《三消论》指出"饮食服饵失宜，肠胃干涸，而气液不得宣平，或耗乱精神，过违其度，或因大病，阴气损而血液衰虚，阳气焊而燥热郁甚之所成也。"本病多由素体阴虚，禀赋不足，加之醇酒无节，喜嗜辛热，或过食醇甘厚味，长期忧思恼怒，情志不畅，劳役过度所致火热内扰，灼伤津液，肺阴亏耗，水津不能敷布，烦躁饮水自救，肺燥金枯，金水不能相生，有开无阖，关门不固，饮一溲一，或因中焦虚寒，运化失常，不能气化精液，水精不能上承，降而不升，口干多饮多尿，病程迁延，耗损精气，肾精亏虚，阴虚燥热，耗损阳气，日久必阴损及阳，而致气阴两虚及阴阳两虚。此外，还可由于外伤，手术碰伤致使元神受损，肾气受伐，致精液不能气化、固摄，烦渴、多饮、多尿。总之与肺之敷布、脾之升清及肾水上济心火或肾阳蒸精上荣等功能正常与否有关，故以脏腑亏损为本，燥热为标，且往往互为因果。

一、中医病因病机

中医认为尿崩症的病因大体有禀赋不足，饮食不节，情志不畅，跌仆外伤及客邪外侵等诸因素。认为不论六淫七情，还是饮食外伤均导致脏腑虚弱而成尿崩，盖五脏属阴，主藏精，五脏脆弱则藏精不力，阴津有亏。在阴虚的基础上，邪热炽烈，或七情五志化火，或膏粱之变内热壅盛，均进一步导致热盛津伤，由此"肾水一虚，则无以制余火……火因水竭而益烈，水因火烈而益干，阳盛阴衰构成此证"（《丹台玉案》），故尿崩症者初起大都偏于阴虚燥热，然病久阴损及阳。若颅脑创伤或手术后之脑水肿，则进一步阻遏气机，致使水失通调，而呈脾肾阳虚、水失敷布之情形，后期则可酿至阴阳两虚之候，导致形成永久性尿崩症而成难治之症。

1. 禀赋不足　责其禀赋不足之由，中医常责之房劳过度或妊娠。如《千金方》究消渴之因曰："盛壮之时，不自慎惜，快情纵欲……此皆由房室不节之所致也"，《灵枢·本脏》曰："肾脆则善病消瘅易伤。"

2. 饮食不节　在尿崩症中饮食不节者，多见为因病遵医嘱"多饮开水"，或夏暑饮用大量清凉饮料等而造成习惯性多饮，继之多尿，而呈现渴饮、尿多之象，尤以女性多见，需注意鉴别。

3. 情志不畅　情志不遂，常是本病易见之发病因素，由于惊恐、郁忧、紧张所致，盖"恐伤肾""思伤脾"，脾肾阳虚，水失布敷而致津不上奉而渴饮，水浇无度而溺频；且肝气郁结既可横逆乘脾，水失健运，敷布失衡，又可郁而化火，心火亢盛，火热炽盛，不仅上灼胃津，下耗肾液，致心脾精血暗耗；且肝之疏泄失度，累及肾之闭藏失司，则火炎于上，而津泄于下，上燥下消之病随之而起，发为尿崩。

4. 跌仆外伤　主要见于颅脑受伤，或开颅手术者。盖脑为髓之海，髓海受创则肾精受损，肾阳亦衰，不能固摄，尿崩作矣。颅脑外伤或手术后导致的尿崩症常呈三相性，即外伤或手术后往往几小时内即出现症状。治疗此类尿崩症，切不可为短期疗效所迷惑，而需长期观察。

5. 客邪所侵　尿崩症由外邪所致者，主要是湿、热二邪。湿邪所侵者可见于大雨淋湿之患者，其湿邪内蕴，阻遏气机，脾阳不振，运化无权，水液输布失常，精血生化之源日竭，致使肾失所养，开阖失司则水流下泄；湿郁化热，升腾上乘，肺阴被灼，宣降失司，治节失调，阴津耗伤则烦渴引饮。热邪外侵而致病者，其热灼伤阴，肾阴不足，尤其是温热病后，损伤脏腑功能，遂成消渴。

二、西医病因及发病机制

（一）病因和分类

引起尿崩症的病因较多，一般分为原发性尿崩症、继发性尿崩症及遗传性尿崩症三种，临床上按发病部位可分为中枢性尿崩症（CDI）及肾性尿崩症（NDI）两大类。

1. 中枢性尿崩症

（1）获得性（继发性）中枢性尿崩症　任何病变破坏下丘脑正中隆突（漏斗部）以上部位，即可引起永久性尿崩症。若病变在正中隆突以下的垂体柄至神经垂体，可引起暂时性尿崩症。

（2）先天发育异常　如先天性畸形、脑中线发育不良、全前脑、家族性垂体发育不良、视神经发育不良等。

（3）颅脑外伤、下丘脑–垂体手术或头颅放疗等脑底部创伤和下丘脑–垂体区神经外科介入是引起中枢性尿崩症的常见原因。

（4）肿瘤　AVP神经元在下丘脑的分布除视上核和室旁核外，还广泛分布于下丘脑。约

50% 患者为下丘脑 – 神经垂体部位的肿瘤，包括各种原发的、转移的或血液的肿瘤，可由颅咽管瘤、松果体瘤、第三脑室肿瘤、转移性肿瘤、白血病等引起。小儿最常见的为颅咽管瘤，患儿往往先出现尿崩症，多年后才表现肿瘤症状。因此对于那些特发性尿崩症或不易解释的尿崩症患儿，必须高度警惕，定期做头颅影像学检查。

（5）朗格汉斯组织细胞增多症和淋巴细胞垂体炎 是导致尿崩症最常见的浸润性疾病。另外脑部感染性疾病（脑膜炎、结核、梅毒和弓形虫病）引起的中枢性尿崩症常为暂时性。

（6）遗传性中枢性尿崩症 少数中枢性尿崩症有家族史，呈常染色体显性遗传或常染色体隐性遗传，主要由于加压素基因突变影响 AVP 与受体的结合，或 cAMP 产生或转录调节障碍，引起神经元退行性变和细胞死亡。Wolfram 综合征可表现为尿崩症、糖尿病、视神经萎缩、耳聋，亦由加压素缺乏引起，迄今尚未确定其突变基因。

（7）特发性中枢性尿崩症 约占 30%，临床找不到任何病因，为选择性 AVP 不足，没有家族史，部分患者尸检时发现下丘脑视上核与室旁核神经细胞明显减少或几乎消失，这种退行性病变的原因未明，近年有报道患者血中存在下丘脑室旁核神经核团抗体。在特发性中枢性尿崩症患者中有 1/3 可发现自身免疫性 AVP 神经元的抗体。

2. 肾性尿崩症

（1）获得性 NDI 获得性 NDI 比较常见，致病药物有锂、去甲金霉素、顺铂、氨基糖苷类抗生素、甲氧氟烷、两性霉素 B 及利福平等。

（2）遗传性（先天性）NDI 该病最先由 Mcllraith 于 1892 年报道。由于肾脏尿浓缩功能缺陷，临床表现为多尿和极度烦渴，并有生长发育迟缓。发病机制主要是 AVP2 受体的变异和水通道 2（AQP2）的变异。先天性 X 连锁 NDI 是一种家族性 X 连锁遗传性疾病，异常基因位于 X 染色体长臂 Xq28 部位，其肾小管对 AVP 不敏感，90% 的患者显示有 AVP2 受体基因（V2R）突变，而 V1 受体功能正常，大约 10% 是由于 AQP2 基因突变引起的常染色体隐性遗传。此外，极少数家族显示 AQP2 基因突变的常染色体显性遗传与 AQP2 基因编码过程突变相关。

（3）特发性 NDI 本型少见，有些散发病例可能是先天性的，未作基因检查。

（二）分子遗传学

肾脏对水的重吸收和排泄功能受 AVP 的调节，AVP 是调节人体水平衡最为重要的激素之一。人体 AVP 受体分为 V1R 及 V2R 两大类，V1R 主要分布在肾小球系膜细胞及血管，V2R 主要分布在髓袢升支粗段及集合管上皮细胞。AVPR2 基因序列包括 3 个外显子以及 3′ 端非翻译序列，编码一个含有 371 个氨基酸的蛋白质。V2R 属于 G 蛋白连接的受体家族，由被交替的细胞外和细胞内区域连接起来的 7 个疏水的跨膜 α 螺旋构成。突变不影响蛋白质的合成，但显著降低了 AVP 受体与 Gs 蛋白的耦联。目前发现超过 155 个 V2R 基因突变可引起 NDI，主要机制是：①突变导致 mRNA 的合成受阻，使受体蛋白的合成减少；②在蛋白翻译过程中合成了异常蛋白质；③突变影响了激素与受体的结合；④突变干扰了细胞膜上受体蛋白与 Gs 蛋白的耦联。

三、临床表现

尿崩症临床特征多为多尿、夜尿增多、烦渴多饮和低渗透压尿；男性较女性多见，自生后数月到少年时期任何年龄均可发病，多见于儿童期，年长儿多突然发病，也可渐进性发病。

1. 多尿或遗尿 这常是最早发现的症状。排尿次数及尿量增多，夜尿显著，24小时尿量可多达 5~10L，甚者可达 40L/d 者。尿比重多在 1.001~1.005，尿渗透压 < 300mmol/L，血钠增高，血浆渗透压增高，出现轻度或重度脱水、精神不振等。部分患者症状较轻，24小时尿量仅为 2.5~5L，如限制饮水，尿比重可超过 1.010，尿渗透压可超过血浆渗透压，达 290~600mmol/L，称为部分性尿崩症。除了因频繁饮水、小便次数多影响生活质量外，多数患者可正常生活、学习工作，部分患者可因血容量不足表现为皮肤干燥、心悸、汗液及唾液减少，伴便秘、乏力、头痛、焦虑、失眠、烦躁、记忆力下降等，严重者可有电解质紊乱及视力下降，部分患者体型偏瘦。

2. 烦渴、多饮 由于低渗性多尿，血浆渗透压轻度升高，因而兴奋口渴中枢，患者因烦渴而大量饮水，喜冷饮。当尿崩症合并腺垂体功能不全时，尿崩症症状反而会减轻，糖皮质激素替代治疗后症状再现或加重。

3. 其他

（1）遗传性 NDI 大多数遗传性肾性尿崩症患者在出生后 1 周内出现明显的多尿及脱水现象，家族性的多在出生后 1 年逐渐出现多尿，多数在出生后 2.5 年内被诊断。由于口渴中枢发育不全，可出现脱水和高钠血症（血钠多 > 142mmol/L），成年后症状或可减轻，60% 在出生后的第一年内有严重的脱水、口渴、多饮、多尿、高热、食欲不振、呕吐、生长缓慢等症状。长期多饮多尿可导致生长障碍、肾盂积水、输尿管扩张，甚至出现肾功能不全。颅内肿瘤引起继发性尿崩症，除尿崩症外可有颅内压增高表现，如头痛、呕吐、视力障碍等。NDI 多为男性，有家族史，发病年龄较早。

（2）中枢性尿崩 成人中枢性尿崩通常起病急，在几天内就出现明显的多尿症状，成人获得性尿崩及原发性烦渴多起病缓慢。可伴有垂体前叶功能低下或下丘脑功能异常表现，当伴有肾上腺皮质功能减退或甲减时，多尿症状减轻，但经激素替代治疗后，症状可恢复，外伤所致可伴有头痛、视力下降以及其他中枢神经系统受损表现。

四、实验室及其他检查

1. 禁水试验 正常人禁水后尿量明显减少，尿比重超过 1.020，尿渗透压超过 800mmol/L，不出现明显失水。尿崩症患者禁水后尿量仍多，尿比重一般不超过 1.010，尿渗透压不超过血浆渗透压。本法简易可行，对诊断尿崩症有一定帮助。但禁水后尿最大浓缩能力除受 AVP 影响外，还取决于肾髓质高渗状态，因此仅根据禁水后能达到的最大尿比重或渗透压来诊断尿崩症并不可靠。

2. 禁水 - 加压素试验 试验开始前排空膀胱，测体重、心率、血压、血钠、血浆渗透压、尿比重、尿渗透压。一般从清晨早餐后开始，开始后禁止任何液体摄入，每小时测量

1 次尿量、尿比重、尿渗透压及生命体征，在限水 4 小时后及以后每 2 小时测量 1 次血钠及血渗透压，直到试验结束。如若出现：①尿比重＞1.020，尿渗透压＞600mmol/L（提示 ADH的分泌及作用正常）；②血浆渗透压升高但尿渗透压连续 2~3 次无明显变化（尿渗透压变化＜10%）；③血浆渗透压＞295 或 300mmol/L，或血钠＞145mmol/L；④患者体重下降＞5% 或出现脱水征象，以上任何一项则可结束限水试验。当患者连续 2~3 次尿渗透压变化＜10% 或血浆渗透压＞195mmol/L 或血钠＞145mmol/L 时，皮下注射水剂加压素 5U（加压素试验），注射后患者可饮水和进食，在注射后 2 小时结束试验，其间每半小时监测1 次尿量及尿渗透压的变化。结果判定：正常人禁水后体重、血压及血浆渗透压变化不大（＜295mmol/L），尿渗透压可大于 800mmol/L，注射加压素后，尿渗透压升高不超过 9%，精神性烦渴者与正常人相似；完全性尿崩症者，血浆渗透压峰值大于 300mmol/L，尿渗透压低于血渗透压，注射加压素后尿渗透压升高超过 50%；部分性尿崩症者血浆渗透压峰值不高于300mmol/L，尿渗透压可稍超过血浆渗透压，注射后尿渗透压升高 9%~50%；NDI 患者在注射加压素后无反应。本试验应在严密观察下进行，若患者在禁水后体重下降超过 5%，或出现血压明显下降、烦躁等，应立即停止试验，并及时补充水分。

3. 血浆精氨酸加压素测定 正常人血浆 AVP 为 2.3~7.4pmol/L，禁水后可明显升高。但本病患者则不能达正常水平，禁水后也不增加或增加不多。

4. 高渗盐水试验 在诊断尿崩症时很少使用这一试验，需要证明 AVP 释放的渗透压阈值改变时可用此试验。

5. 血浆 AVP 测定 部分性精神性烦渴患者因长期多尿，肾髓质因洗脱引起渗透梯度降低，影响肾脏对内源性 AVP 的反应性，故不易与部分性 NDI 相鉴别，此时做禁水试验同时测定血浆 AVP、血浆及尿渗透压有助于鉴别诊断。

五、诊断与鉴别诊断

（一）诊断

尿崩症的诊断标准为：①尿量多，一般每天 4000~10000ml；②低渗尿，尿渗透压＜血浆渗透压，一般低于 200mmol/L，尿比重多在 1.005~1.003 以下；③禁水试验不能使尿渗透压和尿比重增加；④ADH 或去氨加压素治疗有明显效果。对于临床上以多尿就诊的患者，要准确记录其 24 小时尿量，若大于 3000ml，排除其他原因如渗透性利尿、原发性口渴导致的多尿外，可根据其临床特征以及血浆、尿渗透压水平进行诊断及鉴别诊断，必要时可行禁水－加压素试验及血尿 AVP 测定。

（二）鉴别诊断

1. 中枢性尿崩症、NDI 及精神性烦渴 当血浆渗透压＞295mmol/L，而尿渗透压＜300mmol/L时，留取尿标本，然后注射 AVP 0.1~0.15U/kg，收集注射后 30、60、120 分钟的尿标本测渗透压。若其中最高值大于基础值的 1.5 倍则为中枢性尿崩症，而为基础值的 1~1.5 倍则为肾性尿崩症。若血浆渗透压＜295mmol/L，则需作禁水试验。当尿渗透压达到"高台"水平，即每小时留 1 次尿标本，连续 3 次尿渗透压变化＜30mmol/L 或体重下降＞5% 为禁水终点，禁水后血浆渗透压＞295mmol/L，而尿渗透压小于血浆渗透压，则可除外精神性烦渴，然后注射 AVP，以鉴别中枢性尿崩症和肾性尿崩症。如果在禁水后，尿液部分浓缩，尿渗透压大于血浆渗透压，则难以鉴别原发性烦渴、中枢性部分性尿崩症、肾性部分性尿崩症。这时必须测定血 AVP 以鉴别。若在禁水后血浆渗透压＜295mmol/L，则需作高渗盐水试验，同时重复测定血 AVP。

2. 精神性烦渴、多尿症 多见于婴幼儿，由于被动喂水和液体食物过多引起多尿，或因肾小管浓缩功能尚未健全，需较多水分来排泄体内代谢产物。禁水试验后尿量减少，尿比重上升。

3. 糖尿病 糖尿病亦可出现多饮、多尿，但其血糖升高及糖耐量异常可与本病鉴别。

4. 血管加压素不适当分泌综合征 可因输入低张液过多所致，也可发生于颅内病变如脑膜炎、脑肿瘤、头部创伤等，肾重吸收水过多引起水潴留，体液容量过大，导致水中毒、低钠血症、血浆渗透压降低，同时排出高渗性尿和尿钠增多，患儿肾功能正常。主要临床表现为中枢神经系统症状，如呕吐、头痛等。

六、治疗

（一）中医治疗

1. 常见证型辨证治疗

（1）肺肾阴虚证

症见：口渴多饮，尿频繁多，纳差，口干舌燥，眩晕，乏力，失眠，腰膝酸痛，便干、舌红苔黄干，脉细数。

治宜：滋阴清热，生津止渴。

方药：沙参麦冬汤加减。沙参、天花粉、玉竹、麦冬、生甘草、生扁豆养阴生津，冬桑叶清养肺胃。便秘者在沙参麦冬汤的基础上加火麻仁、郁李仁，潮热者加银柴胡、鳖甲。燥热为主则用白虎汤加人参汤加减（《金匮要略》）：知母、石膏清热泻火，甘草、粳米、人参益气生津。

（2）脾肾阳虚证

症见：烦渴多饮，或喜热饮，饮不解渴，尿色清长，小便频多，尤以夜尿为甚，影响睡眠，形体消瘦，神疲乏力，气短懒言，食欲不振，纳少便溏，形寒怯冷，面容萎黄或淡白无华，性欲减退。舌质淡，或见腻苔，舌质淡红或见暗紫，脉沉细，尺脉尤弱。

治宜：健脾补肾，温阳化气。

方药：鹿茸丸加减。便溏者加党参、白术、薏苡仁；腹胀者加山楂、麦芽。

（3）气阴两虚证

症见：口渴多饮，饮不解渴，尿频繁多，口干咽燥，心烦不寐，头晕气短，语气低怯，乏力消瘦，舌红，少苔无津，脉细数。

治宜：益气敛阴，健脾固摄。

方药：生脉散加减。人参、麦冬合用，则益气养阴之功益彰。五味子酸温，敛肺止汗，生津止渴，为佐药。三药合用，一补一润一敛，益气养阴，生津止渴。尿频者加枸杞子、桑螵蛸；口渴者加石斛、益智仁。

（4）阴阳两虚证

症见：口渴引饮，尿频尿多，饮后即欲登圊，呈饮一溲一，面色黧黑，咽干舌燥，手足心热，心悸失眠，纳谷少思，间或呕恶，腰酸肢软，记忆力减退。舌淡苔干，脉沉弦细。

治宜：补益阴阳，益气固涩。

方药：金匮肾气丸加减。方中附子、肉桂、熟地黄、山药、山茱萸温阳暖肾、补肾益精。泽泻、牡丹皮、茯苓以泻助补。腰酸遗精者加牡蛎、芡实、金樱子；夜寐欠安者加夜交藤、合欢花。

2. 常用经验方及临床体会

（1）专方治疗

①麦门冬汤加减

组成：黄芩 15g，知母 10g，芦根 40g，麦冬 15g，花粉 20g，沙参 20g，竹叶 10g，葛根 15g，乌梅 10g。

用法：每日 1 剂，水煎，分 2 次服。

疗效：治疗 7 例，服 3~6 剂后，饮水、尿量减半，尿比重增高，服 9~18 剂后痊愈。

②止渴缩泉汤

组成：生地黄 20g，玄参 15g。麦冬 15g，石斛 20g，天花粉 12g，乌梅 9g，山萸肉 12g。山药 9g，乌药 9g，益智仁 9g，覆盆子 9g。

用法：每日 1 剂，水煎服。

疗效：治疗尿崩症多例，每收良效。

（2）食疗调养 可用制首乌 120g，淮山药 60g，黑芝麻 120g，红枣 120g，黑枣 120g，黑毛小母鸡 1 只，合众药，以小火炖 8~12 小时，分多次服用，可于 2~3 天内服完，每周 1 剂。

（3）以益气养阴为治疗原则 中药以益气养阴为主，结合相关病变脏腑辨证论治，常以金匮肾气丸、六味地黄丸为基础方。临证加减法：肺胃燥热明显者合白虎汤、竹叶石膏汤加减；脾气虚者合四君子汤加减；肝肾阴虚者合一贯煎加减；肾阳虚者合右归饮、真武汤、保元汤加减，脾阳虚者合大小建中汤加减；挟痰者合二陈汤加减；挟瘀者合桃红四物汤加减。长期大量临床观察证明，中西医联合不仅能迅速、有效缓解临床症状，而且患者激素的使用剂量和减量速度、疾病的好转率明显优于单纯西医治疗者。

（二）西医治疗

尿崩症的治疗目的是减少夜尿次数以保证充足的睡眠时间，适当调整白天排尿的次数以免影响正常的生活，同时注意维持血钠水平的稳定，如有可治疗的病因应积极去除病因。

轻度的尿崩症患者长期适应后，只需要及时喝水，对生活无明显影响，但长期多尿可导致肾损害而致肾性尿崩，故当每天尿量＞4000ml 时，都应积极治疗。对于 NDI 无特效治疗药物，主要治疗方法为保证液体摄入量和适当限制钠盐，以保证血容量和血钠在正常范围，并注意补充足够的营养和热量。早期治疗可减轻对生长和智力发育的影响。

1. 右旋精氨酸血管加压素（DDAVP） 为首选药物，人工合成的精氨酸加压素类似物，目前有口服片、注射液、鼻喷剂、滴鼻剂四种剂型，剂量应个体化，口服剂型（0.1mg/ 片）起始量睡前服 0.05mg（半片），以后根据尿量（2000~3000ml/d 为宜）逐渐增加药物剂量，维持剂量多在 0.1~0.8mg/d，分 2~3 次服用。用药期间密切监测血钠水平，避免过量导致低钠血症及水中毒，另外可能出现短暂的头痛、恶心、胃痛、鼻出血等不良反应。

2. 其他药物　氯磺丙脲、氯贝丁酯、卡马西平、氢氯噻嗪、非甾体类抗炎药等。

3. 术后用药　神经外科术后的急性中枢性尿崩症需持续服用水性加压素。在多数情况下，每天摄入的液体总量需控制在 1L/（m²·24h）。常见的静脉加压素制剂给药剂量为 1.5mU/（kg·h）。有时在下丘脑手术后，需要用高浓度加压素来控制急性尿崩症，但血药浓度不要大于 1000pg/ml，以免引起皮肤坏死、横纹肌溶解、心律失常等。

七、预后与转归

尿崩常因多尿失水而导致液脱，甚至可致死亡。由轻度损伤及感染引起的尿崩症可完全恢复。肿瘤等病因不能根治者较不易完全治愈。原发性尿崩症一般属永久性，须坚持服药治疗。

八、难点与对策

尿崩症的治疗强调个体化的综合管理，传统治疗手段包括合理的低盐饮食、合理饮水、定时排尿和传统药物治疗等。近年来从传统治疗手段到新型药物治疗策略取得了一定的研究进展，针对不同类型尿崩症的治疗策略有所不同，大部分新型药物治疗策略的价值及疗效尚待进一步评估。研究表明基因治疗可能是彻底治愈先天性肾性尿崩症的潜在手段。

第七节　性早熟

性早熟（sexual precocity）定义为女孩 8 岁前、男孩 9 岁前出现第二性征发育，或女孩 10 岁前月经来潮，即任何一个性征出现的年龄早于正常人群平均年龄 2 个标准差。随着物质生活、营养条件和文化水平的提高，近年儿童性发育年龄出现提前趋势，该病的发病率也有逐年增高的趋势，上海地区性早熟的发病率约为 1000/10 万，在浙江沿海地区的调查结果为 0.38%，其中女性性早熟患病率高达 0.67%。

性早熟按下丘脑－垂体－性腺轴（HPGA）功能是否提前启动分为中枢性性早熟（GnRH 依赖性、真性、完全性性早熟）、外周性性早熟（非 GnRH 依赖性、假性性早熟）和不完全性性早熟（部分性性早熟）。不完全性性早熟包括单纯性乳房早发育（premature thelarche）、肾上腺功能早现（premature adrenarche）、单纯性阴毛早现（premature pubarehe）和单纯性早初潮（premature menarche）。性早熟的性征与真实性别一致者称为同性性早熟，不一致者为异性性早熟。女性性早熟发病率是男性性早熟的 5~10 倍。由于性早熟使患儿生长发育加快，骨骺过早闭合，影响患儿最终身高，月经初潮提前，而智力和心理尚未发育成熟，造成患儿行为异常和心理负担，因此本病的早期诊断和及时治疗极为重要。

古代中医医籍并无"性早熟"病名记载，但对男女青春期发育的正常生理特征进行了描述，《素问·上古天真论》曰："女子七岁，肾气盛，齿更发长；二七而天癸至，任脉通，太冲脉盛，月事以时下，故有子…""丈夫八岁，肾气实，发长齿更；二八，肾气盛，天癸至，精气溢泻，阴阳和，故能有子…"。根据临床表现，女性性早熟部分可归属于中医的"乳病""月经先期""白带早现"范畴，男性性早熟可归属于中医的"阳强"范畴。宋代陈自明《妇人良方大全》6 次提出"阳太过则先期而至"指出月经早至的原因是"阳太过"。《景岳全书·妇人规》曰"凡血热者，多有先期而至，然必察其阴气之虚实"，说明阴虚火旺、实热证均可导致月经先期而至。《程杏轩医案》载一女孩白带早现医案，提出夜服地黄丸、早服参苓白术散。20 世纪 70 年代末现代首次报道用中医中药治疗本病。

一、中医病因病机

中医学认为，儿童性早熟的病因主要与先天禀赋不足以及后天失于调养有关。大多医家对性早熟的病机趋于统一认识，内在因素是肾阴不足、肝气郁结、冲任失调和脾虚痰凝，触发天癸早至；与肾、肝、脾三脏功能的失调有密切的关系。

1. 肾阴亏虚，相火妄动　儿童为"稚阴稚阳"之体，且"肾常不足"，易虚易实，易发生阴阳失衡、阴虚火旺、阴虚阳充的病理倾向，如若饮食滋腻，伤阴动火，或外界激素摄入等，极易致阴阳失衡，肾阴不足以制阳，相火偏允，阴虚火旺，则月经、性征提前。

2. 肝失疏泄，郁而化火　小儿"肝常有余"，精神或疾病、饮食等一些因素，常可导致小儿肝气郁结，郁而化火；又因肝肾同源，肾主闭藏，肝主疏泄，若肾阴不足，水不涵木，则易出现肝失疏泄之证。灼津为液，下注则为白带，上结于乳则为痰核。引动相火致血海浮动，天癸早至。又因肝经循阴部抵少腹，布两胁，肝疏调气机的功能是否正常也对乳房有重要影响。

3. 脾失健运，痰湿内生　脾作为后天之本，化生水谷精微，为化生之源。小儿"脾常虚"，形气未充，脾胃运化功能尚未健全，"脾为生痰之源"，如若进食不当，脾失健运，水湿停蓄，久化为痰，痰郁化火；或肝气乘脾，痰上结于乳房，则为乳核，下注则为白带。

二、西医病因和临床表现

正常青春期发育过程受下丘脑－垂体－性腺轴（HPGA）的调控，下丘脑分泌促性腺激素释放激素（GnRH）刺激垂体分泌 FSH 和 LH，FSH 和 LH 刺激卵巢分泌雌激素和孕激素、睾丸分泌雄激素，促进第二性征和生殖器官的发育。任何引起雌、雄激素升高的原因均可能导致性早熟。

（一）中枢性性早熟

中枢性性早熟（central precocious puberty，CPP）患者的下丘脑－垂体－性腺轴之间关系正常，但过早被激发，促性腺激素过早分泌导致内、外生殖器发育和第二性征提前出现，并进行性发展至生殖系统成熟。男孩往往首先表现为促性腺激素刺激所致的睾丸对称性容积增大（≥4ml），阴毛、腋毛生长，阴囊皮肤皱褶增加、色素加深，阴茎生长，阴茎勃起增多，甚至有精子生成。女性首先表现为生长加速，乳房发育，阴毛生长、小阴唇增大（外生殖器的改变），腋毛生长，阴道分泌物增多，月经来潮。大部分女孩和半数男孩的性早熟是中枢性性早熟。

1. 特发性中枢性性早熟 特发性中枢性性早熟（ICPP）占整个性早熟的 70%~80%，以女孩多见，女：男为（5~10）：1。在女性患者中，ICPP 占女孩 CPP 的 80% 以上。患者没有器质性病变，可能是大脑皮质活动的节律紊乱所致，约有半数患者脑电图表现异常，说明可能为尚未被认识的脑部病变所引起。除极少数患者可能为常染色体显性和 X- 连锁隐性遗传外，大部分没有家族史。患者性发育顺序与正常青春期相似，但进程更快，与雌二醇刺激 GH 和 IGF-1 升高有关。血浆中促性腺激素和性激素浓度升高达到正常青春期水平，但也有 30% 左右在青春期前水平。GnRH 兴奋试验大多数为正常青春期反应，LH 峰值 /FSH 峰值 > 1。

2. 中枢神经系统疾病所致性早熟 中枢神经系统疾病所致性早熟在男性患者中多见，占男性中枢性性早熟患者的三分之二以上。正常儿童的中枢神经系统存在抑制 GnRH 生成及分泌的神经通路，中枢神经系统病变破坏了这种抑制或直接刺激下丘脑促性腺活动的脑细胞，使下丘脑提前释放 GnRH，青春期提前发动，患者常伴有尿崩症、脑积水和视神经萎缩。常见的病因有下丘脑后部及第三脑室附近的肿瘤（如松果体瘤、颅咽管瘤、星形细胞瘤、胶质瘤等）、感染（结核性肉芽肿、脑炎、脑脓肿等）、结节病、头部外伤和小剂量颅部放射治疗等。

某些中枢神经系统的肿瘤，如灰结节错构瘤，本身就具有分泌 GnRH 的功能，从而直接导致性早熟。松果体瘤、畸胎瘤也可分泌具有促性腺激素的活性物质，松果体瘤还可因为褪黑素减少而导致性早熟。

（二）外周性性早熟

外周性性早熟（peripheral precocious puberty，PPP）患者下丘脑 - 垂体 - 性腺轴并未真正启动，垂体促性腺激素释放不增加，虽然因体内性激素增加而出现性早熟的症状或体征，但其第二性征发育顺序与正常青春期发育不一致，性腺也未成熟，无生精或排卵，男孩睾丸不增大，若一侧睾丸无痛性增大则提示有肿瘤的可能。异性性早熟的女孩有阴蒂肥大，多毛，男孩则乳房发育。

1. 非垂体源性促性腺激素过多所致性早熟 很多肿瘤可以分泌多种促性腺激素样肽类物质，从而引起性早熟，如肝细胞癌、绒毛膜上皮细胞癌或畸胎瘤等。医源性给予过多的绒毛膜促性腺激素使睾丸间质细胞分泌过多的雄激素，从而也可导致性早熟。这些病因并不能形成像正常垂体那样规律性、有比例地释放促性腺激素，因此一般不能形成完善的生精或排卵功能。

2. 内源性性激素过多所致性早熟 肾上腺皮质肿瘤是男孩最常见的引起假性性早熟的病因。其他病因还有男性睾丸间质细胞肿瘤或增生，女性卵巢颗粒细胞肿瘤或增生，先天性肾上腺皮质增生症引起去氢表雄酮和雄烯二酮分泌过多。

3. 外源性性激素过多所致性早熟 以雌激素引起者多见。儿童误服避孕药、较长期服用含有蜂王浆、花粉、鸡胚、蚕蛹或动物初乳等的食品或外用含有雌激素的物品。哺乳期妇女服用雌激素可通过乳汁进入婴儿体内，若剂量过大则可引起婴儿假性性早熟。

4. 其他 幼年甲状腺功能低下和多发性骨纤维发育不良症（McCune-Albright 综合征）可伴有性早熟表现。前者多数表现为生长迟缓、青春期延迟，但偶尔表现为性早熟，外生殖器提前发育、皮肤色素沉着，部分女性患儿可有月经初潮和溢乳，但是身材矮小、无青春期的生长加速，骨龄往往落后于实际年龄。原因在于升高的 TSH 的 α 亚基与 FSH、LH 的 α 亚基具有同源性，因此 TSH 可作用于性腺受体导致性激素分泌增多。后者系 Gs 蛋白 α 亚基的基因发生点突变，造成 GTP 酶活性显著降低，引起腺苷酸环化酶持续激活，导致 cAMP 增多，从而诱发激素反应细胞的增殖及功能亢进，表现为一个或多个内分泌腺自主性功能亢进、多发性骨纤维发育不良和皮肤咖啡色色斑三联征，其性早熟是由于卵巢自主活化，出现自主性囊状卵泡，卵巢黄体化的滤泡囊肿自主产生过多的雌激素所致。

（三）部分性征早熟

患者仅有单个的第二性征出现，没有真正的性发育和性成熟，病变往往呈自限性。

1. 乳房早现　患者在 8 岁以前出现乳房发育，持续时间长短不一，多为双侧，但无乳头及其他性征发育，无生长加速、骨龄提前的表现。发生原因可能是青春期前雌激素一过性分泌增加，或乳房组织对雌激素的敏感性升高。

2. 阴毛早现　女性患者为男性患者的 3 倍。患者过早出现腋毛、阴毛，并持续存在，但没有其他性征发育。患儿去氢表雄酮、硫酸去氢表雄酮、雄烯二酮、睾酮及尿 17- 酮类固醇可升高，促性腺激素不高，对 GnRH 反应似青春期前，骨龄和身高可略高于实际年龄，但是无青春期的生长加速、骨的过度成熟，发生机制可能与肾上腺皮质功能提早发育或性毛的毛囊对去氢表雄酮敏感性升高有关。

三、诊断与鉴别诊断

性早熟的诊断步骤包括：①确定存在提早出现的第二性征发育；②判断性早熟属于中枢性还是外周性；③寻找病因，判断有无治疗指征。

性早熟的诊断要点如下。

1. 仔细询问病史，了解患儿有无与含有性激素的食物、化妆品及药物接触史。

2. 详细的全身体格检查，测定患儿身高、骨龄及睾丸大小等。

3. 检测血清碱性磷酸酶和 Ⅲ 型前胶原的氨基末端前肽（P Ⅲ NP），反映骨骼生长发育状态；检测血清 IGF-1，其与特发性性早熟的发育阶段及睾酮和雌二醇浓度密切相关。

4. B 超或 CT 检查肾上腺及性腺的形态。中枢性性早熟时，因为下丘脑－垂体－性腺轴已激活，下丘脑分泌的促性腺激素释放激素以及垂体分泌的 FSH、LH 增多，促进卵巢、睾丸的成熟发育。B 超检查男孩睾丸容积≥ 4ml（睾丸容积＝长 × 宽 × 厚 ×0.71）或睾丸长径＞ 2.5cm，女孩子宫长度 3.4~4.0cm，卵巢容积 1~3ml（卵巢容积＝长 × 宽 × 厚 ×0.5233），并可见多个直径≥ 4mm 的卵泡，提示青春期发育。外周性性早熟是内、外源性性激素直接作用于靶器官，并无性腺的发育成熟，所以卵巢纵横径及容积无显著性改变或仅轻度增大，但是子宫较正常同龄儿明显增大。

5. 血浆促性腺激素、性激素、免疫反应性人绒毛膜促性腺激素（HCG）的检测。

HCG 水平的升高提示有可能存在分泌 HCG 的肿瘤。女性异性性发育患者血清睾酮升高表明卵巢来源的雄激素过多，去氢表雄酮升高说明是肾上腺来源的雄激素过多。

中枢性性早熟时促性腺激素水平增高，LH 较 FSH 更具有临床意义，LH 3.1~5.0IU/L（免疫化学发光法）可作为初筛的标准，LH ≥ 5.0IU/L 则可确定性腺轴启动，无需进行 GnRH 激发试验。但需要注意的是 LH 是以脉冲方式分泌，因此意义有限，需要多次测定才能作出正确判断。

GnRH 兴奋试验可以判断下丘脑 – 垂体 – 性腺轴是否已经启动，是诊断中枢性性早熟的重要依据。激发试验应用的药物为 GnRH，因为 GnRH 类似物（GnRHa）的激发作用比天然 GnRH 强数十倍，半衰期更长（天然 GnRH 不到 15 分钟），峰值在 60~120 分钟出现，所以一般不推荐在常规诊断中使用。GnRH 2.5μg/kg（最大剂量 100μg）皮下或静脉注射，于注射的 0、30 分钟、60 分钟和 90 分钟测定血清 LH 和 FSH 水平。LH 峰值 ≥ 5.0IU/L 且 LH 峰值 /FSH 峰值 > 0.6，提示青春期启动，可诊断中枢性性早熟。单纯性乳房早现者，经 GnRH 激发后 FSH 明显升高，但 LH 升高不明显，LH/FSH 比值低下。

6. 有明确的神经系统症状或怀疑中枢性性早熟时，应进行头颅 MRI 或 CT 检查。只有在排除了中枢神经系统器质性病变后，才能将中枢性性早熟诊断为特发性性早熟。但要警惕有些早期的颅内病变，可以首先表现为性早熟，而尚无神经系统表现。

四、治疗

中医对于外周性性早熟症状的改善比西医具有更确切疗效，而中枢性性早熟一旦诊断及时西医干预，更具治疗价值。根据不同的病情，或中医或西医，或二者合用，以达最大治疗效益。

（一）中医治疗

1. 临床辨证思路 本病与五脏均密切相关：肾藏先天之精，主生殖，肾中精气盛衰决定并影响性器官的发育及生殖能力的成熟；心主血，主神志；肝藏血，主疏泄，肝气调畅，肝血充盈，女子月经应时来潮；脾主运化水谷之精微，为气血生化之源，使冲任血脉充足，与生殖也密切相关；肺肾金水相生，为母子之脏，与生殖功能也有间接关系。儿童性早熟虽然与五脏密切相关，但尤以肝脾肾为最。故治疗应以肝脾肾为主，兼顾五脏。

2. 常见证型辨证治疗

（1）阴虚火旺证

症见：乳房、睾丸发育，月经来潮，兼见消瘦、五心烦热、咽干口燥、夜寐不安、潮热盗汗、大便秘结，舌质红、少苔、脉细数。

治宜：滋阴降火。

方药：大补阴煎、知柏地黄丸等加减。常用药物知母、黄柏、生地黄、牡丹皮、泽泻、茯苓、山茱萸、山药、女贞子。加减：阴虚明显者，加玄参、龟甲、天冬；盗汗者，加五味子、浮小麦；五心烦热、潮热者，加地骨皮、青蒿、莲子心；君相火旺、心烦不宁者，加黄连、酸枣仁、百合、栀子；月经来潮者，加墨旱莲、仙鹤草、白茅根；伴口苦、心烦等肝火旺者，选加栀子、夏枯草、龙胆草等。

（2）肝郁化火证

症见：乳房隆起，阴茎勃起等早熟症状，兼见烦躁易怒或情绪抑郁、胸胁胀痛、胸闷、善太息、口苦咽干、小便短赤，舌质红、苔黄、脉弦。

治宜：疏肝泻火。

方药：龙胆泻肝汤、丹栀逍遥散、柴胡舒肝散等加减。常用药物如生地黄、黄柏、牡丹皮、栀子、泽泻、茯苓、柴胡、当归、龙胆草、夏枯草、白芍、甘草等。加减：乳房胀痛者，加香附、郁金、青皮；带下黄臭者，加黄柏、椿皮；热证甚者，加黄连；便秘者，加决明子、火麻仁；肺中积热，面部痤疮者，加金银花、桑白皮、大黄、黄芩。

（3）痰湿壅盛证

症见：乳房胀满有硬结，月经来潮，白带多，睾丸发育、可有阴茎勃起，兼见形体偏胖、倦怠乏力、肢体困重、口中黏腻、痰多易咳、时腹痛便溏，舌质红、苔腻、脉滑。

治宜：燥湿化痰。

方药：二陈汤加减。常用药物如法半夏、陈皮、茯苓、泽泻、枳壳、苍术、栀子、黄芩、薏苡仁等。加减：乳房硬结、触痛明显者，可加橘核、浙贝母、麦芽、山慈菇、皂角刺、夏枯草；阴道分泌物多者，加椿皮、芡实；外阴瘙痒者，加地肤子、白鲜皮、椿皮。

（二）西医治疗

性早熟是一种多因素引起的临床综合征，因此应针对病因和性早熟进行治疗。

1. 中枢性性早熟　对继发性 CPP，应同时积极治疗原发病。中枢神经系统疾病所致性早熟，肿瘤引起者尽早手术，颅内肿瘤不能手术者可给予放射治疗，如鞍区肿瘤特别是出现神经系统症状的肿瘤多需手术，但非进行性损害的颅内肿瘤或先天异常，如下丘脑错构瘤或蛛网膜囊肿是发育异常，如无颅压增高或其他中枢神经系统表现者不需手术，仍按 ICPP 药物治疗方案治疗。特发性性早熟应该尽早治疗，以抑制性征发育、防止最终身高过低以及可能伴有的情感障碍，同时进行必要的性教育以防止过早发生性行为。药物有减少垂体促性腺激素的分泌或阻断外周性激素的作用，常用的治疗药物有以下三类。

（1）GnRH 类似物（GnRHa）　与天然的 GnRH 相比，GnRHa 第 6 位的 L- 甘氨酸被其他 D- 氨基酸所替代，使其半衰期延长，生物活性大为增强。GnRHa 的作用具有高度特异性，它与垂体促性腺激素细胞的相应受体结合后，有一短暂的刺激促性腺激素释放的阶段（"点火效应"），表现为 1~3 天的 LH 和 FSH 升高，然后是 7~14 天的性激素升高。但随后的长时间持续作用，使受体发生降调节，出现内源性 GnRH 作用脱逸，垂体促性腺激素细胞对内源性 GnRH 去敏感，导致垂体性腺轴活动显著受抑，LH 和 FSH 合成及分泌受阻而使性腺活动受抑，性腺缩小，性激素明显降低，从而延缓骨龄增长和骨骺融合，增加患儿成年后的身高，6 岁以下患者使用效果更好。目前有曲普瑞林、亮丙瑞林、布舍瑞林、戈舍瑞林和组氨瑞林等几种药物，国内以亮丙瑞林（抑那通）、曲普瑞林（达必佳、达菲林）最为常用。

GnRHa 是治疗 CPP 的一线药物，但是并非所有 CPP 患儿均需要 GnRHa 治疗。治疗指征：①骨龄大于年龄 2 岁或以上，且女孩骨龄 ≤ 11.5 岁，男孩骨龄 ≤ 12.5 岁者；②预测成年身高：女孩 < 150cm，男孩 < 160cm，或骨龄身高<身高－ 2SD（按正常人群参照值或遗传靶身高判断）；③患儿骨骼成熟和第二性征发育加速显著，骨龄增长 / 年龄增长＞1。

治疗方案：首剂 80~100μg/kg，最大量 3.75mg，此后每 4 周注射 1 次，已有初潮者首剂后 2 周强化 1 次。体重 ≥ 30kg 者，曲普瑞林每 4 周肌注 3~3.75mg。维持剂量应当个体化，根据性腺轴功能抑制情况而定（包括性征、性激素水平和骨龄进展），男孩剂量可偏大，腺轴功能抑制不满意者可酌情缩短注射间隔时间或者增加剂量。

治疗监测：治疗有效的指标包括生长速率正常或下降，乳腺组织回缩或未继续增大，男孩睾丸容积减小或未继续增大，骨龄进展延缓，下丘脑–垂体–性腺轴处于受抑制状态。阴毛出现或进展通常代表肾上腺功能初现，不代表性腺受抑状况，因此并不一定意味治疗失败。治疗过程中，应每3个月监测性发育情况、生长速率、身高，每半年监测1次骨龄，监测任意或激发后的激素水平以评估性腺轴抑制情况。因为GnRHa会使垂体分泌生长激素的峰值明显降低，从而导致其身高增长的速度减慢，如生长速度过慢，每年<4cm，则应在不影响性腺抑制疗效的前提下适当减量，年龄<6岁剂量可减半。目前不建议常规联合使用基因重组人生长激素（rhGH）治疗，对预测成人身高严重受损者可考虑应用rhGH，但需密切监测。

疗程：GnRHa的治疗方案是个体化的，所以停药应综合考虑身高需求、依从性、生活质量以及性发育与同龄人同期发育的需求。以改善成年身高为目的者治疗一般宜持续2年以上，由于骨骼发育至青春期完成，所以一般持续至骨龄12~13岁（女孩12岁，男孩13岁）。

药物副作用少见，GnRHa治疗过程中偶尔出现皮疹、潮红、头痛，但通常短暂轻微，不影响治疗，长期治疗安全性良好。10%~15%的患儿可出现局部反应，过敏反应非常罕见。部分患儿首次应用GnRHa治疗3~7天后可出现少量阴道出血，与GnRHa的"点火效应"导致短暂雌激素水平增高有关，大多持续数天至十余天会自行停止，后续注射仍有阴道出血可能与下丘脑–垂体–性腺轴功能抑制不良有关，但同时应重新评估诊断是否正确，注意排除肿瘤等疾病。关于CPP女孩GnRHa治疗后高雄激素及PCOS的发生，文献报道不一，而最新大样本横向研究显示CPP患者的高雄激素状态与是否经过GnRHa治疗无关，未经治疗的CPP患者成年后更易出现高雄激素引起的症状，如痤疮、多毛，伴有不规则月经等。

（2）孕激素　通过对下丘脑的负反馈作用，孕激素可反馈抑制的活性，减少垂体促性腺激素的释放，从而缓解第二性征的发展。但是此类药物并不能阻止骨骼生长过速和骨骺过早闭合，所以不能改善最终身高。

环丙孕酮（赛普龙）为17–羟孕酮衍生物，除了能反馈抑制垂体释放促性腺激素外还能抗雄性激素，故也适用于男性性早熟，剂量每日70~150mg/m^{2}体表面积，分两次服用。该药具有抑制ACTH分泌，降低皮质醇作用，副作用有疲乏等。

（3）酮康唑　影响类固醇17~20裂解酶，从而干扰睾酮生成，故可用于治疗男性特发性性早熟GnRHa治疗无效者。每天200~600mg，分2~3次服用。

此外，GnRH拮抗剂（GnRH antagonists）直接作用于垂体的GnRH受体，因不具有"点火效应"，且停药后对性腺轴的抑制作用可很快恢复，具有较好的应用前景，目前仍在开发研究中。

2. 外周性性早熟　针对病因相应采取不同的措施。误服或外用含有性激素物品者停止使用含外源性性激素物品，先天性肾上腺皮质增生症引起的性早熟可用糖皮质激素治疗，肿瘤所致性早熟患者应尽早手术或者放射治疗。

药物方面，外周性性早熟是非GnRH依赖性的，所以GnRHa治疗无效，可以酌情选用甲羟孕酮、睾酮内酯、螺内酯（安体舒通）、酮康唑等。甲羟孕酮可抑制睾丸或卵巢的性激素合成，使患者生长速度和骨成熟减慢。睾酮内酯是芳香化酶抑制剂，从而阻断睾酮转化为雌激素，可用于 McCune-Albright 综合征的治疗。酮康唑可有效抑制类固醇激素产生过程中多个环节，从而减少性激素产生。螺内酯可抑制卵巢和肾上腺合成雄激素，抑制 5-α 还原酶活性，降低睾酮、双氢睾酮、雄烯二酮水平。

3. 部分性征早熟　不需要药物治疗。主要进行心理治疗，对患儿及其父母给予解释，以解除精神压力。

五、预后与转归

针对性早熟病因治疗后一般预后良好，未经治疗的性早熟通常会导致患儿身材矮小，也会带来严重的情绪和行为问题，在很大程度上对患儿的身体及心理健康产生影响。

六、难点与对策

性早熟的发生与小儿体质特点关系密切，患儿本身体质的偏颇使得对相应的病邪有明显的易感性。阴虚内热的偏颇体质易出现阴虚火旺型，脾虚肝旺体质的小儿常见肝郁化火型。经常食用含激素类的食品、自觉课业负担重以及有熬夜或睡觉不关灯的习惯是 CPP 发病比较重要的 3 个因素。因此对易感、亚健康患儿，应当倡导健康的生活方式、科学的饮食习惯及正确的思想教育，以防止性早熟的发生。性早熟患儿常因与同龄人异样的身材而产生自卑、恐惧、焦虑、紧张、害羞、好奇等心理，严重影响生活和学习。临床医生在实施药物治疗的同时，还应积极关注性早熟患儿的心理状态，采取措施帮助其建立正确的自我评价，加强宣传性教育知识，帮助他们建立对青春期的正确认知。另一方面，也应该同样重视性早熟的后期调理，使偏颇体质及亚健康状态得到纠正，防止可能的复发甚至进展。

第八节　高泌乳素血症

高泌乳素血症（hyperprolactinemia，HPRL）指各种原因引起外周血清泌乳素水平持续高于正常值的状态，是年轻女性常见的下丘脑－垂体轴内分泌紊乱。不同检测人群高泌乳素血症的发生率不尽相同。在未经选择的正常人群中，约 0.4% 有 HPRL；在计划生育门诊人群中，HPRL 的发生率为 5%。在单纯性闭经患者中，约 15% 存在 HPRL。而在闭经伴有溢乳的患者中，HPRL 达 70%。15% 的无排卵妇女同时有 HPRL，43% 无排卵伴有溢乳者存在 HPRL。3%~10% 无排卵的多囊卵巢综合征患者有 HPRL。垂体腺瘤占所有颅内肿瘤的 10%~15%。泌乳素瘤是最常见的垂体功能性腺瘤，约占全部垂体腺瘤的 45%，是临床上病理性 HPRL 最常见的原因。泌乳素瘤多为良性肿瘤，依照肿瘤大小可分为微腺瘤（≤ 10mm）和大腺瘤（> 10mm）。总体来说，泌乳素瘤的年发病率为（6~10）/10000，患病率为（60~100）/10000。最新研究表明，泌乳素瘤的患病率可能远不止此，应在此基础上增加 3~5 倍。

高泌乳素血症在中医中并无特定病名，现代根据其主要临床症状，分别归属于"闭经""不孕""溢乳""月经不调"等范畴可以借鉴相关的中医药治疗经验。

一、中医病因病机

1. 饮食不节，脾胃损伤 中医认为乳房属胃，乳头属肝，月经乳汁均为气血所化生。明代医家薛立斋曰："血者，水谷之精气也，和调于五脏，洒陈于六腑，在男子则化为精，在妇人则上为乳汁下为月水。"脾为后天之本，脾生血，肾精化血，而妇女以血为木，气血充足，肾精旺盛，下注于胞宫则形成月经，哺乳期则充于乳房形成乳汁。《女科经纶》引程若水："妇人经水与乳，俱由脾胃所生。"如脾胃素虚，或饮食不节伤脾，气虚摄纳无权，则乳汁自溢而难控，脾胃虚则气血生化乏源，导致冲任血海空虚，而成闭经。

2. 情志不畅，肝气郁滞 叶天士认为"女子以肝为先天"；朱丹溪曰："主闭藏者，肾也，司疏泄者，肝也"；傅青主曰："肝气不开，则精不能泄"；肾与肝，一藏一泄，共同协调女子生殖功能。肝藏血、主疏泄，有调节血量、疏畅气机的作用，肝血充盛，肝气调达，心情舒畅，方能月经正常并具备生育能力，如肝不藏血或肝失疏泄，致使冲任血少或气血不畅，可造成月经失调或不孕。若情志不畅，肝失疏泄，影响肝脏藏血的功能，不能起到疏泄作用，而形成闭经，气血横逆上行为溢乳。

3. 先天不足，肾气亏虚 肾藏精，主生长与生殖，在机体的整个生命活动中起着主导作用，决定着人的生长衰老的全过程。肾－冲任－胞宫之间的平衡是维护正常月经及生殖生育的重要环节，《素问·上古天真论》云："女子七岁，肾气盛……二七而天癸至，任脉通，太冲脉盛，月事以时下。"《傅青主女科》云："经水出诸肾"上述理论认为月经周期性的建立主要是肾－天癸－冲任－胞宫之间机制的建立与平衡，与现代医学的下丘脑－垂体－卵巢－子宫生殖轴相一致。"肾为先天之本"故肾虚则不能使"天癸至"冲任失调而致闭经、不孕等。如《医学正传》云："月经全错，故责之于肾；同时肝藏血，主疏泻，肾水施伐，肾水既乏，则经血日以干枯"，肾为癸水，肝为乙木，而乙癸同源，肾阴亏损而肝失濡养，失其疏达之职，则郁而阻滞，经血不能下达而经闭乳溢，故高泌乳素血症的病因之一是肾虚。

二、西医病因及发病机制

HPRL 原因可归纳为生理性、病理性、药理性和特发性 4 类。

1. 生理性 HPRL 很多生理因素会影响血清泌乳素水平，血清泌乳素水平在不同的生理时期有所改变，甚至是每天每小时都会有所变化。许多日常活动，如体力运动、精神创伤、低血糖、夜间、睡眠、进食、应激刺激、性交以及各种生理现象，如卵泡晚期和黄体期、妊娠、哺乳、产褥期、乳头受到刺激、新生儿期等，均可导致泌乳素水平暂时性升高，但升高幅度不会太大，持续时间不会太长，也不会引起有关病理症状。

2. 病理性 HPRL 常见的导致 HPRL 的病理原因有：①下丘脑 PIF 不足或下达至垂体的通路受阻，常见于下丘脑或垂体柄病变，如颅底脑膜炎、结核、梅毒、放线菌病、颅咽管瘤、类肉瘤样病、神经胶质细胞瘤、空泡蝶鞍综合征、外伤、手术、动－静脉畸形、帕金森病、精神创伤等；②原发性和（或）继发性甲状腺功能减退，如假性甲状旁腺功能减退、桥本甲状腺炎；③自主性高功能的泌乳素分泌细胞单克隆株，见于垂体泌乳素瘤、GH 腺瘤、ACTH 腺瘤等以及异位泌乳素分泌（如未分化支气管肺癌、肾上腺样瘤、胚胎癌、子宫内膜异位症等）；④传入神经刺激增强可加强 PRF 作用，见于各类胸壁炎症性疾病如乳头炎、皲裂、胸壁外伤、带状疱疹、结核、创伤性及肿瘤性疾病等；⑤慢性肾功能衰竭时，泌乳素在肾脏降解异常；或肝硬化，肝性脑病时，假神经递质形成，拮抗 PIF 作用；⑥妇产科手术：如人工流产、引产、死胎、子宫切除术、输卵管结扎术、卵巢切除术等。

3. 药理性 HPRL　许多药物可引起 HPRL，这些药物大多数是由于拮抗下丘脑泌乳素释放抑制因子或增强兴奋泌乳素释放因子而引起的，少数药物可能对泌乳素细胞也有直接影响。常见的可能引起泌乳素水平升高的药物包括：①多巴胺耗竭剂：甲基多巴、利血平；②多巴胺转化抑制剂：阿片肽、吗啡、可卡因等麻醉药；③多巴胺重吸收拮抗剂：诺米芬辛；④二苯氮类衍生物：苯妥因、安定等；⑤组胺和组胺 H1、H2 受体拮抗剂：5- 羟色胺、苯丙胺类、致幻药、西咪替丁等；⑥单胺氧化酶抑制剂：苯乙肼等；⑦血管紧张素转换酶抑制剂：依那普利等。⑧激素类药物：雌激素、口服避孕药、抗雄激素类药物，促甲状腺激素释放激素等；⑨中草药（尤其是具有安神、止惊作用的中草药）：六味地黄丸、安宫牛黄丸等；⑩其他：异烟肼、达那唑等。

4. 特发性 HPRL　此类患者与妊娠、服药、垂体肿瘤或其他器质性病变无关，多因患者的下丘脑－垂体功能紊乱，从而导致 PRL 分泌增高。发病可能与 PRL 存在异型结构有关。

三、临床表现

1. 性腺功能异常

（1）女性　月经改变和不孕不育，溢乳，体重增加。长期 HPRL 可因雌激素水平过低导致进行性的骨痛、骨密度减低、骨质疏松。少数患者可出现多毛、脂溢及痤疮，这些患者可能伴有多囊卵巢综合征等其他异常。

（2）男性　男性勃起功能障碍、性欲减退、男性不育、第二性征减退。

2. 肿瘤局部压迫症状　泌乳素瘤是病理性 HPRL。肿瘤占位的临床表现包括：头痛、视力下降、视野缺损和其他颅神经压迫症状、癫痫发作、脑积液鼻漏等。15%~20% 患者存在垂体腺瘤内自发出血，少数患者发生急性垂体卒中，表现为突发剧烈头痛、呕吐、视力下降、动眼神经麻痹等神经系统症状，甚至蛛网膜下腔出血、昏迷等危象。

3. 骨质疏松　长期 HPRL 可以引起骨质疏松症。有时可为首诊症状。男性患者在纠正 HPRL 及性腺功能恢复正常后，桡骨干骨密度增加而椎骨骨密度无明显改变；PRL 水平正常而性腺功能未能恢复者骨密度不增加。

四、实验室及其他检查

1. 基础 PRL 测定　血 PRL 基础浓度一般小于 20μg/L。血清标本抽取时间并无严格限制，一般只要不在睡醒前高峰分泌时间即可，也无需禁食。为排除脉冲分泌或静脉穿刺的影响，应多次重复采取血样。最好的方法是留置静脉导管，患者休息 2 小时后采血，多次抽取标本，每次间隔时间约 20 分钟，共约 6 次左右取其平均值（消除脉冲式分泌的影响）。

2. TRH 兴奋试验　在基础状态下，静注人工合成的 TRH 200~400μg（用 0.9% 氯化钠溶液 2ml 稀释），于注射前 30、0 分钟及注射后 15、30、60、120 及 180 分钟分别抽血测血清 PRL。正常人及非泌乳素瘤的 HPRL 患者峰值多出现在注射后 30 分钟，峰值 / 基值大于 2。泌乳素瘤者峰值延迟，峰值 / 基值 < 1.5。

3. 氯丙嗪（或甲氧氯普胺）兴奋试验　基础状态下肌注或口服氯丙嗪 30mg 或甲氧氯普胺（胃复安）10mg，分别于给药前 30 及 0 分钟，给药后 60、90、120 及 180 分钟抽取血标本测 PRL。正常人及非泌乳素瘤性 HPRL 患者的峰值在 1~2 小时，峰值 / 基值大于 3。泌乳素瘤无明显峰值出现或峰值延迟，但峰值 / 基值 < 1.5。

4. 左旋多巴抑制试验　基础状态下口服左旋多巴 0.5g，分别于服药前 30 及 0 分钟，服药后 60、120、180 分钟、6 小时抽血标本测 PRL。正常人服药后 1~3 小时 PRL 水平抑制到 4μg/L 以下或抑制率大于 50%。泌乳素瘤所致高泌乳素则不被抑制。

5. 溴隐亭抑制试验　服药当天早 8 点（空腹）抽血测 PRL 水平，夜间 10~11 点口服溴隐亭 2.5mg，次晨 8 点（空腹）再抽取血标本测 PRL 水平。抑制率大于 50% 者支持非肿瘤性 HPRL 诊断；抑制率小于 50% 者符合垂体肿瘤性 HPRL。正常人的抑制率也大于 50%。

6. 其他激素测定　临床怀疑泌乳素瘤引起 HPRL 者除测定 PRL 外，还应检测 LH、FSH、TSH、α- 亚基、GH、ACTH、睾酮及雌激素。泌乳素瘤长期 HPRL 导致 LH、FSH 下降，睾酮或雌激素水平降低。有些混合性腺瘤（以合并 GH 分泌增多最常见）除 PRL 增高外，尚有其他腺垂体激素增多。大的泌乳素瘤可压迫周围腺垂体组织引起一种或几种腺垂体激素分泌减少。

7. 蝶鞍区 CT 及 MRI　MRI 及高分辨率 CT（冠状位多薄层矢状重建扫描）可发现直径小至 3mm 的微小腺瘤。CT 和 MRI 各有其优缺点，但 MRI 在诊断下丘脑垂体疾病尤其是垂体肿瘤时优于 CT。这主要是因为 MRI 可以更好地观察垂体瘤内部结构及其与周围组织的关系，了解病变是否侵犯视交叉，颈静脉窦，蝶窦以及侵犯程度，对纤细的垂体柄是否断裂或被占位病灶压迫等细微变化的观察效果也优于 CT。

五、诊断与鉴别诊断

（一）诊断

HPRL 的诊断包括明确是否存在 HPRL 和确定 HPRL 的病因。

1. HPRL 的确诊　HPRL 常见临床表现以及血泌乳素异常升高。泌乳素水平显著高于正常者 1 次检查即可确定，当泌乳素测定结果在正常上限 3 倍以下时至少检测 2 次，以确定有无 HPRL。

2. HPRL 的病因诊断

（1）病史采集　需要针对性地从 HPRL 的生理性、病理性和药理性原因这 3 方面了解患者相关的病史。应询问患者的月经史、分娩史、手术史和既往病史，有无服用相关药物史，采血时有无应激状态。

（2）实验室检查　包括妊娠试验、垂体及其靶腺功能、肾功能和肝功能等，根据病史选择进行。

（3）影像学检查　经上述检查，证实为轻度 HPRL 而未找到明确病因或血泌乳素＞4.55nmol/L 均应行鞍区影像学检查（MRI 或 CT），以排除或确定是否存在压迫垂体柄或分泌泌乳索的颅内肿瘤及空蝶鞍综合征等。

（二）鉴别诊断

1. 病理性 HPRL　病理性 HPRL 多见于下丘脑－垂体疾病，以泌乳素瘤最为多见。除泌乳素瘤（或含有泌乳素瘤的混合瘤）外，其他下丘脑－垂体肿瘤、浸润性或炎症性疾病、结节病、肉芽肿以及外伤、放射性损伤等均是由于下丘脑多巴胺生成障碍或阻断垂体门脉血流致使多巴胺等 PRL 释放抑制因子（PIF）不能到达腺垂体所致。由于 PRL 释放因子（PRF）增多引起 HPRL 的情况见于原发性甲减、应激刺激和神经源性刺激。慢性肾功能衰竭患者由于肾小球滤过清除 PRL 障碍而导致 HPRL。肝硬化患者由于雌激素和 PRL 在肝脏的灭活障碍致血 PRL 升高。某些风湿性疾病如系统性红斑狼疮（SLE）、干燥综合征、系统性硬化症也可出现 HPRL，但与疾病的活动性和血清学异常无相关性，自身免疫性疾病伴 HPRL 的原因不明。HPRL 可伴或不伴溢乳。

2. 药理性 HPRL　能引起 HPRL 的药物众多，包括多巴胺受体拮抗剂、含雌激素的口服避孕药、某些抗高血压药、阿片制剂及 H_2 受体阻滞剂（如西咪替丁）等。其中多巴胺受体拮抗剂是一些具有安定、镇静或镇吐作用以及抗抑郁、抗精神病类药物。在常用剂量时血 PRL 一般不超过 100μg/L，口服多潘立酮 5~7 天后所致 HPRL 水平在 35~70μg/L，偶可明显升高，被误诊为泌乳素瘤。由于氯丙嗪和甲氧氯普胺（胃复安）的作用最强，25mg 氯丙嗪可使正常人血清 PRL 水平增加 5~7 倍，故常用于 PRL 的动态试验以协助泌乳素瘤的诊断。

3. 特发性 HPRL　特发性 HPRL 必须先排除药理性、病理性、生理性 HPRL 后才能确立诊断。CT 或 MRI 无异常发现，一般血清 PRL 仅轻度升高（多小于 100μg/L）。少数患者以后可演变为泌乳素瘤。用溴隐亭治疗可预防泌乳素瘤的形成，且应定期随诊。

4. 垂体非泌乳素瘤　血 PRL 一般小于 200μg/L，MRI 或 CT 检查可发现腺垂体内有占位病变，向鞍上扩展压迫垂体柄使 PIF 不能到达腺垂体。腺垂体激素检测发现除 PRL 增高外，还有另一种激素增高（无功能腺瘤则无），但其他腺垂体激素多减少。用溴隐亭治疗后，PRL 降至正常，但垂体瘤的大小很少变化。临床及病理诊断均被误诊为泌乳素瘤。溴隐亭治疗可明显降低其 PRL 水平，但肿瘤无缩小，神经压迫症状反而加重。

六、治疗

西医对 HPRL 的治疗有一定的副作用，限制了其临床应用。中西医结合治疗 HPRL 已证明有效，应成为将来颇有发展前景的治疗方法。中药可以整体调节机体的内分泌功能。中西医结合，不但可以起到协同作用，提高疗效，同时还可以克服西药引起的副作用。

（一）中医治疗

1. 常见证型辨证治疗

（1）肾阳虚证

症见：月经后期，或月经量少，或闭经、不孕、腰骶酸痛，性欲减退，或有溢乳，舌淡暗，苔白，脉沉细尺弱。

治宜：温补肾阳。

方药：金匮肾气丸、桂附理中丸等加减。药用牛膝、桂枝、附子、肉桂、巴戟天、熟地黄、车前子、泽泻、菟丝子、鹿角胶、淫羊藿等，诸药合用，温肾壮阳。

（2）肾阴虚证

症见：月经后期，或月经量少，或闭经、不孕、五心烦热、腰膝酸软、舌红，少苔或无苔，脉细数。

治宜：益肾养阴。

方药：左归丸、二至丸、一贯煎、归肾丸、养精种玉汤等加减。药用熟地黄、山药、山萸肉、菟丝子、枸杞子、桑椹子、女贞子、旱莲草等补益肝肾；白芍、当归、牛膝、山楂等养血调经，诸药合用，具有补益肝肾，调补冲任之效。

（3）肝郁气滞证

症见：月经后期，或月经量少，或闭经、不孕、经前乳房胀痛，或有溢乳舌淡、苔薄白、脉弦。

治宜：疏肝理气。

方药：逍遥散、柴胡疏肝散、百灵调肝汤、开郁种玉汤等加减。柴胡、香附、白芍、川楝子、青皮、麦芽等疏肝解郁，当归、牛膝、山楂等活血调经，诸药合用具有疏肝解郁，调经助孕之效。若肝郁化热，心烦易怒，口渴咽干，宜用丹栀逍遥散加减以清肝泄热。

（4）痰湿蕴结证

症见：月经后期，或月经量少，或闭经、不孕、面色白，形体肥胖，或有溢乳、舌质淡、苔白腻、脉缓滑。

治宜：健脾燥湿，理气调经。

方药：苍附导痰丸、启宫丸、二陈汤、异功散、平胃散等加减。药用党参、黄芪、山药、茯苓、神曲、麦芽、香附等健脾理气；苍术、陈皮、半夏、天南星、石菖蒲等燥湿化痰，诸药合用，具有健脾燥湿，理气调经之效。

（5）脾气虚弱证

症见：月经后期，或月经量少，或闭经，不孕，口淡乏味，面色淡黄，或有溢乳，舌质淡胖，苔薄白，脉缓弱。

治宜：补气健脾。

方药：四君子汤、参苓白术散等加减。药用白术、苍术、茯苓、人参、黄芪、扁豆、薏苡仁、山药等益气健脾除湿。

2. 常用经验方及临床体会

（1）经方、名方　赵晓莉等采用祛痰排浊法治疗肥胖不孕的高泌乳素血症患者，选方为叶天士苍附导痰丸合逍遥散加减。阳不足者，加补肾之品，可与右归丸合用，补火生土，脾健运，水湿痰浊易化。伍朝霞采用清肝滋肾汤（基本方：生地黄、生白芍、当归、郁金、柴胡、八月扎、鸡血藤、淫羊藿、土鳖虫、川牛膝、菟丝子、生麦芽等）治疗，肝肾阴虚者加枸杞子、山茱萸，脾胃虚弱者加黄芪、党参，痰湿阻滞者加法半夏、陈皮。

（2）单方、验方 夏凤玲等采用回乳调经颗粒（方药组成：白芍、炒麦芽、沙参、山茱萸、女贞子、墨旱莲、川楝子、芡实、煅牡蛎、五味子、怀牛膝、甘草）治疗高泌乳素血症。孙炳玉予麦柴四物汤佐治肝郁型高泌乳素血症不孕症排卵的疗效。滕秀香用柴松岩辨证治疗高泌乳素血症经验为清解毒热、调理气机，选择走上、走两胁药物治疗；泌乳治在阳明，若有阳明病变，常以全瓜蒌调理；泌乳以"通"法为治，化瘀行滞，给邪以出路；擅用引经药，常以葛根、桔梗、川芎引经，载药上行。

（3）推拿治疗 采用推拿手法治疗高泌乳素血症，以疏肝理气、补中祛瘀为治疗原则，辨证选穴以肝经、脾经、肾经穴为主，偏于肾阳虚者加肾俞、命门；偏于肾阴虚者加照海、太溪；偏于肝郁血瘀者加曲池、太冲、血海、合谷。

（二）西医治疗

HPRL的治疗目标是控制HPRL、恢复女性正常月经和排卵功能，或恢复男性性功能、减少乳汁分泌及改善其他症状（如头痛和视功能障碍等）。

在确定HPRL后，首先要决定是否需要治疗。垂体泌乳素大腺瘤及伴有闭经、泌乳、不孕不育、头痛、骨质疏松等表现的微腺瘤都需要治疗；仅有血泌乳素水平增高而无以上表现，可随诊观察。其次是决定治疗方案，选择哪种治疗方法。垂体泌乳素瘤不论是微腺瘤还是大腺瘤，都可以首选多巴胺激动剂治疗；由于微创技术的发展，手术治疗垂体泌乳素瘤，尤其是微腺瘤的疗效已经明显提高，对于某些药物疗效欠佳，不能耐受药物不良反应及拒绝接受药物治疗的患者可以作为首先治疗方案。

1. 药物治疗 多巴胺受体激动剂治疗适用于有月经紊乱、不孕不育、泌乳、骨质疏松以及头痛、视交叉或其他颅神经压迫症状的所有HPRL患者，包括垂体泌乳素瘤。常用的药物有溴隐亭（bromocriptine）、卡麦角林（cabergoline）、诺果宁（quinagolide）和喹高利特（quinagolide）。

溴隐亭是第一个在临床应用的多巴胺激动剂。为了减少药物不良反应（主要是恶心、呕吐、头晕、头痛、便秘，多数病例短期内消失），溴隐亭治疗从小剂量开始渐次增加，即从睡前1.25mg开始，递增到需要的治疗剂量，如果反应不大，可在几天内增加到治疗量。常用剂量为每天2.5~10mg，分2~3次服用，大多数病例每天5~7.5mg已显效，剂量的调整依据是血泌乳素水平。达到疗效并维持一段时间后可分次减量到维持量，通常每天1.25~2.5mg。溴隐亭可以使70%~90%的患者获得较好疗效，表现为血泌乳素降至正常、泌乳消失或减少、垂体腺瘤缩小、恢复规则月经和生育，在男性可恢复性欲和生精、纠正男性不育。

其他药物如卡麦角林和喹高利特是具有高度选择性的多巴胺D2受体激动剂，是溴隐亭的换代药物，抑制泌乳素的作用更强大且不良反应相对减少，作用时间更长。对溴隐亭抵抗（每天15mg溴隐亭效果不满意）或不耐受溴隐亭治疗的泌乳素瘤患者改用这些新型多巴胺激动剂仍有50%以上有效。喹高利特每天服用1次，75~300μg；卡麦角林每周只需服用1~2次，常用剂量0.5~2mg，患者依从性较溴隐亭更好。

2. 手术治疗　由于垂体的解剖位置以及在内分泌方面的重要作用，垂体腺瘤可以出现由于肿瘤压迫和下丘脑 – 垂体轴功能紊乱而导致的局部或全身各系统功能紊乱，治疗起来有一定的困难。手术的相对禁忌证绝大多数与全身状态差及脏器功能障碍相关。手术适应证：①药物治疗无效或效果欠佳者；②药物治疗反应较大不能耐受者；③巨大垂体腺瘤伴有明显视力视野障碍，药物治疗一段时间后无明显改善者；④侵袭性垂体腺瘤伴有脑脊液鼻漏者；⑤拒绝长期服用药物治疗者。⑥复发的垂体腺瘤。在药物治疗之前或之后均可以采用手术治疗。

3. 放射治疗　由于手术与药物治疗的发展，各种垂体腺瘤的放射治疗病例已愈来愈少。随着立体定向放射外科（X 刀、质子射线）的发展，文献中对部分选择性的泌乳素瘤患者采用立体定向放射治疗的报告日渐增多。综合文献报道，放射治疗主要适用于大的侵袭性肿瘤、术后残留或复发的肿瘤；药物治疗无效或不能耐受药物治疗副作用的患者；有手术禁忌或拒绝手术的患者以及部分不愿长期服药的患者。

七、预后与转归

高泌乳素血症的治疗应根据患者的症状、生育要求及对生殖健康的影响采取个体化治疗方案，一般预后良好。

八、难点与对策

高泌乳素血症成因复杂，是一种多病因、多因素影响的不孕疾病之一。现代医学治疗高泌乳素血症主要使用多巴胺受体激动剂，效果确切，但对患者依从性要求较高，停药后易反复，且只针对性降低泌乳素分泌，不能保证妊娠率及活产率。配合中医药治疗高泌乳素血症，既可降低垂体泌乳素分泌，又能显著提高妊娠率、活产率，效果甚佳，子代健康风险也有所降低。

第九节　神经性厌食症及神经性贪食症

神经性厌食（AN）是患者自己有意节食造成食欲减退，甚至厌食，使体重下降至明显低于正常标准为主要特征的进食障碍。常引起营养不良，代谢和内分泌障碍及躯体功能紊乱。病程数月至数年不等，多见于青少年女性，特别是 12~18 岁的青春前期或青春早期者，30 岁以后发病罕见。神经性厌食症患者开始不一定厌食，只是制造种种理由拒食，而导致营养不良造成机体功能下降。患者往往可出现严重贫血、水肿、心率慢、电解质异常、易感染等，进而威胁生命。在低于标准体重 65% 以下时，患者的死亡率高达 10%~15%，远高于某些急性传染病。严重患者可因极度营养不良而出现恶病质状态、机体衰竭从而危及生命，5%~15% 的患者最后死于心脏并发症、多器官功能衰竭、继发感染、自杀等。

神经性贪食是一种特征为反复发作和不可抗拒的摄食欲望及暴食行为的进食障碍，同时存在对于发胖的恐惧心理，常采取引吐、导泻、禁食等方法以消除暴食引起发胖的极端措施。可与神经性厌食交替出现，两者具有相似的病理心理机制，及性别、年龄分布。多数患者是神经性厌食的延续者，发病年龄较神经性厌食晚。本症并非神经系统器质性病变所致的暴食，也不是癫痫、精神分裂症等精神障碍继发的暴食。

神经性厌食属于中医之虚劳范畴，历代医籍对虚劳的论述甚多。《素问·通评虚实论》所说的"精气夺则虚"可视为虚证的提纲。而《素问·调经论》所谓"阳虚则外寒，阴虚则内热"，进一步说明虚证有阴虚、阳虚的区别，并指明阴虚、阳虚的主要特点。《难经·十四难》论述了"五损"的症状及转归。《金匮要略·血痹虚劳病脉证并治》首先提出了虚劳的病名。《诸病源候论·虚劳病诸候》对五劳、六极、七伤的具体内容作了说明。李东垣重视脾胃，长于甘温补中；朱丹溪重视肝肾，善用滋阴降火；张景岳对阴阳互根的理论作了深刻的阐发，在治疗肾、阴虚、肾阳虚的理论及方药方面有新的发展；李中梓《医宗必读》强调脾、肾在虚劳中的重要性；汪绮石《理虚元鉴》为虚劳专书。

一、中医病因病机

（一）神经性厌食

虚劳的病损部位主要在五脏，尤以脾肾两脏更为重要。基本病机为脏腑功能衰退，气血阴阳亏损，日久不复，病理性质主要为气、血、阴、阳的虚损。引起虚损的病因，往往首先导致某一脏气、血、阴、阳的亏损，而由于五脏相关，气血同源，阴阳互根，所以在虚劳的病变过程中常互相影响，一脏受病，累及他脏，气虚不能生血，血虚无以生气；气虚者，日久阳也渐衰；血虚者，日久阴也不足；阳损日久，累及于阴；阴虚日久，累及于阳，以致病势日渐发展，而病情趋于复杂。五脏气血阴阳的损伤，也各有不同的重点。一般来说，气虚以肺、脾为主，但病重者每可影响心、肾；血虚以心、肝为主，并与脾之化源不足有关；阴虚以肾、肝、肺为主，涉及心、胃；阳虚以脾、肾为主，重者每易影响到心。

导致虚劳的原因甚多，《理虚元鉴·虚证有六因》"有先天之因，有后天之因，有痘疹及病后之因，有外感之因，有境遇之因，有医药之因"。结合临床所见，引起虚劳的病因主要有以下五个方面。

1. 禀赋薄弱，素质不强　因父母体弱多病，年老体衰，孕育不足，胎中失养，或生后喂养不当，水谷精气不充，均可导致先天不足，体质薄弱，易于罹患疾病，并在病后易久虚不复，使脏腑气血阴阳亏虚日甚，而成为虚劳。

2. 烦劳过度，损伤五脏　烦劳过度，因劳致虚，日久成损，尤以劳神过度及恣情纵欲较为多见。忧郁思虑，积思不解，劳伤心神，易使心失所养，脾失健运，心脾损伤。而早婚多育，房室不节，频犯手淫等，易使肾精亏虚，肾气不足，久则阴阳亏损。

3. 饮食不节，损伤脾胃　暴饮暴食，饥饱不调，食有偏嗜，营养不良，饮酒过度等原因，均会导致脾胃损伤，不能化生水谷精微，气血来源不充，脏腑经络失于濡养，日久形成虚劳。

4. 大病久病，失于调理　大病，邪气过盛，脏气损伤，耗伤气血阴阳，正气短时难以恢复，加之病后失于调养，每易发展成劳。久病迁延失治，日久不愈，病情转变日深，损耗人体的气血阴阳，或产后失于调理，正虚难复，均可演变为虚劳。

5. 误治失治，损耗精气　由于诊断有误，或选用治法、药物不当，以致精气损伤，既延误治疗，又使阴精或阳气受损，从而导致虚劳。

（二）神经性贪食

古籍中早有类似的记载，根据其临床表现与中医的"食亦"多相类似。"食亦"乃中医之古病名，首见于《素问·气厥论篇第三十七》"大肠移热于胃，善食而瘦人，谓之食亦，胃移热于胆，亦曰食亦"，《类经》云："大肠移热于胃，燥热之气上行也，故善于消谷，阳明主肌肉而热烁之，则虽食亦病而瘦，所以谓之食亦……阳明胃热而移于胆，则木火合邪，不生脾土，故亦当善食而瘦"，《素问·注证发微》认为："胃为水谷之海，其气外养肌肉，今大肠之热移之，是传其生我者也，则胃火愈盛，食已如饥，故虽多食，而肌肉瘦瘠，又谓之食易。其亦当作易，盖饮食移易而过，不生肌肤也。胃移热于胆，是传其所胜我者，则胃病如故，而胆木生火，亦当善食而瘦也，亦名食易"。

二、西医病因及发病机制

（一）神经性厌食症

神经性厌食症的病因学复杂，为多因素疾病，涉及社会文化、心理学和生物学等多方面。主要决定因素为遗传、追求完美的人格特质及强迫、焦虑、抑郁症状、肥胖家族史，以及来自当代文化、家庭、同伴对外表的关注，由此导致患者对低体重的过度追求，对摄食过多极端恐惧。大部分学者倾向于将体重低于同年龄同体重人群平均水平的 85% 以下、闭经时间大于3 个月作为神经性厌食症的主要诊断依据。该病分为两型：①限制型：患者有厌食症状，无阵发性暴食或自我催吐、使用泻药或利尿剂清除行为。②暴食清除型：患者伴有阵发性暴食或清除行为，或二者兼有。

遗传因素在神经性厌食症的发病中起一定作用，这由家系研究和双生子研究证实，不过遗传方式和基因位点尚未确立。有关神经性厌食症的神经生物学已展开了深入研究，涉及的神经递质有 5- 羟色胺（5-HT）、去甲肾上腺素（NE）、多巴胺（DA）等，神经性厌食症还存在多种神经内分泌异常，多种激素或神经肽与食欲、饱感有关，并且不同激素或神经肽之间存在多种复杂的相互作用；对大多数的神经内分泌失调而言，它们是状态相关的，往往在临床恢复后亦恢复正常。脑影像学方面，有多项 CT 研究显示神经性厌食症患者在长期饥饿时有 CSF 间隙扩大（脑沟和脑室扩大），有一项研究发现体重增加后又恢复；功能影像研究发现神经性厌食症患者额叶和顶叶皮层代谢和灌注降低，并推测局部 5-HT 功能紊乱。过去，神经性厌食症常常被认为是与西欧和北美文化密切相关的疾病；但近年来随着全球化的发展，广告业飞速发展、饮食习惯发生改变、健身行业大量涌现以及妇女社会角色发生转变，有越来越多的证据表明许多非西方社会也均有神经性厌食症的患病可能。神经性厌食症患者病前可有一定的性格特征，如低自尊、完美主义、刻板固执、保守欠灵活、敏感多虑、严谨耿直、内向拘谨、胆怯退缩、多动好胜、自尊心强、自我中心、不合群、幼稚、好幻想、不能坚持己见、犹豫不决等，对成功或成就的要求非常高。临床资料证实，人际关系紧张，学习、生活遭受挫折，压力过大，新环境适应不良，家庭不和睦，家庭成员发生意外，重病或死亡，以及自身的意外事件导致精神情绪抑制因素与神经性厌食症有关。一些儿童平时偏食、挑食、好吃零食等不良饮食习惯，父母有过度关注子女饮食，反复唠叨，强迫进食，反而降低了儿童摄食中枢的兴奋性，也可进而发展为神经性厌食症。

（二）神经性贪食症

多数研究认为神经性贪食症的病因学心理社会因素为主、生物学因素为辅。心理社会因素包括：现代社会"瘦为美"的审美趋势和目标。患者往往过分关注自己的体形，特别害怕肥胖，以至于形成暴食－恐肥－关注－诱吐－暴食的恶性循环；应激事件也是原因之一。也有人提出可能有生物学基础，研究表型单卵孪生子中的同病率比双卵孪生子的同病率高；中枢神经系统中存在单胺类神经递质代谢异常及多巴胺能系统和内啡肽失调等。

三、临床表现

（一）神经性厌食症

1. 心理和行为障碍　主要包括追求病理性苗条和多种认知歪曲症状。患者为控制体重、保持苗条的体形而开始节食。常见的方法有限制进食，为限制每日热量，通常吃得很少；还有进食后抠吐或呕吐，进行过度体育锻炼，滥用泻药、减肥药等。神经性厌食症患者存在对自身体像认知歪曲，过度关注自己的体型和体重，尽管与多数人一样，甚至非常消瘦，仍坚持认为自己非常肥胖。患者对自身胃肠刺激、躯体感受的认知也表现出异常，否认饥饿，否认疲劳感；对自身的情绪状态如愤怒和压抑亦缺乏正确的认识。否认病情是该症的另一个显著特征，患者拒绝求医和治疗，常常由家属发现其消瘦、进食甚少、腹部不适、长期便秘、闭经等问题而带其到医院就诊。此外，神经性厌食症可伴有抑郁心境、情绪不稳定、社交退缩、易激惹、失眠、性兴趣减退或缺乏、强迫症状。还可表现为过分关注在公共场合进食，常有无能感，过度限制自己主动的情感表达。10%~20% 的患者承认有窃食行为；30%~50% 的患者有发作性贪食。

2. 生理障碍　AN 患者长期处于饥饿状态，能量摄入不足而产生营养不良，导致机体出现各种功能障碍，其营养不良导致的躯体并发症累及到全身各个系统。症状的严重程度与营养状况密切相关。常见症状有：畏寒，便秘，胃胀、恶心、呕吐、嗳气等胃肠道症状，疲乏无力，眩晕、晕厥，心慌、心悸、气短、胸痛、头昏眼花，停经（未口服避孕药）、性欲减低、不孕，睡眠质量下降、早醒。

（二）神经性贪食症

患者常常出现反复发作，一次进食大量食物，吃得又多又快，故称为暴食；多数人喜欢选择食用高热量的松软甜食，如蛋糕、巧克力等，并有不能控制的饮食感觉，自己明知不对却无法控制。患者往往过分关注自己的体重和体形，存在担心发胖的恐惧心理。在发作期间，为避免长胖、避免体重增加常反复采用不适当的代偿行为包括自我诱发呕吐、滥用泻药、间歇进食、使用厌食剂等。暴食与代偿行为一起出现，且长时间持续其结果可能会很危险。可能造成水电解质紊乱，常见的有低血钾、低血钠、代谢性碱中毒、代谢性酸中毒、心律失常、胃肠道损害等。有时其暴食障碍往往是从合理地常识减肥开始，患者全神贯注于减肥及继续将身体看作是"肥胖的"，对体像的认识歪曲，继之突发暴食，常伴有情绪低落。

四、诊断及鉴别诊断

（一）诊断

1. 神经性厌食症

（1）明显的体重减轻，比正常平均体重减轻 15% 以上，或者 Quetelet 体质量指数为 17.5 或更低，或在青春前期不能达到所期望的躯体增长标准，并有发育延迟或停止。

（2）患者故意造成体重减轻，至少有下列 1 项：①回避"导致发胖的食物"；②自我诱发呕吐；③自我引发排便；④过度运动；⑤服用厌食剂或利尿剂等。

（3）常可有病理性恐惧肥胖　异乎寻常地害怕发胖，患者给自己制订一个过低的体重界限，这个界值远远低于其病前医生认为是适度的或健康的体重。

（4）常可有下丘脑 – 垂体 – 性腺轴的广泛内分泌紊乱。女性表现为闭经（停经至少已 3 个连续月经周期，但妇女如用激素替代治疗可出现持续阴道出血，最常见的是用避孕药），男性表现为性兴趣丧失或性功能低下。

（5）症状至少已 3 个月。

（6）可有间歇发作的暴饮暴食。

（7）排除躯体疾病所致的体重减轻（如脑瘤、肠道疾病例如 Crohn 病或吸收不良综合征等）。正常体重期望值可用身高厘米数减 105，得正常平均体重公斤数；或用 Quetelet 体质量指数 = 体重千克数 / 身高米数的平方进行评估。

2. 神经性贪食
患者存在一种持续的难以控制的进食和渴求食物的优势观念，并且屈从于短时间内摄入大量食物的贪食发作。摄食后会因后悔而采用一些方式以防发胖。常有神经性厌食症既往史，两者间隔数月至数年不等。发作性暴食至少每周 2 次，持续 3 个月。

（二）鉴别诊断

1. 神经性厌食症

（1）躯体疾病　很多躯体疾病特别是慢性消耗性疾病，如大脑的肿瘤或癌症，可导致明显的体重减轻，应通过相关检查排除引起体重减轻的躯体疾病。神经性厌食症患者普遍存在内分泌紊乱，应通过相关检查排除原发内分泌系统疾病。

（2）抑郁症　抑郁症患者往往有食欲减退的特点，而神经性厌食症患者食欲正常并且会有饥饿感，只有在严重阶段患者才有食欲减退。在抑郁症，患者没有神经性厌食症患者强烈的肥胖恐惧或体像障碍。神经性厌食症中常见活动过度，是计划好的仪式性行为，对食谱和食物卡路里含量的先占观念，而抑郁症患者中并没有这些表现。

（3）躯体化障碍　神经性厌食症患者的体重涨落、呕吐和奇特的食物处理也可见于躯体化障碍的患者。通常，躯体化障碍患者的体重减轻不会像神经性厌食症患者那么严重，也不会像神经性厌食症患者常见的那样表达对超重的病态恐惧，闭经 3 个月以上在躯体化障碍患者中不常见。

（4）精神分裂症　在精神分裂症患者，有关食物的妄想很少涉及卡路里含量，患者常见的表现是确信食物被投毒了；患者也很少有对肥胖恐惧的先占观念，并且没有神经性厌食症患者常见的活动过度。

（5）神经性贪食症　神经性贪食症是以反复发作性暴食，并伴随防止体重增加的补偿性行为及对自身体重和体形过分关注为主要特征的一种进食障碍，患者体重正常或轻微超重，很少体重下降 15%。虽然神经性厌食症患者也可由间歇发作的暴饮暴食，但有体重明显减轻，比正常平均体重减轻 15% 以上，并导致闭经等内分泌紊乱。

2. 神经性贪食症　与神经系统器质性病变所致的暴食相鉴别，如间脑病变除贪食外，还可有嗜睡、体温调节障碍、水盐代谢紊乱或伴有精神症状。颞叶癫痫常有抽搐史及脑电图或 CT 的特殊改变，精神分裂症继发的暴食以精神病性症状为首发症状。与神经性厌食症的区别在于本病患者的体重常在正常范围内，及患者主动寻求帮助，愿意求治。

五、治疗

（一）中医治疗

1. 常见证型辨证治疗

（1）气虚　在气、血、阴、阳的亏虚中，气虚是临床最常见的一类，其中尤以肺、脾气虚为多见，而心、肾气虚亦不少。肝病而出现神疲乏力，食少便溏，舌质淡，脉弱等气虚症状时，多在治肝的基础上结合脾气亏虚论治。

①肺气虚证

症见：纳差，咳嗽无力，短气自汗，声音低怯，平素易感冒，面白，舌质淡，脉弱。

治宜：补益肺气。

方药：补肺汤。本方补益肺气，肃肺止咳，适用于肺气虚短气息促，咳嗽无力。人参、黄芪、沙参益气补肺；熟地黄、五味子、百合益肾敛肺。无咳嗽者可去桑白皮、紫菀；自汗较多者加牡蛎、麻黄根固表敛汗；若气阴两虚而当扶正祛邪。

②心气虚证

症见：纳差，心悸气短，神疲体倦，自汗，舌质淡，脉弱。

治宜：益气养心。

方药：七福饮。本方补益气血，宁心安神，适用于心气不足者。常用药：人参、白术、炙甘草益气养心；熟地黄、当归滋补阴血；酸枣仁、远志宁心安神；自汗多者可加黄芪、五味子益气固摄；饮食少思加砂仁、茯苓开胃健脾。

③脾气虚证

症见：纳差，食后胃脘不舒，倦怠乏力，大便溏薄，面色萎黄，舌淡，苔薄，脉弱。

治宜：健脾益气。

方药：加味四君子汤。本方益气健脾除湿，适用于脾气亏虚而夹湿者。常用药：人参、黄芪、白术、甘草益气健脾；茯苓、扁豆健脾除湿。胃失和降而兼见胃脘胀满，嗳气呕吐者，加陈皮、半夏和胃理气降逆；食少运迟而见脘腹胀满、嗳气、苔腻者，加神曲、麦芽、山楂、鸡内金消食健胃；气虚及阳，脾阳渐虚而兼见腹痛即泻，手足欠温者，加肉桂、炮姜温中散寒。若中气不足，气虚下陷，脘腹坠胀，气短，脱肛者，可改用补中益气汤补气升陷。

④肾气虚证

症见：纳差，神疲乏力，腰膝酸软，小便频数而清，白带清稀，舌质淡，脉弱。

治宜：益气补肾。

方药：大补元煎。本方补益肾气，适用于肾气不足之证。常用药：人参、山药、炙甘草益气固肾；杜仲、山茱萸温补肾气；熟地黄、枸杞子、当归补养精血。神疲乏力甚者，加黄芪益气；尿频较甚及小便失禁者，加菟丝子、五味子、益智仁补肾固摄；脾失健运而兼见大便溏薄者，去熟地黄、当归，加肉豆蔻、补骨脂温补固涩。

（2）血虚

①心血虚证

症见：纳差，心悸怔忡，健忘，失眠，多梦，面色不华，舌质淡，脉细。

治宜：养血宁心。

方药：养心汤。本方益气生血，养心安神，适用于心血虚证。常用药：人参、黄芪、茯苓、五味子、甘草益气生血；当归、川芎、柏子仁、酸枣仁、远志养血宁心；肉桂、半夏曲温中健脾，以助气血之生化。失眠、多梦较甚，可加合欢花、夜交藤养心安神。脾血虚常与心血虚同时并见，故临床常称心脾血虚。除前述的养心汤外，归脾汤为补脾与养心并进，益气与养血相融之剂，具有补益心脾、益气摄血的功能，是治疗心脾血虚的常用方剂。

②肝血虚证

症见：纳差，头晕目眩，胁痛，肢体麻木，筋脉拘急，妇女月经不调甚则闭经，面色不华，舌质淡，脉弦细或细涩。

治宜：补血调血。

方药：四物汤加减。本方补血调血，加味后适用于肝血虚证。常用药：熟地黄、当归补血养肝；芍药、川芎和营调血；黄芪、党参、白术补气生血。血虚甚者，加制首乌、枸杞子、鸡血藤增强补血养肝的作用；胁痛，加丝瓜络、郁金、香附理气通络；目失所养，视物模糊，加楮实子、枸杞子、决明子养肝明目。若干血瘀结，新血不生，羸瘦，腹满，腹部触有症块，硬痛拒按，肌肤甲错，状如鱼鳞，妇女经闭，两目黯黑，舌有青紫瘀点、瘀斑，脉细涩者，可同服大黄䗪虫丸祛瘀生新。

（3）阴虚

①肺阴虚证

症见：纳差，干咳，咽燥，咯血，潮热盗汗，面色潮红，舌红少津，脉细数。

治宜：养阴润肺。

方药：沙参麦冬汤。本方滋养肺胃，生津润燥，适用于肺胃阴虚之证。常用药：沙参、麦冬、玉竹滋养肺阴；天花粉、桑叶、甘草清热润燥。咳嗽甚者，加百部、款冬花肃肺止咳；咯血，加白及、仙鹤草、小蓟凉血止血；面色潮红，加地骨皮、银柴胡、秦艽、鳖甲养阴清热；盗汗，加五味子、乌梅、瘪桃干敛阴止汗。

②心阴虚证

症见：纳差，心悸，失眠，烦躁，潮热盗汗，面色潮红，舌红少津，脉细数。

治宜：滋阴养心。

方药：天王补心丹。本方益气滋阴，养心安神，适用于心阴虚证。常用药：生地黄、玄参、麦冬、天冬养阴清热；人参、茯苓、五味子、当归益气养血；丹参、柏子仁、酸枣仁、远志养心安神。火热偏盛而见烦躁不安、口舌生疮者，去当归、远志之辛温，加黄连、木通、淡竹叶清心泻火，导热下行；潮热，加地骨皮、银柴胡清退虚热；盗汗，加牡蛎、浮小麦敛汗止汗。

③脾胃阴虚证

症见：纳差，口渴，唇舌干燥，不思饮食，甚则干呕、呃逆，大便秘结，面色潮红，舌红少苔，脉细数。

治宜：养阴和胃。

方药：益胃汤。本方养阴和胃，适用于脾胃阴虚之证。常用药：沙参、麦冬、生地黄、玉竹滋阴养液；白芍、乌梅、甘草酸甘化阴；玫瑰花醒脾健胃。口干唇燥，津亏较甚者，加石斛、天花粉滋养胃阴；不思饮食甚者，加麦芽、谷芽、鸡内金、扁豆、山药益胃健脾。

④肝阴虚证

症见：纳差，头痛，眩晕，耳鸣，目干畏光，视物不明，急躁易怒，或肢体麻木，面潮红，舌干红，脉弦细数。

治宜：滋养肝阴。

方药：补肝汤。本方养血柔肝，滋养肝阴，适用于肝阴虚证。常用药：地黄、当归、芍药、川芎养血柔肝；木瓜、甘草酸甘化阴；山茱萸、首乌滋养肝阴。头痛、眩晕、耳鸣较甚，或筋惕肉瞤，为风阳内盛，加石决明、菊花、钩藤、刺蒺藜平肝息风潜阳；目干涩畏光，或视物不明者，加枸杞子、女贞子、草决明养肝明目；急躁易怒，尿赤便秘，舌红脉数者，为肝火亢盛，加夏枯草、牡丹皮、栀子清肝泻火。

⑤肾阴虚证

症见：纳差，腰酸，遗精，眩晕，耳鸣，口干，咽痛，颧红，舌红少津，脉沉细。

治宜：滋补肾阴。

方药：左归丸。本方滋补肾阴。常用药：熟地黄、龟板胶、枸杞子、山药、菟丝子、牛膝滋补肾阴，山茱萸、鹿角胶温补肾气，助阳化阴。遗精，加牡蛎、金樱子、芡实、莲须固肾涩精；潮热，口干咽痛，脉数，为阴虚火旺，去鹿角胶、山茱萸，加知母、黄柏、地骨皮滋阴泻火。

（4）阳虚

①心阳虚证

症见：纳差，心悸，自汗，神倦嗜卧，心胸憋闷疼痛，形寒肢冷，面色苍白，舌淡或紫暗，脉细弱或沉迟。

治宜：益气温阳。

方药：保元汤。本方益气温阳，适用于阳虚气弱之证。常用药：人参、黄芪益气扶正；肉桂、甘草、生姜温通阳气。心胸疼痛者，酌加郁金、川芎、丹参、三七活血定痛；形寒肢冷，为阳虚较甚，酌加附子、巴戟天、仙茅、淫羊藿、鹿茸温补阳气。

②脾阳虚证

症见：纳差，面色萎黄，形寒，神倦乏力，少气懒言，大便溏薄，肠鸣腹痛，舌淡苔白，脉弱。

治宜：温中健脾。

方药：附子理中汤。本方益气温中健脾，适用于脾阳虚证。常用药：党参、白术，甘草益气健脾；附子、干姜温中祛寒。腹中冷痛较甚，为寒凝气滞，可加高良姜、香附或丁香、吴茱萸温中散寒，理气止痛；食后腹胀及呕逆者，为胃寒气逆，加砂仁、半夏、陈皮温中和胃降逆；腹泻较甚，为阳虚寒甚，加肉豆蔻、补骨脂、薏苡仁温补脾肾，涩肠除湿止泻。

③肾阳虚证

症见：纳差，腰背酸痛，遗精，阳痿，多尿，面色苍白，畏寒肢冷，下利清谷，舌淡，舌边齿痕，脉沉迟。

治宜：温补肾阳。

方药：右归九。本方温补肾阳，适用于肾阳虚证。常用药：附子、肉桂温补肾阳；杜仲、山茱萸、菟丝子、鹿角胶温补肾气；熟地黄、山蓟、枸杞子、当归补益精血，滋阴以助阳。遗精，加金樱子、桑螵蛸、莲须，或金锁固精丸以收涩固精；脾虚以致下利清谷者，减去熟地黄、当归等滋腻滑润之品，加党参、白术、薏苡仁益气健脾，渗湿止泻；命门火衰以致五更泄泻者，合四神丸温脾暖肾，固肠止泻；阳虚水泛以致浮肿，尿少者，加茯苓、泽泻、车前子，或合五苓散利水消肿；肾不纳气而见喘促短气，动则更甚者，加补骨脂、五味子、蛤蚧补肾纳气。

2. 常用经验方及临床体会

（1）黄芪建中汤治疗虚劳　黄芪建中汤是由小建中汤加一味黄芪而成。清代黄宫绣《本草求真》云："黄芪，入肺补气，入表实卫，为补气诸药之最，是以有耆之称。"黄芪归肺、脾经，为纯阳之品，善补阳气。脾气虚弱，精微乏源，阳无以生，阴无以长，阴阳并虚"诸不足"者，建中益气，乃为良法。明代汪绮石《理虚元鉴》亦云："黄芪之质，中黄表白，白入肺，黄入脾，甘能补中，重能实表。夫劳倦虚劳之症，气血既亏，中外失守，上气不下，下气不上，左不维右，右不维左，得黄芪益气甘温之品，主宰中州，中央旌帜一建，而五方失位之师，各就其列，此建中之所由名也。"

（2）虚劳常用中药总结及现代药理　清代医家洪缉庵所著《虚损启微》对虚劳用药有较深的分析，洪氏所用补虚药，补气药多用炙甘草、人参、白术、山药、甘草。现代医学研究还发现，甘草有抗菌、抗病毒、抗炎、抗过敏的作用；人参可以提高应激反应能力，抗疲劳，促进蛋白质、RNA、DNA 合成，增强机体免疫功能，且其药理活性常因机体功能状态不同而呈双向作用；白术有强壮作用，能促进细胞免疫功能。补血药多用熟地黄、当归、白芍；白芍还可以使低下状态的细胞免疫功能恢复正常。补阴药多用麦冬，甘寒质润；且麦冬可以提高免疫力、提高机体适应性。补阳药多用杜仲，甘温之品；现代研究发现其有增强免疫功能。补虚药后的其他常用药物，依次为清热药、安神药、利水渗湿药及收涩药。因血虚阴虚，易生内热，虚火扰心，而见烦躁、失眠之证，故用清热、安神之剂。其所用清热药，多以地黄滋阴清热凉血，而少用大苦大寒之品，以免损伤脾肾之阳；且地黄具有免疫调节、抗衰老、抗肿瘤之效。所用安神药，多以远志、酸枣仁养心安神，而少用重镇安神之品，因重镇安神药多质地沉重，恐有碍于胃肠健运。

（二）西医治疗

1.神经性厌食症

（1）心理教育 患病初期症状以厌食为主，此时可予以心理教育，引导患者自我提醒，自我检查达到饮食的摄取。治疗过程中需心理医生的全程督导和进食障碍相关知识的灌输，以改变不良的饮食状态。该方法是通过正确教导使患者的进食模式和对体像的关注正常化。Olmsted 等比较了认知行为治疗（CBT）与心理教育法对神经性厌食症患者的疗效，发现给予心理教育的患者中有 25%~45% 在一些重要指标上与个体 CBT 治疗一样好。支持性心理治疗对 18 岁以上起病的慢性成年患者疗效较好，具体内容包括：与患者建立良好的关系，取得患者的信任和配合；对患者进行耐心细致的解释、心理教育和营养咨询，使患者了解其疾病的性质，认识到科学、合理的饮食对身体发育和健康的重要性；鼓励其主动、积极参与治疗；培养患者的自信心和自立感，使其在治疗计划中负起个人责任，矫正患者饮食行为，最终战胜疾病。精神动力性心理治疗适合于有心理学头脑、能够体察自己的情感、能够通过领悟使症状得到缓解、能建立工作联盟的患者。对患者的精神动力性理解是精神动力性心理治疗的核心，是对患者进行各种心理治疗的基础，患者的厌食行为其实是患者无法解决的潜意识冲突的外在表现形式。家庭治疗适于起病较早、病期较短的青少年患者。家庭治疗的观点认为神经性厌食症的症状并非仅仅是个体的症状，而可能是整个家庭的病理问题在其个体身上的反映，家庭治疗的工作在于引发家庭的健康力量，将患者的进食障碍问题转化为家庭关系问题，改变失功能的家庭模式，最终改善进食障碍症状。

（2）行为认知治疗（CBT） CBT 是现今治疗进食障碍较为常用的询证医学治疗方法，CBT 的基本观点是：认知过程是个体情感和行为的中介，适应不良的情感和行为与适应不良的认知有关。CBT 较广泛的运用于神经性贪食症（CBT-BN），即便如此，CBT-BN 在改善患者主要症状方面仍存在很多局限性。一些早期文章显示，只有少于 50% 的患者可以依从完成整个疗程，而他们也并未获得长期的康复，症状依然反复并加重，CBT 治疗神经性厌食症的报告很罕见，这些研究主要局限于样本量较小或失访率较高。由此可知，应用 CBT 治疗成人神经性厌食症的理论依据非常匮乏。在治疗青少年神经性厌食症时，临床也较多的倾向于关注家庭治疗，导致 CBT 在治疗青少年患者的疗效不详。

（3）家庭治疗（FBT） 相当多神经性厌食症患者的家庭气氛充满敌对、冲突，缺乏良好的教育环境，导致患者的孤独感及长期抑郁。20 世纪 70 年代，在 Minuchin 的推崇下，家庭治疗开始应用于神经性厌食症患者。心理医生对家庭中积极的方面予以肯定，对家庭中不利于患者身心康复的因素予以干涉，从而试图消除患者，尤其是青少年患者的心理障碍。在此基础上，一种个性化的以青少年为中心的治疗方案（Ado-lescent Focus Therapy，AFT）逐渐被心理医生接受。

（4）药物治疗 当患者症状加重，心理行为治疗无效或无明显疗效时，需要结合合理的药物治疗。药物治疗旨在帮助患者增加体重，改变紊乱饮食习惯，减轻神经性厌食症相关的体像障碍、抑郁、强迫等精神症状及神经性厌食症相关的问题如垂体－性腺轴紊乱、闭经、不孕、骨质疏松等。

①药物干预：在神经性厌食症的不同阶段对药物的要求不同，急性治疗期主要强调快速而

有效的体重增加，而维持治疗期的作用是防止疾病复发。目前的药物治疗手段主要通过缓解强迫（如氟西汀）、改善抑郁心境（各种抗抑郁药）、减轻某些躯体症状如胃排空延迟（西沙必利和甲氧氯普胺）及治疗对自身体重和体形的超价观念或近妄想性信念（选用抗精神病药）达到进食和增重的目的。近年来发现选择性 5-HT 再摄取抑制剂（SSRI），如氟西汀，可预防本病复发。

②支持治疗：目的是挽救生命，维持生命体征稳定。主要包括纠正水、电解质代谢紊乱和酸碱平衡失常，给予足够维持生命的能量，消除水肿，解除对生命的威胁。

③营养治疗：目的是恢复正常的体重。营养治疗特别是饮食的摄入应从小量开始，随着生理功能的适应和恢复，有计划、有步骤地增加。初始阶段给予易消化、无刺激性的食物，根据不同的病情也可选用流质、半流质或软食等。保证足够能量、蛋白质、维生素和无机盐的摄入，促使机体功能恢复，体重逐渐增加，恢复其正常的体重水平。

厌食症患者常极度消瘦、营养不良、内分泌紊乱、皮下脂肪减少、血压、体温过低，可因低蛋白血症出现全身水肿，或因进食减少出现低血糖反应，严重者出现恶病质状态、凝血功能障碍、电解质紊乱、多器官衰竭从而危及生命，部分患者因严重抑郁而自杀死亡。精神科医生对该病的治疗给予关注并投入了大量的研究工作。发病初期当患者仅有厌食症状时，心理、行为、家庭治疗可能尚起作用，但随着病情进展，精神科共病相继出现，则需使用精神科药物改善患者症状。当患者症状极为严重，体质量极低、闭经且出现严重的精神科共病甚至自杀、冲动毁物、自残行为时，药物疗效极为有限甚至无效。药物治疗神经性厌食症尚缺乏足够的理论依据，相当多的对照试验也未发现药物与安慰剂相比有明显的疗效差异。有专家提出手术治疗神经性厌食症并取得显著疗效为该症的治疗打开了新局面。虽然手术带来的风险、并发症处理及手术副作用及长期疗效有待进一步的观察，但该方法无疑对重症患者提高生命质量、重返社会有深远意义，可作为难治性神经性厌食症的有效治疗方法。

2. 神经性贪食症 治疗的基本过程是纠正营养状况，控制暴食行为，打破恶性循环，建立正常进食行为。心理治疗可采用认知疗法、行为疗法及生物反馈疗法等。认知疗法主要是改变患者过分关注自己的体形及过分怕胖的极端化想法，对进食规则和体像障碍有正确认识。行为疗法常采用系统脱敏、暴露、阳性强化疗法等，使其每餐食量按预定计划得以控制。治疗应持之以恒，并要包括对患者家人主要是父母的指导，进行家庭治疗。药物治疗可采用各类抗抑郁药物，包括 5- 羟色胺再摄取抑制剂、三环类等，氟西汀对暴食伴有情绪障碍的患者效果较好。躯体支持治疗可针对不同并发症进行对症处理。

六、预后与转归

神经性厌食症经过一系列综合治疗，约 45% 的患者预后较好，无任何后遗症；约 30% 的患者预后中等，仍有不少症状和体型、体重问题；约 25% 的患者预后较差，很难达到正常体重，有慢性、反复发作、需要反复住院治疗。5%~15% 的患者最后死于心脏并发症、多器官功能衰竭、继发感染、自杀等。病程短、起病年龄小的患者预后较好。神经性贪食症的自然病程和预期后果目前没有流行病学研究资料。一些回顾性资料的研究显示经治疗后患者症状可以缓解，治愈率并不乐观，常有反复发作，也有久治不愈者。

七、难点与对策

　　神经性厌食症及神经性贪食症对身心会造成严重影响，患者的躯体损害明显，如营养不良、闭经、精力不足等，以及引发其他疾病如唾液腺肿大、牙釉质的永久性损害、胃的损伤以及肥胖、高血压等。据最新统计，患有饮食障碍的青年女性更易共发抑郁症、药物滥用以及过度肥胖等问题，有更高的自杀危险性。研究认为，情绪认知障碍是神经性厌食症及神经性贪食症的主要认知机制，基于此机制的认知行为治疗最近几年在实践中取得不少进展。尽管认知行为治疗疗效显著，但仍需更多的理论上的突破和技术上的联合，以达到更好的治愈效果。

第八章
甲状腺疾病

第一节　甲状腺激素

甲状腺激素（thyroid hormones，TH）由甲状腺滤泡上皮细胞合成，在以胶质状态储存于滤泡腔内，其主要以三种形式存在于血循环中，甲状腺素（即四碘甲腺原氨酸，3,5,3′,5′-tetraiodothyronine，T_4），三碘甲状腺原氨酸（3′,5,3-triiodothyronine，T_3）和反-三碘甲腺原氨酸（3,3′,5′-triiodothyronine，rT_3），该三者分别为分泌总量的90%、9%、1%。其中T_3的生物活性约T_4为的5倍，引起生物效应所需的潜伏期短；rT_3无生物活性。

一、甲状腺激素的生物学过程

甲状腺激素完整的生物学过程有赖于正常的甲状腺功能及适量的原材料。所谓正常的甲状腺功能包括正常的摄碘能力和一系列可调控的生物化学过程，其主要的原料为碘和酪氨酸。甲状腺激素的合成主要包括碘的摄取、碘的氧化、酪氨酸的碘化及酪氨酸的偶合几个步骤。甲状腺球蛋白（TG）是甲状腺激素合成的基本原料和场所，又是甲状腺激素的储存形式。甲状腺过氧化物酶（TPO）的催化作用贯穿于碘的氧化、酪氨酸的碘化及酪氨酸的耦合三个过程。

（一）甲状腺激素的合成

1. 碘的摄取　碘主要来源于食物和水。在富含碘的食物被消化、吸收的过程中绝大部分有机碘和元素碘被还原成无机碘化物（I^-），然后经小肠吸收入血，再经血液循环运输至甲状腺，并被甲状腺滤泡上皮细胞外侧膜上的钠碘同向转运体（NIS）摄取。

2. 碘的氧化　浓聚在甲状腺滤泡细胞内的I^-转化为"活性碘"（I^0）的过程称为碘的氧化，该过程在甲状腺滤泡上皮细胞顶端的微绒毛处进行。该氧化过程需要过氧化氢（H_2O_2）作为氧化剂，并接受TPO催化。

3. 酪氨酸的碘化　活化的碘形成后在甲状腺滤泡细胞顶部微绒毛附近的滤泡腔内，立即与此处的初生甲状腺球蛋白分子上的某些酪氨酸残基结合生成一碘酪氨酸（MIT）和二碘酪氨酸（DIT），这一过程称为有机碘化。有机碘化过程需要TPO催化。

4. 酪氨酸的耦合　一般认为酪氨酸耦合的部位在细胞顶端微绒毛与胶质界面上。位于甲状腺球蛋白上的 MIT、DIT 残基耦合而成甲状腺激素的过程叫作酪氨酸的耦合，而合成的甲状腺激素亦储存于 TG 上，并经胞吐作用排至滤泡腔中储存。

（二）甲状腺激素的释放、运输与降解

1. 甲状腺激素的释放　当机体需要甲状腺激素时，TG 经甲状腺滤泡细胞被溶酶体消化，然后 T_4 或 T_3 释放入血。甲状腺滤泡细胞顶膜一侧微绒毛伸出伪足，以吞饮方式将位于胞腔内含有多种碘化酪氨酸的 TG 胶质小滴移入滤泡细胞内，并形成含有甲状腺球蛋白的小囊，小囊向细胞的基底部移动，其中的 TG 胶质细胞与溶酶体融合，在蛋白水解酶作用下，TG 肽键被水解，产生游离的 MIT、DIT、T_4 及少量的 T_3，导致甲状腺激素的释放。

2. 甲状腺激素的运输　甲状腺内的激素的转运包括血液循环中的转运与进入细胞的跨膜转运两部分，甲状腺激素转运是甲状腺激素到达靶器官及进入靶腺细胞发挥生物学效应的重要过程。

（1）甲状腺激素在血液循环中的转运　甲状腺激素为亲脂性激素，需要与特定的蛋白质结合以利于在血液中转运，与甲状腺激素结合的蛋白主要是甲状腺激素结合球蛋白（TBG），白蛋白、甲状腺激素结合前白蛋白（TBPA）。①甲状腺激素结合球蛋白：TBG 为大多数动物主要的甲状腺激素血浆转运载体。TBG 是由肝脏产成的单链糖蛋白，其血清浓度 12~30mg/L，半衰期 5~6 天。60% T_4 与 TBG 相结合，TBG 与 T_4 结合能力比 T_3 高 10~20 倍，与 T_4 解离速度比 T_3 慢；②白蛋白：血液循环中血浆白蛋白主要由肝脏合成，在血液中的浓度最高，但与甲状腺激素结合能力最低，仅 10% T_4 与白蛋白相结合，由于白蛋白在血液循环浓度高，人类血液中约为 15%~20%T_4 和 10% T_3 由白蛋白转运；③甲状腺激素结合前白蛋白：TBPA 是主要在肝脏合成的四聚体蛋白，肾脏、胰腺亦可产生少量 TBPA。TBPA 存在两个甲状腺激素结合位点，但两个位点之间存在负协同效应，因此 TBPA 往往只有一个位点与甲状腺激素结合。

根据是否与血浆载体结合，将血液循环中的甲状腺激素分为游离型和结合型。血液循环中 99.97% T_4 和 99.7% T_3 呈结合状态，结合型甲状腺激素在血液中占绝大多数，但其不具有生物学活性。真正发挥生理作用的是游离型甲状腺激素，但处于结合状态的激素极大地提高了血液运转甲状腺激素的能力，同时作为甲状腺激素的巨大储存库。此外，又能迅速与其载体解离，游离型甲状腺激素与结合型甲状腺激素的动态平衡是激素快速发挥生物效应的重要原因。

（2）甲状腺激素进入细胞的跨膜转运　甲状腺激素的跨膜转运需要转运体的作用。主要包括钠离子–牛磺胆酸共转运蛋白（NTCP）、有机阴离子转运多肽（OATP）、单羧酸转运蛋白（MCT）及异聚氨基酸转运蛋白（HAT）。

3. 甲状腺激素的降解　T_4 的半衰期为 6~7 天，T_3 的半衰期不足 2 天。成人甲状腺外 T_4 的每日清除率为总量的 10%，这与甲状腺每日的分泌量相等。T_3 的每日清除率为总量的 60%，也与每日生成的量相等。T_4 在代谢过程中，外环 5 位上经脱碘酶 D1 脱碘形成 T_3，而内环 5 位上经 D2 脱碘形成 rT_3。正常情况下，约有 40% 的 T4 转变为 T_3，约 55% 的转变为 rT_3。T_4 经脱碘之后形成的 T_3 方具生物活性，能发挥甲状腺激素效应。血浆中的 T_3 除一部分来自于甲状腺外，1/2~2/3 是在周围组织由 T_4 脱碘而来，因此甲状腺全切除的患者，在服用 T_4 之后，血循环中的 T_3 可以达到正常水平，甚至轻度升高。rT_3 绝大部分系 T_4 脱碘而来，可能仅有 2%~5%

由甲状腺分泌。rT_3 的生物活性仅为 T_4 的 1/2，在体液或细胞中很快衰变，不起生物作用，因此 T_4 转为 rT_3 可认为是灭活过程。活化 T_4 和使 T_4、T_3 失活的三种脱碘酶（D1、D2、D3）存在于所有脊椎动物中。这三种脱碘酶表达和激活的相互作用对体内甲状腺激素稳定和 T_3 效应的维持产生起重要作用，这是甲状腺激素调控机体对碘的吸收、饥饿应激和适应外界温度改变的重要机制。

二、甲状腺激素生物学过程中的调控机制研究

（一）碘摄取

甲状腺滤泡细胞底外侧膜摄取碘依赖于 Na^+，K^+-ATP 酶产生的 Na^+ 梯度。钠碘同向转运体（NIS）转运 2 个 Na^+ 和 1 个 I^- 进入细胞，这是造成甲状腺滤泡细胞 I^- 浓度是血浆的 40 倍的重要原因。TSH 通过激活 cAMP-PKA 通路或碘摄入能刺激甲状对 I^- 的摄取。摄入的碘量能够直接调节碘的有机化和集聚。低于正常量的碘摄入引起 NIS mRNA 的负性表达，而甲状腺内的 I^- 增加到一定浓度时候，TG 的碘化及 TH 合成减少甚至停止，也就是 Wolff-Chaikoff 效应；但这种抑制是暂时性的，当甲状腺内 I^- 降低后，对 TG 的碘化阻滞作用即被解除，接着恢复 TH 的合成。

（二）碘输出

甲状腺滤泡细胞顶端膜上碘的输出机制目前仍处于继续研究阶段。已有研究表明在 TSH 作用下，未完全极化的鼠 FRTL-5 细胞和完全极化的猪甲状腺细胞碘输出活动明显增加。通过反向胞浆囊泡的电生理研究发现，碘的输出可能通过顶膜上两条对碘亲和力不同的碘通道，但这些通道还没有在分子水平被确立。通过对通道蛋白 Pendrin 蛋白类似物的研究及联系到 Pendrin 综合征临床表现，提示 Pendrin 蛋白可能属于其中一条碘通道。

（三）过氧化氢产生系统

H_2O_2 的产生同时受碘的调节。高浓度的碘可以通过在胞内产生中间产物碘十六烷抑制 H_2O_2 的产生，然而在甲状腺组织切片中发现低浓度的碘促使 H_2O_2 的产生。在钙离子作用下，磷脂酰肌醇信号通路的激活能促使 H_2O_2 的产生。

（四）甲状腺球蛋白

TG 是存在于甲状腺滤泡胶质中最主要的蛋白质，是一种碘化糖蛋白，为 T_4 或 T_3 合成提供基质骨架，同时起存储甲状腺激素和碘的作用。正常人的 TG 是由四条多肽链组成的，其聚合方式有两种，一种是四条多肽链之间相互以二硫键相连，另一种是两条多肽链先以二硫键相连成为二聚体，后者再以非共价键相连。完整的四聚结构是酪氨酸碘化和酪氨酸残基的联合的必要条件。TG 发热的生物合成过程分为三个阶段，分别在滤泡细胞的不同部位进行。首先在滤泡细胞的核糖体上合成蛋白质；然后在高尔基复合体内经糖基化作用接上糖基；最后在 TPO 的作用下催化蛋白质内酪氨酸的碘化和碘化酪氨酸残基的耦合作用，此时的甲状腺球蛋白转变为"成熟"的碘化球蛋白。

（五）甲状腺过氧化物酶

TPO 位于滤泡腔，是一种膜结合的糖蛋白，含有一个血红素的辅基，TPO 的催化作用贯穿碘的氧化、酪氨酸碘化、酪氨酸的耦合三个过程。人类 TPO 基因位于常染色体上 2pter-p12，长约 150kb，由 17 个外显子构成。体内实验证实，TSH 可通过增加 TPO 蛋白质表达从而增强 TPO 活性。在培养的甲状腺细胞，TSH 和激活 cAMP 通路的药物都可以增加 TPO mRNA 量。

（六）TG 的胞内摄取及蛋白水解

TG 的胞内摄取主要依靠胞饮作用，而 TG 的消化依靠几种肽链内切酶，包括组织蛋白酶 D、B、L 和 H。TG 经肽链内切酶作用后，在几种外肽酶作用下进一步的消化。体外实验证实携带着 TG 消化产物的溶酶体摄取物富含激素的碎片。肽链内切酶的组织蛋白酶 B 和外肽酶的溶酶体二肽酶 1 的消化首先导致二肽 T_4 谷氨酰胺的释放，然后 T_4 释放。TG 经溶酶体途径消化后，T_4 和 T_3 从基底侧膜释放入血液。目前为止，甲状腺激素经基底侧膜的转运方式还不完全清楚，可能与表达在甲状腺细胞基底侧膜的转运体 MCT8 密切相关。

三、甲状腺激素的生理功能

（一）对代谢物质的影响

1. 产热效应　适应性产热是机体适应环境变化的过程，主要包括寒战和非寒战两方面。甲状腺激素的产热效应主要发生于心、肝、肾及骨骼肌。而对于脑垂体，甲状腺激素实际上抑制了氧耗量，这可能是其反馈抑制垂体促甲状腺激素的合成与分泌作用的反应。

2. 对糖代谢的作用　生理剂量的甲状腺激素对糖代谢具有双向调节作用，其可维持血糖在正常范围，升糖作用强于降糖作用。甲状腺激素可以增加胃肠道对葡萄糖的吸收，促使肝糖原合成与分解以及糖异生；同时甲状腺激素也可以增加外周组织对葡萄糖的利用。甲状腺激素过多常常引起血糖升高，尤其是糖尿病合并甲亢患者，严重者可致酮症酸中毒。甲状腺激素分泌不足则可以引起低血糖及外周胰岛素抵抗。

甲状腺激素调节糖代谢的机制比较复杂，具体如下：①通过对鼠肝脏 cDNA 的研究分析，结果发现肝脏是甲状腺激素作用的重要靶器官之一。肝脏的甲状腺激素能增加葡萄糖 -6- 磷酸酶 mRNA 的表达，该酶能够水解 6- 磷酸葡萄糖，参与完成糖异生和糖原分解，是调节糖代谢的重要酶之一；②甲状腺激素能降低蛋白激酶 2（Akt2）mRNA 的表达水平。Akt2 在胰岛素信号转导通路中具有重要地位，能够促进糖原合成。因此，甲状腺激素使 Akt2 mRNA 的表达水平下降导致糖原合成降低，这可能是甲状腺激素引起胰岛素抵抗的机制；③T_3 能激动 β 肾上腺素受体促进胰高血糖素分泌，从而影响糖异生和糖原分解。T_3 还能增加葡萄糖转运体 2（GLUT2）的表达引起肝糖原输出增加。其次外周组织的甲状腺激素通过协同胰岛素共同调节血糖。

3. 对脂代谢的影响　甲状腺激素具有加速胆固醇合成与分解的双重效应，但总的作用结果是分解大于合成。甲状腺激素能够减少脂肪的贮存，降低血脂浓度。因此，甲亢患者常伴血脂降低，而甲减患者常有高脂血症。甲状腺激素通过多种途径来参与脂代谢过程。甲状腺激素除能促进羟甲基戊二酸单酰辅酶 A（HMG CoA）还原酶合成外，还可以促进胆固醇转变为胆汁酸，且后者作用大于前者，故甲状腺激素能够降低总胆固醇的含量。甲状腺激素不足可使中、低密度脂蛋白胆固醇增加，同时肝酯酶活性降低，中密度脂蛋白向低密度脂蛋白转化率降低，甘油三酯清除率随之降低。

4. 对蛋白质代谢的影响　甲状腺激素通过刺激 mRNA 形成促进蛋白质合成，肌肉、肝与肾蛋白质合成明显增加，细胞数与体积均增多，尿氮减少，表现正氮平衡。甲状腺激素不足时，蛋白质合成减少，肌肉无力，但细胞间的黏蛋白增多，使性腺、肾组织及皮下组织间隙积水增多，引起浮肿，成为黏液性水肿；而甲状腺激素过多则促进蛋白质分解，肌肉消瘦无力，可导致甲亢性蛋白质营养不良综合征等。

5. 对水及电解质代谢的影响　生理剂量甲状腺激素具有排钠水作用，当机体甲状腺激素减少时，可出现水钠潴留，组织间隙出现大量的黏蛋白，积聚在皮下吸附水钠，出现甲减特征性黏液性水肿。甲亢可引起负钙、负磷、负镁平衡，尿钙、尿磷、尿镁排泄量增多，但血浓度一般均正常。

（二）对生长发育的影响

甲状腺激素是机体生长、发育和成熟的一个重要因素。在人体生长发育过程中，甲状腺激素及垂体生长激素起协同作用。正常生长的动物切除和破坏甲状腺，可使其生长完全停止。儿童甲状腺功能不全，则生长停顿，补充外源性甲状腺激素后恢复生长。从儿童甲状腺功能减退症所观察到的征象表明，甲状腺激素对生长发育的影响以骨和神经系统最为严重。另外甲状腺激素不仅促进生长，而且对各组织的分化和成熟也是必需的。

年龄越小，甲状腺激素对生长发育的影响越明显，甲状腺激素促进生长发育作用最明显是在婴儿时期，在出生后头四个月内影响最大，主要促进骨骼、脑和生殖器官的生长发育。甲状腺激素及垂体生长激素起协同作用，所以若没有甲状腺激素，垂体的 GH 也不能发挥作用。甲状腺激素缺乏时，垂体生成和分泌 GH 也减少，所以先天性或幼年时缺乏甲状腺激素，则引起呆小病。

（三）各机体各系统的影响

1. 对神经系统的作用　甲状腺激素对大脑的发育影响主要包括髓鞘的形成、轴突的形成，对小脑的影响主要有小胶质细胞迁移及凋亡、普肯野细胞形成，其对哺乳动物中枢系统发育至关重要，胚胎后期或出生早期若机体甲状腺激素不足，会导致脑的结构性改变。因此新生儿甲状腺激素不足，又没有及时补充则会造成婴幼儿永久性脑损害，表现为智力低下、运动功能障碍等（即克汀病）。成人对于甲状腺激素很敏感，不足时会表现出情绪低落、抑郁、记忆力减退、认知力下降及肌肉运动障碍。

2. 对心血管系统的作用　心血管系统是甲状腺激素的重要靶器官之一。甲状腺激素对心脏有正性肌力和正性频率作用，可使心肌收缩力增强，心率加快，心排出量增加，收缩压增高，组织耗氧量增加致小血管舒张，外周阻力下降，舒张压可降低，脉压差增大。甲状腺激素不足可导致机体左室舒张功能降低，心动过缓；甲状腺激素过多可出现心律失常、心动过速、心肌肥大、脉压差增大、第一心音亢进。

3. 对胃肠道的作用 甲状腺激素可增加消化腺的分泌和消化管的运动，并增加肠管对糖的吸收。因此甲亢患者可能由于消化腺的分泌和消化管运动的增强而引起饥饿和摄食增加，甚至肠蠕动过速而引起腹泻。反之，甲状腺激素不足时，胰内各种酶的含量降低，胃酸减少，胃肠道蠕动减慢，引起食欲不振、便秘以致肠麻痹。

4. 对肌肉的作用 甲状腺激素略微增加时，常可使肌肉反应有力，但甲状腺激素过多，则会使肌肉消瘦无力。可能原因如下：过量的甲状腺激素导致组织蛋白的过度分解，造成肌肉萎缩；由于大量的肌酸排出，肌肉中的肌酸及磷酸肌酸含量减少，造成肌肉中能源不足；过量的甲状腺激素使线粒体中氧化过程加速，大量能量以热能方式消耗，以致肌肉收缩和维持肌张力的高能磷酸键（ATP）形成不足。

5. 对骨骼的作用 甲状腺激素对于骨骼的生长与发育是必不可少的，其能维持骨骼的结构和强度。儿童期甲状腺激素不足可致骨化中心发育不全、骨骺延迟愈合、长骨生长停滞，导致患儿身材矮小；而甲状腺激素过多则可使患儿骨骼生长超过正常骨龄，但是骨骺生长板却提前闭合，最终导致个体成年身高仍低于正常。成年期，甲状腺激素可以保证正常的骨转换率。若机体甲状腺激素不足，则随着骨形成期的延长，骨转换率降低，骨矿化时间延长，最终导致骨密度增加；甲状腺激素增多时骨转换率加快，骨吸收大于骨形成，导致多部位骨密度下降，皮质骨变薄，引起骨质疏松的发生。

6. 对其他内分泌腺的影响

（1）对性腺的影响 临床与动物实验均证实，正常的生殖功能有赖于甲状腺功能的正常活动。在女性，甲状腺功能不足或过度，可引起卵巢损伤和周期性不规则，甚至闭经、不育。在呆小病中，睾丸、阴茎、阴囊发育不全，睾丸不降，第二性征不出现。在甲亢时，也会引起睾丸功能活动紊乱，睾丸减轻，精子量产生减少，睾酮分泌降低和阳痿等症状。

（2）对肾上腺皮质的影响 人们早就发现，给动物喂饲甲状腺干粉或注射甲状腺素可使肾上腺皮质增生。反之，如切除甲状腺也可见到肾上腺皮质萎缩。肾上腺皮质的增生是一个代偿作用，由甲状腺激素增加了机体对皮质激素的需要引起。因此在甲状腺功能亢进时，适当补充一些皮质激素是有益的。

四、甲状腺激素的作用机制

目前已经了解到甲状腺激素通过结合细胞核内的甲状腺激素受体（TR）直接启动相关基因表达而发挥作用。在 20 世纪 60 年代有观点提出甲状腺激素可能跟靶基因转录活动相关。他们给予甲状腺功能低下的大鼠 T_3 干预后，发现 T_3 可以激发肝细胞靶基因 RNA 合成，而这些转录活动先于甲状腺激素作用的相关蛋白质合成和线粒体耗氧活动的发生。此外，相关研究证实，放射性 T_3 在不同的 T_3 敏感的组织中，与细胞核的结合位点有高亲和力，这提示甲状腺激素的转录活动可能与核内 TR 密切相关，其细胞核提取物的光亲和标志研究结果提示存在不同的 TR 亚型。同时，在大鼠诱导生长激素基因研究中发现 TR 可以与 DNA 中的增强子或者甲状腺激素反应元件（TRE）结合。现在我们已经了解到存在着各种 TR，它们结合在 DNA 序列的不同方向和位置的 TRE 上，且可能与其他核蛋白，包括共活化物和辅遏蛋白相互作用从而形成复合体，在调节基本的转录活动中发挥重要作用。

（一）甲状腺经典核受体作用途径

1. 甲状腺激素受体　研究发现 TR 的氨基酸序列与类固醇激素受体存在同源性，突破了以往研究观点认为的甲状腺激素和类固醇激素是两种来源不同的激素。TR 的中心有一个中心 DNA 结合区域，这个区域包括锌指结构，其作用是嵌入甲状腺激素反应元件（TRF）核苷酸序列区域和 DNA 羧基末端配体结合区域中。TR 的这两个区域之间是一个伸长的多种赖氨酸残基组合的铰合区，主要起受体的核迁移作用。甲状腺激素与受体结合后使得 LBD 构象改变，尤其发生在螺旋 12，影响着甲状腺激素与辅遏蛋白或辅激蛋白的结合。

2. 甲状腺激素受体抑制靶基因转录　当没有 T_3 激活的时候，TR 结合在 TRE 并抑制基因的转录活性。与 TR 相互作用的主要是两个核内蛋白，核受体辅阻遏物（NCoR）和视黄醇 X 受体（RXR）与 TR 的沉默介导物（SMRT），已显示它们在介导基础抑制转录活动中有重要作用。在缺少配基作用的时候，它们主要构成抑制靶基因基础转录活性的转录复合物的重要组成部分。这些辅阻遏物除了 2 个羧基端的 α− 螺旋外，还包含 3 个可转移的抑制区。LXXI/HIXXXL/L 系列类似于 LXXLL 系列，能使辅基活蛋白与核受体结合，X 代表任何氨基酸。这些系列主要作用是使辅阻遏物和辅基活蛋白能与 TR 配基结合区的螺旋 3、5 和 6 的氨基酸末端相互作用。

3. 甲状腺激素受体激活转录活性　已经证实很多辅助因子与配基结合的核受体相互作用，促进转录激活，这种作用可能跟两种主要的复合物参与配基依赖的核受体转录活性，即类固醇受体辅激活蛋白（SCR）和维生素 D 受体相互作用蛋白 –TR 相关蛋白（DRIP–TRAP）有关。首先发现了 SRC-1，其直接与 TR 及其他核受体成员相互作用，促进配基依赖性的转录活性。随后发现的 SRC-2 和 SRC-3，也能促进配基依赖性的转录活性。SRC 有多个核受体相互作用位点，每一个位点包括一个 LXXLL 序列，这种序列对于辅激活蛋白在 TR LBD（螺旋 3、5、6 和 12）结合辅激活蛋白起重要作用。

4. 甲状腺激素受体的负性调节作用　当甲状腺激素存在时靶基因转录活性表现为负反馈调节作用。TRH、TSH β 和 TSH αu 属于下丘脑 – 垂体 – 甲状腺轴负反馈调节点，因此其相关基因的负性调节作用已经被广泛研究。下丘脑 – 垂体 – 甲状腺轴负反馈调节由 TR 的 β 亚基介导。T_3 介导的泌乳素启动子抑制作用主要通过阻碍 AP-1 结合作用来实现的。TR 也可以与其他不同类型的转录因子起作用，包括 NF-1、Op-1、p53、Pit-1 和 CTCF。然而，在 DNA 结合区 TR 插入鼠表达突变型 P-box，其结合 DNA 能力严重受损，尽管外周循环中甲状腺激素过高，但仍出现高水平的 TSH，提示 TR 介导的与 DNA 的结合作用对于由甲状腺激素对下丘脑 – 垂体 – 甲状腺轴的负性调节作用是必需的。

（二）甲状腺激素非经典核受体作用途径

1. T_3/T_4–integrin　$\alpha_v\beta_3$–ERK1/2 信号通路整合素属于单跨膜受体，与细胞黏附、迁移和信号转导功能密切相关。integrin 是由单跨膜的 α、β 亚基组成的异二聚体，不同细胞存在不同形式，配基主要是细胞外基质（ECM）分子，它们都有特征性的 RGD 三肽（Arg-Gly-Asp），能够被 integrin 识别并结合，但也有一些结合不依赖于 RGD 序列。细胞外信号调节激酶（ERK）属于 MAPK 中的一个亚族，包括 ERK1 和 EKR2 等亚型，可使许多靶蛋白磷酸化并传导下游信号，ERK 不仅磷酸化胞浆蛋白，而且磷酸化一些核内的转录因子如 c-Jun、c-fos、c-myc、Elk-1 和 ATF2 等，参与细胞凋亡、增殖与分化的调控。

2. T_3-TR-PI3K-Akt-mTOR 信号通路　共聚焦显微镜检查和细胞分级分离研究证实细胞质内存在 TR，T_3 与细胞质内 TR 结合进行信号转导可诱发一系列生物效应，如参与代偿性心肌肥大、蛋白质合成、激活一氧化氮合成酶（eNOS）和 Na^+，K^+-ATP 酶等。PI3K-Akt-mTOR 信号通路与细胞生长、增殖、信号调控、能量代谢等密切相关。

第二节　下丘脑 - 垂体 - 甲状腺功能轴

下丘脑、垂体和甲状腺以经典的反馈调节环相互作用。下丘脑释放的促甲状腺激素释放激素（TRH）通过垂体门脉系统刺激垂体产生 TSH，TSH 刺激甲状腺滤泡增生、甲状腺激素（TH）的合成和分泌。当血液中游离 T_3、游离 T_4 达到一定水平后又通过负反馈，抑制 TRH 和 TSH 的产生。从而形成了 TRH-TSH-TH 分泌的反馈自动控制环路。

一、下丘脑 - 垂体 - 甲状腺功能轴的反馈调节

（一）促甲状腺激素释放激素对垂体的调控

下丘脑通过分泌 TRH 维持垂体 TSH 细胞的活动。TRH 是一种经过修饰的三肽（谷氨酸 - 组氨酸 - 脯氨酸），由下丘脑室旁核和室前核神经元合成，来自于一个包含 5 个氨基酸序列的前促甲状腺激素释放激素原大分子。它通过一种作用在赖氨酸 / 精氨酸残基的多肽酶的作用，从前体分子上酶解下来的。对垂体 TSH 细胞的主要作用是促进储存的 TSH 释放和激活靶基因促进 TSH 合成。TRH 是 TSH 合成和分泌的主要正向调节剂，TRH 经由 TSH 细胞膜上的相应受体（TRHR）和 G 蛋白，再激活磷脂酰肌醇信号转录系统，增加细胞内 Ca^{2+} 浓度，激活蛋白激酶 C，通过增强基因转录等作用，引起 TSH 的快速和持久释放。TRH 还可促进 TSH 糖基化，保证其完整的生物活性。

T_3 水平是 TRH 分泌最主要的反馈调节因素。T_3 可通过抑制下丘脑前促甲状腺激素释放激素原 mRNA 合成，反馈性地调节 T_3 和 T_4 再循环中的联合作用，后者通过在中枢神经系统形成细胞和脑室膜细胞中的 5' 端脱碘酶作用使 T_3 水平升高。因此，T_4 诱导的负反馈作用部分是发生在正中隆起 / 弓状核中，在神经肽和 T_3 进入垂体门脉系统处产生的。在抑制前促甲状腺激素释放激素原 mRNA 合成之外，甲状腺激素也阻止 TRH 刺激 TSH 从促甲状腺素细胞释放的作用。

（二）促甲状腺激素对甲状腺的调控

在甲状腺轴中调定点是由 TSH 确立的。TSH 是垂体 TSH 细胞合成的糖蛋白激素，含 201 个氨基酸残基，是由 α 和 β 两个亚单位组成的异二聚体，分子量 32 000。在 TRH 影响下，TSH 的释放也呈脉冲式，表现为昼夜节律，在睡眠后开始升高，午夜间达高峰，日间降低。TSH 分泌量约 110μg/d，血中半衰期约 60 分钟。TSH 经促甲状腺激素受体（TSHR）及其偶联的 Gs

和 Gq 蛋白介导，全面促进甲状腺功能活动。

1. 刺激甲状腺滤泡细胞增生发育　TSH 可促进甲状腺滤泡细胞增长，滤泡增多，腺体增大；血管分布改变，供血增加。TSH 长期作用可导致腺体显著增生，而且 TSH 可保护滤泡细胞不易发生凋亡。

2. 刺激甲状腺激素合成分泌　注射 TSH 几分钟后，甲状腺激素分泌即增加，滤泡腔胶质量增加，血流量也增加，几小时后碘摄取增加。去除垂体的动物则甲状腺萎缩，TG 基因转录等功能降低。

（三）甲状腺激素的反馈调节

甲状腺激素水平是调控垂体 TSH 分泌的经常性负反馈因素。甲状腺激素对 TSH 分泌的影响主要通过下丘脑和腺垂体实现。促甲状腺细胞内的 T_3 80% 来自血清 T_4 脱碘，20% 直接来自于血清 T_3。甲状腺激素对 TSH 分泌负反馈作用的主要机制是调节垂体对 TRH 的敏感性。细胞内 T_3 水平高时，TRH 受体下调，垂体促甲状腺细胞对 TRH 敏感性降低；相反时发生受体上调，垂体促甲状腺细胞对 TRH 敏感性增强。腺垂体促甲状腺细胞核内有 T_3 受体，该受体对 T_3 的亲和力远比 T_4 高，甲状腺激素与 T_3 受体结合后可直接引起 TSH 亚单位基因转录变化。与 T_4 相比，T_3 对腺垂体 TSH 分泌的抑制作用强，与核内甲状腺激素受体的亲和力和影响基因转录的速度相关。

二、甲状腺激素的自身调节

甲状腺通过自身调控改变摄取碘与合成甲状腺激素的能力。有机碘与激素合成速率成反比。这样一种自我调控机制使得虽然碘的摄入有波动，但激素的合成速率是稳定的。

（一）碘缺乏

甲状腺摄取和浓集碘是甲状腺激素合成的首要步骤。碘的摄取主要在甲状腺滤泡上皮细胞膜进行，是由 NIS 介导的主动转运过程。NIS 的主要功能在于逆浓度梯度从血浆中摄取无机碘，研究表明，碘在甲状腺中的浓度可达到血浆浓度的 20~40 倍，显示了甲状腺强大的摄碘能力。从饮食中去除碘，导致血清 T_4 浓度迅速降低，同时血清 TSH 水平升高。然而，没有发现 T_3 水平的降低，提示升高 TSH 的信号很可能是源于垂体，下丘脑或者二者均有细胞内由 T_4 转化而来的 T_3 水平降低。TSH 促进 NIS、TG 和 TPO 的合成，碘的有机化和 TG 的转化。由于碘的供应减少，DIT/MIT 值降低，在 TG 中 T_4 转化为 T_3 的比例增高，尽管 T_4 分泌减少，甲状腺素 T_3 的分泌速率可能增加。TSH 也促进细胞分裂，导致结节的形成。

（二）碘过量

甲状腺对碘过量也有抵抗，这种过量碘抑制甲状腺激素合成的效应成为"碘阻止效应"，而后者则会导致甲状腺功能亢进。与对抗碘缺乏一样，甲状腺对碘过量也有多重防护机制。碘过量通常的来源是药物，常见放射用碘、胺碘酮和聚维酮碘。

1. 碘摄入增加在甲状腺激素合成的效应　在 TG 内有机化碘的量，包括 T_3、T_4，在碘化物摄入量增加时显示双向反应。开始时增加，之后降低，最后表现为有机结合过程的相对停滞。碘化物剂量增加过程中发生的有机碘降低现象，称为 Woiff-Chaikoff 效应，源于甲状腺细胞中无机碘的浓度过高。对 Woiff-Chaikoff 效应的易感性可以通过刺激碘捕获来提高，比如 Graves 病患者、持续的 TSH 刺激、胎儿期碘有机化的受损、桥本病患者，或 ^{131}I 治疗或外源粒子束放射治疗后的甲状腺。在上述情况下，长期给予过量的碘，甲状腺肿和甲状腺功能低下就可能发生。

2. 甲状腺激素的释放效应　药物剂量的碘的一个重要实际应用在于及时地抑制甲状腺激素的释放。这发生在甲状腺功能正常的患者，但在 Graves 病患者和病毒甲状腺结节的患者更为明显。这一机制还不清楚，但这种效应是在甲状腺细胞水平上调节的，而不是对 TSH 的作用。碘也减少 Graves 病弥漫性毒性甲状腺肿的血管增多和增生的特点。

第三节　甲状腺疾病的诊断及治疗原则

甲状腺疾病包括甲状腺的解剖和功能的异常，而二者密切相关，相互为用、相互影响。甲状腺解剖结构的异常主要包括大小、形态、质地、密度、与局部组织的关系及血液供应等。甲状腺的功能异常是因为甲状腺相关激素分泌量的异常，及甲状腺激素与甲状腺激素受体相结合效应的异常。甲状腺疾病的临床表现可涉及全身多个系统，加之病因复杂，故需要在详细了解病情的情况下借鉴相关实验室检查、相关功能试验、物理检查、细胞学检查等结果做出诊断，并确立相关治疗方案。

一、临床表现

甲状腺疾病的临床表现可分为全身症状和局部症状两个方面。

（一）全身症状

1. 内分泌、代谢系统　甲状腺功能异常会导致三大营养物质、水、电解质的代谢紊乱。甲状腺激素分泌过多时会出现产热增加，体温升高，汗出增多，血糖升高，尤其是合并糖尿病患者，严重者可致酮症酸中毒，血脂降低，肌肉消瘦无力，甚者可导致甲亢性蛋白质营养不良综合征等；甲亢可引起负钙、负磷、负镁平衡，尿钙、尿磷、尿镁排泄量增多，但血浓度一般均正常。甲状腺激素分泌不足则可以引起怕冷，低血糖及外周胰岛素抵抗，高脂血症，蛋白质合成减少，肌肉无力，黏液性水肿，水钠潴留。

2. 心血管系统　甲状腺激素分泌过多可引起心肌收缩力增强，第一心音亢进，心率加快，心排出量增加，收缩压增高，心肌肥大；组织耗氧量增加，小血管舒张，外周阻力下降，舒张压可降低，脉压差增大。甲状腺激素不足可导致机体左室舒张功能降低，心动过缓。

3. 神经、精神系统　甲状腺激素过多患者或多伴有急躁易怒、情绪不易控制，精神亢奋、睡眠不佳，肢体颤抖等。儿童甲状腺激素不足可致智力低下、运动功能障碍等。成人对于甲状腺激素很敏感，不足时会表现出情绪低落、抑郁、记忆力减退、认知力下降及肌肉运动障碍等。

4. 消化系统　甲亢患者由于消化腺的分泌和消化管的运动的增强多可引起饥饿和摄食增加，甚至肠蠕动过速而引起腹泻。反之，甲状腺激素不足时，胰内各种酶的含量降低，胃酸减少，胃肠道蠕动减慢，引起食欲不振、便秘以致肠麻痹。

5. 骨骼系统　儿童期甲状腺激素不足可致骨化中心发育不全、骨骺延迟愈合、长骨生长停滞，导致患儿身材矮小；而甲状腺激素过多则可使患儿骨骼生长超过正常骨龄，但是骨骺生长板却提前闭合，最终导致个体成年身高仍低于正常。成年期，甲状腺激素可以保证正常的骨转换率。

（二）局部症状

甲状腺疾病局部症状主要包括甲状腺因解剖结构变化而引起局部的肿痛及周围组织的受压，出现甲状腺部位的疼痛不适，呈烧灼样或紧箍感，或伴有颈部淋巴结的肿大，甲状腺肿大，轻症患者可出现咽部不适，咽中异物感，吐之不出，咽之不下；重者压迫食管会出现吞咽困难，压迫气管会出现呼吸困难，压迫喉返神经会出现声音嘶哑甚至失音，可见肿大的甲状腺随着吞咽动作上下活动。甲状腺肿大分度：不能看出肿大但能触及者为Ⅰ度；能看到肿大又能触及，但在胸锁乳突肌外缘以内者为Ⅱ度；超过胸锁乳突肌外缘者为Ⅲ度。

二、实验室检查

实验室检查主要是评估甲状腺激素及相关抗体水平，包括血清总甲状腺素、血清三碘甲状腺原氨酸、血清游离 T_3、血清游离 T_4、血清反 T_3、促甲状腺激素、甲状腺素结合球蛋白、甲状腺球蛋白抗体、甲状腺过氧化物酶抗体、促甲状腺激素受体抗体指标。因甲状腺疾病可影响全身各系统，故出现靶器官受损时需要检测相关靶器官评估指标，比如血常规、血脂、心肌酶谱、心肌损伤标志物等。

（一）血清总甲状腺素测定（TT_4）

血清总甲状腺激素全部由甲状腺分泌。血清中 99.95% 以上的 T_4 与血浆蛋白结合，其中 60% 与甲状腺结合球蛋白（TBG）结合，30% 与甲状腺激素结合前白蛋白（TBPA）结合。10% 与白蛋白结合。TBG 与 T_4 亲和力最强，故 T_4 的水平主要受 TBG 的影响。

1. 参考值　血清 TT_4 测定方法有放射免疫法（RIA）、酶标免疫法（EIA）、竞争性蛋白结合法（CPBA）、免疫化学发光法（ICMA）及时间分辨免疫荧光法（TRIFA）。不同的测定方法有不同的参考值，以往常用 RIA，有其国内正常参考值为 65~156nmol/L（5~12μg/dl）；近年来主要用 ICMA，其正常参考值为 58.1~154.8nmol/L（4.5~11.9μg/dl）。

2. 临床意义

（1）TT_4 升高原因　①甲亢：TT_4 多升高，但轻型甲亢、早期甲亢、亚临床甲亢的 TT_4 变化不如 TT_3 明显，T_3 性甲亢 TT_4 多正常或偏低；②高 TBG 血症：引起 TBG 升高的原因有妊娠、应用激素、葡萄胎、淋巴瘤、血卟啉证及遗传性 TBG 增多症；③家族性异常白蛋白血症；④药物：如胺碘酮、含碘造影剂、β 受体拮抗剂、奋乃静、氟尿嘧啶、苯丙胺等；⑤T_4 抵抗综合征。

（2）TT_4 降低原因　①甲减：TT_4 和 TT_3 均下降，一般以 TT_4 下降更明显。轻型甲减、亚临床甲减可仅有 TT_4 下降。一般来说，用 TT_4 来诊断较为敏感；②缺碘性甲状腺肿：可见 TT_4 下降或为 TT_4 的正常低值，而 TT_3 正常；③低 TBG 血症：引起 TBG 下降的原因有肾病综合征、肝功能衰竭、遗传性 TBG 缺乏症、应用糖皮质激素、雄性激素、生长激素或胰岛素样生长因子 1 等；④药物：如二硝基苯酚、保泰松、硫氰酸盐、普通肝素等药物或化合物可竞争性结合血中 TBG，使其下降；另一类药物如苯妥英钠、水杨酸类、氯贝丁酯等可抑制 TBG 合成而致血 TBG 下降。

（二）血清总三碘甲状腺原氨酸测定

血清三碘甲状腺原氨酸 20% 由甲状腺分泌，80% 的 T_3 在外周由 T_4 脱碘转化，主要在肝脏及肌肉中转化。血清中 99.5% 以上的 T_3 与 TBG 结合，T_3 与 TBG 的结合亲和力明显低于 T_4，故血清中浓度明显低于 T_4，大概只有 T_4 的 2%，但与靶细胞核受体结合紧密，同样发挥生理效应。

1. 参考值　血清 TT_3 测定方法有 RIA、ICMA、TRIFA。目前广泛运用的是 RIA，较新的为 ICMA。RIA 国内正常参考值为 1.8~2.9nmol/L（115~190μg/dl）；ICMA 正常参考值为 0.7~2.1nmol/L（44.5~136.1μg/dl）。

2. 临床意义

（1）TT_3 升高的原因　①甲亢：甲亢患者的血清 TT_3 较 TT_4 升高明显，更适合于轻型甲亢、早期甲亢、亚临床甲亢及甲亢治疗后复发的诊断。T_3 型甲亢仅有 TT_3 和 FT_3 升高；②高 TBG 血症：TT_3 亦随 TBG 升高而增加，但影响程度不及 TT_4。

（2）TT_3 降低的原因　①甲减：较重甲减患者的血 TT_3 和 TT_4 均下降，一般以 TT_4 下降更明显。轻型甲减、亚临床甲减时 TSH 升高，高 TSH 刺激外周 T_4 向 T_3 转化增多，使 T_3 在正常范围内，甚至高于正常值，故诊断轻型甲减、亚临床甲减时 TT_3 敏感性不如 TT_4；②全身性疾病或慢性疾病常导致其下降（低 T_3 综合征），多见于慢性肾衰竭、慢性心力衰竭、糖尿病严重并发症、心肌梗死及大手术后或营养不良患者。

（三）血清游离 T_3、游离 T_4 测定

循环中 99% 以上的甲状腺激素与相应的血浆蛋白质相结合，而游离的甲状腺激素仅占总量的极少部分。但游离部分甲状腺激素才是具有生物效应并参与下丘脑 – 垂体 – 甲状腺功能轴的反馈调节，不受血清中 TBG 浓度变化的影响，直接反映甲状腺的功能状态。

1. 参考值　血清游离 T_3（FT_3）、游离 T_4（FT_4）测定较测定 TT_3、TT_4 更具有敏感性及特异性。RIA 获得的正常成人血清水平 FT3 水平为 9~25pmol/L（0.7~1.9μg/dl），FT4 水平为 2.1~5.4pmol/L（0.14~0.35μg/dl）。

2. 临床意义

（1）临床上引起血清 FT_3、FT_4 水平增高的常见原因　①甲亢：FT_3、FT_4 是诊断甲亢的主要指标，由于其不受 TBG 的影响，故对妊娠妇女合并甲亢时尤其适用；②甲状腺激素抵抗综合征；③低 T_3 综合征：由于 T_4 在外周组织中脱碘障碍可出现 FT_4 增高；④药物影响：如胺碘酮、肝素等可使血清 FT_4 增高。

（2）临床上引起血清FT_3、FT_4水平降低的常见原因　①各种类型的甲减，但在甲减的早期或病情较轻者可仅有FT_4的降低；②低T_3综合征时仅有FT_3降低；③药物影响：如苯妥英钠、利福平等可加速T_4在肝脏代谢使FT_4降低。

（四）血清反T_3测定

血清反T_3（rT_3）即3,3',5'– 三碘甲腺原氨酸，主要是由T_4在外周组织中经5– 脱碘酶的作用，在甲状腺激素分子的内环境处脱碘生成。由甲状腺直接分泌的仅占极小部分。

1. 参考值　生理情况下rT_3含量极少，其活性仅为T_4的10%，在循环中98%的rT_3与TBG结合，故凡是能引起TBG水平变化的因素均可影响到rT_3浓度。RIA测定成人血清中总rT_3水平为0.2~0.8nmol/L（13~53ng/dl）。除TBG外，游离脂肪酸亦可干扰rT_3测定。

2. 临床意义　一般而言，血清rT_3水平与TT_3和TT_4的变化相一致，但也有所谓"分离"现象。在某些情况下，如禁食或新生儿期，在严重的营养不良或全身疾病时，机体能量代谢降低，使外周组织中T_3生成减少，rT_3生成增加，从而使血清T_3降低，rT_3增高（低T_3综合征）。此外，丙硫氧嘧啶、糖皮质激素、普萘洛尔、胺碘酮等药物，以及含碘造影剂等可抑制T_4转化为T_3，从而使血清rT_3增高。

（五）促甲状腺激素测定

1. 检测方法　血清TSH测定是常用的甲状腺疾病的诊断方法，目前以时间分辨免疫荧光法（TRIFA）为代表，较前几代测定方法在灵敏度上大幅度提高，故称为超敏TSH。

2. 临床应用

（1）甲状腺疾病的筛选　由于该方法有灵敏度高、特异性强、经济、简便、快捷等多重优势，目前多建议使用TSH检测作为甲状腺疾病的第一线筛选实验。TSH降低提示甲亢，升高提示甲减。在新生儿中采集滤纸血斑样品，完成高敏TSH检测，可用于先天性甲减的筛查。

（2）左甲状腺素钠替代疗法的监控　甲减患者在接受左甲状腺素钠（$L-T_4$）替代治疗中需要不断评估治疗效果。一般认为原发性甲减$L-T_4$替代治疗中，应维持血清TSH在0.5~2.0mIU/L水平。如果超出此范围需调整药物剂量。

（3）监控$L-T_4$抑制治疗　TSH可促进甲状腺的生长，故分化型甲状腺癌（DTC）常采用$L-T_4$抑制治疗，治疗中应保证血清甲状腺激素水平，为TSH低于正常。对于低危患者，可将TSH抑制到0.05~0.1mIU/L；而对高危患者，则应抑制到小于0.01mIU/L。

（4）低T_3综合征　严重的全身疾病时伴发的低T_3综合征常可出现TSH的轻度变化。此时血清TSH水平可在0.02~10mU/L范围内变化，并不意味着甲状腺功能改变。联合检测FT_3、FT_4等更有助于确诊，怀疑有甲状腺功能紊乱者还可以检测甲状腺过氧化物酶抗体（TPOAb）来协助诊断。

（5）中枢性甲减　原发性甲减患者血清FT_4与TSH之间存在线性关系，当FT_4稍低于正常时，血清TSH值常大于10mU/L。若血清甲状腺激素水平极低，而TSH值没有明显升高时，应怀疑有垂体功能不全存在。在许多中枢性甲减患者中，其TSH水平在正常或略有升高的范围。

（六）甲状腺素结合球蛋白测定

甲状腺素结合球蛋白（TBG）是一种由肝脏合成的酸性糖蛋白，含一个甲状腺激素结合部位。TBG 是甲状腺激素在血液循环中的主要载体蛋白，对甲状腺激素的贮存、运输、代谢，以及维持甲状腺激素的浓度和游离甲状腺激素的动态稳定，均具有重要的作用。

1. 参考值　许多因素均可影响 TBG 的合成，而 TBG 浓度改变对血清总甲状腺激素浓度影响较大。正常参考值为 15~24mg/L。

2. 适应证　①用于与 TSH 水平或临床症状不符的 TT_3、TT_4 浓度的评估；②TT_4、FT_4 之间存在不能解释的差异；③TT_4 显著升高或降低；④怀疑先天性 TBG 缺乏。

3. 临床意义

（1）TBG 增高　①甲减：甲减时 TBG 增高，但随着病情的好转，TBG 也逐渐恢复正常；②肝脏疾病：如肝硬化、病毒性肝炎等 TBG 显著增高，可能与肝脏间质细胞合成、分泌 TBG 增多有关；③其他：如 Graves 病、甲状腺癌、风湿病、先天性 TBG 增多症等。另外，应用雌激素、避孕药等也可见 TBG 增高。

（2）TBG 减低　甲亢、遗传性 TBG 减少症、肢端肥大症、肾病综合征、恶性肿瘤、严重感染等。大量运用糖皮质激素和雌激素等也可能导致 TBG 降低。

（七）甲状腺过氧化物酶抗体

TPO 是一种膜蛋白，参与滤泡细胞顶端的甲状腺激素合成。TPOAb 可通过抑制 TPO 的活性而抑制甲状腺激素的合成，最终导致甲状腺功能减退症。TPOAb 介导了甲状腺滤泡细胞的破坏，不同于 TGAb 的是 TPOAb 可激活补体级联反应。在体外，TPOAb 通过抗体依赖细胞介导的细胞效应（ADCC）破坏甲状腺细胞。此外，TPOAb 阳性亦见于大部分 Graves 病患者。TPO 表位的异常表达或 TPO、TPOAb 的免疫反应是引起自身免疫性甲状腺病（AITD，以桥本甲状腺炎和 Graves 病最为多见）患者甲状腺细胞损伤的重要机制。

1. 检测方法　目前采用的测定方法是放射免疫测定法（RIA）、免疫化学发光法（ICMA）和酶联免疫吸附法（ELISA）。

2. 临床意义

（1）TPOAb 与 AITD　TPOAb 阳性提示甲状腺淋巴细胞浸润以及甲状腺细胞破坏。TPOAb 检测常用于原发性甲减的病因诊断，还可用于甲状腺毒症的鉴别诊断。如甲状腺毒症患者检出高滴度 TPOAb，应怀疑桥本甲状腺炎的可能，桥本甲状腺炎可表现为一过性甲状腺功能亢进。应注意大部分 Graves 病患者的 TPOAb 均呈阳性，因此仅凭 TPOAb 阳性并不能诊断桥本甲状腺炎，Graves 病与桥本甲状腺炎可同时存在。

（2）TPOAb 与产后甲状腺炎　TPOAb 阳性是产后甲状腺炎（PPT）的重要标志。约半数 TPOAb 阳性的妊娠妇女将发生 PPT，如 PPT 患者同时有人类白细胞抗原（HLA）–DR 片段阳性，提示主要致病因素为桥本甲状腺炎。

（3）TPOAb 的预测价值　当 TSH 升高，FT_3、FT_4 正常时（亚临床甲减），TPOAb 滴度还可用于预测甲减。研究表明，TPOAb 阳性或仅 TSH 升高者在 20 年内发生甲减的风险大大增加。亦有观点认为 TPOAb 阳性者更容易从亚临床甲减进展为临床甲减。即便是 TPOAb 阴性时，TSH 升高与显性甲减发生仍显著相关。因此，TPOAb 阳性不是干预治疗的唯一指征，若 TPOAb 滴度升高，提示患者发生临床甲减的可能性大。

（八）促甲状腺激素受体抗体

TSH 受体（TSHR）是 G- 蛋白偶联受体超家族中的一员。TSH 和 TRAb 均可以与 TSHR 竞争性结合，并通过腺苷酸环化酶（cAMP）和（或）磷脂酰肌醇 $-Ca^{2+}$ 信号途径分别刺激或阻断甲状腺激素合成和腺体生长。促甲状腺激素受体抗体又称为促甲状腺激素结合抑制免疫球蛋白（TBII），其可分为甲状腺刺激性抗体（TSAb）和甲状腺刺激阻断性抗体（TSBAb）2 种亚型。TSAb 具有刺激 TSHR、促进甲状腺滤泡分泌、致甲状腺毒症的功能，是 Graves 病的致病性抗体。

1. 检测方法

（1）竞争测定法　通过被标记的牛 TSH 或被单克隆 TSAb 对结合位点的竞争测定 TRAb。

（2）直接结合测定法　即测定 TRAb 和 TSHR 抗原 – 抗体复合物的总量。但由于 TSHR 结构复杂以及结合位点的特异质，该方法相对繁琐。竞争测定法以其敏感性高、试剂价格低廉以及报告迅速等优势，正逐步取代直接结合测定法。

2. 临床意义

（1）Graves 病的诊断和鉴别诊断　Graves 病是 TRAb 导致的典型自身免疫疾病。因此，理论上甲状腺毒症患者若 TRAb 阳性则强烈提示 Graves 病。另外，TRAb 检测对于不典型或轻度甲状腺毒症患者的 Graves 病诊断亦有帮助。

（2）甲状腺相关性眼病（TAO）的预后　Gupta 等回顾性研究发现 TAO 与 TSAb 显著相关，TAO 患者的 TSAb 滴度明显高于非 TAO 患者，但与 TRAb 之间并无显著联系。Eckstein 等研究发现，TAO 病程其他任意阶段的 TRAb 值均能预示不良预后。

（3）指导 Graves 病治疗方案的选择　目前抗甲状腺药物仍是大多数 Graves 病患者的首选，一部分患者治疗反应良好，但对有些患者的疗效欠佳。TRAb 检测能否为临床确定治疗方案提供依据依旧不确切。有研究发现，Graves 病发病时若以血清 TSH 为病情的观察指标，则测得的 TRAb 可预测患者是否对抗甲状腺药物有效。若同时测定 TRAb 和 TPOAb，则其预测价值大大提高。

（4）判断放射性碘治疗的疗效和转归　在美国，放射碘已成为治疗 Graves 病的首选。有研究观察到，TRAb 滴度在放射性碘治疗后会一过性升高，且在升高的同时 Graves 病患者血清中能检测到新出现的具有 TSBAb 活性的 TRAb。更有研究显示 TSBAb 与放射碘治疗后的甲减有关。

（5）预测 Graves 病　目前 TRAb 在敏感性、特异性等方面尚不如人意，其临床应用价值有限，TSAb 和 TSBAb 联合测定对诊断和评估预后并无重要意义。TRAb 仅轻度升高（6~10U/L）的 Graves 病患者需加测 TPOAb，如 TPOAb 滴度＞ 500/ml，则抗甲状腺药物治疗的同时监测甲状腺功能是最佳选择。

（九）甲状腺球蛋白抗体

TG 是由两个相同亚基组成的可溶性高分子糖蛋白，具有高度异质性，免疫结构极其复杂。

甲状腺球蛋白抗体（TGAb）是最早发现的甲状腺自身抗体，是一组针对 TG 不同抗原决定簇的多克隆抗体，以 IgG 型抗体为主，也有 IgG 和 IgM 型抗体。TGAb 的病理意义仍不明确，体外实验证实 TGAb 在抗体依赖细胞介导的细胞毒性作用（ADCC）中发挥一定作用。但抗体的滴度与甲状腺功能减退、甲状腺肿等的程度并不相关，提示 TGAb 只是自身免疫反应的继发结果，是 AITD 的标志性抗体。

1. 检测方法及正常值的确定　　TGAb 检测方法正在改进，然而实验室间的结果差异还未解决。现有的 TGAb 测定方法间的变异大于 TPOAb。这种差异不仅反映了 TG 抗原的纯度，还在于 TG 抗原决定簇的特异性以及不同患者血液中抗体的遗传异质性。

2. 流行病学及临床意义　　既往应用半定量的检测方法，流行病学研究常常报告 TGAb 的阳性率低于 TPOAb，但是最近应用敏感方法检测抗体的研究均报告 TGAb 的阳性率与 TPOAb 相似，女性高于男性，也有随年龄增加而增加的趋势。

三、其他辅助检查

（一）甲状腺吸 ^{131}I 试验

甲状腺吸 ^{131}I 试验是测定甲状腺激素合成功能的一种方法，利用示踪 ^{131}I 能释放 γ 射线的特性检测出甲状腺对 ^{131}I 的摄取率。从而反映了甲状腺摄取及浓缩无机碘的功能。口服 ^{131}I 后，用盖格计数管和闪烁计数管测定甲状腺部位的计数率，并从以下三个方面来推测甲状腺的功能：①甲状腺摄 ^{131}I 的速度及最大摄 ^{131}I 率；② ^{131}I 的尿中排出量；③血浆蛋白结合碘量。因该试验检查时间长，受影响因素多，故并不作为常规检查项目。

甲状腺摄 ^{131}I 率主要用于甲亢的诊断，本法诊断甲亢的符合率达 90%，甲状腺功能正常的缺碘性甲状腺肿摄 ^{131}I 率也可增高，但一般无高峰前移，可做 T_3 抑制试验来鉴别。本试验与甲亢病情不成平行关系，故不能作为病情严重程度、演变、疗效观察的指标，但可以用于不同病因甲亢的鉴别，如摄 ^{131}I 率降低则可能为甲状腺炎伴甲亢、碘甲亢或外源激素引起的甲亢。

（二）促甲状腺兴奋实验

由于垂体分泌的 TSH 对甲状腺细胞有兴奋作用，使其功能活跃，聚碘能力增强，甲状腺激素释放增加。故给予外源性 TSH 后观察甲状腺摄 ^{131}I 率或甲状腺激素水平变化，以鉴别甲状腺功能低下是原发于甲状腺本身，或者是继发于垂体疾病。每日肌注 5U 或 10U 牛 TSH，1~3 天，于注射前和注射结束后进行甲状腺摄 ^{131}I 率或 TT_3、TT_4 测定，观察其水平变化。如病变位于垂体，注射 TSH 后甲状腺摄 ^{131}I 率或 TT_3、TT_4 水平增加。

（三）促甲状腺激素释放激素试验

下丘脑分泌的 TRH 可促进垂体 TSH 的合成与释放，给予人工合成的外源性 TRH 后，观察血清 TSH 的变化，可反映垂体 TSH 分泌细胞的储备功能及敏感性。正常情况下，注射 TRH 后 20 分钟，血浆 TSH 升高，其升高程度反映垂体 TSH 细胞储备量和对 TRH 的敏感性。无反应者，表示 TSH 细胞功能不足或细胞量减少。反应延迟者提示下丘脑病变，TSH 细胞长期得不到 TRH 的足够刺激，故在使用 TRH 开始，反应迟钝，但继之又有正常的兴奋反应。甲亢

患者由于高浓度的 T_3、T_4 对细胞的强烈和持久抑制，故注射 TRH 后不能兴奋垂体 TSH 细胞，TSH 无升高反应。本试验临床意义如下。

（1）甲亢的鉴别诊断 ①轻度（不典型）甲亢的诊断：甲亢患者由于高水平的甲状腺激素对垂体 TSH 细胞形成强烈的抑制，静脉注射 TRH 后，TSH 水平不增加，若增加则可排除甲亢。用于其他实验室检查不能确诊的不典型甲亢尤为适宜，对老年人、心脏病患者相对安全。但近年来由于人高灵敏度促甲状腺激素（U-TSH）检测方法的建立，此法正在失去其价值；②甲亢病因的鉴别：垂体 TSH 瘤诱致的甲亢，基础 TSH 水平较高，对 TRH 多无反应；而垂体性甲状腺激素抵抗综合征虽然基础 TSH 水平同样较高，但对 TRH 有反应；③疗效评估：甲亢治疗后，临床症状控制，若垂体对 TRH 有反应，提示停药后复发概率较小。

（2）甲减的病因诊断 ①原发性甲减：血清 TSH 升高，对 TRH 的刺激反应增强；②继发性（垂体性）甲减：由于垂体功能受损，故对 TRH 无反应；③三发性（下丘脑性）甲减：由于失去 TRH 的中枢调控作用，患者基础 TSH 水平较低，但注射外源性 TRH 后，多呈延迟反应（高峰后移）。

（3）垂体储备功能评估 腺垂体分泌多种激素，调控外周靶腺的功能。临床上垂体瘤、席汉斯综合征等患者发生发展过程，常呈渐进性，一些患者在平常情况下并不显示垂体功能低下（激素水平基本正常）。因此用 TRH 试验可了解患者垂体 TSH 细胞的储备功能，若注射 TSH 后高峰值较低，提示 TSH 储备功能不足。

（四）甲状腺激素抑制试验

正常人服用外源性甲状腺素后，血 T_3 浓度升高，通过负反馈抑制垂体 TSH 细胞，致 TSH 分泌减少，甲状腺的摄碘能力下降（被抑制，抑制试验阳性）。Graves 病患者的 T_3、T_4 过度分泌不是通过 TSH 刺激，而是由于甲状腺兴奋性自身抗体引起的，给予外源性 T_3 后，并不影响摄碘功能，故呈阴性结果（不被抑制）。多发性结节性甲状腺肿或毒性腺瘤（单发或多发）患者，由于基础 T_3、T_4 分泌已增多，TSH 分泌处于抑制状态，应用外源性 T_3 已无进一步抑制 TSH 分泌作用，故呈阴性结果。另一方面，单纯性甲状腺肿，尤其是缺碘性甲状腺肿患者，外源性 T_3 可显著抑制 TSH 分泌，故呈阳性结果。因此，本试验的主要用途是明确摄 ^{131}I 率升高的病因，鉴别单纯性甲状腺肿和 Graves 病。本试验临床意义如下。

（1）甲亢患者摄 ^{131}I 率基础值升高，T_3 抑制率 < 50%，一般 < 10%，但也有个别患者呈正常反应。单纯性甲状腺肿患者的基础值亦升高，但 T_3 抑制率 > 50%，其符合率约 90%。

（2）单侧突眼 眼科疾病或颅内疾病所致的突眼患者的抑制率正常，而内分泌性突眼（Graves 眼病）有 75%~88% 的患者不被 T_3 抑制。

（五）卡比马唑试验

卡比马唑（甲亢平）试验亦称促甲状腺激素储备试验（内源性 TSH 兴奋试验）。该试验利用卡比马唑抑制甲状腺滤泡上皮细胞中过氧化物酶，使碘化物不能变成新生碘，导致甲状腺激素合成减少，从而反馈刺激 TSH 分泌，甲状腺摄 ^{131}I 率反跳性升高。通过该试验可以了解 TSH 的储备功能。本试验临床意义如下。

第一天先检测甲状腺摄 ^{131}I 率，第二天服用卡比马唑 15mg，每日 3 次连服一周。服用最后一次卡比马唑 36 小时后再测甲状腺摄 ^{131}I 率。如第 2 次摄 ^{131}I 率比第 1 次高 10%~15% 为正常；升高在 10% 以下，表示垂体功能减退或反应性下降。本试验可诊断因垂体或甲状腺储备功能不足引起的轻型甲减。近年来亦有用丙硫氧嘧啶（PTU）、甲硫氧嘧啶（MTU）或甲巯咪唑（MM）代替卡比马唑进行该试验，需每日口服 PTU 或 MTU 450mg，或 MM 45mg 共 7 天，健康者第 2 次摄 ^{131}I 率增高的平均值为：2 小时 7.8%，8 小时 12.5%，24 小时 14%。

（六）甲状腺超声

1. 正常甲状腺声像 甲状腺超声横切扫描时，可见皮肤、皮下组织、颈前和颈侧肌，外侧为胸锁乳突肌，甲状腺位于颈前侧肌后方，可为蝶形或马蹄形，边界清晰，包膜完整，两侧叶基本对称，中央可见峡部相连，气管位于峡部后方，甲状腺两侧叶后方略偏外为颈总动脉和颈内静脉，正常甲状腺内部呈中等回声、分布均匀、细弱密集的光点。正常甲状腺数值参考：侧叶前后径、左右径均为 2cm，上下径为 4~5cm，峡部前后径小于 0.5cm。甲状腺血液供应相对丰富，在彩色多普勒血流成像显示中，甲状腺上动脉较甲状腺下动脉容易显示，位置表浅走向较直。

2. 甲状腺疾病的声像图

（1）甲状腺功能亢进 甲状腺功能亢进指甲状腺肿大伴甲状腺激素分泌过多的状态。病理特点为甲状腺肿大，腺内血管扩张，腺内滤泡上皮细胞增生。声像图特点：甲状腺弥漫性、对称性、均匀增大，两侧叶饱满变圆，甲状腺内呈中等回声，光点略粗分布尚均匀，一般无结节。腺体肿大明显时，常有周围组织受压现象，使血管移位。彩色多普勒频谱显示甲状腺内血供明显增多，比正常的甲状腺丰富很多，呈典型的"火海征"，频谱多普勒显示甲状腺动脉的频谱为高速低阻频谱。

（2）单纯性甲状腺肿 包括地方性甲状腺肿、散发性甲状腺肿以及高碘性甲状腺肿。这里主要介绍地方性甲状腺肿，此类患者临床表现为双侧甲状腺增大而无全身症状。声像图特点：双侧甲状腺呈对称性均匀性增大，甲状腺肿大明显时可压迫气管及颈部血管，甲状腺内部回声偏低，有时可见其内有囊肿或胶样变的低和无回声区，伴轻度后壁回声增强，呈散在分布的多结节图像。除囊肿或胶样变区域以外的甲状腺内部回声分布尚均匀。

（3）结节性甲状腺肿 又称腺瘤样甲状腺肿，多是在地方性甲状腺肿基础上反复增生和不均匀的复原反应所致的增生性结节。声像图特点：双侧甲状腺非对称性增大，内部光点粗，分布不均匀，有多个结节，边界欠清，回声不均匀。结节可液化、囊变或钙化，而表现为不规则无回声区和局部强回声光团。彩色多普勒频谱可见周边及部分结节内部有血彩，但不呈"火海征"。

（4）甲状腺炎 指甲状腺炎症性病变，甲状腺呈弥漫性肿大，两侧叶或单叶质地变硬，声像图共同特点：腺体增大和回声减低，光点增粗。①急性甲状腺炎：声像图特点为甲状腺肿大，内部回声低，压痛明显；如甲状腺内形成脓肿，则可见透声不佳的无回声区，常可见颈血管鞘旁淋巴结肿大且局部有压痛。彩色多普勒频谱见血流较正常甲状腺丰富，血流阻力下降；②亚急性甲状腺炎：声像图特点为甲状腺对称或不对称增大，内部回声低，局部有压痛，低回声区与周围正常组织分解模糊，颈部血管旁淋巴结不肿大。彩色多普勒显示甲状腺低回声内血彩稀少，周边血供较丰富；③桥本甲状腺炎：声像图特点为双侧甲状腺弥漫性增大，边界清楚，峡部明显增厚，内部光点增粗，回声低，分布不均匀，颈部血管鞘旁淋巴结不肿大，如不伴有甲亢或甲减时甲状腺内的血流彩色多普勒频谱无明显变化。

（5）甲状腺肿瘤

①甲状腺腺瘤：甲状腺肿瘤以腺瘤最为常见，占甲状腺肿瘤的 70%~80%，声像图特点为瘤体类圆形，常单发，边缘光滑，完整，分界清楚，如为实性，边缘多可见环绕结节的低回声晕征；如囊变、出血，结节内可见不规则无回声区；如为乳头状囊腺瘤，则可见囊壁实性乳头状隆起；如甲状腺瘤发生恶变，则肿块内部回声不均，边界不清。彩色多普勒频谱可显示肿块内或乳头状物内少量血彩及周围血管绕行，肿块内血彩不丰富。

②甲状腺囊肿：单纯性囊肿较少见。声像图特点为甲状腺内类圆形囊性包块，壁薄，光滑，内部透声好，伴有房回声增强。囊腺瘤多见，由甲状腺腺瘤的囊性退变或腺瘤样结节囊变所致。声像图特点为甲状腺内类圆形包块，常为单发，其内部部分或大部分呈囊性无回声，包块边缘光滑，形态规则，边界清，后方回声增强，包块可见分隔样光带，囊壁稍厚。彩色多普勒频谱可见部分包块的隔光带内有血流，但血流不明亮。

③甲状腺癌：声像图特点为肿块多单发，形态不规则，轮廓不清，内部回声不均，可有声衰减。肿块多无包膜光带及晕环，常见其内有不规则钙化。彩色多普勒频谱显示肿块内血流丰富，可测得高速血流。可伴有颈部淋巴结肿大，肿大淋巴结内部回声与肿块类同，彩色多普勒频谱见肿大淋巴结内血液供应丰富。

（七）甲状腺 CT 检查

甲状腺平扫可发现甲状腺内囊性病变或高密度钙化灶，除对碘过敏及肾衰患者外，还可使用增强扫描，增强扫描能更好区别囊性与实性病变，增加正常组织和病变组织的密度差别，更有利于显示细微病变，根据病变组织的强化程度还可了解病变的血供情况。

1. 正常表现　正常甲状腺因富含碘，CT 平扫时密度明显高于其他组织，CT 值范围达 88~149HU，与肌肉组织比较 CT 值高出 30~50HU，增强后高出 90~130HU。在 CT 扫描像上，甲状腺表现为下颈部气管两旁边缘光滑均质的高密度软组织结构，其密度与位于其两侧的颈内静脉相似，在胸骨切迹上方约 2cm 处，甲状腺密度变淡，由于血运丰富代谢旺盛，增强扫描甲状腺组织呈现快速明显强化，且强化持续时间长。

2. 疾病表现　甲状腺密度减低见于囊肿和囊性变、桥本甲状腺炎、囊腺瘤、囊腺癌、甲状舌管囊肿等。甲状腺密度增高常见于甲状腺钙化、病灶内出血等。甲状腺肿大常见于甲状腺内肿块病变、弥漫性甲状腺肿及桥本甲状腺炎等。

（1）甲状舌管囊肿或瘘　在 CT 图上可见颈前部皮下液体密度病灶，多位于中线的舌骨区域。病灶多呈圆形或扁平形，较大时形态可不规则，其内密度均匀，无增强。有的患者在其两旁有异位甲状腺组织影像，病灶边缘清晰，合并感染时边缘毛糙，甲状腺多显示正常。

（2）异位甲状腺　凡在甲状腺正常位置以外出现的甲状腺组织统称为异位甲状腺，较常出现的为胸内甲状腺、舌甲状腺和颈部异位甲状腺。在 CT 图上，胸内甲状腺无固定位置，表现为纵隔内软组织密度肿块，多呈圆形或类圆形。肿块较大时，可呈不规则形态，边缘多清晰，密度均匀且较高，这主要是异位甲状腺组织也同样含有较多碘及其化合物所致，增强后有明显的强化表现。

（3）甲状腺恶性肿瘤　肿瘤大小不一，病灶与周围正常甲状腺组织分界不清，通常呈低密度，少数病例可见肿瘤内砂粒状，可增强，但其密度往往低于正常甲状腺组织，这主要是由于正常的甲状腺组织内含碘成分多，血液供应丰富，增强后含碘造影剂的分布仍以正常甲状腺实质内为多，故增强后密度差异更为显著。肿瘤较大时常累及甲状腺一叶，甚至一侧或整个甲状腺明显增大，密度低而不均匀。晚期可见临近脏器受侵犯和局部淋巴结转移的表现，侵犯气管时可出现局部气管显影不清，管腔狭窄、变形等表现，淋巴结转移多发生在颈动脉间隙区域。

（4）甲状腺腺瘤　肿瘤较小时，一般不引起甲状腺形态改变。平扫时可见甲状腺组织内的低密度占位病灶，边缘锐利光滑，密度常均匀一致，而少数瘤体内可见钙化。甲状腺腺瘤出血时，其内可见血液的高密度表现。病灶多为单个，少数病例可多个病灶位于一侧或两侧甲状腺内。增强扫描示病灶有强化，但多不及甲状腺实质增强明显。实质性腺瘤较小时呈均匀性增强，较大时增强往往不均匀；囊腺瘤则表现周边部分实质增强明显，而中央（含黏液）无增强，呈均匀密度，其密度较一般性囊肿略高。

（5）甲状腺囊肿　CT 平扫显示甲状腺实质内水样密度圆形病灶，其边缘光滑、锐利、密度均匀。增强扫描正常甲状腺组织明显强化，而囊肿无增强表现，囊肿与正常甲状腺组织之间的密度差异明显增大，使其边缘轮廓更加清楚。甲状腺囊肿 CT 表现具有特征性，诊断不难，主要应与甲状腺囊腺瘤鉴别。甲状腺囊腺瘤的周边实质部分构成的囊比较厚，有强化，且内源不及囊肿光滑锐利，这是最主要的鉴别点。

（6）甲状腺炎　CT 检查时显示甲状腺腺体弥漫性增大，由于其包膜完整，边缘亦很清楚，但肿大甲状腺腺体组织的密度在 CT 图像上明显较正常为低，且不均匀，增强后密度不均更明显，腺体组织常呈片状或团块状增强，增强程度不及正常甲状腺。

（八）核素扫描

目前显像仪器有扫描仪、照相机和发射式计算机断层。放射性核素甲状腺显像不仅能提供甲状腺大小、位置、形态和结构方面的信息，还能提供甲状腺血流、功能及代谢情况的诊断信息，特别在亚急性甲状腺炎的诊断、甲状腺结节的良恶性鉴别、甲状腺癌的定位诊断和寻找转移灶、异位甲状腺等方面具有独特的价值。

1. 甲状腺动态显像

（1）原理　也称甲状腺放射性核素血管显像。由静脉弹丸式注射的放射性药物（显像剂^{99m}Tc），快速回流至心脏后，经左心室、升主动脉等进入甲状腺动脉系统灌注到甲状腺组织。利用单光子发射计算机断层扫描（SPECT）快速连续记录显像剂在甲状腺部位通过及停留的动态变化过程，继而反映甲状腺及其病灶的血流灌注情况和甲状腺的功能状况。

（2）正常图像　当显像剂以弹丸式注入后首先见锁骨下静脉显影，8~12 秒可见双颈动脉显示，图像清晰，两侧对称，甲状腺区无放射性浓聚，12~14 秒后颈静脉显影，在 16 秒左右甲状腺开始显影，之后随着颈部血管影像的逐步消退而甲状腺影像逐渐清晰，至 22 秒左右甲状腺影像超过颈动、静脉，甲状腺内放射性分布均匀。

（3）临床意义　①甲状腺结节良恶性的鉴别诊断：甲状腺静态显像为"冷"结节时，若甲状腺动态显像显示结节处血流灌注增加，在 14~18 秒其放射性达到高峰且明显高于颈动、静脉，则甲状腺癌可能性大，若结节不显影或略显影，提示甲状腺结节良性病变的可能性大；

②评价甲状腺功能：甲状腺功能亢进时，可见颈动、静脉提前到 6~8 秒显影，甲状腺于 8 秒时显影，其放射性逐渐增加，明显高于颈动、静脉影像。甲状腺功能减退时，由于血流灌注减少，甲状腺显影明显延迟，放射性亦减低；③功能自主性甲状腺瘤的判断：甲状腺动态显像可见结节于注药后 12 秒开始显影，随后放射性逐渐增加，至 30 秒达高峰。

2. 甲状腺静态显像

（1）原理   正常甲状腺组织有较强的选择性摄取、浓集碘的能力。将放射性 ^{131}I 或 ^{99m}Tc 引入体内后，即可被有功能的甲状腺组织所摄取。引入人体的放射性核素发射有一定穿透能力的 γ 射线，通过 γ 照相机及单光子发射计算机体层采集，可得到包括甲状腺的位置、形态、大小和局部功能的图像。

（2）显像药物   因为 ^{99m}Tc 具有良好的物理特性（物理半衰期短、射线能量适中、发射单一 γ 射线、不被甲状腺有机化、甲状腺受辐射剂量小等），且使用方便，因此是最常用的颈部甲状腺显像剂。

3. 适应证   ①了解甲状腺的形态、大小、位置、功能状况；②甲状腺结节的诊断和鉴别诊断；③异位甲状腺的诊断；④判断颈部肿块与甲状腺的关系；⑤移植甲状腺的监测和甲状腺手术后残留甲状腺组织及其功能的观察；⑥甲状腺炎的诊断；⑦估计甲状腺的重量；⑧寻找甲状腺癌转移病灶，以帮助选择治疗方案，评价 ^{131}I 治疗效果。

4. 正常影像   甲状腺位于颈部正中，胸骨切迹的上方，气管前方。大多数人甲状腺分为左右两叶，两叶大小相似。平面显像呈蝶形，两叶中下部可见峡部，有时在峡部或一叶上可见向上方突起的锥叶，需与唾液分泌的放射性进入食管所形成条索状影相区别，必要时可饮水后再显像。甲状腺形态变异较多需要注意识别。正常甲状腺放射性分布中央较高且均匀，边缘轮廓整齐，放射性分布稀疏。

5. 异常影像

（1）异位甲状腺   放射性核素显像对诊断异位甲状腺有独特的价值。在排除甲状腺癌转移情况下，通过正常甲状腺部位有或无甲状腺影像，其他部位是否出现摄 ^{131}I 的影像，即可诊断为异位甲状腺。异位甲状腺多位于舌根部、舌骨下或胸骨后，影像呈团块。当 B 超或 CT 检查发现舌根部、舌骨下肿物，应用本法进行鉴别诊断对决定是否手术治疗有极其重要的意义。

（2）甲状腺结节   放射性核素甲状腺显影可反映甲状腺结节的功能状态，为甲状腺结节的诊断治疗提供依据。根据病变区域或甲状腺结节部位摄取 ^{131}I 或 $^{99m}TcO_4^-$ 的功能状态，临床上将甲状腺结节可分为热、温、凉、冷 4 类结节。①热结节：甲状腺显像时，结节部位摄 $^{99m}TcO_4^-$ 或 ^{131}I 的能力比周围正常甲状腺组织高，呈现局部异常放射性浓聚，其周围甲状腺组织可显影差，甚至不显影。热结节绝大部分为良性结节，多见于甲状腺高功能腺瘤，恶性病变的概率很小，约 1%。病程较长的体积大的甲状腺热结节可由于其内发生出血或囊性变，而呈现热结节内部的放射性减低区。②温结节：临床上所触及或 B 超提示的结节摄取 ^{131}I 或 $^{99m}TcO_4^-$ 的能力与周围正常甲状腺组织相似，图像上表现为结节处示踪剂放射性分布与周围的甲状腺组织相近，未见明显异常放射性分布。温结节主要见于甲状腺腺瘤，其他如结节性甲状腺肿、慢性淋巴细胞性甲状腺炎、亚急性甲状腺炎恢复期或甲状腺上小的冷结节表面覆盖有正常的甲状腺组织时也可表现为温结节。温结节恶性病变概率为 4%~9%。③冷结节：结节处的甲状腺组织无聚集显像剂的功能，在甲状腺显像上表现为异常放射性缺损区。单发冷结节常见于甲状腺癌、甲状腺囊肿、腺瘤囊性变、出血等，多发冷结节见于多发的恶性肿瘤、急性化脓性甲状腺炎、亚急性甲状腺炎、局部慢性淋巴细胞性甲状腺炎等。冷结节提示结节的甲状腺组织分化不良，生理功能降低。冷结节尤其是单发冷结节恶变概率较大。④凉结节：为显像剂密度低的结节，结节的放射性显影低于周围的甲状腺组织，多见于甲状腺良性肿瘤，也可见于甲状腺恶性肿瘤。

（3）结节部位摄取 ^{131}I 或 $^{99m}TcO_4^-$ 的能力降低，显像时表现为结节处放射性分布低于周围正常甲状腺组织但高于本底；常为冷结节表面覆盖有正常的甲状腺组织所致。其临床意义与冷结节相同，多见于甲状腺癌、甲状腺囊肿以及甲状腺腺瘤伴出血、钙化、囊性变等。

6. 甲状腺疾病显像特点

（1）单纯性甲状腺肿 单纯性甲状腺肿时，甲状腺显像图上仅见甲状腺肿大，呈马蹄形，但放射性分布尚均匀。结节性甲状腺肿时，甲状腺内可同时存在 ^{131}I 或 ^{99m}Tc 的大小不等的多个结节，影像上可见多个浓聚与稀疏相间区。结节性甲状腺肿的显像图上大多表现为温结节，有时也呈冷结节。

（2）甲状腺炎 甲状腺炎有急性、亚急性和慢性甲状腺炎三种。急性或亚急性甲状腺炎，甲状腺聚 ^{131}I 或 ^{99m}Tc 能力降低，呈普遍放射性稀疏、边缘不规整，而颌下腺呈相对明显浓聚影；在亚急性甲状腺炎的早期，甲状腺 ^{99m}Tc 显像很淡，但晚期和恢复期的 ^{99m}Tc 显像示弥漫型浓影，并与血清中的 C 反应蛋白有相关关系，可反映甲状腺病变的活动性与严重程度。

（3）甲状腺瘤 结节摄取 ^{131}I 或 ^{99m}Tc 的功能正常，图像上结节部位多表现为温结节，如腺瘤内出血、钙化或囊性变时，表现为冷结节或凉结节。功能自主性甲状腺瘤（Plummer 病），早期影像为单个热结节伴正常甲状腺组织不同程度的放射性减低，后期表现为孤立的热结节，周围及健侧正常甲状腺组织常不显影。

（4）甲状腺癌 静态成像多数呈放射性缺损即冷结节；少数也可呈放射性浓聚即热或温结节。

（九）甲状腺磁共振成像检查

磁共振成像（MRI）弥散加权的敏感性、特异性、准确率明显高于超声检查。MRI 动态增强的敏感度及阴性预测值高于超声介入下的细针抽吸活检。

1. 正常表现 磁共振轴面平扫足以显示甲状腺，必要时加用冠状面扫描以显示病变的上下端。正常甲状腺 MRI 在 T1W1 呈与肌肉信号相近的均匀一致的等信号，易与腺体外高信号的脂肪组织区分，T2W1 甲状腺比低信号的肌肉组织信号稍高。增强后 T1W1 上正常甲状腺信号明显增强。

2. 甲状腺疾病表现

（1）甲状腺良性肿瘤 MRI 扫描见甲状腺实质内孤立结节，大小为 1~4cm，边缘光整、锐利，其信号均匀，增强扫描后呈均匀强化。MRI T1 加权图像上表现为低信号或近似等信号，T2 加权图像上为高信号。有时由于腺瘤内的亚急性出血，T1 加权图像可呈高信号。

（2）甲状腺恶性肿瘤 甲状腺恶性肿瘤可累及部分或大部分正常甲状腺组织，大多呈浸润性生长，与周围组织分界不清。累及颈静脉时，可见血管闭塞，颈部血管在通畅时可出现流空现象，便于观察肿瘤和血管的关系。MRI 中 T1 加权图像上可以是稍高、稍低信号或等信号，部分肿瘤由于肿瘤内局灶性出血，T1 加权图像上可以是高信号；在 T2 加权图像上肿瘤通常为不均匀的高信号；MRI 增强扫描呈不规则强化。

（3）甲状腺胶样囊肿和非胶样囊肿　甲状腺囊肿在 MRI 上表现为甲状腺内单发囊肿性病变，呈水样信号改变，边缘光整、锐利。胶样囊肿在 MRI T1 和 T2 加权图像上均为高信号，而非胶样囊肿 T1 加权图像为低信号，T2 加权图像为高信号。

（4）结节性甲状腺肿　MRI 表现为双侧甲状腺弥漫性增大，其内可见多发结节状信号异常区域，在 MRI T1、T2 加权图像上均为不均匀局灶性高、低混杂信号。退行性囊变在 T2 加权图像上表现为高于甲状腺组织的信号。

（5）弥漫性甲状腺肿　Graves 病和慢性淋巴细胞性甲状腺炎可引起弥漫性甲状腺肿大。MRI 平扫 Graves 病表现为双侧甲状腺弥漫增大，边缘清楚，信号均匀，增强后为均匀强度强化。Graves 病在 MRI T1、T2 加权图像均为均匀的高信号。由于血运丰富、小血管扩张，在肿大的甲状腺实质可显示多个血管流空信号区。

（十）甲状腺细针穿刺抽吸活检

甲状腺细针穿刺抽吸活检（FNA）最初仅应用于鉴别甲状腺结节的良恶性，以确定是否需要手术治疗。随着这一技术的广泛应用，以及人们对甲状腺细胞病理形态认识的不断提高，而且对一些囊性病变有一定的治疗作用，减少患者治疗风险。

1. 诊断　FNA 细胞病理学诊断结果分为：①未诊断；②良性病变；③可疑病变；④恶性。其中未诊断指标本取材不佳，图片内未见足够的细胞成分，无法作出细胞诊断。涂片内足够的细胞成分的标准是至少含有 6 组滤泡细胞，每组至少含 10~20 个滤泡细胞。良性病变即可肯定为非肿瘤疾病的诊断。可疑恶性即存在某些提示恶性的细胞学特征，但不能确诊恶性病变。甲状腺 FNA 的适应证为所有甲状腺肿大 I 度以上或有甲状腺结节者，甲状腺结节诊断依据临床触诊或超声诊断。

2. 临床意义

（1）协助诊疗　FNA 不仅在甲状腺疾病的诊断中有很高的应用价值，在一些囊性病变中也有治疗作用，不仅避免了外科手术的风险，也大幅度降低了诊疗费用。有文献报道 28 例囊性病变，尽量抽取囊液，100% 的患者结节缩小，80% 患者结节大小缩小 50% 以上。

（2）诊断与鉴别诊断　①甲状腺囊性变：抽出囊液即可诊断，呈黄色或咖啡色，也可呈血性。但是值得注意的是囊性病变不意味着良性病变，有的患者甲状腺囊性变，但细胞学特征为乳头状癌的表现；②甲状腺结核：患者甲状腺肿大、触痛、血沉快、发热加上"感冒"病史容易与亚急性甲状腺炎混淆，单细胞学特点为结核性肉芽组织有干酪样坏死；③亚急性甲状腺炎：镜下细胞成分多寡变异较大，与不同病期有关。疾病早期通常细胞成分较多，滤泡细胞可呈退行性变，散在炎性细胞，多有特征性多核巨细胞出现，另外胶质成分较少或缺如。疾病晚期成分减少，可有间质细胞等。纤维化病变明显时也可呈干抽；④Graves 病：镜下可见大量滤泡细胞，成片样或大片样分布，细胞核较大、核染色质疏松，胞浆较宽，可见淋巴细胞，背景常有多少不等的红细胞。

四、甲状腺疾病的治疗原则

甲状腺疾病的治疗分为功能治疗和病因治疗两方面，主要通过饮食控制、药物、手术等手段进行治疗。如引起并发症，则需要按照相关疾病的诊疗规范进行治疗。

（一）一般治疗

首先需要评估患者就诊时的基本情况，若患者病情危重，则需要按照急救方案以抢救患者生命为原则，然后再确定长期治疗方案。若患者病情较缓，则需对患者进行诊疗指导，为患者确立合适的治疗方案，缓解患者心理压力，鼓励患者坚持耐心接受治疗，自我监测，定时随访。甲状腺疾病患者对于碘的摄取是相当重要的，如果摄碘不足会引起缺碘性甲状腺肿，近年来多篇报道指出长时间持续摄入高水平的碘就有可能影响健康甚至引起许多疾病，比如高碘甲状腺肿、高碘引起的甲状腺功能亢进、甲状腺功能减退、自身免疫甲状腺炎、甲状腺癌。虽然这些研究并不深入和完善，但甲状腺功能亢进的患者仍然需要无碘饮食。甲状腺功能亢进的患者因基础代谢加快，及过多的甲状腺激素对三大营养物质的促代谢作用，因此需要增加能量供应补充过多的机体消耗。避免应用刺激性饮料，如浓茶及咖啡；避免食用含碘量高的食物，如紫菜、海带一类海产品。患甲状腺疾病患者需要休息，避免劳累。

（二）药物治疗

使用药物作用将甲状腺激素水平维持在一个正常水平为甲状腺药物治疗的基本原则。不足即补充外源性甲状腺素，过多则干扰甲状腺激素合成及释放，药物治疗需依赖甲状腺激素的测定，以便调整剂量。所以甲状腺疾病的药物包括治疗甲减的外源性甲状腺素，如左甲状腺素片；治疗甲亢的抗甲状腺药物（ATD），在我国和美国常用的是丙硫氧嘧啶（PTU）和甲巯咪唑（MMI，他巴唑），英国和其他国家主要使用卡比马唑（甲亢平，CMZ，CMZ在体内快速转变呈MMI）。甲亢患者还可应用碘剂通过抑制甲状腺激素的释放而达到治疗效果。

甲状腺功能亢进的患者常会因为过量甲状腺激素作用于全身各系统而引起相应系统的病理表现，针对这些病理表现除了要从病因上抗甲状腺治疗，减少甲状腺激素的合成与释放外，还需要对症处理。出现心血管系统表现如心慌伴心率增快，可用β受体拮抗剂抗交感兴奋，减慢心率，减轻心脏负担及耗氧，若患者不能耐受β受体拮抗剂可选择用非二氢吡啶类钙通道阻滞剂（地尔硫䓬或维拉帕米）来减轻症状。严重甲亢的患者多伴有相对性肾上腺皮质功能不足，此时需补充肾上腺皮质激素。当通过系统治疗甲亢疗效不佳或者甲亢持续加重时需要考虑采用[131]I治疗，但经[131]I治疗后患者可能继发甲减，很可能需要补充外源性甲状腺激素。

有些特殊的甲状腺疾病患者群在确定治疗方案时需要考虑患者的特殊性，如妊娠期甲状腺功能亢进症患者需要将TSH控制于一个合适水平，使导致流产和胎儿发育不正常的风险均降至最低，对于绝大部分妊娠期甲亢患者抗甲状腺药物是最为理想的方式，且禁用[131]I治疗。而老年甲状腺功能亢进症在治疗方法的选择上可依据患者病情决定，但是需要将TSH控制于一个正常低值，以避免甲减的发生。

[131]I治疗适应证：①成人Graves甲亢伴甲状腺肿大Ⅱ度以上；②ATD治疗失败或对ATD

过敏者；③甲亢手术后复发；④甲亢性心脏病或甲亢伴其他病因的心脏病；⑤甲亢合并白细胞和（或）血小板减少或全血细胞减少；⑥老年甲亢；⑦甲亢并糖尿病；⑧毒性多结节甲状腺肿；⑨自主功能性甲状腺结节合并甲亢。

^{131}I 治疗相对适应证：①青少年和儿童甲亢，用 ATD 治疗失败、拒绝手术或有手术禁忌证；②甲亢合并肝、肾等脏器功能损害；③浸润性突眼：对轻度和稳定期的中、重度浸润性突眼可单用 ^{131}I 治疗，对进展期患者，可在 ^{131}I 治疗前后加用泼尼松。

^{131}I 治疗禁忌证：妊娠和哺乳期妇女。

（三）手术治疗

甲亢患者的手术适应证：①中、重度甲亢长期药物治疗无效或效果不佳；②停药后复发，甲状腺较大；③结节性甲状腺肿伴甲亢；④对周围组织脏器有压迫或胸骨后甲状腺肿；⑤疑似与甲状腺癌并存者；⑥儿童甲亢用抗甲状腺药物治疗效果差者；⑦妊娠期甲亢药物控制不佳者可以在妊娠中期（13~24 周）进行手术治疗；⑧甲状腺囊性或实性结节，经重复甲状腺细针穿刺抽吸细胞学检查不能明确性质，尤其是结节较大、固定者需行手术治疗。目前主张术式为一侧行甲状腺全切，另一侧次全切，保留 4~6g 甲状腺组织，也可行双侧甲状腺次全切除，每侧保留 2~3g 甲状腺组织。

第四节　单纯性甲状腺肿

甲状腺肿包括毒性弥漫性及毒性结节性甲状腺肿和非毒性甲状腺肿（nontoxic goiter）。非毒性甲状腺肿是指甲状腺呈弥漫性或结节性肿大，不伴有甲状腺功能的改变（甲亢或甲减），又称单纯性甲状腺肿（simple goiter），其中又包括地方性甲状腺肿（endemic goiter）和散发性甲状腺肿（sporadic goiter），俗称"粗脖子""大脖子"或"瘿脖子"。单纯性甲状腺肿患者临床表现不明显，且通过甲状腺触诊诊断率不高，容易漏诊。有研究表明一般人群中通过甲状腺触诊获得的甲状腺结节患病率为 3%~7%。近年来随着高分辨率超声运用于临床，甲状腺结节的检出率急剧增高，有报道称高分辨率超声确诊甲状腺患病率可高达 76%。可将单纯性甲状腺肿分为三类：①地方性甲状腺肿：多见于世界各地的地方性多发病，我国西南、西北、华北等地均有分布。由于食物和饮水中碘长期供给不足，缺碘引起甲状腺激素合成和释放减少，对腺垂体的负反馈影响减弱，促甲状腺激素分泌增加，导致甲状腺代偿性增生而肿大；②散发性甲状腺肿：主要由先天性甲状腺激素合成障碍或致甲状腺肿物质所引起，散发于全国各地，多发生于青春期、妊娠期、哺乳期和绝经期，但也可无明显原因；③高碘性甲状腺肿：由于长期摄入超过生理需求量的高碘水或食物所引起。地方性甲状腺肿是以缺碘为主的代偿性甲状腺肿大，一般不伴有甲状腺功能异常，通常是可逆的，可以通过碘的补充完全恢复正常。散发性甲状腺肿好发于成年人，地方性甲状腺肿好发于青春期前儿童。

中医将其归入"瘿病"范畴。中医千年以前即用海藻、昆布一类富含碘的食物用于"瘿病"的治疗。早在公元前三世纪，我国已有关于瘿病的记载。战国时期的《庄子·德充符》即有"瘿"的病名。而《吕氏春秋·季春纪》所说的"轻水所，多秃与瘿人"不仅记载了瘿病的存在，而且观察到瘿的发病与地理环境密切有关。

一、中医病因病机

瘿病的病因主要由情志内伤、饮食及水土失宜引起，但也与体质因素有密切关系。气滞、痰凝、血瘀壅结颈前是瘿病的基本病机，初期多为气机郁滞，津凝痰聚，痰气搏结颈前所致，日久引起血脉瘀阻；气、痰、瘀三者合而为患。本病的病变部位主要在肝脾，与心有关。肝郁则气滞，脾伤则气结，气滞则津停，脾虚则酿生痰湿，痰气交阻，血行不畅，则气、血、痰壅结而成瘿病。瘿病日久，在损伤肝阴的同时，也会伤及心阴，出现心悸、烦躁、脉数等症。瘿病的病理性质以实证居多，久病由实致虚，可见气虚、阴虚等虚候或虚实夹杂之候。

1. 情志内伤 忿郁恼怒或忧愁思虑日久，使肝气失于条达，气机郁滞，则津液不得正常输布，易于凝聚成痰，气滞痰凝，壅结颈前，则形成瘿病。正如《诸病源候论·瘿候》:"瘿者，由忧恚气结所生""动气增患"。《重订严氏济生方·瘿瘤论治》:"夫瘿瘤者，多由喜怒不节，忧思过度，而成斯疾焉。大抵人之气血，循环一身，常欲无滞留之患，调摄失宜，气凝血滞，为瘿为瘤"。

2. 饮食或水土失宜 饮食失调，或居住在高山地区，水土失宜，一是影响脾胃的运化功能，使脾失健运，不能运化水湿，聚而生痰；二是影响气血的正常运行，致气滞、痰凝、血瘀壅结颈前则发为瘿病。《诸病源候论·瘿候》谓"饮沙水""诸山水黑土中出泉流"容易发生瘿病。《杂病源流犀烛·颈项病源流》也说:"西北方依山聚涧之民，食溪谷之水，受冷毒之气，其间妇女，往往生结囊如瘿"均说明瘿病的发生与水土因素有密切关系。

3. 体质因素 妇女以肝为先天，妇女的经、孕、产、乳等生理特点与肝经气血有密切关系，遇有情志、饮食等致病因素，常引起气郁痰结、气滞血瘀及肝郁化火等病理变化，故女性易患瘿病。另外，素体阴虚之人，痰气郁滞之后易于化火，更加伤阴，常使病机复杂，病程缠绵。

二、西医病因及发病机制

大多数单纯性甲状腺肿患者没有明显的病因，部分患者的发病可能与下列因素有关。

1. 缺碘 地方性碘缺乏，造成碘摄入量不足，使甲状腺不能富集足够的碘合成 TH，导致血液的 TH 水平下降而致地方性甲状腺肿。而下降的 TH 水平通过激活下丘脑－垂体－甲状腺轴的反馈抑制机制促进下丘脑促甲状腺激素释放激素（TRH）和垂体促甲状腺激素（TSH）的分泌，促进甲状腺上皮细胞的增殖，最终导致甲状腺体积增大，合成 TH 的能力增强，属于代偿性机制。

2. 环境因素 在碘充足人群中发生的非毒性甲状腺肿称为散发性甲状腺肿，其病因可能来源于很多遗传因素和环境因素，但总的来说还是因为甲状腺激素的分泌与机体所需量失衡。

3. 特殊时期 处于特殊时期人群（如妊娠、青春期）甲状腺激素的生理需求量增加，导致患者甲状腺激素水平相对不足，而激活下丘脑－垂体－甲状腺轴，引起甲状腺增生肿大。

4. 药物因素 被公认为甲状腺肿形成的危险因素还包括甲状腺肿的药物（锂盐）、食物

（海藻、大豆等）、环境因子（来源于煤炭、香烟燃烧的酚和二甲酸酯的衍生物）等。

5. 遗传因素 散发性甲状腺肿有家族聚集现象，说明遗传因素对甲状腺肿的形成起一定作用。在地方性甲状腺肿地区，有学者对孪生子进行研究发现，与异卵双生子相比，同卵双生子甲状腺肿具有高度遗传性。近年有人提出"触发因子 – 促进因子"的结节性甲状腺肿发病机制理论，系由于甲状腺本身在致甲状腺肿物质与放射性损伤或致癌物质促进下，引起患者甲状腺组织细胞内 DNA 性质变化，促使 TSH 或其他免疫球蛋白物质基因突变，不断发展变化，导致甲状腺组织增生，甚至癌变。

三、临床表现

（一）发病方式

单纯性甲状腺肿多见于女性，本病常发生于青春期和妊娠期内。

（二）临床表现与体征

1. 甲状腺肿大或颈部肿块 一般不呈功能上的改变，故一般无全身症状，基础代谢率正常。常于体检或偶然触碰而发现。主要表现为甲状腺体积、重量增加，但肿大是渐进性的。早期双侧甲状腺呈弥漫性肿大，质软，表面光滑无结节，可随吞咽上下移动。逐渐在肿大腺体一侧，也可在两侧，扪及多个（或单个）结节；囊肿样变的结节可并发囊内出血，结节可在短期内迅速增大。

2. 压迫症状 压迫症状因部位和病变性质而异，早期无明显不适。随着腺体增大，可出现周围组织压迫症状，但一般并不严重，比如压迫气管、食管、神经、血管等引起呼吸不畅、吞咽困难、声音嘶哑等相应的表现。而进行性加重的压迫症状往往提示恶性病变。

（1）压迫气管较常见，自一侧压迫，气管向他侧移位或变弯曲；自两侧压迫，气管变为扁平。由于气管内腔变窄，呼吸发生困难，尤其胸骨后甲状腺肿更为严重。气管壁长期受压可以软化，从而引起窒息。

（2）压迫食管的情况少见。仅胸骨后甲状腺肿可能压迫食管，引起吞咽时的不适感，但不会引起梗阻症状。

（3）压迫颈深部大静脉可引起头颈部血液回流障碍，此种情况多见于位于胸廓上口大的甲状腺肿，特别是胸骨后甲状腺肿。临床出现面部青紫、肿胀，颈部和胸前表浅静脉的明显扩张。

（4）压迫喉返神经可引起声带麻痹，发生声音嘶哑。压迫颈部交感神经节链，可引起 Horner 综合征。

四、实验室及其他检查

1. 血清 TSH、T_3、T_4 检测 单纯性甲状腺肿患者血清 TSH、T_3、T_4 水平正常。

2. ^{131}I 摄取率 ^{131}I 摄取率正常或升高。

3. 血清 TPOAb、TgAb 一般为阴性，少数可为轻度升高，可提示其将来发生甲减的可能性较大。

4. 细针穿刺抽吸细胞学检查 对于 B 超显示为低回声的实质性结节、钙化结节直径 ≥ 1mm 的结节、质地较硬结节或生长迅速的结节应行细针穿刺抽吸细胞学检查（FNAC），细针穿刺抽吸细胞学检查是术前评价甲状腺结节良恶性最有效的方法，敏感性为 65%~98%，特异性为 72%~100%。

5. 颈部 X 线检查 对病程较长，甲状腺肿大明显或有呼吸道梗阻症状或胸骨后甲状腺肿的患者应摄气管 X 片，以了解有无气管移位、气管软化，并可判断胸骨后甲状腺肿的位置及大小。

6. 颈部超声检查 颈部 B 超是诊断甲状腺肿方便、可靠的方法。B 超能检测出 2~4mm 的小结节，因此 B 超能发现体检触不到的结节，通常体检发现成人甲状腺结节的发生率为 4%~7%，而 B 超检查发现成人近 70% 有甲状腺结节。彩色多普勒检查时，可发现正常甲状腺血流信号无明显增加，呈散在的少许血流信号。

7. 核素显像 核素显像可以评价甲状腺形态及甲状腺结节的功能。弥漫性甲状腺肿可见甲状腺体积增大，放射性分布均匀，结节性甲状腺肿可见热结节或冷结节。

8. 颈部 CT 和 MRI 颈部 CT 或 MRI 并不能提供比 B 超更多的信息且价格较高，但对于胸骨后甲状腺肿有较高的诊断价值。

9. 呼吸功能检测 巨大甲状腺肿或胸骨后甲状腺肿应行肺功能检测以对气道受压情况做出功能性评价。

五、诊断及鉴别诊断

（一）诊断

1. 甲状腺肿大 可分三度，不能看出肿大但能触及者为 I 度；能看到肿大且能触及，但在胸锁乳突肌外缘以内者为 II 度；超过胸锁乳突肌外缘者为 III 度。高分辨率超声是检查甲状腺肿大的主要方法。

2. 实验室检验、检查 甲状腺功能测定各项均在参考范围之内，仅表现为 T_3/T_4 增高。目前高分辨率超声诊断用于甲状腺肿的诊断，大大提高了甲状腺肿的确诊率。在超声下表现为：双侧甲状腺呈对称性均匀性增大，甲状腺肿大明显时可压迫气管及颈部血管，甲状腺内部回声偏低，有时可见其内有囊肿或胶样变的低和无回声区，伴轻度后壁回声增强，呈散在分布的多结节图像。除囊肿或胶样变区域以外的甲状腺内部回声分布尚均匀。当甲状腺超声提示甲状腺肿块较大，性质可疑时需要进一步行 FNA 检查，FNA 检查能明确多数患者甲状腺肿的性质，对鉴别甲状腺肿有很大意义。

（二）鉴别诊断

1. 与西医有关疾病鉴别

（1）桥本甲状腺肿（慢性淋巴细胞性甲状腺炎） 表现为甲状腺双侧或单侧弥漫性小结节状或巨块状肿块，TPOAb、TgAb 皆为阳性，FNAC 可确诊。

（2）Riedel 甲状腺炎 又称为慢性纤维性甲状腺炎，表现为甲状腺无痛性肿块，质地坚硬，固定，FNAC 意义不大，需手术活检确诊。

（3）甲状腺腺瘤　表现为甲状腺单发性肿块，质韧，与非毒性甲状腺肿的单发结节难以鉴别，超声检查结节外周有包膜，FNAC 有助于鉴别。

（4）甲状腺癌　表现为甲状腺单发性或多发性肿块，质硬，邻近淋巴结肿大，髓样癌伴有血清降钙素水平升高，病理学检查确诊。

2. 与中医有关疾病鉴别

（1）瘿病与瘰疬　瘿病与瘰疬均可在颈项部出现肿块，但二者的具体部位及肿块的性状不同。瘿病肿块在颈部正前方，肿块一般较大。正如《外台秘要·瘿病》说："瘿病喜当颈下，当中央不偏两边也"。瘰疬的病变部位在颈项的两侧或颌下，肿块一般较小，每个约黄豆大，数目多少不等，如《素问病机气宜保命集·瘰疬论》说："夫瘰疬者，《经》所谓结核是也。或在耳前后，连及颐颔，下连缺盆，皆为瘰疬"。《外科正宗·瘰论》言："瘰疬者，累累如贯珠，连接三五枚"。

（2）瘿病与消渴　瘿病中的阴虚火旺证型，应注意与消渴病鉴别。消渴病以多饮、多食、多尿为主要临床表现，三消的症状常同时并见，尿中常有甜味，而颈部无瘿肿。瘿病中的阴虚火旺证虽有多食易饮，但无多饮、多尿等症，而以颈前有瘿肿为主要特征，并伴有烦热心悸，急躁易怒，眼突，脉数等症。

六、治疗

因水土失宜所致者，应注意饮食调摄，在容易发生缺碘性甲状腺肿的地区，可经常食用海带，以及加碘食盐（食盐中加入万分之一的碘化钠或碘化钾）。患者应保持精神愉快，防止情志内伤。结合中医辨证施治，协同作用提高治疗效果，提高患者的生活质量。

单纯性甲状腺肿患者临床表现轻重不一，差异较大，因此治疗方案应个体化。因为单纯性甲状腺肿的甲状腺功能是正常的，不需要治疗，除非患者有美容要求或有压迫甚至怀疑肿瘤的情况下，可采取 ^{131}I 治疗或手术治疗。临床试验验证用中医药治疗甲状腺肿的有效性毋庸置疑，采用中药治疗甲状腺疾病能更好改善患者临床不适症状，且有更好的安全性。

（一）中医治疗

1. 常见证型辨证治疗　气滞、痰凝、血瘀壅结颈前是瘿病的基本病机，初期多为气机郁滞，津凝痰聚，痰气搏结颈前所致，日久及阳，肾阳亏虚，与气、痰、瘀三者合而为患。其治疗应以理气化痰、消瘿散结为基本治则。

（1）气郁痰阻证

症见：颈前肿块弥漫对称，光滑柔软，无压痛，胸闷太息，胸胁窜痛，病情的波动常与情志因素有关，苔薄白，脉弦。

治宜：行气解郁，化痰消瘿。

方药：四海舒郁丸加减方。常用药有昆布、海带、海藻、海螵蛸、浙贝母等化痰软坚，消瘿散结；郁金、木香、青陈皮等疏肝理气。

（2）痰瘀互结证

症见：颈前肿块经久不消，质硬或有结节，胸闷、纳差，舌有瘀点、瘀斑，苔薄白，脉弦或涩。病机为痰气交阻，血脉瘀滞，搏结成瘿。

治宜：理气活血，化痰消瘿。

方药：海藻玉壶汤。常用药有昆布、海带、海藻等化痰软坚，消瘿散结；青皮、陈皮、半夏、胆南星等理气化痰散结；当归、川芎、赤芍等养血活血。

（3）脾虚痰湿证

症见：颈前硬肿不痛，体型肥胖，神疲乏力，胸闷腹胀，纳食减少，或便溏，或女子带下清稀，舌体胖大，苔白或白腻，脉沉细。

治宜：健脾利湿，软坚化痰。

方药：参苓白术散合海藻玉壶汤加减。方中人参甘补微温，补脾肺之气，炒白术补气健脾，燥湿止泻，茯苓渗水利湿，健脾助运，山药补气养阴，兼收涩，白扁豆补脾化湿止泻，薏苡仁健脾利湿止泻，桔梗宣肺化痰止咳，载药上行，海藻化痰软坚，消瘿散结；青皮、半夏、胆南星等理气化痰散结。

（4）肾阳亏虚证

症见：颈部肿块，神疲乏力，气短懒言，面色苍白，头晕目眩，四肢不温，纳食腹胀，口淡无味，舌淡红，苔白，脉缓或沉迟。

治宜：补肾健脾，温中助阳。

方药：右归丸加减。方中附子、肉桂、鹿角胶温补肾阳，填精补髓，熟地黄、枸杞子、山茱萸、山药滋阴益肾，养肝补脾，佐以菟丝子补阳益阴，固精缩尿，杜仲补益肝肾，强筋壮骨，当归养血和血，诸药合用，共奏温补肾阳，填精止遗之功。

2. 常用经验方及临床体会

（1）化痰软坚，消瘿散结类药物的应用　　化痰软坚，消瘿散结药物是古代医家治疗瘿病的主药，以海藻、昆布、黄药子为代表，《神农本草经》提出海藻"主瘿瘤气"，《本草经疏》中记载昆布"东垣云：瘿坚如石者，非此不除"，《本草纲目》明确指出黄药子有"凉血降火，消瘿解毒"的功效，但本药有一定毒性，临床口服用药需谨慎。我国自 1996 年始实行全民食盐碘化以后，至今基本消除了碘缺乏病，且个别地方还存在碘过量的问题。中国医科大学"碘致甲状腺疾病"课题组的调查结果显示，碘超足量和碘过量对于甲状腺的健康都是不安全的，特别是甲状腺疾病易感人群。古之医家认为瘿病大多为痰作祟，治疗不离化块散结法，常用夏枯草、浙贝母、半夏等。

（2）活血化瘀类药物的应用　　《医宗金鉴》中的海藻玉壶汤为治疗痰瘀互结型瘿病的主要方剂。方中当归、川芎养血活血，与青皮、陈皮、海藻、昆布等理气化痰药合用共同起到理气化痰、活血消瘿的作用。如患者结块较硬及有结节，说明血瘀症状较重则可酌加三棱、莪术、露蜂房、穿山甲片、丹参等以增强活血软坚、消瘿散结的作用。《外科正宗·瘿瘤论》活血散瘀汤中的白芍、当归、川芎、红花都为活血散瘀类药物。现代临床亦证明该类药物对甲状腺肿大积年不消者用之有良效。但如莪术等活血作用较强的易耗伤正气者不宜大量、长期应用。

（3）疏肝理气类药物的应用　　由于长期忿郁恼怒或忧思郁虑，肝气失于条达，气滞痰凝壅结颈前而成瘿，所以历代医家无不以疏肝理气、消瘿散结为治疗该病的另一大法而选方用药。如《外台秘要》疗瘿细气方、深师苏子膏疗气瘿方中所用之陈皮，《外科正宗》海藻玉壶汤、活血散瘀汤中所用之青皮，治疗"忧郁伤肝，思虑伤脾"而"生气瘿肉瘤"的十全流气饮中更有陈皮、木香、香附、青皮等多味疏肝理气类药物，《外台秘要》中的"疗冷气咽喉噎塞兼瘦气昆布丸"中还收用了吴茱萸、干姜两味温性疏肝理气药，旨在治疗由于寒邪内侵肝经而致肝气郁滞不通的气滞痰凝类瘿病。

（4）清热泻火类药物的应用　情志过激郁而化火，用以治疗肝火旺盛，烦躁易怒型瘿病。古代医家运用清热泻火药时，注重明辨实邪所居部位而斟酌用药，同时注意以阴济阳及顾护阴液。如心经有热，以黄连、栀子、莲子心、水牛角等直折心火；若热在肺胃，渴饮多食，消瘦便频，常用生石膏、知母、黄连、黄芩等；若热在肝经，见头晕目眩，烦躁易怒者，当清泻肝火。另外，在古代医籍中运用清热泻火药同时，又选用了通草、木通、淡竹叶等，利小便，使热邪随小便而解；同时选用白葱、白头翁、连翘、水牛角、松萝等清热解毒以消瘿散结。

（5）滋阴类药物的应用　瘿病痰气郁结日久化火，火热耗伤阴精而导致阴虚火旺。其中尤以肝、心两脏阴虚火旺的病变更为突出。此为病久由实转虚，阴液不滋则火邪欲实，治疗上一者养肝之体，以助肝之疏泄，使气机条达，遏制诸郁之渐；二者"壮水之主，以制阳光"，上济心火，下抑肝阳。故古代医家多以玄参、麦冬、生地黄、酸枣仁等甘寒药物以滋其阴，并主张以清润为原则，避免滋腻阻碍气机，远温近凉。

（二）西医治疗

患者无临床表现时可通过饮食调节，定时随访。若患者局部症状较重可采用甲状腺激素抑制治疗、放射性 ^{131}I 治疗及手术治疗。

1. 甲状腺激素抑制治疗　甲状腺激素抑制治疗的理论依据在于甲状腺组织在没有自发性变性时，其生长是依赖于 TSH 的。因此给予外源性甲状腺激素可反馈性的引起 TSH 分泌减少，从而达到缩小甲状腺肿的目的。然而当增生的甲状腺组织具有自发性产生甲状腺激素后，TSH 本就处于抑制状态，故该治疗方法无效。另外当患者处于亚临床甲状腺毒症时补充外源性甲状腺激素会导致甲状腺毒症的发生。因此在启动甲状腺激素抑制治疗前需评估 TSH 水平。

2. 放射性 ^{131}I 治疗　甲状腺肿伴局部压迫或高龄伴心血管疾病患者首选 ^{131}I 治疗。^{131}I 用于治疗非毒性和毒性多结节性甲状腺肿，特别适合于不能手术治疗的患者。配合使用重组人促甲状腺素（rhTSH），可明显增加甲状腺组织的 ^{131}I 摄取率，从而减少了 ^{131}I 的用量。但是，^{131}I 治疗后发生甲减的概率仍较高。

3. 手术治疗　对于巨大甲状腺肿或压迫症状明显者应采取外科手术治疗。有研究报道 10%~15% 的患者最终需要外科手术治疗。而甲状腺手术切除什么比例能让患者获得最大疗效且减少并发症一直未见明确指征。近年来有研究表明，与甲状腺次全切相比较，甲状腺全切除术没有明显增加手术并发症。外科治疗可迅速减轻压迫、缓解症状和明确组织诊断，术后并发症与其他甲状腺疾病手术治疗的情况相似。为防止甲状腺肿的复发，建议术后给予小剂量 TH 1.5~2 个月。

七、预后与转归

单纯性甲状腺肿少部分可继发甲状腺功能亢进，也可发生恶变。除有压迫症状者可手术治疗外，甲状腺肿本身一般不需治疗，在病程中要密切观察瘿肿的形态、大小、质地软硬及活动度等方面的变化。如瘿肿经治不消，增大变硬，应高度重视，防止恶变。多结节非毒性甲状腺肿恶变风险为 4%~12%，其风险性与甲状腺孤立结节相似。

八、难点与对策

甲状腺切除术后出现并发症及复发的比率较高，这是甲状腺肿治疗的难点之一。目前考虑出现并发症及复发的原因包括术中探查不全面、手术方式选择不当及术后未进行正规甲状腺激素抑制治疗等，可从以下多个方面进行防护：术前除扪诊外，应常规行 B 超检查以了解甲状腺结节的部位、大小和数量；术中全面探查，寻找多发结节，避免遗漏小结节；结合术中冰冻切片检查有助于结节的发现和判断、排除恶性，减少病变残留，防止再手术；甲状腺肿切除术后常规给予甲状腺素，对预防复发是必要的；对甲状腺良性病变，如果是一侧腺叶结节应强调对侧腺叶的检查。故严格掌握手术适应证、合理的术前准备、积极的术后治疗等是减少手术并发症，提高生活质量的重要保障。

第五节　甲状腺功能亢进症

甲状腺功能亢进症（hyperthyroidism，甲亢）是以甲状腺本身的病变致甲状腺激素产生过多，这些甲状腺激素作用于全身的组织、器官，造成机体多个系统兴奋性增高和代谢亢进为主要表现的疾病。甲状腺功能亢进与甲状腺毒症并非同义词，甲亢是指甲状腺功能过度产生的结果，而甲状腺毒症是指血液循环中的甲状腺激素过量的状态，可以由甲状腺本身病变引起，也可由甲状腺以外的病变引起。由毒性弥漫性甲状腺肿（Graves 病）、毒性多结节性甲状腺肿和甲状腺自主高功能腺瘤（Plummer 病）等引起的甲状腺功能亢进症是甲状腺毒症的主要原因。

Graves 病是甲状腺功能亢进的最常见原因，占全部甲亢的 80%~85%。Graves 病是一种自身免疫性甲状腺疾病，多见于成年女性，男女比例为 1∶（4~6）。国内 5 年内随访累计发病率在 8.1~13.6/1000。典型病例除了有甲状腺肿大和高代谢症候群外，常伴有不同程度的眼病；或有眼病而不伴甲亢（5%），但存在甲状腺的免疫功能异常或其他实验室检查异常，称为甲状腺功能正常型眼病（EGO）。少数患者（5%）可有皮肤病变（颈前黏液性水肿和指端粗厚）或重症肌无力。

中医并没有甲亢病名的记载，中医将甲亢称之为"瘿病"，因该病临床症候繁多，故根据其症状表现，还可归为"心悸""汗证""虚劳"等范畴。瘿作为疾病首见于《诸病源候论·瘿候》："瘿者……由忧恚气结所生……搏颈下而成之"。明代陈实功认为瘿之发病乃五脏瘀血、浊气、痰滞而成，并按此创立了海藻玉壶汤、活血散瘿汤、十全流气饮等有效方剂，其中海藻玉壶汤至今仍广泛使用于临床。瘿病的主要病因为情志内伤、饮食不洁、水土失宜等因素，病机是痰阻气郁，血行不畅，气、血、痰互相搏结，交阻于颈部两侧，形成瘿瘤。甲亢的病位在甲状腺，但与肝、脾、肾脏功能失调密切相关，尤以肝脏为主。

一、中医病因病机

气滞、痰凝、血瘀壅结颈前是瘿病的基本病机，初期多为气机郁滞，津凝痰聚，痰气搏结颈前所致，日久引起血脉瘀阻；气、痰、瘀三者合而为患。本病的病变部位主要在肝脾，与心有关。肝郁则气滞，脾伤则气结，气滞则津停，脾虚则酿生痰湿，痰气交阻，血行不畅，则气、血、痰壅结而成瘿病。瘿病日久，在损伤肝阴的同时，也会伤及心阴，出现心悸、烦躁、脉数等症。瘿病的病理性质以实证居多，久病由实致虚，可见气虚、阴虚等虚候或虚实夹杂之候。瘿病的病因主要是情志内伤、饮食及水土失宜，但也与体质因素有密切关系。

1. 情志内伤　忿郁恼怒或忧愁思虑日久，使肝气失于条达，气机郁滞，则津液不得正常输布，易于凝聚成痰，气滞痰凝，壅结颈前，则形成瘿病。正如《诸病源候论·瘿候》："瘿者，由忧恚气结所生""动气增患"。《重订严氏济生方·瘿瘤论治》："夫瘿瘤者，多由喜怒不节，忧思过度，而成斯疾焉。大抵人之气血，循环一身，常欲无滞留之患，调摄失宜，气凝血滞，为瘿为瘤"。

2. 饮食或水土失宜　饮食失调，或居住在高山地区，水土失宜，一是影响脾胃的运化功能，使脾失健运，不能运化水湿，聚而生痰；二是影响气血的正常运行，致气滞、痰凝、血瘀壅结颈前则发为瘿病。《诸病源候论·瘿候》谓"饮沙水""诸山水黑土中出泉流"容易发生瘿病。《杂病源流犀烛·颈项病源流》也说："西北方依山聚涧之民，食溪谷之水，受冷毒之气，其间妇女，往往生结囊如瘿"均说明瘿病的发生与水土因素有密切关系。

3. 体质因素　妇女以肝为先天，妇女的经、孕、产、乳等生理特点与肝经气血有密切关系，遇有情志、饮食等致病因素，常引起气郁痰结、气滞血瘀及肝郁化火等病理变化，故女性易患瘿病。另外，素体阴虚之人，痰气郁滞之后易于化火，更加伤阴，常使病机复杂，病程缠绵。

二、西医病因及发病机制

Graves 病的病因和发病机制尚未完全阐明。但目前公认本病的发生与自身免疫相关，属于器官特异性自身免疫性疾病。

（一）自身免疫

1. Graves 病的主要抗原——TSH 受体　人 TSHR（hTSHR）是 Graves 病的主要自身抗原，如小鼠和仓鼠的动物模型研究结果显示，动物暴露于 hTSHR 抗原后发生甲亢。TSHR 在甲状腺外多种组织中有表达，包括成纤维细胞、肌细胞、脂肪细胞、淋巴细胞、破骨细胞、成骨细胞以及垂体组织，但是它们在自身免疫性甲状腺疾病中的作用仍不清楚。

2. TSH 受体的自身抗体 Graves　病患者的血清中存在针对甲状腺细胞 TSH 受体的特异性自身抗体，称为 TSH 受体抗体（TRAb）。现已明确 TRAb 是淋巴细胞分泌的一组多克隆抗体，与 TSH 的不同位点结合。TRAb 至少有两种类型。一种是 TSAb，该抗体是 Graves 病的致病性抗体，母体的 TSAb 也可通过胎盘，导致胎儿或新生儿发生甲亢。另一类是 TSBAb，与 TSH

竞争 TSHR，从而产生抑制效应，使甲状腺细胞萎缩，甲状腺激素产生减少。

（二）遗传因素

部分 Graves 病有家族史，同卵双生相继发生 Graves 病者达 30%~60%，异卵双生仅 3%~9%。产生甲状腺自身抗体的倾向具有常染色体显性遗传特点，与编码 T 细胞第二信号分子的细胞毒性 T 淋巴细胞抗原 4（CTLA4）基因相关联。目前发现 Graves 病与主要组织相容性复合体（MHC）基因相关。流行病学研究调查显示女性更容易患 Graves 病，且青春期后患病率趋于增加，在绝经妇女仍持续发生。男性发病时通常年龄较大，病情更重，常伴发眼病。这些现象提示或许 X 染色体是女性 Graves 病易感性增加的原因。

（三）环境因素

1. 感染 细菌或病毒可通过分子模拟途径，或感染因子直接作用于甲状腺和 T 淋巴细胞，或感染因子产生超抗原分子以诱导 T 淋巴细胞对自身组织起反应等途径启动 AITD 发病。

2. 应激 Graves 病常出现于严重的精神刺激或创伤后。一些资料显示应激可通过非特异性机制诱导整体的免疫抑制状态，这可能是继发于皮质醇和促肾上腺激素释放激素在免疫细胞水平的效应。随着应激诱导的急性免疫抑制的解除，可能产生一个免疫系统的过度代偿，然后导致 AITD。

3. 碘和药物 碘和含碘药物（胺碘酮），以及含碘的造影剂可能促使易感个体 Graves 病的发生或复发。碘可能通过促进 TRAb 有效刺激更多甲状腺激素的合成，从而使缺碘人群发生甲状腺毒症。碘还可能直接破坏甲状腺细胞并向免疫系统释放甲状腺抗原。

4. 辐射 有证据显示，放射碘治疗多结节甲状腺肿时可促使有些患者发生 Graves 病。也有研究表明，在射线照射过的人群中，甲状腺自身抗体更为普遍，而且自身免疫性甲状腺炎风险增加。另外，放射碘治疗甲亢可引起突眼或使突眼加重。

（四）AITD 的发生机制

目前 AITD 的发生机制还不完全清楚。目前认为 AITD 是由一次可引起机体免疫应答的损伤所促发。这种损伤可能是由病毒感染导致甲状腺的直接损伤，或在影响包括创伤而导致 T 细胞激活。另外，免疫应答也可以在体内的其他部位触发。后一种情况下，活化 T 细胞到达甲状腺将启动 AITD 的发生。

三、临床表现

（一）常见临床表现

1. 高代谢症候群

（1）由于甲状腺激素分泌过多和交感神经兴奋性增高，促进物质代谢，加速氧化，使产热和散热明显增加，患者常有怕热、多汗、皮肤温暖湿润，面部皮肤红润，不少患者伴有低热，常在 38℃左右。发生甲亢危象时可出现高热，达 40℃以上。

（2）甲状腺激素可促使肠道糖吸收，加速糖的氧化利用和肝糖原分解等，可引起糖耐量异常或使糖尿病加重。甲状腺激素除影响胰岛素的分泌与作用、糖的清除和利用以外，对胰岛素受体也有影响。

（3）甲状腺激素促进脂肪的氧化与分解，胆固醇合成、转化及排泄均加速，因而常导致血总胆固醇水平降低。

（4）蛋白质代谢加速，引起负氮平衡、体重下降、尿酸排出增多。

（5）骨骼代谢和骨胶原更新加速，尿钙磷等排出增加。

（6）在高甲状腺激素的情况下，体内蛋白质分解代谢增快，肌肉软组织消耗增多，导致肌肉体积减少约 20%。

2. 甲状腺肿　甲状腺只有病理情况（甲状腺疾病）和某些生理情况下（如青春期和妊娠期），才可在颈部触摸到。Graves 病患者的甲状腺一般呈不同程度弥漫性肿大，为正常的 2~3 倍，也可呈巨大型。质地变异较大，可分软、硬、韧三种。通常呈对称性肿大，无压痛，随吞咽上下移动。表面一般平滑，但有时可触到分叶。严重病例可触到震颤，通常在上极，震颤总是伴随可听到的血管杂音。震颤和血管杂音是血流增加的结果，一般呈连续性，但有时只出现于收缩期。但少数 Graves 病甲状腺功能亢进症患者甲状腺也可正常大小，而且有 20% 的老年患者无甲状腺肿。

3. 眼部表现　甲状腺相关性眼病（TAO）是一组复杂的眼眶病，表现为畏光、流泪、异物感、视力下降和复视等。眼部体征包括：眼睑退缩、上睑迟落、结膜充血、眶周组织水肿、眼球突出、眼外肌肥大、眼睑闭合不全、暴露性角膜炎、眼压升高及压迫性视神经病变等。

4. 神经精神系统　患者神经过敏、兴奋、紧张易激动、多言多动、失眠、烦躁易怒、思想不集中、记忆力减退，重者可出现多疑、幻觉，甚至发生躁狂症，有类似精神病表现。但也有寡言少语抑郁者，多以老年多见。伸舌和手平举时，可见舌和手指细颤。腱反射活跃，时间缩短等。

5. 心血管系统

（1）心动过速　是心血管系统最早最突出的表现，心动过速多为窦性，一般每分钟为 90~120 次，休息和睡眠时心率仍快，并与代谢增高程度明显相关。

（2）心律失常　以期前收缩，尤其是房性期前收缩常见，阵发性或持久性心房纤颤或心房扑动、房室传导阻滞等也可能发生。

（3）心音改变　由于心肌收缩力增强，使心搏量增多，心音增强，尤其是在心尖部第一心音亢进，常有收缩期杂音，偶尔在心尖部可闻及舒张期杂音。

（4）心脏扩大　病期较长的患者或老年患者，可有心脏扩大和充血性心力衰竭。如遇额外增加心脏负荷合并感染、β 肾上腺素能拮抗剂使用不当，可影响心肌收缩力，诱发充血性心力衰竭。

（5）血压改变　甲亢患者血压改变为收缩压增高、舒张压下降和脉压增大，循环时间缩短，心搏量和每分钟排出量均增加。有时可出现毛细血管搏动、水冲脉等周围血管征。

6. 消化系统　患者食欲亢进，但体重下降。少数老年患者可出现畏食，以致消瘦更加明显。有些患者可达到恶病质状态。也有少数患者呈顽固性恶心、呕吐，以致体重在短期内迅速下降。当甲状腺明显肿大，压迫食管时可出现吞咽梗阻症状。由于肠蠕动增加，不少患者发生顽固性腹泻，大便次数增多，内含不消化食物。甲状腺激素对肝脏也有直接毒性作用，可致肝肿大，肝功能异常，转氨酶升高或黄疸，发生甲亢性肝病。

7. 血液和造血系统

（1）白细胞总数偏低　本病末梢血中白细胞总数常可偏低，一般（3.0~4.0）×10⁹/L。但淋巴细胞及单核细胞相对增加。可能是由于大量甲状腺激素抑制骨髓正常的造血功能或甲亢患者体内产生了针对白细胞的抗体，导致白细胞的破坏增多，而致白细胞减少；或者在大量甲状腺激素作用下，白细胞分布异常。

（2）血小板减少　部分患者可出现皮肤、黏膜紫癜。其原因可能是由于在甲亢状态下，机体代谢旺盛，能量消耗过多，形成铁、维生素、叶酸等营养物质不足，进而影响巨核细胞生成而致血小板减少；也可因过多的甲状腺激素损伤干细胞，影响巨核细胞或血小板的生成而使血小板减少。

8. 运动系统

（1）浸润性突眼伴眼肌麻痹　可有突眼及眼外肌无力、复视，双眼球可同时受累或一侧早于另一侧。在疾病发展过程中，眼外肌受累逐渐增多，最终整个眼球突出且固定，眼球转动困难。

（2）急性甲亢性肌病或急性延髓麻痹　起病急，严重肌无力，迅速发生软瘫，可发生急性呼吸肌麻痹而危及生命。

（3）慢性甲亢性肌病　患者有消瘦表现，肌肉不同程度萎缩，部分患者可进行性加重，多见于中年男性，女性少见以手部大、小鱼际、肩肌、骨盆肌等较为明显，严重者将影响日常生活。

9. 生殖系统　50%~60%的女性患者可发生月经紊乱，早期月经量减少，周期延长，久病者可闭经。部分患者仍能妊娠和生育。很多证据显示甲亢患者生育能力降低，且甲亢越重，生育能力越低，甲亢治愈后，生育能力可完全恢复正常。约25%男性阳痿，半数男性性欲降低，偶见乳腺发育。

10. 皮肤病变　患者大多皮肤湿润，面部及颈部皮肤呈现弥漫性斑状色素加深征象。不到5%的 Graves 病患者可发生皮肤病变，几乎总伴浸润性眼病，而且眼病病情通常较重。皮肤病损可引起腿部尤其是胫前和足背部皮肤色素过度沉着，非凹陷性硬化，通常表现为大小不等的结节和斑块，偶可融合成片，边界清楚。

（二）特殊临床表现及类型

1. 甲状腺危象　也称甲亢危象，是甲状腺毒症急性加重的一个综合征，可危及生命，发生原因可能与血液循环中甲状腺激素水平增高相关，多发生于较重甲亢未予治疗或治疗不充分的患者。主要诱因为感染、应激、不适当地停用碘剂及甲状腺手术前准备不充分等。早期为患者原有的症状加重，伴中等发热，体重锐减，恶心、呕吐。典型临床表现有：高热（常在39℃以上）、大汗、心动过速（140次/分钟以上）、烦躁、焦虑不安、谵妄、恶心、呕吐、腹泻，严重患者可有心衰、休克及昏迷等。有严重甲状腺毒症并伴有全身失代偿症状的患者应临床诊断为甲状腺危象。Bureh-Wartofsky 量表（BWPS）≥ 45 或日本甲状腺协会（JTA）甲状腺危象（TS）分类为 TS1 和 TS2 并全身失代偿表现的患者需要积极治疗；BWPS 为 25~44 的患者应根据临床判断，决定是否积极治疗。1993 年提出的 BWPS 和近年来 JTA 制定的 TS 分类都可作为甲状腺危象的辅助性诊断工具，两种工具相比，BWPS 更为敏感（表 8-1）。

表 8-1　甲状腺危象的诊断评分（BWPS 量表）

症状与体征	分数	症状与体征	分数
体温（℃）		消化系统症状	
37.2~	5	无	0
37.8~	10	中度（腹泻、恶心、呕吐、腹痛）	5
38.3~	15	重度（不能解释的黄疸）	10
38.9~	20	心率（次/分钟）	
39.4~	25	99~	5
≥ 40.0	30	110~	10
		120~	15
		130~	20
		≥ 140	25
中枢神经系统症状		充血性心力衰竭	
无	0	无	0
轻度（焦虑）	10	轻度（足部水肿）	5
中度（谵妄、精神症状，或昏睡）	20	中度（双侧肺底湿啰音）	10
重度（癫痫、昏迷）	30	重度（肺水肿）	15
		心房颤动	
		无	0
		有	10
		诱因	
		无	0
		有	10

注：分数 ≥ 45 分提示甲状腺危象，分数 25~44 分提示危象前期，分数 < 25 分不支持甲状腺危象。

2. 甲状腺毒症性心脏病　甲亢引起的心脏病称为甲亢性心肌病（简称甲心病），是甲亢严重并发症之一，好发于男性及老年人。甲心病的心力衰竭分为两种类型，一类是心动过速和心排出量增加导致的心力衰竭。主要发生在年轻甲亢患者，此类心力衰竭非心脏泵衰竭所致，而是由于心脏高排出量后失代偿引起，称为"高排性心力衰竭"，常随甲亢控制，心功能恢复。另一类是诱发和加重已有的或潜在的缺血性心脏病发生的心力衰竭，30%~50% 与心房纤颤并存。

3. 淡漠型甲亢　多见于老年人，起病隐匿，眼征、高代谢综合征和甲状腺肿均不明显。主要表现为消瘦、心悸、乏力、头晕、昏厥、神经质或神志淡漠、腹泻、厌食。可伴有心房颤动、震颤和肌病等体征，70% 的患者无甲状腺肿大。

4. T_3 型甲状腺毒症　T_3 型甲状腺毒症是由于甲状腺功能亢进时，产生 T_3 和 T_4 的比例失调，T_3 产生量显著多于 T_4 所致，其发生机制尚不清楚。碘缺乏地区 12% 的甲亢患者为 T_3 型甲亢，老年人多见。实验室检查 TT_4、FT_4 正常，TT_3、FT_3 升高，TSH 减低，^{131}I 摄碘率增加。文献报道，T_3 型甲亢停用抗甲状腺药物后缓解率高于典型甲亢。

5. 妊娠期甲状腺功能亢进症　妊娠期甲状腺功能状态与妊娠结局直接相关。甲亢控制不良与流产、妊娠期高血压疾病、早产、低出生体重儿、胎儿生长受限、死产（胎儿在分娩时死亡）、甲状腺危象及妊娠妇女充血性心力衰竭相关。有研究提示胎儿暴露于过多的母体甲状腺激素，可能会导致远期患癫痫和神经行为异常的发生风险增加。母体甲状腺激素水平高，能够通过胎盘进入胎儿体内，进而抑制胎儿垂体 TSH，导致胎儿甲亢、新生儿生后一过性中枢性甲减。有效地控制甲亢可以明显改善妊娠的不良结果。

6. Graves 眼病　又称甲状腺相关性眼病（TAO）或浸润性突眼，25%~50% Graves 病患者伴有不同程度 Graves 眼病（表 8-2、表 8-3）。单眼受累的病例占 Graves 眼病的 10%~20%。甲亢与 Graves 眼病发生顺序的关系是：43% 两者同时发生，44% 甲亢先于突眼发生。5% 的 Graves 眼病患者以眼病为主，称为甲状腺功能正常型眼病（EGO）。EGO 患者可能存在亚临床甲亢和甲状腺自身抗体阳性。

表 8-2　Graves 眼病病情评估

分级	眼睑挛缩	软组织受累	突眼 *	复视	角膜暴露	视神经
轻度	< 2mm	轻度	< 3mm	无或一过性	无	正常
中度	≥ 2mm	中度	≥ 3mm	非持续性	轻度	正常
重度	≥ 2mm	重度	≥ 3mm	持续性	轻度	正常
威胁视力	—	—	—	—	严重	正常

* 指超过参考值的突度。中国人群眼球突出度参考值上限值：女性 16mm；男性 18.6mm。

表 8-3　Graves 眼病临床活动状态评估（CAS）

序号	项目	本次就诊	与上次就诊比较	评分
1	球后疼痛超过 4 周	×		1
2	4 周之内眼运动时疼痛	×		1
3	眼睑发红	×		1
4	结膜发红	×		1
5	眼睑肿胀	×		1
6	球结膜水肿	×		1
7	泪阜肿胀	×		1
8	突眼度增加 2mm		×	1
9	任一方向眼球运动减少 5° 以上		×	1
10	视力下降 ≥ 1 行		×	1

注：CAS ≥ 3 分即为 Graves 眼病活动。

四、实验室及其他检查

1. 血清游离甲状腺素（FT_4）、血清游离三碘甲状腺原氨酸（FT_3）是具有生物效应的甲状腺激素，不受 TBG 变化的影响，可直接反映甲状腺功能状态，所以是诊断甲亢的首选指标，甲亢时该指标常升高。

2. 血清总甲状腺素（TT_4）是判定甲状腺功能最基本的指标，但是因为其受 TBG 水平的影响，而 TBG 受多种因素影响，故评估该指标时需要排除能导致 TBG 升高的因素。血清总三碘甲状腺原氨酸（TT_3）80% 由 TT_4 外周脱碘而来，且亦受 TBG 水平的影响，故大概与 TT_4 水平平行，正常时 T_3 与 T_4 的比值小于 20。甲亢时 TT_3 增高，T_3 与 T_4 的比值也增高，但在甲亢初期与复发早期，T_3 上升往往很快，约 4 倍于正常，T_4 上升较慢，仅为正常的 2.5 倍，故 TT_3 是早期 Graves 病、治疗过程中疗效观察及停药后复发的敏感指标，亦是诊断 T_3 型甲亢的特异指标。但在老人淡漠性甲亢或久病者 TT_3 也可能不高。

3. 血清反 T_3（rT_3）是 T_4 在外周组织的降解产物，其没有生物活性，血清浓度的变化与 T_4、T_3 含量维持一定比例，尤其是与 T_4 变化一致，可以作为了解甲状腺功能的指标。Graves 病初期与复发早期可仅有 rT_3 升高，而 TT_3 明显降低，为诊断低 T_3 综合征的重要指标。

4. 血清 TSH 浓度的变化是反映甲状腺功能的最敏感指标。血清 TSH 测定技术目前已是第三代、第四代测定方法，即超敏 TSH（S-TSH）和高敏 TSH（U-TSH）测定法。S-TSH 已成为筛选甲亢的第一线指标，甲亢时 TSH 通常小于 0.1mU/L。S-TSH 和 U-TSH 使得诊断亚临床甲亢成为可能，因为后者甲状腺激素水平正常，仅有 TSH 水平的降低。传统的应用 TSH 刺激试验诊断不典型甲亢的方法已被 S-TSH 和 U-TSH 测定所取代。[131]I 摄碘率是诊断甲亢的传统方法，目前已被该项检查取代。

5. TRAb 是鉴别甲亢病因、诊断 Graves 病的指标之一。未经治疗的 Graves 病患者，血 TRAb 阳性检出率可达 80%~100%，有早期诊断意义，对判断病情活动、是否反复发作亦有价值，还可作为治疗后停药的重要指标。

6. TSAb 是诊断 Graves 病的重要指标之一。与 TRAb 相比，TSAb 反映了这种抗体不仅与 TSH 受体结合，而且这种抗体产生了对甲状腺细胞的刺激功能。85%~100% 的新诊断 Graves 病患者 TSAb 阳性，TSAb 的活性平均在 200%~300%。

7. 超声检查 Graves 病时，甲状腺弥漫性、对称性、均匀增大，可增大 2~3 倍，边缘多规则，内部回声多密集、增强光点，分布不均匀，部分有低回声小结节改变。腺体肿大明显时，常有周围组织受压现象，使血管移位。彩色多普勒频谱显示甲状腺内血流呈弥漫性分布，为红蓝相间的簇状或分支状图像，似繁星闪烁的丰富血流，呈典型的"火海征"，血流最大速度也增快，超过 70cm/s，甚者可以达到 200cm/s。血流量为正常人的 8~10 倍。

8. 核素检查　甲亢时可见颈动、静脉提前到 6~8 秒显像，甲状腺于 8 秒时显像，其放射性逐渐增加，明显高于颈动、静脉显像。

9. CT 或 MRI 检查　CT 检查时可见甲状腺弥漫性增大，边缘清楚，其内密度较均匀，但密度较正常甲状腺低。增强后甲状腺组织有轻度增强表现。甲状腺明显增大时，可压迫气管，引起气管形态改变，甚至狭窄。MRI：T_1 和 T_2 加强图像上为均匀高信号。由于血运丰富、小血管扩张，在肿大的甲状腺实质内可显示多个血流空信号区。

五、诊断及鉴别诊断

（一）诊断

Graves 病的诊断程序是：① 甲状腺毒症的诊断：测定血清 TSH 和甲状腺激素的水平；② 确定甲状腺毒症是否来源于甲状腺功能亢进；③ 确定引起甲状腺功能亢进的原因：如 Graves 病、结节性毒性甲状腺肿、甲状腺自主高功能腺瘤等。

1. 功能诊断 典型病例经详细询问病史，依靠临床表现包括高代谢综合征症状和体征，甲状腺肿，血清 TT_4、FT_4 增高，TSH 降低即可诊断。不典型病例，尤其是小儿、老年人或伴有其他疾病的轻型甲亢或亚临床甲亢病例易被误诊或漏诊。

在临床上，遇有病程长的不明病因体重下降、低热、腹泻、手抖、心动过速、肌无力、月经紊乱、闭经等均应考虑甲亢可能。不典型甲亢的诊断有赖于甲状腺功能检查和其他必要的特殊检查。血 FT_3、FT_4（或 TT_3、TT_4）增高，S-TSH 低于正常低限者符合甲亢；仅 FT_4、TT_4 增高而 TT_3、FT_3 正常者为 T_4 型甲亢；仅 TT_3、FT_3 增高而 FT_4、TT_4 正常者为 T_3 型甲亢；FT_4、FT_3 正常而 S-TSH 降低者为亚临床甲亢。

2. 病因诊断 诊断标准：① 甲亢诊断成立；② 甲状腺弥漫性肿大（触诊和 B 超证实），少数患者可无甲状腺肿大；③ 眼球突出和其他浸润性眼征；④ 颈前黏液性水肿；⑤ TRAb、TSAb、TPOAb 和 TGAb 阳性。在以上标准中，前两项为诊断的必要条件，后三项为诊断的辅助条件。甲状腺结节者需与毒性高功能性甲状腺结节、多结节性甲状腺肿伴甲亢、毒性腺瘤、甲状腺癌等相鉴别。多结节性甲状腺肿和毒性腺瘤患者一般无突眼，甲亢症状较轻，甲状腺扫描为热结节，结节外甲状腺组织的摄碘功能受抑制。亚临床甲状腺炎伴甲亢症状者，甲状腺摄碘率减少。

（二）鉴别诊断

1. 与西医有关疾病的鉴别诊断

（1）糖尿病 糖尿病的"三多一少"症状与甲亢的多食易饥相似，特别是少数甲亢患者糖耐量低，出现尿糖或血糖轻度增高。糖尿病患者亦可出现高代谢症状，但患者无心慌、怕热、烦躁等症状，甲状腺一般不肿大，甲状腺部位无血管杂音。实验室检查甲状腺功能基本正常可鉴别。

（2）神经症 由于神经症患者的自主神经功能紊乱，故临床表现为激动、失眠、心慌、气短、阵发性出汗。与甲亢不同的是怕热多汗不是持久性的而是有时怕热，有时怕冷。神经症食欲变化与情绪变化有关，心率变化与甲亢有明显区别，即白天心率加快，夜间睡眠时降至正常。如神经症患者同时患单纯甲状腺肿时，甲状腺无血管杂音，无突眼，实验室检查甲状腺功能正常，甲状腺摄 ^{131}I 多在正常范围。

（3）心血管系统疾病 甲亢对心血管系统的影响较显著，如心动过速，脉压增大。老年性甲亢患者有些症状不典型，常以心脏为主，如充血性心力衰竭或顽固性心房纤颤，易被误诊为心脏疾病。但甲亢引起的心衰、房颤对地高辛治疗不敏感。有的患者易被误诊为高血压，尤其是老年甲亢与期前收缩高血压混淆。临床上若对降压药物治疗欠佳者要考虑是否有甲亢存在。

（4）精神抑郁症 老年甲亢多为隐匿型，表现体弱乏力、精神抑郁、表情淡漠、原因不明的消瘦、食欲缺乏、恶心、呕吐等表现，类似精神抑郁症，血清 FT_3、FT_4、TSH 测定值可鉴别。

2. 与中医有关的病症的鉴别

（1）瘿病与瘰疬 瘿病与瘰疬均可在颈项部出现肿块，但二者的具体部位及肿块的性状不同。瘿病肿块在颈部正前方，肿块一般较大。正如《外台秘要·瘿病》说："瘿病喜当颈下，当中央不偏两边也"。瘰疬的病变部位在颈项的两侧或颌下，肿块一般较小，每个约黄豆大，数目多少不等，如《素问病机气宜保命集·瘰疬论》说："夫瘰疬者，经所谓结核是也。或在耳前后，连及颐颔，下连缺盆，皆为瘰疬。"《外科正宗·瘰疬论》言："瘰疬者，累累如贯珠，连接三五枚"。

（2）瘿病与消渴 瘿病中的阴虚火旺证型，应注意与消渴病鉴别。消渴病以多饮、多食、多尿为主要临床表现，三消的症状常同时并见，尿中常有甜味，而颈部无瘿肿。瘿病中的阴虚火旺证虽有多食易饮，但无多饮、多尿等症，而以颈前有瘿肿为主要特征，并伴有烦热心悸，急躁易怒，眼突，脉数等症。

六、治疗

在饮食、情志治疗的基础上，西医着重调整甲状腺激素稳态，防治并发症。中医辨证施治，针对气滞、血瘀、阴虚、火旺等不同证型着重于调节机体整体功能，祛除病因，改善症状，防治并发症，协同作用提高治疗效果，提高甲状腺功能亢进患者的生活质量。

（一）中医治疗

1. 常见证型辨证治疗

（1）气滞痰瘀证

症见：颈前瘿肿软而不痛，胸闷气短心悸，喜太息，手微抖，舌质红，苔薄腻，脉弦滑数。

治宜：理气化痰、活血散结。

方药：四海舒郁丸和海藻玉壶汤化裁。若见瘿肿硬有结节者，加桃仁、红花、川芎、石见穿等活血化瘀之品；若便结，加熟大黄；便溏加白术、白扁豆、薏苡仁等健脾利湿之品。

（2）痰结血瘀证

症见：颈前喉结两旁结块肿大，按之较硬或有结节，肿块经久未消，胸闷，纳差，舌质暗或紫，苔薄白或白腻，脉弦或涩。

治宜：理气活血，化痰消瘿。

方药：海藻玉壶汤。常用药：海藻、昆布软坚散结，青皮、陈皮、半夏、胆南星、浙贝母化痰，当归、赤芍、川芎、丹参活血化瘀等。

（3）肝火旺盛证

症见：瘿肿眼突，性急易怒，怕热汗出，面颧发红，口苦口干，目赤手抖，舌红，苔薄黄，脉数。

治宜：清肝泻火、消瘿散结。

方药：栀子清肝汤合消瘰丸加减。常用药：柴胡疏肝解郁，栀子、牡丹皮清泄肝火，当归养血活血，生牡蛎、浙贝母化痰软坚散结，玄参滋阴降火。

（4）心肝阴虚证

症见：颈前喉结两旁结块或大或小，质软，病起较缓，心悸，心烦不寐，手指颤动，眼干，口干，舌红，苔少或无苔，脉弦细数。

治宜：滋阴降火，宁心柔肝。

方药：天王补心丹合一贯煎。常用药：生地黄、沙参、玄参、麦冬养阴清热；人参、茯苓益气宁心，酸枣仁、柏子仁、五味子、远志养心安神；川楝子疏肝理气。

2. 常用经验方及临床体会

（1）邓铁涛教授治疗甲亢经验方　邓铁涛教授结合历代医家有关瘿病及痰证的论述，以及程氏消瘰丸组方用意的启示，参以自己的临床体会，认为辨治甲亢主要应从痰论治。其证候特点属实虚错杂、本虚标实。本虚多为阴虚，渐至气阴两虚为主，故见形体消瘦、乏力、多食易饥、畏热多汗、手颤、舌红少苔、脉细数等症；标实则为痰凝气结，郁久化火，表现为精神、神经症状，如精神紧张、烦躁易怒、多语多动等症，从而形成气阴两虚、痰瘀阻络之虚实错杂、本虚标实之证。根据以上的病因病机，邓铁涛认为甲亢的治疗应以益气养阴、化痰散结为主，故用生脉散合消瘰丸加减化裁。基本方为：太子参30g，麦冬10g，五味子6g，山慈菇10g，浙贝母10g，玄参15g，生牡蛎30g，白芍15g，甘草5g。方中用生脉散益气养阴以治其本，配合程氏消瘰丸（玄参、浙贝母、生牡蛎）以祛痰清热、软坚散结；白芍、甘草滋阴和中；山慈菇祛痰散结，为邓铁涛治甲亢必用药。心悸、心烦、失眠梦多者，宜养心安神，选加酸枣仁、夜交藤、柏子仁、远志等；烦躁易怒、惊惕健忘者，配合用脏躁方之麦芽、大枣等；汗多者，加浮小麦、糯稻根等；手颤者，重用白芍、甘草，或配合养血息风，用鸡血藤、钩藤、首乌等；突眼者，加白蒺藜、菊花、枸杞子等。

（2）常见合并症的中医治疗　甲亢合并肝炎者，合用四君子汤加珍珠草、黄皮树叶等；甲亢伴贫血者，在原方基础上，酌加养血之品如首乌、黄精、熟地黄、阿胶等；合并重症肌无力者，则在重用补中益气汤的基础上，配伍玄参、浙贝母、牡蛎、山慈菇等祛痰散结之品；合并糖尿病者，宜在原方基础上，合用六味地黄丸，并重用山药、仙鹤草、玉米须等；合并闭经者，在原方基础上选加王不留行、晚蚕砂、牛膝、益母草等通经药。慢性甲亢性肌病，见肌肉萎缩者，重用黄芪、党参、白术、五爪龙、鸡血藤、千斤拔等；甲亢性肢体麻痹者，合用桂枝黄芪五物汤，或加威灵仙、豨莶草、木瓜、老桑枝、桑寄生等。

（二）西医治疗

甲状腺功能亢进的治疗首先需要生活调整，调畅情志，严格执行治疗方案。甲亢治疗目前主要有3种方法：内科药物治疗、^{131}I放射治疗及外科手术治疗。

1. 一般治疗　低碘饮食，戒烟，注意补充足够的热量和营养，包括蛋白质、B族维生素等。平时不宜喝浓茶、咖啡等刺激性饮料。如出汗多，应保证水分摄入。适当休息，避免情绪激动、感染、过度劳累。如烦躁不安或失眠较重者可给予地西泮类镇静剂。

2. 抗甲状腺药物治疗　常用ATD主要包括咪唑类和硫氧嘧啶类，前者的代表药物是甲巯咪唑（MMI），后者的代表药物是丙硫氧嘧啶（PTU）。PTU 通过抑制 5′ 脱碘酶活性而减少外周组织 T_4 转化为 T_3，但肝毒性大于 MMI，故除严重病例、甲状腺危象、孕早期或对 MMI 过敏者首选 PTU 治疗外，其他情况 MMI 应列为首选药物。

药物治疗过程大致可分 3 个阶段：即初始阶段、减量阶段、维持阶段。

（1）初始阶段 MMI 起始剂量为 20~40mg/d、每天 1~2 次口服。起始剂量也可参照患者的 FT_4 水平：如超过正常值上限 1.0~1.5 倍：5~10mg/d；1.5~2.0 倍：10~20mg/d；2.0~3.0 倍：30~40mg/d。PTU 起始剂量为 300mg/d，视病情轻重界于 150~400mg/d，最大量 600mg/d，分次口服。用药后需要等待甲状腺存储的甲状腺激素消耗，一般在服药 2~3 周后临床症状减轻，4~6 周后代谢状态可以恢复正常，故应在用药 4 周后复查甲状腺功能以评估治疗效果。

（2）减量阶段 当症状好转、甲状腺功能接近正常时可逐步减少药量。在减量过程中，每 2~4 周随访一次，每次减少 MMI 5mg 或者 PTU 50mg，不宜减量过快，此阶段需 2~3 个月。每次随访应监测患者的代谢状况，以及检测甲状腺功能。如果减量后病情有反复，则需要重新增加剂量并维持一段时间。

（3）维持阶段 MMI 5~10mg/d，PTU 50~100mg/d，视病情调整剂量，一些患者只需要更低的 ATD 剂量即可维持正常的甲状腺功能，每 2 个月复查甲状腺功能，为期 1~2 年。个别患者需要延长维持治疗疗程。注意：初始及减量阶段不建议联用左甲状腺素（L–T_4），维持期可联用 L–T_4 维持正常的甲状腺功能。

3. β 受体拮抗剂 老年患者、静息心率超过 90 次/分钟或合并心血管疾病的患者均可应用该类药物。首选 β1、β2 受体拮抗剂盐酸普萘洛尔，10~40mg/d，每 6~8 小时口服 1 次，支气管哮喘或喘息型支气管炎患者禁用。后者可用选择性 β1 受体拮抗剂，如酒石酸美托洛尔，25~50mg、每天 2~3 次。禁忌证包括心脏传导阻滞和非严重心动过速引起的充血性心力衰竭等。在不能耐受 β 受体拮抗剂的患者中，非二氢吡啶类钙离子通道阻滞剂如地尔硫䓬等对控制心率亦有作用。

4. ^{131}I 放射治疗 本法是一种方便、安全、有效的方法，对老年人尤其适合。患者服用适量的 ^{131}I 后，迅速被甲状腺摄取，^{131}I 在衰变过程中放出的射线，其中主要由 α 射线对细胞产生内照射，使甲状腺细胞被破坏，达到甲状腺功能减低的目的。服 ^{131}I 前 2 周内忌碘，按甲状腺大小及吸碘率估算服用 ^{131}I 的剂量，一次顿服。一般服药后 2~3 周甲亢症状开始减轻，1~3 个月症状缓解，必要时 6~9 个月后考虑第 2 次治疗。重症甲亢患者可在服用 ^{131}I 后 1~7 天加服抗甲状腺药物和普萘洛尔。

5. 外科手术治疗 甲状腺次全切除手术也是甲亢的有效治疗方法。手术适应证为：①中、重度甲亢长期药物治疗无效或效果不佳；②停药后复发，甲状腺较大；③结节性甲状腺肿伴甲亢；④对周围组织脏器有压迫或胸骨后甲状腺肿；⑤疑似与甲状腺癌并存者；⑥儿童甲亢用抗甲状腺药物治疗效果差者；⑦妊娠期甲亢药物控制不佳者可以在妊娠中期（13~24 周）进行手术治疗；⑧甲状腺囊性或实性结节，经重复 FNAC 检查不能明确性质，尤其是结节较大、固定者需行手术治疗。

6. Graves 眼病（GO）的治疗

（1）一般治疗 高枕卧位，限制钠盐及使用利尿剂，以减轻眼部水肿。注意眼睛保护，可戴有色眼镜。夜间使用 1% 甲基纤维素眼药水，白天使用人工泪液。睡眠时眼睛不能闭合者可使用盐水纱布或眼罩保护角膜。吸烟会加重本病，应当戒烟。

（2）活动性 GO　给予泼尼松 40~80mg/d，每天 2 次口服，持续 2~4 周。然后每 2~4 周减量 2.5~10mg/d。如果减量后症状加重，应减慢减量速度。糖皮质激素治疗需要持续 3~12 个月。严重病例用甲泼尼龙 500~1000mg/d 冲击治疗，隔日 1 次，连用 3 次。

7. 甲亢危象的治疗　紧急处理如下：①针对诱因治疗；②高热患者给予物理或药物降温，但要避免使用乙酰水杨酸类药物；③吸氧、补液、纠正电解质及酸碱平衡紊乱；④抗甲状腺药物（ATD）、β 受体拮抗剂、氢化可的松治疗。

七、预后与转归

甲状腺功能亢进症经系统治疗后是可以治愈的，若甲亢控制不良会导致甲心病、甲亢危象等危及生命的并发症。甲亢需临床专科医师综合诊断，分析选择治疗方案，合理运用药物、手术或 ^{131}I 治疗，制定个体化方案。

八、难点与对策

积极寻找疗程短、治愈率高，又不以甲减为代价的新治疗方法是甲亢治疗领域面临的重要课题。未来检验医学、基因组学及免疫学技术等学科的发展有可能为本病的指导治疗、预测预后等提供更为可靠和实用的指标。近年来 Graves 病的基础研究也取得了重要进展，特别是 Graves 病动物模型的成功制备为本病的发病机制和预防治疗提供了良好的研究工具。相信随着对 Graves 病发病机制研究的不断深入，将有可能找到从本病发病的根本环节上进行治疗和预防的关键靶点，从而为本病的防治带来新的希望。

第六节　甲状腺功能减退症

甲状腺功能减退症（hypothyroidism，甲减）是指由于自身免疫损伤、甲状腺破坏、碘过量、药物等因素导致的低甲状腺激素血症及甲状腺激素抵抗引起的全身性低代谢综合征，其病理特征是黏多糖在组织和皮肤堆积，严重者可表现为黏液性水肿。

本病根据病变发生的部位可将甲减分为原发性甲减、继发性甲减和周围性甲减，以原发性甲减最多见，约占全部甲减的 99%。甲减的患病率与 TSH 诊断切点值、年龄、性别、种族等因素有关。本病男女均可发病，以女性多见，男女发病率 1∶（4~5），各年龄段均可发病，且随着年龄的增加，发病率呈现上升趋势；本病的发病还呈现地区差异性，与碘摄入量、种族等因素相关。我国甲减的患病率为 17.8%，其中亚临床甲减患病率为 16.7%，临床甲减患病率为 1.1%。女性高于男性，随年龄增长患病率升高。

中医中没有与甲减直接相对应的病名，根据本病具有畏寒怕冷、神疲乏力、纳呆便溏、四肢浮肿、心悸怔忡以及小儿发育障碍等脾阳不足、肾气亏损的表现，结合中医的辨证特点，可将甲减归于"虚劳""水肿""心悸""痰饮""五迟"等范畴，合并甲状腺结节"瘿病""颈瘿"，也有学者将甲减命名为"瘿劳"。总结其病因大概可以归纳为先天禀赋不足、加上后天失于调摄，积劳内伤，或久病失养，渐至阳气亏损，脏腑气血生化不足所致，发病过程可夹杂气滞、痰饮、血瘀等病理产物。其病变部位主要累及脾、肾二脏，亦可累及心。

一、中医病因病机

阳气虚衰是本病的重要病机，肾阳虚衰，则五脏失于温煦、元阳受损，肾阳虚不能温养脾土，则脾阳受损，运化失常则出现纳呆腹胀、水谷不化，肢体乏力、月经紊乱等症；肾阳不足，心阳亦鼓动无力，则可出现心阳虚衰证候。阳化气，阴成形，久病可致痰饮、水湿内停，甚至全身浮肿。本病的病机，肾阳虚衰是关键，肾精不足是根本，病位涉及肾、脾、心、肝等脏。

1. 先天禀赋不足　肾为先天之本，常因父母体质虚弱，肾精不足，胎气受损，或妊娠期失于调养，临产受损等原因，导致患儿先天之精不足，气血生化不足，脏腑组织失于濡养，髓少骨弱，导致小儿发育迟缓，身材矮小，反应迟钝，智力低下、骨骼痿软等。

2. 药食所伤　脾胃为后天之本，饮食不节、碘摄入不足，或长期不恰当使用抗甲状腺药物，日久伤及脾胃，导致运化腐熟功能异常，水谷精微不能很好地被吸收，气血生化乏源，水湿停滞，痰湿内生，阻遏阳气，损伤脾阳，脾为后天之本，日久则肾火失于滋养，脾肾阳虚，症见形寒肢冷、嗜睡少动、纳差、全身浮肿等。

3. 情志失调　长期忧思郁忿，忧思伤脾，郁怒伤肝，肝郁致脾虚，导致运化失常，气机升降失调，内生痰湿，发为本病。

4. 外邪侵袭　风热毒邪等经口鼻侵袭人体，结聚于颈前，可见咽部及颈前肿、痛，若过用寒凉之物，伤及脏腑阳气，虽颈部热毒祛除，疼痛消失，但可见发音低沉、怕冷，甚至浮肿等症。

5. 久病失养　外感疾病失治、误治，邪气内入伤及内脏，或慢性虚损性疾病，久治不愈，正气渐衰，损及人体脏腑阴阳之气，渐而发为本病。

二、西医病因及发病机制

甲减病因复杂，其中自身免疫、甲状腺手术和甲亢 ^{131}I 治疗三大原因占 90% 以上。

1. 自身免疫因素　在自身免疫性甲状腺炎发现有多种甲状腺自身抗体，如甲状腺蛋白抗体（TgAb）、甲状腺过氧化物酶抗体（TPOAb）或甲状腺微粒体抗体（TMcAb）、TSH 受体抗体（TRAb）。TRAb 中主要是甲状腺阻滞性抗体（TBAb）及甲状腺生长抑制性抗体（TGIAb）。TBAb 及 TPOAb 破坏甲状腺细胞，而 TBAb 及 TGIAb 阻滞 TSH 的作用，从而导致甲减。

2. 甲状腺破坏　在某些碘充足的地区，如美国，最常见的原因是慢性自身免疫性甲状腺炎（桥本甲状腺炎），甲状腺组织被大量炎症性破坏，使甲状腺激素合成减少；桥本甲状腺炎可表现甲状腺结节而行手术，因甲状腺细胞功能已有不同程度的损伤，甲状腺切除虽然不多亦可引起甲减。或甲亢 Graves 病放射性碘治疗后、甲状腺肿瘤行甲状腺部分或全部切除，残存的甲状腺过少或无甲状腺也会引起甲减。

3. 激素水平的影响　在妊娠期间，由于雌激素水平大幅上升，使肝脏的甲状腺结合蛋白（TBG）合成增加，大量结合血中的甲状腺激素，使血中游离甲状腺激素减少；同时人绒毛膜促性腺激素（HCG）的升高可以反馈性的抑制垂体甲状腺轴，使血 TSH 分泌降低，同时 HCG 会竞争性地抑制 TSH 的作用，造成甲状腺素合成降低。

4. 遗传因素　先天甲状腺发育不良或甲状腺缺如，使甲状腺激素分泌不足或不产生甲状腺激素，或者是由于甲状腺激素受体异常，使甲状腺激素在外周不能实现其生物效应，从而导致甲减。

5. 碘缺乏或碘过量　碘是合成甲状腺激素的重要微量元素，环境中的碘缺乏是甲状腺功能低下症在全球范围内最常见的病因。碘缺乏可以引起甲状腺激素合成障碍，造成甲减；在碘缺乏的山区，以及在机体处于碘需求量增加的妊娠期，常是甲减的高发因素。碘甲减的发病机制包括自身免疫损害、直接损伤甲状腺细胞以及碘抑制逃逸作用的丧失等。

6. 药物　一些药物可以抑制甲状腺激素的生成，常见的如甲巯咪唑、丙硫氧嘧啶、硫脲类等。

三、临床表现

本病发病隐匿，病程较长，不少患者缺乏特异症状和体征。症状主要表现以代谢率减低和交感神经兴奋性下降为主，病情轻的早期患者可以没有特异症状。典型患者可有表情呆滞、反应迟钝、声音嘶哑、听力障碍、面色苍白、颜面和（或）眼睑水肿、唇厚舌大、常有齿痕，皮肤干燥、粗糙、脱皮屑、皮肤温度低、水肿、手脚掌皮肤可呈姜黄色，毛发稀疏干燥，跟腱反射时间延长，脉率缓慢。少数病例出现胫前黏液性水肿。本病累及心脏可以出现心包积液和心力衰竭。重症患者可以发生黏液性水肿昏迷。

成人甲减的主要临床表现如下。

（1）低代谢表现　易疲劳、怕冷、体温过低、体重增加、记忆力减退，反应迟钝，嗜睡，精神抑郁、便秘、月经不调、肌肉痉挛等。体检可见表情淡漠，面色苍白，声音嘶哑，说话慢；皮肤干燥发凉、粗糙脱屑，颜面、眼睑和手皮肤水肿，声音嘶哑，毛发稀疏、粗糙、干燥、眉毛外 1/3 脱落、眼睑下垂、面部和眼眶周围肿胀。由于高胡萝卜素血症，手脚皮肤呈姜黄色。

（2）精神、神经系统　记忆力、注意力、理解力、计算力减退，反应迟钝，嗜睡，主动性下降，淡漠，注意力不集中，精神抑郁或强迫症状；耳聋，耳鸣，三叉神经痛，声音嘶哑，小脑共济失调；甚至痴呆、昏睡。

（3）心血管系统　心肌黏液性水肿导致心肌收缩力损伤、心动过缓、心肌排血量下降、心脏长大、心室扩张、心包积液、慢性心力衰竭、高血脂、高血压。

（4）血液系统　大约有 25% 的人可有轻、中度的贫血，主要表现为正常色素性或低色素性小细胞型贫血、缺铁性贫血，贫血发生的机制可能主要与甲状腺激素缺乏引起血红蛋白合成障碍、肠道吸收铁障碍引发铁缺乏、肠道吸收叶酸障碍引起叶酸缺乏等有关。

（5）消化系统　食欲不振、口苦、腹胀、便秘，严重者可出现麻痹性肠梗阻或黏液水肿性巨结肠。

（6）肌肉与关节　肌肉乏力、暂时性肌强直、痉挛、疼痛、嚼肌、胸锁乳突肌、股四头肌和手部肌肉可有进行性肌萎缩，关节病变、关节腔积液。

（7）内分泌、生殖系统 甲减患者可出现代谢性低血糖，性欲减退，阳痿，女性常有月经过多或闭经、功能性子宫出血，不孕不育，易流产。长期严重的病例可导致垂体增生、蝶鞍增大。部分患者血清泌乳素水平增高，发生泌乳。

（8）黏液性水肿昏迷 见于病情严重的患者，多在冬季寒冷的时候发病。临床表现为嗜睡、低体温（＜35℃）、呼吸徐缓、心动过缓、血压下降、四肢肌肉松弛、反射减弱或消失，甚至昏迷、休克、肾功能不全危及生命。

四、实验室及其他检查

1. 血生化检查

（1）贫血 多为轻、中度正细胞正色素性贫血，也可表现为小细胞低色素性贫血。可能与甲状腺激素不足，影响促红细胞生成素的合成有关。

（2）血脂异常 血清甘油三酯、总胆固醇、LDL-C 增高，HDL-C 降低，同型半胱氨酸（homocysteine，Hcy）增高。

（3）血清酶学改变 心肌酶学增高，血清肌酸激酶（CK）、乳酸脱氢酶（LDH）增高。但肌红蛋白升高并不明显，肌钙蛋白也无变化。

（4）出血倾向 部分患者可表现为凝血因子合成障碍，凝血因子Ⅷ活性降低。血小板黏附性降低，出血时间和凝血时间延长，血小板及纤维蛋白原正常。

2. 血清甲状腺激素和血清促甲状腺激素测定
血清促甲状腺激素是最好的筛查甲状腺功能减退的指标。血清 TSH 增高、TT_4、FT_4 降低是诊断原发性甲减的必备指标，在严重病例血清 TT_3 和 FT_3 减低。亚临床甲减仅有血清 TSH 增高，但是血清 T_4 或 T_3 正常的情况。血清 TT_4、FT_4 降低但 TSH 不升高则考虑继发性加减的可能。

3. 甲状腺自身抗体测定
甲状腺过氧化物酶抗体（TPOAb）、甲状腺球蛋白抗体（TGAb）是确定原发性甲减病因的重要指标，和诊断自身免疫性甲状腺炎（包括桥本甲状腺炎、萎缩性甲状腺炎等）的主要指标。一般认为 TPOAb 的意义较为肯定。如果 TPOAb 阳性伴血清 TSH 水平增高，说明甲状腺细胞已经发生损伤。TPOAb 阳性与甲减有明显相关，在亚临床甲减人群中，高滴度 TPOAb 水平有助于预测向临床甲减的进展。TGAb 在自身免疫性甲状腺炎患者的阳性率较低，敏感性不如 TPOAb；并且 TGAb 不能固定补体，被认为在甲状腺的损伤中没有明显作用；此外甲状腺癌患者也可以有高滴度的 TGAb。因此，TGAb 的意义不如 TPOAb。

4. ^{131}I 摄取率
该检查对诊断本病没有意义，但在亚急性甲状腺炎的甲减期，^{131}I 摄取率下降具有一定的鉴别意义，临床为避免 ^{131}I 对甲状腺进一步损伤，一般不做此项检查。

5. X 线检查
可见心脏向两侧增大，可伴心包积液和胸腔积液。部分患者有蝶鞍增大。

6. TRH 兴奋试验
主要用于原发性甲减与中枢性甲减的鉴别。静脉注射 TRH 后，血清 TSH 不增高者提示为垂体性甲减；延迟增高者为下丘脑性甲减；血清 TSH 在增高的基值上进一步增高，提示原发性甲减。

7. 心电图、超声心动图
心电图检查示低电压、心动过缓、T 波低平或倒置、QRS 波增宽、P-R 间期延长等。超声心动图常可见心脏长大、心包积液。

五、诊断及鉴别诊断

（一）诊断

甲减的诊断需结合病史、临床表现、查体及相关实验室检查，排除继发及引起误诊的因素，并进一步进行病位与病因诊断。

1. 病史 患者的病史对本病的诊断十分重要，需详细询问患者既往是否有甲状腺手术史、^{131}I 治疗史、Graves 病及桥本甲状腺炎病史、抗甲状腺激素药物使用史、生活居住环境以及家族史等。

2. 症状 本病起病隐匿，病程较长，早期大部分患者可缺乏典型的临床症状和体征。本病临床表现以全身低代谢状态和交感神经兴奋性降低为主，如畏寒怕冷、乏力、手足肿胀感、情绪抑郁、健忘、嗜睡、少汗、少食体重却增加、女性月经过多或闭经、不孕、易流产等。

3. 体格检查 查体可见患者表情淡漠、呆滞、反应迟钝、声音嘶哑、听力障碍、面色苍白、颜面和（或）眼睑浮肿、唇厚舌大、常有齿痕，皮肤干燥、粗糙、脱皮屑、肤温低、手脚皮肤呈姜黄色、毛发稀疏干燥、跟腱反射时间延长、脉率缓慢等。少数病例出现胫前黏液性水肿。本病累及心脏可以出现心包积液和心力衰竭。重症患者可以发生黏液水肿昏迷。

4. 实验室检查 原发性甲减血清 TSH 升高，伴 TT_4、FT_4 降低，晚期、严重者 TT_3、FT_3 也降低；而亚临床甲减仅 TSH 上升，TT_4、FT_4 水平正常。甲状腺自身抗体（TGAb、TPOAb）阳性提示原发性甲减是由自身免疫性甲状腺疾病（包括桥本甲状腺炎、萎缩性甲状腺炎）所致，一般认为 TPOAb 的诊断意义及价值更大；TSH 减低或者正常，TT_4、FT_4 减低，考虑中枢性甲减，需行 TRH 刺激实验进一步寻找垂体和下丘脑的病变部位。

（二）鉴别诊断

1. 贫血 应与其他原因引起的贫血如再生障碍性贫血、缺铁性贫血鉴别。二者均可出现面色苍白、疲乏无力、嗜睡、毛发干枯无泽、妇女停经等临床表现。但一般贫血心率会出现代偿性增快、心音亢进、脉压差大和基础代谢率偏高，而甲减患者心率缓慢，心音低沉，结合甲状腺功能检查原发性甲减的甲状腺激素是低下的，TSH 是升高的，鉴别诊断并不困难。

2. 垂体瘤 原发性甲减时 TRH 分泌增加可以导致高泌乳素血症、溢乳及蝶鞍增大，酷似垂体泌乳素瘤。长期甲减的患者尤其是儿童患者，垂体增大，也需与垂体瘤鉴别。行甲状腺激素测定及 MRI 检查有助于鉴别。

3. 水肿 主要与特发性水肿鉴别。甲减引起水肿的原因是体内水、钠潴留，淋巴代谢迟缓，毛细血管通透性增加，大量的黏蛋白漏出积聚于皮下组织间隙，并吸收一部分水和钠，阻碍组织液回流而发生黏液性水肿，多表现为全身性的浮肿，按之不凹陷，水肿部位与体位变化不明显。特发性水肿是原因不明的水肿，通过排除进行诊断，水肿按之凹陷，与体位密切相关，久行久立后加重，可自愈，反复发作。

六、治疗

（一）中医治疗

1. 常见证型辨证论治

（1）肝郁脾虚证

症见：情志抑郁，善太息，胸胁胀满，纳差食少，神疲乏力，经前乳房胀痛，月经量少，痛经，舌淡苔薄白，脉弦细或缓。

治宜：疏肝解郁，健脾益气。

方药：逍遥丸加减。方中柴胡入肝经，疏肝解郁、条达肝气为君药；当归甘辛苦温，养血和血；白芍酸苦微寒，养血敛阴，柔肝缓急；归、芍与柴胡合用，补肝体而助肝用，使血和则肝和，血柔则肝柔，均为臣药；佐以茯苓、白术健脾祛湿，甘草和中补气且缓肝急；疏散郁遏之气，透达肝经郁热；生姜温胃和中，为使药。诸药合用，体用并调，肝脾同治。脾虚明显者，可用参苓白术散加减；脾虚气血生化无源，气血两虚者，可用十全大补汤或酌情加黄芪、阿胶、熟地黄等补益气血；肝郁气滞，胸胁胀满者，可加郁金、合欢花等疏理肝气。

（2）肾阳虚证

症见：畏寒肢冷，面色㿠白，腰膝酸冷，小便清长或遗尿，浮肿以腰以下为甚，阳痿滑精，女子带下清冷，宫寒不孕，舌淡苔白，尺脉沉细或沉迟。

治宜：温肾助阳。

方药：右归丸加减。方中附子、肉桂、鹿角胶温补肾阳，山茱萸、熟地黄、枸杞子滋养肾阴，当归滋补阴血，杜仲、菟丝子补益肝肾，全方补阳而兼顾滋阴，阴阳兼顾，寓"阴中求阳"之义。肾阳虚明显者，症见畏寒肢冷，头晕耳鸣，面色白或黧黑，舌淡苔白，脉沉迟或微者，可加仙茅、淫羊藿、鹿茸加强温肾之功；若兼见纳差食少，面色萎黄，大便稀溏等脾虚表现，可加黄芪、党参、白术等健脾益气；兼见短气乏力，面色无华，口唇苍白，月经量少色淡等气血亏虚表现者，可用十全大补汤加减气血双补。

（3）心肾阳虚证

症见：形寒肢冷、心悸、气短、胸闷、怕冷、汗少、身倦欲寐、浮肿、表情淡漠，女性月经不调、男性阳痿，舌质淡暗或青紫、苔白，脉迟缓微沉。

治宜：温补心肾，利水消肿。

方药：金匮肾气丸合苓桂术甘汤加减。附子大辛大热以温肾阳，祛寒邪，桂枝辛甘而温、干姜通心助阳化气；干地黄滋阴补肾；茯苓、白术、泽泻健脾渗湿，利水下行；炙甘草合桂枝，辛甘化阳，温补中阳，合白术益气健脾，利水消肿，并可调和诸药。胸闷气紧明显者，可加瓜蒌皮、枳壳宽胸理气；饮停心下，咳嗽痰多，可加葶苈子、大枣、干姜。

（4）脾肾阳虚证

症见：神疲乏力，嗜睡倦怠，畏寒肢冷，记忆力减退，头晕目眩，耳鸣耳聋，毛发干燥易落，面色苍白，少气懒言，厌食腹胀，纳减便秘，腹背疼痛。

治宜：温肾健脾，益气温阳。

方药：金匮肾气丸合附子理中汤加减。方中以大辛大热的附子温壮肾阳；桂枝温通阳；干姜温运脾阳，温中散寒；三药合用既可温肾助阳，同时又可温助中焦之阳气；干地黄滋阴补肾；山茱萸、山药补肝肾而益精血；人参补益中气，配以白术益气健脾除湿；茯苓、泽泻利水渗湿，与配伍桂枝温化痰饮；诸药合用，阴阳并补，温肾阳以助脾运，共奏温补脾肾，益气温阳之功。若脾肾阳虚，水气内停，症见颜面肢体肿甚，手足不温，舌淡苔白腻，脉沉迟者，可予实脾饮加减；小便不利，水肿明显者，可加猪苓、泽泻以增利水消肿之效；命门火衰明显，阳痿、遗精者，可加淫羊藿、巴戟天等壮阳之品；阳虚便秘者，可加肉苁蓉、火麻仁等温润之品以助通便。

（5）阳虚水泛证

症见：在脾肾阳虚的基础上兼见双下肢凹陷性浮肿。

治宜：温肾健脾，通阳利水。

方药：真武汤合五苓散加减。方中附子温补肾阳，化气行水，同时又可以温运脾土，温中行水；桂枝温阳化气以助水运；生姜温中健脾，配伍附子可助温阳散寒，同时与白术、茯苓配伍以利水行；白术、茯苓健脾渗湿，配伍猪苓、泽泻利水渗湿；诸药合用，可温阳利水，脾肾同治。若心悸、怔忡者，可加重桂枝用量，配以炙甘草温通胸阳；若咳嗽、咳痰，可加干姜、细辛、五味子温肺化饮止咳；水寒犯胃、呕吐者，可重用生姜和胃降逆，吴茱萸、半夏温胃止呕。

（6）痰血瘀阻证

症见：本证除见阳虚证候外，兼见皮肤粗糙、肢体麻木，女子闭经，舌质紫暗或有瘀斑，脉沉、迟、涩。

治宜：温阳益气，活血化瘀，化痰行水。

方药：肾气丸合血府逐瘀汤。方中肉桂、附子温阳益气；六味地黄丸滋肾益精；桃仁、红花活血化瘀，破血行滞；川芎、赤芍行气活血；生地黄、当归养血益阴；柴胡、枳壳、桔梗调理气机，行气活血止痛，诸药合用，共奏温阳行血化瘀之功。若瘀血较重，肢体麻木，面色紫暗，痛经者，可加丹参、三棱、莪术、穿山甲、全蝎等破血通经；若气机郁滞较重，可加香附、川楝子、郁金等理气之品；若胸阳不振，痰浊痹阻，症见胸闷、痰多者，可加半夏、瓜蒌、薤白等宽胸化痰理气之品。

（7）阴阳两虚证

症见：畏寒蜷卧，腰膝酸冷，小便清长或遗尿，大便干结，口干咽燥，但喜热饮，眩晕耳鸣，视物模糊，男子阳痿，遗精滑精，女子不孕，带下量多，舌质淡红，舌体胖大，舌苔薄白，尺脉弱。

治宜：温肾滋阴，调补阴阳。

方药：金匮肾气丸加味。方中以辛温大热之附子、肉桂温补肾阳，补益一身之阳气，六味地黄丸滋肾填精。方中可加党参、白术健脾益气渗湿，肉豆蔻温肾暖脾止泻。全方阴阳并补，并寓阴中求阳，以达温阳滋肾之效。夜尿频数甚者，加覆盆子、桑螵蛸以补肾固摄；阳痿早泄者加鹿茸、牛膝、杜仲温肾固精；阴虚明显者，适当加以黄精、枸杞子、生地黄滋阴益肾。

2. 常用经验方及临床体会

（1）经验方　本病治疗的常见经验方有：①右归丸：一次1丸，一天3次，适用于肾阳不足，命门火衰或出现甲状腺功能减退患者。②金匮肾气丸：口服，水蜜丸一次4~5g（20~25

粒），大蜜丸一次 1 丸，一日 2 次，适用于肾阳虚衰，颜面四肢水肿者。此外李发荣等自拟九味暖肾汤（熟地黄 30g、淮山药 30g、山萸肉 10g、补骨脂 10~15g、泽泻 10g、肉豆蔻 10g、鹿角片 10g、吴茱萸 10g），钱秋海等研究的甲荣康（基本方由人参、淫羊藿、肉桂、熟大黄、当归、车前子、海藻、香附、荷叶等药物组成），对改善甲减患者症状、甲状腺功能以及血脂、血流变都有良好的调节作用。

（2）用药规律　肖斯婷等人总结 2000 年至 2013 年 CNKI 记载的中医治疗甲减使用频次最高的药材是茯苓，药对出现频次较高的是白术—茯苓，白术—黄芪；总结甲减治疗的中药频次在 10 次以上的以补虚药居多，补阳药包括菟丝子、鹿角胶、仙茅、杜仲、淫羊藿、补骨脂、肉苁蓉、巴戟天、益智仁 9 种；补气药包括黄芪、白术、山药、党参、甘草、炙甘草、人参、大枣 8 种；体现了温补脾肾及健脾渗湿等治疗大法在甲减治疗中的重要性。

（3）临床治疗体会

①肾阳虚是本病治疗的切入点：阳气虚衰是甲减的病机关键，肾阳是一身阳气的根本，肾阳不足，元阳受损，则全身机体的温煦、推动作用不足，导致脏腑功能低下，病情进展可累及心、脾；气血津液输布障碍，可出现气滞、痰饮、血瘀等标实之症，但肾阳虚是本病发生的根本原因，所以温补肾阳是本病治疗的切入点，临床常选用肾气丸、右归丸、附子理中汤、苓桂术甘汤、真武汤等温阳化饮、补益脾肾的方剂为基础方。

②标本同治：甲状腺功能减退症是以肾阳虚、脾肾阳虚、心肾阳虚为本，兼夹肝郁气滞、血瘀、痰阻等标实之症。根据甲减的病机特点，李凤红等提出甲减治疗"首以温阳，辅以滋阴，健脾和中，行气化瘀"的原则。临床治疗甲减从治其标者，常在温阳化饮、补益脾肾的基础方上，酌情配以疏肝理气、活血化瘀、化痰利水之品治其标，体现标本同治的原则。

（4）针灸治疗　赵宇翔等认为甲减以心、脾、肾三脏虚损为其根本，血瘀、痰湿是其标。主穴取气海、脾俞、肾俞、心俞、足三里，毫针补法为主，足三里穴位针刺加灸，阳虚畏寒明显者可加灸大椎、命门、身柱；取其温肾助阳、调理脏腑、健脾益气之意。付于等基于中医十二皮部和络脉理论，认为皮部具有"温分肉、充皮肤、肥腠理、司开合"作用，故采用皮部浅刺法可激发卫气，激发人体阳气，选穴以脾经、胃经、任脉、络脉腧穴为主，配合黄芪桂枝五物汤合五皮饮加减治疗脾肾阳虚证，具有激发脾胃一身阳气，益气温阳利水之功效。路玫教授认为甲减的病变之根本归结为肺、脾、肾三脏功能失调，阳气虚损，气血失和，故以隔姜灸法可振奋人体阳气，选取以"阳脉之海"之大椎穴、配以脏腑背俞穴肺俞、脾俞、肾俞，根据病情加用局部取穴，温运调补，治疗本病具有较好疗效。

（二）西医治疗

1. 一般治疗　保暖，避免感染等各种应激状态。有贫血者可补充铁剂、维生素 B_{12} 和叶酸，缺碘者应补碘。

2. 药物治疗　主要采用 L–T$_4$ 单药替代治疗，一般需要终生用药。L–T$_4$ 治疗的剂量取决于甲减的程度、病因、年龄、特殊情况、体重和个体差异。临床甲减、甲状腺功能明显减退，成人 L–T$_4$ 替代剂量按照标准体重计算为 1.6~1.8μg/（kg·d），儿童约 2.0μg/（kg·d），老年人约 1.0μg/（kg·d）；甲状腺癌术后患者约为 2.2μg/（kg·d），妊娠时替代剂量需要增加 20%~30%，每天服药 1 次，早餐前 30~60 分钟服用，或睡前服用。

起始药物剂量和达到完全替代剂量所需时间要根据患者的年龄、心脏状态、特定状况确定。年轻体健的成年人可以完全替代剂量起始；＞50岁患者服用 L-T$_4$ 前要常规检查心脏功能状态。一般从 25~50μg/d 开始，每 3~7 天增加 25μg，直至达到治疗目标；老年人、心脏病患者应小剂量起始，如 12.5μg/d，缓慢加量，每 1~2 周增加 12.5μg；妊娠期妇女则应完全替代剂量起始或尽快增至治疗剂量。

L-T$_4$ 替代治疗后 4~8 周监测血清 TSH，治疗达标后，每 6~12 个月复查 1 次，或根据临床需要决定监测频率。原发性甲减根据 TSH 水平调整 L-T$_4$ 剂量，治疗目标个体化。中枢性甲减依据 TT$_4$、FT$_4$ 水平，而非 TSH 调整治疗剂量。替代治疗过程中要注意避免用药过量导致临床甲亢或亚临床甲亢。

3. 亚临床甲减的治疗 亚临床甲减可引发血脂异常，促进动脉粥样硬化的发生、发展；部分亚临床甲减可发展为临床甲减。重度亚临床甲减（TSH ≥ 10.0mIU/L）患者给予 L-T$_4$ 替代治疗，治疗目标与临床甲减一致。轻度亚临床甲减（TSH ＜ 10.0mIU/L）患者，如伴有甲减症状、TPOAb 阳性、血脂异常或动脉粥样硬化性疾病，应予 L-T$_4$ 治疗。治疗过程中需监测血清 TSH，以避免过度治疗。

4. 妊娠期甲减的治疗 妊娠期甲减可导致流产、早产、先兆子痫、妊娠期高血压、后代智力发育迟缓等发生风险升高，必须治疗。L-T$_4$ 是治疗妊娠期甲减和亚临床甲减的首选药物。对计划妊娠并应用 L-T$_4$ 治疗的甲减患者，应调整 L-T$_4$ 剂量，使 TSH ＜ 2.5mIU/L 后再妊娠。妊娠期初诊的甲减患者，应立即予以 L-T$_4$ 治疗。妊娠期初诊的亚临床甲减患者要根据 TSH 升高的程度决定治疗剂量。TSH ＞妊娠特异参考值上限，L-T$_4$ 的起始剂量 50μg/d；TSH ＞ 8.0mIU/L，L-T$_4$ 的起始剂量 75μg/d；TSH ＞ 10.0mIU/L，L-T$_4$ 的起始剂量 100μg/d。TSH 控制目标为妊娠期特异参考范围下 1/2 或＜ 2.5mIU/L。

七、预后与转归

甲状腺功能减退症可增加心血管事件（如冠心病、充血性心力衰竭、致命卒中等）的发生风险，增加总胆固醇水平，且其与动脉粥样硬化、认知功能减退、骨折风险、糖尿病并发症相关；增加女性不孕、自发性流产、早产、妊娠高血压等妊娠并发症的发生风险，并可能损害后代的神经智力发育。治疗不当可发展为危急重症黏液水肿性昏迷。需注意适当锻炼，动静结合，增强体质，加强保暖，调节情志。

八、难点与对策

本病发病隐匿，病程较长，不少患者缺乏特异症状和体征，且病情轻的早期患者可以没有特异症状（畏寒、乏力、手足肿胀感、记忆力减退、体重增加等），故甲减是甲状腺疾病中容易被误诊及漏诊的疾病之一。提高甲减的精准诊断是该病的难点之一，可针对高危人群如老年人、妊娠期妇女、新生儿等开展筛查，结合实验室检查，做到早发现、早诊断、勿漏诊、勤监测、早治疗。

第七节　亚急性甲状腺炎

亚急性甲状腺炎（subaeute thyroiditis，SAT，亚甲炎）是与病毒感染有关的，以短暂颈部疼痛、破坏性甲状腺组织损伤伴全身炎症反应为特征的一种非化脓性甲状腺炎性疾病，又称亚急性肉芽肿性甲状腺炎、非感染性甲状腺炎、巨细胞性甲状腺炎等。因其病程较急性化脓性甲状腺炎长，而不及慢性淋巴性甲状腺炎那样病程迁延，故得名。本病是最常见的甲状腺疼痛性疾病，具有自限性，仅 5%~15% 发展为永久性甲状腺功能减退症，预后较好。SAT 的发病呈季节性，好发于夏、秋两季，且有地区性发病聚集倾向。临床上典型的 SAT 患者可以分为 3 期，即初期、中期、后期。

中国古代医学关于甲状腺疾病的记载最早始于春秋战国时期，如《庄子·德充符》关于"瘿"病就有"甕瓮大瘿"的记载。但古代中医文献中无与 SAT 直接对应的病名，根据 SAT 的发病特点和临床表现将本病归属于中医"瘿瘤""瘿痈""瘿肿"病范畴。也有学者认为因本病以甲状腺急性疼痛为主要表现，故提出"瘿痛"的中医病名。本病的发病主要与外感风热火毒之邪及情志内伤有关，病初多属实证，病久可由实转虚，最终发展为虚实夹杂之证。

一、中医病因病机

SAT 的病机早期因外感风热火毒之邪，客于肝胆，循经上达于颈，风热火毒蕴结，瘿络瘀滞；或因七情内伤，导致脏腑功能失调，气血津液运行障碍，痰浊可循经上扰，也可与外邪相搏，阻滞于颈瘿部；其证多属风热毒蕴证、肝胆蕴热证；病变中期，脾阳不振，气不化水，夹痰夹饮，证型以脾肾阳虚及阳虚痰凝证为主；病程日久，风热火毒之邪可伤阴液，或风寒、痰浊等邪郁而化热，热毒伤阴，炼灼津液，或热伤气阴，同时气滞、痰浊、血瘀等病理产物聚积，证型多见阴虚火旺证及气滞血瘀证。本病主要因情志失调，肝气失疏，加之素体虚弱，卫表不固，风热火毒之邪乘虚而入，风热毒邪壅盛，气郁、热毒、痰凝、血瘀壅遏于颈部，其病机无外乎"气""痰""瘀"三个方面，病位涉及肝、胆、脾、胃。

对于瘿病的病因，《医宗金鉴·瘿瘤》中提出："瘿者，如缨络之状……多外因六邪，荣卫气血凝郁，内因七情忧恚怒气，湿痰瘀滞，山风水气而成，皆不痛痒"。《济生方·瘿瘤论治》曰："夫瘿瘤者，多由喜怒不节，忧思过度，而成斯疾焉。大抵人之气血，循环一身，常欲无滞留之患，调摄宜，气凝血滞，为瘿为瘤。"可见瘿病病因无非外感与内伤两端。

1. 外感风热火毒之邪　外感风热火毒之邪是瘿痛发病的主要外因。风热、火毒之邪侵袭肺卫，卫表不和而见发热、恶寒、汗出、头身疼痛、咽痛等症；或风热毒邪直中经络，或因患者素体阳盛，外感寒邪，郁而化热，热邪煎灼津液，炼液为痰，风温夹痰结毒，壅滞于颈前，导致局部气血壅滞、血脉瘀阻，痰瘀互结，故见瘿肿坚硬而痛。

2. 情志内伤　情志久郁不舒，气郁化火，肝火上炎，扰乱心神，症见胸闷、胁肋不适、心烦、失眠等；气机不畅，影响津液的输布，凝而化为痰；或气郁化火，炼灼津液为痰，气滞血瘀痰凝，导致气结毒聚于颈前瘿部经络，病情常因情绪不畅发为本病。

3. 禀赋不足 先天禀赋不足，素体正虚，卫外不固而外邪易侵犯人体；或先天脾胃虚弱，运化功能下降，痰湿内生，壅滞颈靥，久蕴化热或复感外邪，上壅结喉而致。

二、西医病因及发病机制

本病约占甲状腺疾病的 5%，以 30~50 岁女性最为多见。亚急性甲状腺炎发病机制至今尚不明确，普遍认为该病主要与病毒感染、自身免疫损伤及遗传因素有关。10%~20% 的病例在疾病的亚急性期发现甲状腺自身抗体，疾病缓解后抗体消失，推测它们可能继发于甲状腺组织破坏。

1. 病毒感染 本病发病前一般有病毒感染症状，且发病呈季节性，具有一定流行性，提示本病可能与病毒感染有关，一般为原发性，也可以继发其他感染。SAT 患者血清及甲状腺组织中常有高滴度的病毒抗体，如柯萨奇病毒抗体、腺病毒抗体、流感病毒抗体、腮腺炎病毒抗体等，进一步支持病毒感染作为本病病因，一些非病毒感染如 Q 热或疟疾等可能也是本病的病因。

2. 自身免疫损伤 目前普遍认为本病不属于自身免疫性疾病，但仍有部分观点认为本病在病理形态学、临床症状、体征的表现提示本病与自身免疫紊乱有关。甲状腺自身抗体在 SAT 的活动期可以表现为阳性，可能与病毒侵袭人体后引起甲状腺组织内的免疫反应有关。

3. 遗传因素 研究发现约 2/3 的 SAT 患者 HLA-B35 呈阳性，HLA-B35 阳性的个体发病率较其他人群高，可能与本病发病相关。

三、临床表现

SAT 在起病前 1~3 周常有病毒感染史，常以上呼吸道感染作为前驱症状，表现为肌肉疼痛、疲劳、倦怠、咽痛等；体温可呈现不同程度增高。甲状腺区特征性疼痛，疼痛表现为游走性疼痛或放射痛。轻者仅表现为甲状腺肿大，微有痛感，可无全身症状；典型表现为逐渐或突然发生的甲状腺疼痛及压痛，可放射至同侧耳、咽喉、下颌角、颏、枕、胸背等处，转颈及吞咽时加重，少数患者可有声音嘶哑及吞咽困难；甲状腺呈弥漫性或不对称性轻/中度肿大，伴或不伴结节，质地较硬；病变常从一叶开始逐渐扩展至另一叶，疾病发展过程可出现甲亢及甲减症状。查体可见病变腺体轻至中度肿大、质坚硬，触痛及压痛明显，可伴有颈部淋巴结肿大。典型者整个病期可分为三个阶段。

1. 早期 即急性炎症期，起病急骤，上呼吸道感染前驱症状明显，如肌肉疼痛、疲劳、倦怠、咽痛等，体温不同程度升高，起病 3~4 天达高峰，可伴有颈部淋巴结肿大。由于甲状腺滤泡细胞破坏，甲状腺激素一过性释放进入血液循环，甲状腺激素水平升高出现甲状腺毒症，患者可出现体重下降、食欲增强、心悸、怕热、多汗、体温波动、紧张、失眠、健忘、焦虑等，历时 3~8 周。

2. 中期 甲状腺功能减退期，在早期出现甲亢症状之后的 1~3 周可出现短暂的甲状腺功能恢复期即过渡期，随后由于被破坏的甲状腺滤泡细胞尚未修复，被释放出的甲状腺激素耗竭，甲状腺细胞不能捕获碘合成新的甲状腺素而出现甲减，这一阶段可持续数周至数月。临床上患者如果治疗及时，可不出现甲减症状；若治疗不及时，患者则会进展至中期伴随甲减症状，临床表现为持续性的甲状腺疼痛，质地坚硬，伴乏力、畏寒肢冷、嗜睡、皮肤干燥、水肿、便秘或行动迟缓等。

3. 恢复期 此期甲状腺功能逐渐恢复正常，患者症状好转，甲状腺肿及结节逐渐消失，也可遗留小结节，以后逐渐吸收，如果治疗及时，大多数患者可以恢复正常，仅有极少数患者会发生永久性甲减。

四、实验室及其他检查

（一）实验室检查

1. 血生化检查 血常规变化显示红细胞计数正常或略低，早期白细胞可升高，中性粒细胞正常或偏高；C 反应蛋白（CRP）升高。

2. 血清蛋白电泳 可见白蛋白减少，而 α 和 β 球蛋白则常有增加。病变早期基础代谢率可升高到 30%~50%，至病程后期可降低至 20% 以下。

3. 血沉 早期红细胞沉降率（ESR）常明显增快（> 50mm/h，甚至可达 100mm/h）是支持本病诊断的重要证据，但 ESR 不增快也不能完全排除本病。

4. 甲状腺自身抗体 甲状腺球蛋白抗体（TGAb）、抗甲状腺过氧化物酶抗体（TPOAb）和促甲状腺激素受体抗体（TRAb）等一般都为阴性或呈低滴度。

5. 甲状腺功能及碘摄取率检查 早期由于甲状腺滤泡破坏后甲状腺激素被释放入血而出现一过性的甲亢现象，检查可见血清 T_3、T_4 水平升高，TSH 降低，^{131}I 摄取率降低（24h < 5%），而呈现"分离现象"，T_3/T_4 常 < 20；随着病程进展，被破坏的甲状腺滤泡细胞尚未得到修复，储存的甲状腺激素耗竭，而出现一过性甲减，表现为 T_3、T_4 浓度降低，TSH 水平升高。^{131}I 摄取率逐渐回升，血清 T_3、T_4 却逐渐下降；当炎症消退，甲状腺上皮细胞修复后，甲状腺激素水平及摄碘率逐渐恢复正常。

（二）影像学检查

1. 甲状腺超声检查 SAT 初期显示甲状腺内部片状低回声或回声不均匀，光点稀疏，低回声区境界清晰，不均质低回声从外向内逐渐降低，光团边缘回声模糊不清；低回声灶区域压痛明显。在恢复期由于淋巴细胞和浆细胞的浸润及一定程度纤维组织增生，超声可见甲状腺内不均匀回声增强并伴有小片状低回声区或伴有轻微血运增加的等回声区。彩色多普勒血流显像（CDFI）表现为低回声区周边血流信号增多，内部甚少。甲状腺功能恢复正常后，B 超声像图恢复正常。该项检查灵敏度较高，但特异性较低，仍需要依靠核医学联合诊断。

2. 甲状腺核素显像 急性期由于甲状腺组织受损，甲状腺浓缩放射性核素的能力降低，当炎症累及整个甲状腺时，其图像为整个颈部放射性本底明显增高，甲状腺影像极不清楚，甚而不显像，即使显影也难以准确判定其轮廓，当适当治疗后，甲状腺功能恢复，再重复显像则可见到清晰的甲状腺影像。

3. CT 检查 相关研究总结 SAT 患者的甲状腺 CT 结果发现，局限型病变多表现为腺体内边界不清的斑片状影，一般无明显占位效应，未累及甲状腺包膜时，腺体与周围组织分界清楚，累及甲状腺包膜时，甲状腺边缘模糊，周围脂肪间隙浑浊，甲状腺包膜可连续或不连续。

（三）细针穿刺抽吸细胞学检查

FNAC 的特异性仅次于病理学检查，有经验的穿刺和细胞学检查准确度可达 95%，超声引导下对可疑区域的穿刺可进一步提高诊断的阳性率。早期典型的细胞学涂片可见分叶细胞，多核巨细胞、片状上皮样细胞，不同程度炎性细胞，微脓肿形成和纤维化，肉芽组织形成；晚期往往见不到典型表现。

五、诊断及鉴别诊断

（一）诊断

1. 临床特点 ①亚急性起病，夏、春季节高发，多见于 30~50 岁的中青年女性；②发病前 1~3 周通常有上呼吸道感染史，疾病初期呼吸道前驱症状明显；③甲状腺区特征性疼痛，疼痛剧烈，呈放射痛，查体见甲状腺肿大，质硬，触痛明显；④血清甲状腺激素浓度升高与甲状腺摄碘率降低双向分离；⑤血沉明显增快，> 50mm/h。

2. 诊断标准 ①甲状腺肿大、疼痛、质硬、触痛；②伴上呼吸道感染的症状和体征，如发烧、乏力、食欲不振、颈部淋巴结肿大等；③红细胞沉降率加快；④一过性甲状腺功能亢进；⑤甲状腺 ^{131}I 摄取率受抑制；⑥甲状腺自身抗体甲状腺微粒体抗体（TMAb）、TGAb 或 TPOAb 阴性或低滴度；⑦甲状腺穿刺或活检有多核巨细胞或肉芽肿改变。符合其中 4 条即可确诊。

（二）鉴别诊断

1. 无痛性甲状腺炎 本病是桥本甲状腺炎的一个亚型，属于自身免疫性甲状腺疾病，临床表现均经历甲状腺毒症、甲减及甲状腺功能恢复三个时期，轻至中度的甲状腺肿，部分患者可无甲状腺肿大；本病发病前一般无病毒感染史，通常无前驱上呼吸道感染症状，无甲状腺特征性疼痛，血沉正常或轻度增高（< 50mm/h），TGAb 正常，必要时可以行 FNAC 进行鉴别。

2. 急性化脓性甲状腺炎 起病急，病程短，甲状腺疼痛更显著，甲状腺局部或邻近周围组织的红、肿、热、痛，全身显著炎症反应，出现寒战、高热、汗出，甚至甲状腺化脓等表现；化脓者局部有波动感，甲状腺功能及摄碘率正常，甲状腺自身抗体阴性；血白细胞显著增高，核左移，中性粒细胞增高，血沉不增快。二者治疗及缓解方式不同，糖皮质激素治疗 SAT 有效，而急性化脓性甲状腺炎抗感染治疗有效。

3. 桥本甲状腺炎 少数桥本甲状腺炎患者可出现甲状腺疼痛、触痛，但多不剧烈；甲状腺腺体为弥漫性肿大，以峡部肿大为甚，通常甲状腺炎症状、体征不明显，无压痛和压迫症状；血沉不升高；无发热、乏力、寒战、肌肉酸痛等全身症状，血清 TGAb、TPOAb 滴度常增高；两者较易鉴别。

4. 甲亢 甲亢患者甲状腺弥漫性、均匀性肿大，可出现突眼、胫前黏液性水肿，甲状腺可闻及血管杂音；甲状腺彩超见血流信号丰富，一般如"火海"明显丰富于亚甲炎，甲状腺上动脉血流速度多大于 100cm/s，而亚甲炎为低速低阻血彩；甲亢者早期无咽痛，发热，颈前不适症状；根据病程、全身症状、甲状腺疼痛、甲亢时 T_3/T_4 比值及 ESR 等可以鉴别。

六、治疗

（一）中医治疗

1. 常见证型辨证治疗

（1）初期

①风热毒蕴证

症见：颈部肿胀明显，疼痛向颌下、耳后放射，发热恶寒，头痛咽痛，小便黄，大便干，舌质红，苔薄黄，脉浮数或浮滑。

治宜：疏风清热，消肿止痛。

方药：银翘散加减。方中银花、连翘疏散风热，清热解毒，荆芥、淡豆豉解表散邪，并加强辛散透表之力，薄荷、牛蒡子疏散风热，解毒利咽；生地黄、赤芍清热凉血，活血化瘀；热毒炽盛，肿痛明显者，诸药合用，可外透表邪，内行气血，消散瘿肿。加减：若风热火毒炽盛，可加板蓝根、大青叶以加强清热解毒之功，夏枯草、皂角刺以清热散结消肿；若甲状腺疼痛显著者，常配伍徐长卿、醋延胡索以行气活血止痛；咽痛甚者，常配伍桔梗、玄参以清热利咽化痰；甲状腺肿胀甚者，常配伍郁金、青皮、橘叶以理气消肿；颈瘿部红、肿、热、痛明显，可合用五味消毒饮加减清热解毒，消肿止痛。

②肝郁蕴热证

症见：颈部肿胀疼痛，压痛明显，质地坚硬，口苦咽干，急躁易怒，胸胁满闷不舒，小便黄，大便干，舌红苔黄，脉弦滑数。

治宜：疏肝泄热，消瘿散结。

方药：丹栀逍遥散加减。方中柴胡入肝经，疏肝解郁，条达肝气；丹皮、栀子清热泻火，合黄芩清肝火，使肝火得泻；配以当归、白芍养肝血，柔肝急；浙贝母、夏枯草化痰散结；青皮、郁金行气解郁，疏理肝气，调节气机。诸药合用，使肝气得疏，郁热得解，肿结得消。加减：若肝胆蕴热、肝郁化火，症见急躁易怒、胸胁胀满疼痛、伴口渴、便秘等肝胆热盛之症者，治宜清肝泻火，消肿止痛，选方龙胆泻肝汤加减；若肝气不疏，胸闷瘿肿，常配伍川楝子、元胡等疏肝理气；若湿热偏盛者，常配伍车前子、泽泻以清利湿热，使湿热从水道排除；若肝火旺盛，热盛生风，症见手抖甚则肢体颤动者，常配伍白蒺藜、钩藤以清肝息风止痉；肝火上炎扰动心神症见心悸、心烦、易汗等表现者，常配伍黄连以泻火宁心；若伴烦躁不寐者，常配伍酸枣仁、夜交藤以养心安神，或配伍灵磁石以镇心安神。

（2）中期

①脾肾阳虚证

症见：颈部肿胀，疼痛不甚或隐痛，质地偏硬，神疲乏力，形寒肢冷，面色少华，颜面四肢浮肿，心悸怔忡，纳差便溏，腰膝酸冷，性欲冷淡，女子月经不调，舌质淡胖，边有齿痕，苔白腻，脉沉迟无力。

治宜：温补脾肾，消肿散结。

方药：金匮肾气丸。方中附子与桂枝合用，温补肾中元阳，助阳化气，干地黄、山茱萸、山药滋补脾肾，寓"阴中求阳"之意，泽泻、茯苓利水渗湿，配桂枝可温化痰饮，牡丹皮善入血分，合桂枝可调血分之滞；诸药合用，可使肾阳振奋，气化复常。加减：若阳虚水湿泛溢，颜面肢体浮肿甚、小便不利者，常配伍猪苓、车前子、薏苡仁以利水消肿，或可予真武汤加减温阳利水；命门火衰，阳痿遗精，可加鹿角胶、淫羊藿、杜仲、巴戟天以加强温肾助阳之力；脾阳虚明显，症见腹痛绵绵，喜温喜按，纳差，大便溏薄者，可予附子理中汤加减以加强温中健脾之功。

②阳虚痰凝证

症见：头身困倦，眩晕嗜睡，胸闷不舒，痰多而黏，舌苔厚腻，脉滑数。

治宜：温阳化痰，软坚散结。

方药：阳和汤。方中以熟地黄与鹿角胶为君药温补肾阳、补益精血；肉桂、姜炭温阳散寒，温通血脉，以辛温之白芥子温通经脉，化痰散结；少量麻黄辛温达卫，开腠理、散寒凝；诸药合用，使阳虚得补，营血得充，寒凝痰滞得除。加减：若阳虚阴盛，瘿部漫肿，可加用附子以加强温阳之力。

（3）后期

①气阴两虚证

症见：颈前肿痛不适，常反复发作，伴疲劳乏力，虚烦不眠，口渴咽干，面部灼热，自汗盗汗，舌红，脉细弱。

治宜：益气养阴，消瘿散结。

方药：生脉散。方中人参大补元气，养阴生津为君药，麦冬清热润肺，养阴生津，五味子敛阴止汗，生津止渴，三药合用，可达益气养阴之功。加减：口干渴饮者加玄参、麦冬、生地黄；气虚神疲乏力明显者加党参、白术、黄芪、茯苓。

②气滞血瘀证

症见：颈前肿痛不明显，常因情志变化诱发及加重，甲状腺肿块坚硬，偶有胁肋胀闷，舌质偏暗，脉弦涩。

治宜：疏肝理气，化痰散结。

方药：逍遥散合桃红四物汤加减。方中柴胡疏肝理气，当归、生地黄养血滋阴，当归兼能活血，与桃仁、红花、赤芍相配活血化瘀，枳壳破气行滞，诸药合用，可行气活血，化瘀止痛。加减：气滞较甚者，胸胁胀满，易怒，善太息，可加郁金、荔枝核、橘核、青皮、莪术等破气导滞之品，有助于改善肝郁气滞血瘀症状；气郁痰阻者，可加香橼、佛手、贝母、牡蛎、茯苓、陈皮等理气化痰之品；若肿块坚硬者，常配伍三棱、莪术、片姜黄以行气破血消肿，或配伍生牡蛎以化痰软坚，散结消肿。

2. 常用经验方及临床体会

（1）经验方治疗　目前治疗亚急性甲状腺炎的常用经验方有：①早期外感症状仍在者可予板蓝根冲剂、抗病毒冲剂、银黄含片、疏风解毒胶囊等口服以治疗外感症状；②夏枯草片：口服，一次6片，每日2次，适用于火热内蕴且甲状腺肿大者；③逍遥丸：每次6g，每日3次，适用于肝郁气滞型患者；④右归丸：一次1丸，一天3次，适用于肾阳不足，命门火衰或出现甲状腺功能减退患者；⑤金匮肾气丸：口服，水蜜丸一次4~5g（20~25粒），大蜜丸一次1丸，一日2次，适用于肾阳虚衰，颜面四肢水肿者。此外，一些专家自拟的经验方也较多的用于本病的临床治疗，如亓鲁光以清火化痰、凉血化瘀、疏肝通络为本病的基本治疗原则，自拟"消瘤丸"（玄参 20g，浙贝母 15g，夏枯草 30g，鸡内金 10g，牡丹皮 15g，山药 30g，赤芍 10g，忍冬藤 30g，桑枝 10g）；王旭自拟清热消瘿汤为基础方（连翘、金银花、板蓝根、大青叶、夏枯草、半枝莲、赤芍、浙贝母、徐长卿、生甘草），治疗过程中随证加减；李红教授自拟"亚甲方"（白花蛇舌草、金银花、蒲公英、紫花地丁、赤芍、玄参、桃仁、炙鳖甲、青蒿等）用治血热夹瘀型亚甲炎，获效亦佳。

（2）单味药治疗　中药药理研究发现，治疗亚甲炎的常用中药常具有抗病毒、抗炎、调节免疫甚至抗肿瘤等诸多作用。如金银花提取物具有细胞外抑制柯萨奇病毒、埃可病毒的作用；白花蛇舌草具有清热解毒利湿的功效，有明显的免疫抗炎作用，能降低体温及白细胞总数，其中的总黄酮有增强人体特异性免疫功能和非特异性免疫功能的作用。夏枯草的主要活性化学成分是三萜类、甾体类、黄酮类、香豆素类等，具有抗肿瘤、抗炎、抗菌、抗病毒、降血压、降血糖、调节免疫、保肝等作用。蒲公英、紫花地丁两味药有抗炎、抗氧化及增强免疫作用。柴胡中含有柴胡皂苷具有解热、抗病毒、抗炎、抗菌、免疫调节、抗肿瘤等药理作用。

（3）临床体会

①辨证与辨病期结合，把握病机的关键：本病在甲状腺功能变化的不同阶段，其病机进展具有一定的规律性，早期以热证、实证多见，后期可导致脾肾阳虚、气阴两虚以及夹痰夹瘀等本虚标实之症；辨证与辨病期结合，可抓住本病治疗的一般规律。根据魏子孝教授的经验，本病发病初期病机常由外感风热，加之情志失调、肝气郁结化火，逼迫气血上行，火热灼津为痰、为瘀血，故本病初期当以清热解毒、利咽散结为先；风热卫表证解除患者有甲亢症状者病机多以肝肾阴虚为本，阴虚阳亢、肝郁化火、瘀血、痰浊为标，故治法当以滋补肝肾之阴为主；随着疾病的发展，当患者进入甲状腺减退阶段时则以气虚、阳虚为主要病机，治疗需以益气温阳为原则；后期甲状腺功能恢复患者甲状腺肿大阶段则宜行气解郁，健脾化痰。此乃本病治疗的一般规律，临床治疗仍当以辨证为主，不能拘泥于此。

②肝失疏泄是本病发生的重要环节，调理肝气需贯穿本病的治疗当中："肝经上贯膈，循颈部喉咙后"，颈瘿部正是肝经循行之处，肝经气滞可内结于此。情志不调，肝失疏泄，气机不畅，气滞则津液不运，凝结成痰；气血运行不畅，血脉梗阻而成气郁、痰凝、血瘀之患；日久气滞、痰火壅结于颈前，而发为本病。由此可见，肝失疏泄是本病发生的重要环节，临床治疗本病需注意调理肝气，可酌情加入柴胡、白芍、当归、郁金、川楝子、佛手等疏肝理气、柔肝缓急之品。

③治疗本病常需配伍理气、化痰、活血祛瘀之品：本病的主要病机是因正气不足，外感邪气或情志内伤等原因导致气、血、津液运行输布失常，气机阻滞，气不布津，则凝聚为痰，气不行血，则留结为瘀，气郁化热，邪热蕴结，气血壅滞，以致邪热、气火、痰瘀互结，壅滞于颈膈而致病。所以"虚""痰""气""瘀"为本病复发的潜在"夙根"。临床治疗本病可在扶正的同时酌情配伍柴胡、枳实调理气机升降；陈皮、浙贝母化痰散结；以及桃仁、红花、三棱、莪术等行气活血化瘀以达标本兼治。

（二）西医治疗

SAT 为自限性疾病，治疗措施包括两方面：减轻局部症状和针对甲状腺功能异常影响。对于轻微的患者，一般不需要特殊的治疗，以减轻炎症反应及缓解疼痛为主。

1. 减轻局部症状

（1）非甾体抗炎药　SAT 轻症患者，可予非甾体抗炎药如阿司匹林 0.5~1mg，每天 3~4 次，可抑制炎性介质的释放，减轻组织损伤；或对乙酰氨基酚 0.5g，每天 3~4 次；或吲哚美辛片 75~150mg/d，每天 3~4 次。

（2）糖皮质激素　症状较重的可予糖皮质激素，可迅速（24~48 小时内）缓解疼痛，改善甲状腺毒症症状，泼尼松 20~40mg/d，维持 1~2 周治疗后逐渐减少药量，最后以 5mg 维持，总疗程不少于 6~8 周。糖皮质激素治疗后，放射性碘摄取率持续降低，提示炎症反应仍持续，需延长糖皮质激素使用疗程。过快减量、过早停药可能会使病情反复，复发后泼尼松治疗仍然有效。在口服治疗效果不佳时，甲状腺内注射地塞米松是一种可考虑的治疗方法。

2. 针对甲状腺功能异常的治疗

（1）β受体拮抗剂　对于一过性甲亢，一般可以不处理，较重伴有明显甲状腺毒症患者可给予小剂量普萘洛尔治疗，症状缓解即停药，一般不主张使用抗甲状腺药物，因为甲亢的出现不是由于甲状腺激素合成过多引起的，而是由于甲状腺腺体被破坏，甲状腺激素释放过多导致，使用甲巯咪唑、硫氧嘧啶类抗甲状腺药物抑制甲状腺激素的合成，会加重以后的甲减。

（2）甲状腺激素　出现甲状腺功能减低明显，持续时间久者，可予 L- 甲状腺素片 50~150μg 口服，每天 1 次或 2 次；或甲状腺素片 40~60mg/d，但由于 TSH 降低不利于甲状腺细胞恢复，故宜短期、小剂量使用，一旦症状缓解、甲状腺功能恢复正常则可停药；永久性甲状腺功能减退者需长期使用甲状腺激素替代治疗。

七、预后与转归

亚急性甲状腺炎是最常见的甲状腺疼痛性疾病，具有自限性，仅 5%~15% 发展为甲状腺功能减退症，预后较好。

八、难点与对策

目前亚急性甲状腺炎的病因及发病机制仍未完全阐明。已有不同学者提出病毒感染、自身免疫功能紊乱、遗传易感性为本病的主要病因，也有报道称流感病毒、柯萨奇病毒、巨细胞病毒及人类疱疹病毒等感染可引起本病发生。随着现代科学技术的发展，对亚急性甲状腺炎的研究不断深入，将对其发病机制有着进一步认识，对亚急性甲状腺炎的诊断和治疗有着重大意义。

第八节　慢性淋巴细胞性甲状腺炎

慢性淋巴细胞性甲状腺炎（chronic lymphocyte thyroiditis，CLT）又称桥本甲状腺炎或桥本病（Hashimoto's thyroiditis，HT），由日本学者桥本策 1912 年首次报道而得名，它是一种常见的甲状腺慢性自身免疫性疾病，所以也有学者称之为自身免疫性甲状腺炎（autoimmune thyroiditis，AIT）。本病以无痛性的弥漫性甲状腺肿大为主要临床表现，血清中特异性甲状腺自身抗体呈阳性，可合并甲状腺功能亢进、甲状腺癌、结节性甲状腺肿、1 型糖尿病、肾上腺皮质功能等其他内分泌系统疾病，也可与干燥综合征、系统性红斑狼疮、重症肌无力、自身免疫性肝炎等自身免疫性疾病共存。疾病发展至后期可出现甲状腺功能减退症，是导致甲状腺功能减退的常见原因之一。

根据本病病情演变的临床表现，主要将其分为三个期：甲状腺功能亢进期、甲状腺功能正常期和甲状腺功能减低期。其病理学的特征表现为甲状腺弥漫肿大，质地坚韧，镜下见弥漫淋巴细胞浸润、浆细胞浸润伴生发中心的淋巴滤泡形成，正常甲状腺滤泡上皮细胞变性破坏、嗜酸性病变，胶质减少，间质纤维化等。

HT 是最常见的甲状腺自身免疫性疾病之一，各年龄段均可发病，以 30~50 岁成年女性居多，且随年龄的增长，患病率上升。据不完全统计，我国患病率为 1.6%，发病率为 6.9/1000，女性患病率为 3.3%~10.0%，男女比例为 1∶20~1∶15。本病的发病率呈现地区和种族差异性，以及家族倾向性。

本病当属于中医"瘿瘤""瘿病""瘿肿"范畴，本病以无痛性甲状腺肿为主要体征，临床症状复杂多样，为不与其他甲状腺疾病命名相混淆，可结合其发病特点及症状表现，将该病的中医病名进一步区分，如本病初期可能仅仅表现为单纯的弥漫性甲状腺肿大，可将其简单命名为"瘿瘤"；本病可合并甲状腺功能减退，症状以乏力、纳差为主要表现可归为"瘿病·虚劳"；表现为全身浮肿，可命名为"瘿病·水肿"；表现为情绪抑郁、低落，则命名为"瘿病·郁证"；合并心慌表现命名为"瘿病·心悸"等。

一、中医病因病机

中医认为本病由外感及内伤等病因，伤及五脏，导致气、血、津液运行失调，气滞血瘀，气滞、痰热、瘀血等各种病理产物互结于颈前，引起全身阴阳失调而成。本病初起多实，为气滞、痰凝壅结颈前，日久可由实致虚，气滞、痰凝、血瘀等病理产物壅结于颈前而为患，症见虚实夹杂。痰气郁结，久郁化火，此时颈前逐渐增大，可见烦躁易怒、心悸失眠、多食善饥等症状；久病则耗伤阴液，阴虚火旺，导致气阴两虚，出现乏力疲倦、自汗盗汗、心悸失眠等；气阴耗伤进一步加重，可导致阴损及阳，阴阳两虚，而出现怕冷、乏力、嗜睡、纳差腹泻等，阳虚则水液气化敷布障碍，水液停积于皮肉组织之间，发为水肿。本病主要病变部位在肝、脾，与心、肾有关。病因与饮食失节、情志内伤、水土不宜以及先天禀赋不足等多种因素相关。

1. 饮食失节、水土不宜　平素嗜食肥甘厚腻，痰湿内生，湿困脾土，脾失健运；或饮食及水土失宜，饮食中含碘过高，久则伤脾，脾失健运；脾失健运则津液敷布不畅，水液停积于体内，日久为痰，痰气郁结，导致气机运行不畅，痰随气行，结于颈前可为本病，加之气滞可导致血液运行不畅，久则致瘀，本病进一步进展，可由气滞、血瘀、痰凝三者壅结于颈前合而为病。

2. 情志内伤　肝气郁结、忧思烦愁过度，均可导致肝气失疏，气机运行不畅，气行则血行，气滞则血液运行不畅，久则为瘀；思伤脾，肝木过旺也可以侵犯脾土，导致脾失健运，痰湿内生；或肝郁化火，炼灼津液为痰；气、痰、瘀三者壅结颈前为病。

3. 先天禀赋不足　禀赋不足，先天之精虚弱，肾精亏损，天癸虚弱，或经、带、胎、产、乳期间肝血不足，肾气亏损，冲任失调；肝藏血，主疏泄，女子以肝为先，青壮年女性肝阳较旺，遇情志不遂，肝郁化火，阴津亏少，气郁痰易结于颈前，故女性易患本病，或为素体阴虚者，阴液亏少，易于结痰化火，而患瘿病。故瘿病的发生与体质密切相关。

二、西医病因及发病机制

慢性淋巴细胞性甲状腺炎的病因病机复杂，至今仍未完全阐明，目前普遍认为本病是与基因遗传相关的自身免疫性疾病，同时受环境、饮食等因素影响。

1. 自身免疫因素　TH 以甲状腺自身抗体包括甲状腺球蛋白抗体（TGAb）、甲状腺过氧化物酶抗体（TPOAb）、TSH 受体抗体（TRAb）阳性为主要特征，提示本病与自身免疫损伤有关。具有遗传易感性的个体在环境的诱发下，特异性免疫反应的正反馈与负反馈机制失衡，主要是 1 型辅助性 T 细胞（Th1）免疫功能异常，导致免疫系统被过度激活，产生针对甲状腺自身抗原的 CD4+T 细胞，而 CD4+T 细胞进一步刺激自身反应性 B 细胞活化，并募集其至甲状腺产生针对甲状腺抗原的自身抗体（TGAb、TPOAb 和 TRAb 等）。

2. 基因遗传　大量的流行病学证据表明 HT 具有遗传易感性，呈现家族聚集倾向。研究发现高达 50% 自身免疫性甲状腺病（AITD）患者的一级亲属具有甲状腺自身抗体，它可能是由多基因参与导致的自身免疫性疾病，目前比较肯定的与 AITD 发生相关的基因是人类白细胞抗原（Human leucocyte antigen，HLA）– Ⅱ 位点的某些等位基因型，对白种人的早期研究显示，HLA–DR3 及 HLA–B8 单倍体型与萎缩型 AITD 相关，而 HLA–DR5 单倍体型与肿大型 AITD 相关，提示本病与遗传相关。

3. 环境与感染因素　环境因素（碘摄入量）与本病发病的地域性相关，世界多地流行病学调查显示，由于加碘盐补碘导致碘摄入超量，使得免疫性甲状腺疾病的发病率明显上升，且沿海地区更高发。近年国内流行病学调查显示，碘超足量地区和碘过量地区自身免疫性甲状腺炎的发病率分别升高 4.4 倍和 5.5 倍。感染与本病发病的相关性也逐渐被重视，病毒或细菌感染可诱导自身抗原的表达，使免疫系统被异常激活，产生抗体直接杀伤甲状腺细胞。

三、临床表现

本病早期症状表现多不典型，甲状腺功能正常，临床上大多数患者以甲状腺肿大或甲减状态作为首发症状入院，其临床体征主要表现为单侧或双侧甲状腺弥漫性肿大，触之质地坚硬，如橡胶状，与周围组织多无粘连，可随吞咽活动，偶觉有颈部压迫感，轻度吞咽困难或憋气。

疾病进展至后期大多数可出现甲减，是由于甲状腺细胞的破坏及甲状腺内碘储备的丧失，使甲状腺功能由正常发展到甲状腺功能减退。也有少部分患者可合并甲亢，为炎症破坏至甲状腺，使激素进入血液循环而出现甲状腺功能亢进，即甲状腺毒症。合并甲减时可出现易疲劳乏力、怕冷、嗜睡、纳差腹胀、便秘、心动过缓以及黏液性水肿等低代谢综合征表现；合并甲亢时出现疲乏无力、怕热多汗、多食善饥、心悸、心动过速、第一心音亢进、焦躁易怒、失眠不安等甲状腺毒症表现。

四、实验室及其他检查

1. 甲状腺功能检查   慢性淋巴细胞性甲状腺炎的甲状腺功能可表现正常、甲亢或甲减。根据甲状腺的破坏程度可以分为三期：早期甲状腺功能（FT_3、FT_4、TSH）可在正常范围，而仅有甲状腺抗体阳性，以后发展为亚临床甲减（FT_4 正常，TSH 升高），最后表现为临床甲减（FT_4 减低，TSH 升高），部分患者可出现甲亢和甲减交替的过程。

2. 甲状腺自身抗体   甲状腺球蛋白抗体（TGAb）和甲状腺过氧化物酶抗体（TPOAb）反映甲状腺组织的损伤程度，TGAb 或 TPOAb 早期即明显升高是本病的特征之一（TPOAb 大于 1000IU/ml，TGAb 大于 1000IU/L），在本病初期，甲状腺功能正常时，血清 TGAb 和 TPOAb 滴度显著增高是最有意义的唯一诊断指标。

3. 甲状腺彩超检查   早期甲状腺彩超检查大小基本正常，随着病情的进展，彩超可见甲状腺弥漫性的不同程度增大，可为双侧或一侧叶增大，以前后径增大及峡部增厚明显，峡部厚度＞4mm，实质内回声呈弥漫性不同程度降低、粗糙、不均匀；甲状腺内部可见不规则的"网格状"改变，可伴多发性低回声区域或合并多发甲状腺结节；部分病例晚期甲状腺萎缩，体积明显缩小，回声增强不均匀、紊乱。伴甲亢时彩色多普勒显示其血流非常丰富，可出现"火海征"；不伴甲亢时，其实质血流无明显改变或稍增加。

4. 甲状腺摄碘率   早期可以正常，甲状腺滤泡细胞破坏后降低，伴发 Graves 病可以增高。本项检查对诊断没有实际意义。

5. 甲状腺核素显像   可显示不规则浓集与稀疏，或呈"冷结节"样改变。

五、诊断及鉴别诊断

临床上凡是弥漫性甲状腺肿大，特别是伴峡部椎体叶肿大，质地较韧，则不论甲状腺功能正常与否，均应怀疑本病。如血清中 TGAb 和 TPOAb 阳性，则可确诊本病。FNAC 检查有确诊价值。伴临床甲减或亚临床甲减可进一步支持诊断。

（一）诊断

1. 甲状腺炎诊断标准

（1）临床表现   慢性病程、起病隐匿、早期临床症状常不典型。如影响患者甲状腺功能，可出现甲状腺功能减退症（常见）或甲状腺功能亢进症（多为一过性）的相应症状。

（2）体征   常有甲状腺肿大。

（3）实验室检查   慢性淋巴细胞性甲状腺炎在病程中可出现甲状腺功能正常、亚临床甲减或临床甲减、一过性甲亢等三种不同的甲状腺功能结果。部分患者可出现甲亢与甲减交替的病程。甲状腺自身抗体：甲状腺球蛋白抗体（TGAb）和甲状腺过氧化物酶抗体（TPOAb）明显升高是本病的特征之一。

（4）甲状腺超声提示甲状腺肿，回声不均，可伴多发性低回声区域或甲状腺结节。甲状腺细针穿刺抽吸细胞学检查具有确诊价值。

2. 其他类型 AIT 诊断标准

（1）无痛性甲状腺炎　甲状腺的淋巴细胞浸润较 HT 轻，仅有局灶性浸润，表现为短暂、可逆性的甲状腺滤泡破坏。任何年龄都可以发病，女性高于男性，50% 的患者存在甲状腺自身抗体。半数患者甲状腺轻度肿大，弥漫性、质地较硬，无局部触痛。甲状腺功能变化类似亚急性甲状腺炎，变现为甲状腺毒症期、甲减期和恢复期。

（2）产后甲状腺炎　发病机制是分娩后免疫抑制解除，潜在的 AIT 转变为临床显性。产后 1 年内发病，TPOAb 阳性妇女发生产后甲状腺炎的危险性是 TPOAb 阴性妇女的 20 倍。20% 的患者可以遗留永久性甲减。

（二）鉴别诊断

1. 结节性甲状腺肿　有地区流行病史，多发于女性，可反复发作，甲状腺功能正常，甲状腺自身抗体阴性或低滴度。FNAC 检查有助于鉴别诊断。慢性淋巴细胞性甲状腺炎病理表现可见明显的淋巴细胞、浆细胞浸润和纤维化，大多数病例有淋巴细胞形成，伴有生发中心。结节性甲状腺肿则为增生的滤泡上皮细胞，镜下甲状腺组织表现为呈大小不等的结节状结构，被增生的纤维组织所分隔，一般没有淋巴细胞浸润。

2. 亚急性甲状腺炎　为自限性疾病，发病前多有上呼吸道感染病史，与病毒感染有关，临床上以甲状腺不对称性中等肿大、疼痛和压痛、发热、乏力等全身症状为特点，与慢性淋巴细胞性甲状腺炎的无痛性甲状腺肿大不同，亚甲炎时甲状腺部位明显疼痛及压痛，可放射至颌下、耳后或颈部。查体可见病变腺体轻至中度肿大、质坚硬，结节状，边界不规则，触痛及压痛明显，少数患者有颈部淋巴结肿大。镜下可见滤泡较正常大，上皮增生，可见单核细胞、巨细胞及上皮样细胞，干酪样坏死。实验室检查显示 ^{131}I 摄取率与 T_3、T_4 呈现"分离"现象，血沉明显增快，甲状腺抗体阴性，应用糖皮质激素可使症状、体征迅速缓解。

六、治疗

中医对于治疗本病具有整体辨证、多层次论治、立体干预的特点，从而能够全面针对上述情况，缓解患者的疼痛不适、情绪激动易怒等状况。中医药治疗桥本甲状腺炎疗效确切，具有疗效全面、稳定，副作用小、禁忌证少的优点。所以在西药或手术治疗的同时配合中医辨证施以疏肝理气、清热活血、调和肝脾、化痰散结、温肾助阳等治疗方法，不仅可以弥补临床上单用西药治疗而造成的功能缓解和免疫缓解不同步的现象，也可以减轻西医治疗存在的副作用，从而提高患者的依从性。在国内开展的有关中西医结合治疗 HT 的研究显示中西医结合治疗的疗效、安全性以及症状改善程度均优于单纯西医治疗，证实了中西医结合在治疗 HT 中发挥的巨大优势。

（一）中医治疗

1. 常见证型辨证治疗

（1）气滞痰凝证

症见：颈前对称性弥漫性肿，瘿肿质韧，不痛或偶见疼痛，胸闷喜太息，胸胁胀满。偶有胸胁窜痛不适，病情波动常与情志有关，纳少腹胀，大便干稀不调。舌红，苔白腻，脉弦滑。

治宜：疏肝理气，消瘿散结。

方药：柴胡疏肝散合四海舒郁丸加减。柴胡、香附、木香疏肝解郁，条达肝气；枳壳、川芎理气宽中，活血止痛；白芍养血敛阴，柔肝止痛；陈皮健脾除湿化痰；海蛤粉、海藻、昆布清热化痰，软坚散结，海螵蛸破血消瘿；共奏行气化痰，软坚消瘿之功。胸胁胀满甚者可加佛手、枳实、瓜蒌皮等宽胸理气；有化火倾向，心烦易怒者可加牡丹皮、栀子清泻肝火；颈瘿肿大明显者可加川楝子、夏枯草散结消瘿；夹瘀者可加桃仁、红花活血化瘀。

（2）痰火郁结证

症见：颈前甲状腺肿大，不痛，烦躁易怒，头昏目眩。心悸，烦躁，怕热，汗多，失眠多梦。舌红，苔黄腻，脉弦滑数。

治宜：清泻肝火，化痰消瘿。

方药：龙胆泻肝汤加减。方中龙胆草大苦大寒，清泄肝胆实火，清利肝经湿热；柴胡舒畅肝胆之气，引诸药入于肝经，牡丹皮、栀子清肝泻火，黄药子、夏枯草化痰散结，适用于肝郁化火之瘿病。肝火旺盛烦躁易怒者，可加黄芩、青黛；痰火扰心见心烦失眠，梦多，口苦，可加用黄连温胆汤；手指颤抖者可加石决明、钩藤、天麻等；颈瘿肿大者可加龟甲、鳖甲软坚散结。

（3）痰瘀互结证

症见：瘿肿日久，触之坚硬如橡皮或按之如石，颈部压迫感，胸闷憋气或呼吸不畅，吞咽有阻挡感，舌质淡暗或有瘀斑，苔白，脉沉弦或涩。

治宜：理气活血，化痰消瘿。

方药：桃红四物汤合二陈汤加减。桃仁、红花活血化瘀；熟地黄、白芍养肝血，益肝阴，当归补血活血，川芎行气活血化瘀，全方行血而不伤血，驱邪而不伤正。加以二陈汤，燥湿健脾，化痰理气，青皮、木香疏肝理气，使瘀血得祛，新血得生，气机畅达，化瘀生新。颈瘿肿胀明显，坚硬者可加山慈菇、夏枯草、白花蛇舌草消肿散结；经行不畅者加香附、益母草、川芎行气调经。

（4）气阴两虚证

症见：颈前瘿肿，坚韧无痛，乏力，消瘦，潮热盗汗，虚烦不眠，唇、舌、目、皮肤干燥。腰膝酸软，男子遗精，女子经少或闭经，心悸，怕热，小便黄，大便干，舌红，少苔或无苔，脉细或细数。

治宜：滋阴清热，软坚散结。

方药：生脉饮合滋水清肝饮加减。方中人参大补元气，生津液；麦冬、五味子养阴清热，生津止渴；柴胡疏肝理气，引诸药入肝经；熟地黄、当归、白芍养阴补血、活血；山萸肉补益肝肾；栀子、牡丹皮、泽泻清热、除湿、泻火；夏枯草、浙贝母、丹参、牡蛎、郁金有行气活血，消肿散结之功。二者合用，可以养肝阴，补气血，软坚散结。阴虚火旺者可加知母、地骨皮、黄柏滋阴降火。

（5）脾肾阳虚证

症见：瘿肿且硬，面色㿠白，畏寒肢冷，神倦乏力。纳呆便溏，声音嘶哑，肢体浮肿，女子闭经，男子阳痿，小便清冷，大便稀溏。舌淡胖或淡黯，苔薄白，脉沉细弱。

治宜：健脾益气，温肾助阳。

方药：理中汤合肾气丸加减。方中附子、桂枝、干姜温补肾阳，温中散寒；人参补气健脾，协助干姜以振奋脾阳，地黄滋阴补肾，山茱萸、山药补脾益精血；白术健脾燥湿，泽泻、茯苓利水渗湿；炙甘草调和诸药，兼补脾和中；诸药合用，温补脾肾之阳。畏寒肢冷、腰膝酸冷加桑寄生温肾壮阳；浮肿甚者加猪苓、车前草；头晕目眩者可加当归补血。

2. 常用经验方及临床体会

（1）经验方治疗 ①雷公藤片：每次 10~20mg，每日 3 次。②逍遥丸：每次 6g，每日 3 次，适用于肝郁气滞型患者。③六味地黄丸 / 杞菊地黄丸 / 知柏地黄丸：每次 6g，每日 3 次，适用于阴虚内热的患者。④金匮肾气丸：每次 6g，每日 3 次，适用于肾阳虚证型患者。⑤药物敷贴：取新鲜蒲公英、仙人掌、夏枯草各 30g，捣烂如泥，敷于甲状腺处，功能散结消痈，对甲状腺肿确有疗效。

（2）单味药治疗 中药药理学研究显示，许多中药都具有调节机体免疫的作用，临床治疗慢性淋巴细胞性甲状腺炎时可以酌情选用：人参、党参、当归、黄芪、白芍、淫羊藿、麻黄、紫草、乌梅等中药能调节机体免疫系统，提高机体应激能力、防御能力，减轻、修复自由基对组织细胞的损伤；雷公藤可选择性抑制 TH 细胞功能；青风藤、汉防己、夏枯草等也有明显的免疫抑制效用；金银花、蒲公英、连翘可抑制炎症反应，减少淋巴浸润炎症反应，调理淋巴细胞功能；半枝莲、白花蛇舌草等能增强机体抗病能力、抑制对机体不利的免疫反应；火把花根片（采用卫矛科雷公藤属植物昆明山海棠之根加工而成）具有抗炎、抗过敏、减轻炎症水肿、抑制病理性免疫反应等作用，临床均可酌情选用。

（3）临床体会

①从气血津液论治，重视调理气机：《济生方·瘿瘤论治》"夫瘿瘤者，多由喜怒不节，忧思过度，而成斯疾焉。大抵人之气血，循环一身，常欲无滞留之患，调摄失宣，气凝血滞，为瘿为瘤"提示情志不畅，气机郁滞是本病常见病因，并影响着整个疾病的发生发展过程。若情志不遂，忧思郁怒过度，肝气不舒，气机不畅，则津液运行敷布异常，气滞则津停，津液凝聚成痰，痰浊湿邪反过来又可以阻碍气机，使气机更为不畅；气可行血生血，气滞则血流不畅，停留阻滞脉道而成瘀血，同样气滞痰凝日久也可致瘀；气、痰、瘀三者交织为患，搏结于颈前而发为本病。所以治疗本病首要调理全身气机，气机调畅则全身津液运行敷布正常，使痰浊、瘀血得化。气滞选方柴胡疏肝散、四海舒郁丸为主；气虚可用补中益气汤；若痰浊瘀血明显，则侧重活血化瘀，化痰消瘿，可用桃红四物汤合二陈汤；若津液亏虚明显，则以益气养阴，滋阴降火为主，选方生脉散加减。

②从脏腑论治，着眼肝、脾、肾：中医学认为疏肝解郁，益气健脾，温补脾肾是治疗慢性淋巴细胞性甲状腺炎的重要方法。情志不调，忧忿恼怒易导致肝气不舒，肝木犯土，导致脾运化输布津液功能失常，津液停滞聚积为痰；若肝生发疏泄太过，或肝郁化火，或痰气久郁化

火，可致肝火上炎，或肝阳上亢证痰火扰心症；火热内盛，耗伤阴津，导致阴虚火旺之候，其中以肝阴虚最为常见。肝病则易犯脾土，脾土受难，失于健运，则气血生化无源，津液代谢障碍；久病可以及肾，导致阴阳两虚。所以，治疗慢性淋巴细胞性甲状腺炎调理脏腑极其重要，而主要以调理肝脏为治法之本，同时兼顾脾、肾，调理脏腑的同时辅以活血化瘀，消瘿散结之品，方能获得良好疗效。

③分期论治：现代医家在辨证论治的基础上，根据本病发病规律，结合发病不同阶段疾病的特点创立了一种更为简便的治疗方法，即分期论治。早期治疗多以疏肝解郁、理气化痰为主，代表方柴胡疏肝散、半夏厚朴汤；中期治疗以清热泻火、化痰散结为主，代表方为龙胆泻肝汤、消瘿丸；也有认为中期痰瘀互结，以活血化瘀，化痰散结为主，代表方为桃红四物汤合二陈汤；后期益气养阴，调和阴阳，温补脾肾，代表方是生脉散、肾气丸、阳和汤等。

（二）西医治疗

1. 随访　本病初期一般无明显症状，甲状腺肿大不明显，甲状腺功能正常，此时建议随访观察，每半年到一年随访一次，主要检查甲状腺功能和彩超检查，一部分患者可保持数年病情稳定无需治疗。

2. 病因治疗　目前尚无针对病因的治疗措施。控制饮食中碘摄取量在安全范围（尿碘 $100\sim200\mu g/L$ ），尤其是患病妇女及妇女妊娠期间，应严格控制碘摄入量。

3. 合并甲减、甲亢的治疗

（1）甲状腺肿大伴亚临床甲减时，若 TSH ≥ 10mU/ml，则采取 L-T_4 替代治疗，若 TSH < 10mU/ml 则随访观察；合并临床甲减出现 TSH 升高、T_4 降低者需采取 L-T_4 替代治疗，治疗目的在于将血清 TSH 和 T_4 水平恢复到正常范围，抑制甲状腺继续肿大，使甲状腺肿缩小，阻断恶性变可能，具体药用量可根据患者的病情、年龄、体重和个体差异而定，尤其是对于有心血管疾病、病程较长、病情较重的老年人，用量需谨慎，依据患者血清 TSH 测定结果调整药量。

（2）合并甲亢的治疗　本病伴甲亢症状多见于疾病早期，多为一过性，由甲状腺滤泡大量破坏，甲状腺激素释放入血引发，一般可自行缓解，不需治疗。对于症状表现明显者，可用 β 受体拮抗剂及镇静剂对症治疗，一般原则上不使用抗甲状腺药物，必要时可短期小量应用。

4. 甲状腺肿的治疗　甲状腺迅速肿大，且产生压迫症状或疼痛明显者，可采用免疫抑制剂（泼尼松 30mg/d，分 3 次口服，症状缓解后减量）治疗，以使甲状腺缩小，降低自身免疫反应对甲状腺的损害。一般不需要放射治疗，合并甲状腺肿瘤时，在切除肿瘤后，可以进行放射治疗。

5. 维生素 D 与硒的补充　硒是人体必需的微量元素，对免疫功能有重要影响，补充硒可以降低甲状腺自身抗体水平，缓解甲状腺的自身免疫反应。维生素 D 通过与其受体结合激活受体依赖基因，在调节机体免疫中起作用。临床治疗慢性淋巴细胞性甲状腺炎时可以在常规治疗的同时补充维生素 D 与微量元素硒。

七、预后与转归

慢性淋巴性甲状腺炎通常预后良好。如果进展至后期大多数可出现甲减，可能需要甲状腺激素替代治疗。也有少部分患者可合并一过性甲亢，可不用药。如果在慢性淋巴性甲状腺炎基础上并发甲状腺结节的患者应定期追踪甲状腺结节的形态变化，凡伴有明显压迫症状、局部疼痛显著、结节进行性增大或怀疑存在恶性病变者应手术治疗。

八、难点与对策

慢性淋巴细胞性甲状腺炎的病因及发病机制尚未完全阐明，虽然已知本病是由遗传和环境因素共同作用继而引发的免疫系统功能异常，但导致免疫功能异常的分子机制仍待深入研究。miRNA 是一种内源性非编码单链小分子 RNA，研究表明 miRNA 会影响人体基因、免疫系统的稳定以及对碘的摄取，而微量元素硒的缺乏和病毒感染都会导致 miRNA 表达异常。未来随着研究的深入，miRNA 慢性淋巴细胞性甲状腺炎的发病、诊断及治疗方面，都将发挥重要作用。

第九节　分化型甲状腺癌

甲状腺癌以其发病率逐年增高日益引人关注，根据 2018 年国际癌症研究机构的数据估计，全球甲状腺癌发病率约为 6.7/10 万，我国每年新增病例达 19 万。甲状腺癌的死亡率男女性均很低，都在常见恶性肿瘤死亡率排名 20 位之后。根据甲状腺结节的形态，一般将甲状腺癌分为甲状腺乳头状癌、滤泡状腺癌、甲状腺未分化癌、甲状腺滤泡旁细胞癌（甲状腺髓样癌）和甲状腺淋巴癌。通常又将乳头状癌和滤泡状癌合称为分化型甲状腺癌（DTC），DTC 起源于甲状腺滤泡细胞，约占甲状腺恶性肿瘤的 90%。以下重点介绍分化型甲状腺癌。

1. 甲状腺乳头状癌　甲状腺乳头状癌是最常见的甲状腺癌（占全部甲状腺癌 60%~70%）。年轻者多见，但年老者较为恶性，最多见于有照射史患者，经淋巴系统扩散。此类肿瘤包括单纯性乳头状癌和混合型甲状腺癌。部分患者在儿童时期有 X 线治疗的病史。甲状腺乳头状癌生长缓慢，可在甲状腺内局限数年，病灶可经腺体内淋巴管扩散至腺体的其他部位或局部淋巴结。临床上除扪及甲状腺结节及局部甲状腺肿大外，症状较少，有时候甚至不能摸到甲状腺结节。

2. 滤泡状腺癌　滤泡状腺癌约占甲状腺癌 5%~10%，40 岁以上患者多见，男女比例为 1:（2~3），儿童较少见，恶性程度高于乳头状癌。偶尔亦有放射线接触史，女性多于男性。滤泡状腺癌主要以血行转移为主，但其颈部淋巴结转移规律与甲状腺乳头状癌相似，特别扩散至骨骼、肺、肝等脏器。临床上主要以结节性甲状腺肿大为主，单个结节多见，质地较硬，有时可累及整叶，后期可出现邻近组织的侵蚀、疼痛及远处转移。

3. 甲状腺未分化癌　甲状腺未分化癌约占甲状腺癌 ≤ 10%，大多发生在老年人，女性略多于男性。分化程度最高，可以分为几个亚型，以小细胞癌和巨细胞癌为最主要，可迅速侵犯周围邻近组织和全身广泛转移，如皮肤、血管、肺、食管等。肿瘤特征为快速，疼痛性肿大，约80%患者在确诊后1年内死亡。临床上常表现为甲状腺结节的迅速增大、疼痛。在侵蚀邻近组织时，可引起嘶哑、呼吸窘迫及吞咽困难等。肿块大而有压痛，同周围组织固定，在吞咽时活动度较差，质地较硬，局部淋巴结肿大，也可向远处转移。

目前很多医家将甲状腺癌普遍归类为"石瘿"范畴。如《圣济总录·瘿瘤门》指出瘿病以山区发病较多，"山居多瘿颈，处险而瘿也"。并从病因的角度将五瘿作了归类，"石瘿、泥瘿、劳瘿、忧瘿、气瘿是为五瘿。石与泥则因山水饮食而得之；忧、劳、气则本于七情"。陈无择《三因极一病证方论·瘿瘤证治》有云："坚硬不可移者，名曰石瘿；皮色不变者，即名肉瘿；筋脉露结者，名筋瘿；赤脉交结者，名血瘿；随忧愁消长者，名气瘿"，其中"石瘿"与甲状腺癌质硬、推之不移的性质相合。《证治准绳·疡医》言："如推之不动者，不可取也。瘤无大小，不量可否而妄取之，必妨人命，俗云：瘤者留也，不可轻去"，表明古代医家对于该病的预后已有较为明确的认识。如癌毒日久，克伐正气；或癌瘤术后，伤及血络，可致气血亏虚，症见乏力、多汗、面色少华等，亦属"虚劳"范畴，该病名为张仲景首创于《金匮要略·血痹虚劳病篇》，为后世沿用至今。《千金要方》及《外台秘要》记载了数十个治疗瘿病的方剂，其中常用到海藻、昆布、羊靥、鹿靥等药，表明此时对含碘药物及用甲状腺作脏器疗法已有相当认识。《儒门事亲·瘿》谓："海带、海藻、昆布三味，皆海中之物，但得二味，投之于水瓮中，常食亦可消矣"，以之作为防治瘿病的方法。《外科正宗·瘿瘤论》提出瘿瘤的主要病理是气、痰、瘀壅结的观点，"夫人生瘿瘤之症，非阴阳正气结肿，乃五脏瘀血、浊气、痰滞而成"，采用的主要治法是"行散气血""行痰顺气""活血消坚"。

一、中医病因病机

气滞、痰凝、血瘀壅结颈前是瘿病的基本病机。初期多为气机郁滞，津凝痰聚，痰气搏结颈前所致，日久引起血脉瘀阻；气、痰、瘀三者合而为患。《外科正宗·瘿瘤论》认为："夫人生瘿瘤之症，非阴阳正气结肿，乃五脏瘀血，浊气，痰滞而成"，《济生方·瘿瘤证治》："夫瘿瘤者，多因喜怒不节，忧思过度，而成斯疾焉。大抵人之气血，循环一身，常欲无滞留之患，调摄失宜，气凝血滞，为瘿为瘤。"

本病的病变部位主要在肝脾，与心有关。瘿病的病理性质以实证居多，久病由实致虚，可见气虚、阴虚等虚候或虚实夹杂之候。在本病的病变过程中，常发生病机转化，如痰气郁结日久可化火，形成肝火亢盛证；火热内盛，耗伤阴津，导致阴虚火旺之候，其中以心肝阴虚最为常见；气滞或痰气郁结日久，则深入血分，血液运行不畅，形成痰结血瘀之候。随着病情的发展，由于癌毒耗损气血，则以肝脾肾虚损、气血阴阳失调为其主要病理改变。重症患者则阴虚火旺的各种症状常随病程的延长而加重，当出现烦躁不安、高热、脉疾等症状时，为病情危重的表现。中医认为甲状腺癌的病因主要是情志内伤、饮食及水土失宜，但也与体质因素有密切关系。

1. 情志内伤 忿郁恼怒或忧愁思虑日久，肝气失于条达，气机郁滞，则津液不得正常输布，凝聚成痰，气滞痰凝，壅结于颈前，则形成瘿病。

2. 饮食及水土失宜 饮食失调，或居住在高山地区，水土失宜，一是影响脾胃的运化功能，使脾失健运，不能运化水湿，聚而生痰；二是影响气血的正常运行，致气滞、痰凝、血瘀壅结颈前则发为瘿病。

3. 体质因素 妇女以肝为先天，妇女的经、带、胎、产、乳等生理特点与肝经气血有密切关系，遇有情志、饮食等致病因素，常引起气郁痰结、气滞血瘀及肝郁化火等病理变化，故女性易患瘿病。另外，素体阴虚之人，痰气郁滞之后易于化火，更加伤阴，常使病机复杂，病程缠绵。

二、西医病因及发病机制

（一）病因

甲状腺癌的发生和发展与诸多因素有关，如年龄、性别、地理等原因。

1. 性别因素 甲状腺癌女性的发病率明显高于男性。相关研究认为 α 和 β 雌激素受体调解雌激素在甲状腺乳头状癌中的表达，因此有学者推测雌激素受体的多态性可能是引起甲状腺癌性别差异的一个原因。

2. 地理因素 全世界甲状腺癌的发病率存在着较大的差异，可能与种族或民族，地理环境有关。

3. 体质指数（BMI） 是反映体型胖瘦及体脂累积程度的指标。BMI 对甲状腺癌的风险估计男性为 1.1~2.3，女性为 1.0~7.4。BMI 与甲状腺癌发病风险相关的生物学机制，目前还需进一步研究。

4. 碘摄入异常 碘摄入量异常很久以来都被视为甲状腺癌发病的重要危险因素之一。碘是人体甲状腺合成甲状腺激素必不可少的原料。碘的摄入量与甲状腺疾病的发生呈 U 型关系，即碘摄入不足或过多均可导致甲状腺疾病的患病率增加。

5. 辐射 根据流行病学调查显示，电离辐射是目前最确切的甲状腺癌的危险因素。甲状腺是对辐射最敏感的器官，当机体暴露于辐射环境时可引起机体发生异常反应，如癌基因的激活或抑癌基因的失活，从而可能诱发肿瘤的形成。

6. 遗传、基因变异 目前细胞免疫学和遗传学的研究表明，RET/Ras/BRA 基因信号通路的激活可能与甲状腺癌的发生有关。

（二）发病机制

在甲状腺肿瘤的研究中发现一些基因经常出现甲基化现象，比如 TIMP3、MLH1、CDH1、RASSF1A、ESR 等基因。这种现象与基因的转录失活有关，并可能通过对多种基因的转录调控影响甲状腺肿瘤的发生发展。甲状腺癌是遗传因素、环境因素及个人行为因素等多重因素综合作用的结果，但其确切的发病机制现在还不清楚。甲状腺结节恶变的高危因素有：①有甲状腺癌的近亲家族史；②儿童时期有头颅放射性外照射病史；③儿童时期或青少年时期有辐射照射史；④年龄＜20 岁或＞70 岁；⑤结节明显增大；⑥在既往甲状腺手术史中曾有甲状腺癌的病理诊断；⑦18FDG–PET 显像有明显浓缩 18FDG 的甲状腺结节；⑧有甲状腺癌或多种内分泌肿瘤家族史，或者家族性甲状腺髓样癌相关的 RET 突变，或者降钙素大于 100pg/ml；⑨颈部有异常淋巴结。

三、临床表现

本病多见于中年女性和儿童。男女发病比例 1 :（2~3）。大约有 10% 的病例（特别在儿童患者）首发体征是颈部淋巴结肿大。临床表现为单一的甲状腺结节，质地坚硬。B 超检查结节直径＞1cm，实体性，可以与外周组织清楚地区分。核素扫描为"冷结节"。在多结节性甲状腺肿基础上发生的甲状腺癌，表现为单个突出的、体积较大的、坚硬的，区分于外周组织的结节。

四、实验室及其他检查

1. 促甲状腺激素（TSH）　TSH 降低的甲状腺结节患者，其恶性概率普遍低于 TSH 正常或升高者。对该类患者建议行甲状腺核素扫描，若为高摄取，证实为功能性的热结节，则绝大部分是良性结节。

2. 高分辨率的超声检查　高分辨率的超声检查是分化性甲状腺癌的首选诊断方法，了解甲状腺肿的形态、大小、数目及与颈动脉鞘的位置关系；确定肿块是囊性还是实性；可协助鉴别甲状腺结节的良、恶性，同时应检查气管旁和颈侧区的淋巴结有无异常。也可作为穿刺检查的定位手段。当甲状腺结节有如下声像图表现时，应考虑为分化型甲状腺癌的可能：①不均匀低回声单发实性结节，纵径大于横径，形态不规则，边界不清楚，无完整包膜，无晕环；②结节有伪足、蟹足样改变或毛刺状外突，或有肿大淋巴结；③结节中有砂粒样或粗糙不规则钙化强回声及后方声衰减；④结节边缘模糊，出现高速血流、血流信号增加或血流流向紊乱。

3. 细针穿刺抽吸活检　FNA 是术前诊断甲状腺癌灵敏度和特异度最高的方法，尤其是超声引导，FNA 提高取材成功率和诊断准确性，减少甲状腺结节的不必要手术，有助于制定合适的手术方案。

4. CT 和磁共振成像检查　多种影像学检查能对甲状腺癌进行定性诊断，但是对良性、恶性的鉴别有时十分困难，CT 和 MRI 检查是目前较为理想的定性诊断方法。CT 可确定肿瘤为囊性、实质性或混合性，对囊壁的厚薄、囊腔密度也能清楚地显示，但上述表现可见于不同组织类型的癌及良性病变，缺乏特征性。CT 对甲状腺癌的定性诊断其限度主要表现为：对于＜10mm 的肿瘤往往显示不够满意；对肿瘤周围的细微结构显示不如 MRI。MRI 对肿瘤的小囊性变显示明显优于 CT，对肿瘤的出血显示也优于 CT，MRI 能多方位成像，扫描面广，有利于对颈部淋巴结转移的发现，对甲状腺功能亢进者亦能行增强扫描。

5. 冰冻切片病理组织学检查　能够常规进行术中冰冻切片病理组织学检查应视为开展甲状腺手术的前提，其诊断准确率可达 95%，是很重要的确诊方法和选择术式的依据。该法对甲状腺乳头状癌的诊断符合率几乎可达 100%，具有取材准确与直观等优点。

6. 肿瘤标志物检测　分化型甲状腺癌目前尚无特异性血清标志物。部分甲状腺乳头状癌患者血清甲状腺球蛋白可明显增高，但无特异性。由于甲状腺球蛋白持续性升高常提示肿瘤的复发或转移，目前已作为甲状腺乳头状癌患者术后随访指标。

五、诊断及鉴别诊断

（一）诊断

甲状腺癌早期除甲状腺结节外可无任何症状，此时与结节性甲状腺肿鉴别困难。结节性质有各种各样，在临床上区别结节为良、恶性，有时相当困难。可做针刺活组织检查，尤其粗针穿刺诊断意义很大。同时必须做颈部淋巴结彩超，检查是否有转移；CT、MRI、PET 等检查在甲状腺结节评估方面均未显示出更大的优势，不应作为评估甲状腺结节的常规检查，但对于体积较大，生长迅速或侵入性的肿瘤可以评估甲状腺组织器官被累及的情况。

（二）鉴别诊断

1. 单纯性结节性甲状腺肿　病史较长，多无压迫症状，一般临床表现正常，试用甲状腺制剂治疗时其甲状腺组织可有不同程度的缩小。最后诊断应依靠病理检查才能明确甲状腺结节性质，仅依靠一般病史、体检、化验或放射性核素检查都不能 100% 对恶性结节作出判断与诊断。

2. 甲状腺腺瘤　尤其是与多发性腺瘤鉴别，多发甲状腺腺瘤甲状腺肿大不对称，可触及多个孤立性结节，如合并单纯性甲状腺肿，腺瘤结节边界亦较清楚，质地较周围组织略坚韧，甲状腺激素治疗，腺体组织缩小，结节更加突出。

3. 毒性结节性甲状腺肿　老年人多见，无突眼，心脏异常多见。甲状腺扫描可见多个摄碘功能增强的结节，夹杂不规则的浅淡显影区。

六、治疗

甲状腺癌术后效果很好，但由于甲状腺生理结构比较特殊，肿瘤往往呈浸润性或弥漫性生长，边界不清，使得根治手术有较大的难度。部分患者即使明确诊断，也难以彻底手术根治。还有部分患者虽然成功实施了根治术，但因术后调理不当、过度疲劳等原因，疾病易复发，需要进一步治疗。为此，在明确诊断甲状腺癌后，有条件的应尽早进行手术治疗，手术后放、化疗和积极采用中西医结合药物治疗都是提高疗效的有效方法。中医药治疗甲状腺癌可贯穿整个疾病过程，中医治疗的特色是辨证论治，调节人体整体功能，结合西医辨病治疗，整体治疗和局部治疗相配合，往往可以取得较好疗效。

（一）中医治疗

1. 常见证型辨证治疗

（1）肝郁痰湿证

症见：颈部出现肿块质硬，随吞咽上下，活动受限，伴有胸胁胀痛，颈部胀满发憋或咳吐痰涎，舌质淡红，苔薄白腻，脉弦滑。

治宜：理气消瘿，化痰散结。

方药：海藻玉壶汤加减。方中海藻、昆布软坚散结，青皮、陈皮、半夏、胆南星、浙贝母化痰，当归、赤芍、川芎、丹参活血化瘀等。结块较硬及有结节者，可酌加黄药子、三棱、莪术、露蜂房、穿山甲片、丹参等，以增强活血软坚，消瘿散结的作用。胸闷不舒加郁金、香附理气开郁。郁久化火而见烦热、舌红、苔黄、脉数者，加夏枯草、牡丹皮、玄参以清热泻火。纳差便溏者，加白术、茯苓、淮山药健脾益气。

（2）气滞血瘀证

症见：颈前肿物坚硬如石，固定不移，胸闷气憋，呼吸、吞咽困难，颈部刺痛，入夜尤甚，舌质紫暗或有瘀斑，苔薄白，脉弦涩。

治宜：理气化痰，行瘀散结。

方药：通气散坚丸加减。方中海藻软坚散结，石菖蒲理气活血开窍，桔梗祛痰排脓，开宣肺气，枳实破气导滞，天花粉生津止渴，排脓消肿，半夏燥湿化痰。气郁化火，症见心烦易怒，口干口苦者，加牡丹皮、栀子、黄药子以清泻肝火；瘀血不去，新血不生，而致血虚，症见头晕目眩者，加鸡血藤、枸杞子、龙眼肉以加强养血。

（3）毒热蕴结证

症见：颈部肿块凹凸不平，发展迅速，灼热作痛，连及头颈，声音嘶哑，呼吸、吞咽不适，咳吐黄痰，大便干结，小便短赤，舌质绛，苔黄燥，脉弦数。

治宜：清热解毒，散结消瘿。

方药：清肝芦荟丸加减。方中黄连清热解毒泻火，芦荟凉肝泻热通便，昆布、海蛤粉、猪牙皂软坚化痰散结，当归、川芎、青皮活血化瘀理气，生地黄、白芍柔肝养血，且芍药、甘草伍用，有缓急止痛之功效。毒热炽盛、大便不通者，加桃仁、玄参、首乌润肠通便。多食易饥，口干舌燥者，加石膏、知母。火毒伤阴，症见口干多饮，小便短赤者，加石斛、沙参、麦冬、生地黄。

（4）心肾阴虚证

症见：颈部肿块，伴有局部疼痛，心悸气短，全身乏力，自汗盗汗，精神萎靡，头晕目眩，腰膝酸软，舌质暗淡，苔薄，脉沉细。

治宜：养心益肾，化痰散结。

方药：生脉散合二至丸加减。方中人参大补元气，麦冬养阴清热，润肺生津，五味子敛肺止汗，生津止渴，女贞子、墨旱莲滋补肝肾。阴虚明显，口干口苦，苔少者，加玉竹、芦根；疼痛明显剧烈者，加延胡索、川楝子、郁金、香附以止痛行血。

2. 常用经验方及临床体会

（1）经验方治疗　近年来经过临床观察及实验研究证明以下经验方具有治疗甲状腺癌，抑制复发、转移，调节免疫力等作用，这类经验方有软坚汤、消瘿汤、甲瘤丸、海贝柴香汤、瘿瘤散结汤、顺气归脾汤、加味二骨散、旋覆代赭汤加味等。

（2）单味药治疗　扶助正气，调节免疫功能：生黄芪、党参、白术、茯苓、南沙参、枸杞子、龟板、鳖甲、石斛。抗瘤消瘿、抑制复发转移：蜈蚣、全蝎、黄药子、白花蛇舌草、莪术、山慈菇、石见穿、三棱、蛇莓、海藻、八月札、白头翁、夏枯草、昆布、五倍子。张兰教授在扶正培本的同时亦注重运用抗癌解毒之法，认为术后甲状腺癌的复发和转移是由于癌毒残留所致，故在临床上运用半枝莲、山慈菇、夏枯草等血热解毒，并称其为"分疗中药"，用于防止甲状腺癌复发或转移。

（3）临床体会

①疏肝健脾：中医认为肝气郁滞与本病的发生、发展密切相关，《诸病源候论》云："瘿者由忧恚气结所生"。甲状腺癌病变过程中，肝郁与脾虚常互为因果，因郁致脾虚，因脾虚致郁，缠绵难愈，即"肝脾不和"。治疗上，需以肝脾同治，调畅气机为基本原则。常以柴胡、枳实舒肝，茯苓、白术、党参等健脾，陈皮、莱菔子等运脾，半夏、浙贝母化痰散结，黄芩清痰热，黄芪等扶正，大枣、甘草护胃和中，以作持久之资。同时可酌情加用当归、白芍等，养肝体而助肝用，且有缓和理气药耗气伤阴之弊的作用。

②化痰逐瘀：甲状腺癌发展过程中极易形成痰瘀互结之证。痰、瘀、热多因相合，癌毒内生。热象不显之时，可予海藻玉壶汤之意化痰散瘀；随着病势进展，痰从火化，痰瘀胶着而成热毒。此时，一方面加用煅牡蛎、浮海石、猫爪草、红花、莪术等增强祛瘀化痰之功，另一方面，在痰瘀并治的基础上，予龙胆草、焦山栀等泻肝经实火，沙参、玄参等偿气阴之耗，同时选用中药清热解毒之品如夏枯草、山慈姑、白花蛇舌草等。

③温补脾肾：中晚期甲状腺癌患者，其气阴耗损之势尤为剧猛，日久则阴损及阳，伤及脾肾之本，而成阴阳两虚之证。脾肾真阳不足则无力鼓动血脉，变生瘀血；肾为阳气之根，其职主水，元阳蒸腾，水液方运；元阳不足，水不化气，亦可成饮变痰。故治疗需本溯源，当阴阳双补，重温补脾肾。临床上常用阴中求阳之法，取数味补阳之品如附子、干姜、肉桂等，配伍生精填髓之品，如白芍、地黄、山萸肉、山药、女贞子、枸杞子等，拟肾气丸"微微生火，即生肾气"之意，达到阴阳双补、阴生阳长之效。在温补脾肾之阳的基础上，再予前文所及之化痰散瘀之品，方奏常效。

（4）甲状腺癌术后并发症的中医药治疗 甲状腺癌手术常使患者耗伤大量气血，导致卫外不固，术后易出现多汗、乏力等症状，治疗应补气固表敛汗，中药多用黄芪、白术、茯苓、防风、太子参、牡蛎、浮小麦等；甲状腺癌多与情志内伤，肝气郁结相关，而术后患者也多表现出易叹息，胁肋胀闷不适，烦躁易怒等症状，故常用香附、郁金、陈皮、木香、八月札、合欢皮等疏肝行气解郁；癌毒迁延日久，易损耗阴液，终致心肾阴虚，女性患者在甲状腺癌术后常常表现为潮热不止、盗汗等症状，故多用地骨皮清虚热，玄参、女贞子、旱莲草、生地黄、黄精等滋肾养阴清热。

（二）西医治疗

1. 良性甲状腺结节的治疗 对于良性的甲状腺结节，一般仅需定期随访，无需特殊治疗。而对于某些良性甲状腺结节，可予以手术治疗，包括：①出现与结节明显相关的局部压迫症状；②合并甲状腺功能亢进症，内科治疗无效者；③肿物位于胸骨后或纵隔内；④结节进行性生长，临床考虑有恶变倾向或合并甲状腺癌高危因素。因外观或思想顾虑过重影响正常生活而强烈要求手术者，可作为手术的相对适应证。

良性甲状腺结节有很多非手术治疗方法［TSH 抑制、^{131}I、经皮无水乙醇注射（PEI）等］。对于一些特殊的甲状腺结节，如有自主摄取功能并伴有甲亢的良性甲状腺结节（高功能性腺瘤）患者可考虑应用 ^{131}I 治疗，小结节甲状腺肿的年轻患者可考虑应用 TSH 部分抑制治疗，甲状腺良性囊肿和含有大量液体的甲状腺结节患者可考虑行 PEI。

2. 分化型甲状腺癌的手术治疗 甲状腺癌确诊后，一般均需要手术治疗，手术是 DTC 治疗中最重要的方法。术前用甲状腺激素进行抑制性治疗，既可使手术变得容易，也有减少肿瘤扩散的可能。对于不能确诊的肿瘤或者不愿活检的患者，可使用甲状腺激素抑制肿瘤 3 个月，肿瘤中结节缩小，则应长期继续用药；如结节未缩小或者长大，则立即考虑手术治疗。如结节有功能，虽无恶性证据，也应手术治疗。

手术治疗为首选，正确的手术方式选择直接影响患者的后续治疗，与预后密切相关。由于分化型甲状腺癌的生物学行为特点相对较好，大部分患者肿瘤进展较为缓慢，治疗后生存期较长。故在保证降低肿瘤复发转移的前提下，重点关注提高患者的生活质量。因此，所有的分化型甲状腺癌患者均应根据术前、术后的 TNM 分期和复发危险度分层，选择个体化的综合治疗和术后随访方案，提高患者的生存率和生活质量，降低复发、转移和并发症，防止治疗不彻底，同时也要避免过度治疗。分化型甲状腺癌患者规范手术治疗的宗旨是在有效降低肿瘤复发率的同时减少手术并发症，提高患者的生活质量。

3. 分化型甲状腺癌的术后 ^{131}I 治疗

（1）^{131}I 治疗前评估　^{131}I 治疗是绝大多数中高危 DTC 患者甲状腺全切／近全切除术后重要的辅助治疗手段之一。术后 ^{131}I 治疗前评估是辅助决策 ^{131}I 治疗的重要步骤，旨在明确 DTC 患者的复发及死亡风险，权衡 ^{131}I 治疗的利弊，优化 ^{131}I 治疗决策，使处于不同复发及死亡风险分层的患者能够实现个体化治疗。

（2）^{131}I 治疗方法　DTC 术后行 ^{131}I 治疗是清除少量残余甲状腺组织、转移灶的重要方法，美国指南非常重视 DTC 术后的放射性碘治疗。国内指南的建议应在充分掌握指征的前提下，合理应用 ^{131}I 治疗。核素 ^{131}I 治疗是分化型甲状腺癌术后规范治疗的重要手段之一。包括 ^{131}I 清甲治疗，采用 ^{131}I 清除术后残留的甲状腺组织；以及 ^{131}I 清灶治疗，采用 ^{131}I 清除手术不能切除的转移病灶。

① ^{131}I 清甲治疗：分化型甲状腺癌患者除外所有癌灶均＜ 1cm，无腺外浸润、淋巴结和远处转移，术后选择性推荐 ^{131}I 清甲治疗。禁忌对妊娠期、哺乳期、计划短期（6 个月内）妊娠者和无法依从辐射防护指导者行 ^{131}I 清甲治疗。^{131}I 清甲治疗后患者均需进行评估，包括治疗后 2~10 天行诊断性全身核素显像和动态监测血清甲状腺球蛋白。应在清甲治疗 24~72 小时内，开始口服甲状腺素的 TSH 抑制治疗。

② ^{131}I 清灶治疗：对无法手术切除的摄碘性分化型甲状腺癌转移灶，可选择性应用 ^{131}I 清灶治疗。建议首次清灶治疗的经验剂量为 3.7~7.4GBq（100~200mCi）。首次 ^{131}I 清灶治疗应至少在 ^{131}I 清甲治疗 3 个月后进行；建议重复清灶治疗间隔 4~8 个月。目前尚无 ^{131}I 治疗单次和累积剂量的明确上限，但随着治疗次数的增多和 ^{131}I 累积剂量的增大，需警惕辐射不良反应的风险。

4. 分化型甲状腺癌的术后内分泌治疗　分化型甲状腺癌患者术后内分泌治疗既降低肿瘤复发、转移和疾病相关死亡率，又减少外源性亚临床甲亢导致的不良反应，同时提高患者的生活质量。其原则是：①所有的患者均应及时、长期、足量地接受 TSH 抑制治疗；②治疗药物首选 L-T$_4$ 口服制剂。由于过去常用的干甲状腺片剂量和 T$_3$/T$_4$ 比例不稳定，导致 TSH 抑制水平波动，不建议作为长期抑制治疗的首选，仅在部分对 L-T$_4$ 制剂过敏患者或单用 L-T$_4$ 抑制效果不佳时补充使用。

5. 甲状腺癌的分子治疗　尽管多数甲状腺癌患者可有通过手术治愈，但是对于晚期甲状腺癌，特别是未分化甲状腺癌（ATC），仍缺少有效的治疗方法。甲状腺癌分子靶向治疗显示出良好的前景，有望成为治疗的发展方向之一。

七、预后与转归

绝大部分的甲状腺癌是高度分化的甲状腺癌，恶性程度低，发展较为缓慢，许多甲状腺乳头状癌和甲状腺滤泡状癌患者，尽管已有淋巴结转移，甚至有远处转移，但其生存期限可达20年以上。未分化甲状腺癌高度恶化，发展快，预后较差，大部分在1~2年内死亡。

八、难点与对策

超声造影、三维超声检测等先进技术，提高了甲状腺癌诊断和治疗的特异性、敏感性与精准度，具有重要意义，发展前景广阔。超声具有高分辨率、定位准确、实时成像的优势，是甲状腺癌患者诊断、随访、疗效评估的首选。超声可提示甲状腺癌原发或继发病灶的大小、位置，帮助判断浸润范围包括颈部淋巴结转移区域与气管、食管等局部重要器官的关系，实时监测判断疾病进展，具有指导性作用，急需进一步发展、提升。

第九章
甲状旁腺疾病

第一节　甲状旁腺功能亢进症

甲状旁腺功能亢进症（hyperparathyroidism）简称甲旁亢，是由于甲状旁腺激素（parathyroid hormone，PTH）分泌过多，导致血钙增高及血磷降低，尿钙、尿磷、尿镁水平增高，以骨受损和肾结石为主要的临床表现，可伴有消化性溃疡、精神改变等。甲旁亢可分为原发性、继发性、三发性3种类型。原发性甲旁亢是由于甲状旁腺本身的病变（增生或肿瘤）导致PTH分泌过多。继发性甲旁亢是由于各种原因所致的低钙血症，刺激甲状旁腺分泌过多PTH。三发性甲旁亢是在继发性甲旁亢的基础上，部分腺体组织增生转变为腺瘤，自主分泌过多PTH。

甲状旁腺功能亢进症是以情绪不稳、倦怠乏力、纳差腹胀、腰酸背痛、多尿、夜尿、口渴等为主要表现的临床疑难病证。中医虽无此病名，但历代典籍中对其中的症状有很多类似描述，多属于"郁证""腰痛""消渴""石淋""骨痿"等病证。

一、中医病因病机

中医认为本病病因为先天不足、肾阴亏损或肾阳虚弱，或情志不畅、肝郁化热、横逆犯胃，或气滞不顺、血滞于内，或湿热内盛、下注阴分。

1.湿热蕴结　外感湿热或过食肥甘厚味，导致脾胃运化失常，聚湿生热，湿热客于膀胱，使膀胱气化失司，水道不利，发为淋证。若湿热久蕴，煎熬水液，尿液凝结，聚为砂石，则为石淋。

2.肝失疏泄　情志不畅，肝失疏泄，经气郁久化热，横逆犯胃，致脾胃运化失常，可成本病。

3.肾精虚衰　素体先天禀赋不足或久病体虚，或年老肾亏，或房劳过度，致肾精血不足，无以濡养肾府，而发本病。

4.脾肾阳虚　过食生冷，损伤脾阳，或年老肾亏，或房劳伤肾，肾阳不足，导致脾肾阳虚，可成本病。

5.瘀血阻络　气滞不顺，气血瘀滞于腰部，气血不畅，腰络失养，可成本病。

二、西医病因及发病机制

（一）原发性甲状旁腺功能亢进症

1. 病因　原发性甲状旁腺功能亢进症（PHPT）的组织病理包括甲状旁腺腺瘤、增生及腺癌 3 种类型，大多数病因不明。

2. 发病机制　由于甲状旁腺分泌 PTH 过多，骨钙溶解释放进入血循环，同时肾小管重吸收钙的能力增强，并增加 1,25-(OH)$_2$D$_3$ 的合成，肠道重吸收钙的能力亦增强，引起血钙升高。当血钙上升超过正常水平时，经肾小球滤过的钙增多，尿钙也随之增多。PTH 使近端肾小管回吸收磷降低，尿磷排除增多，随之血磷降低。由于肿瘤的自主性、血钙过高不能抑制 PTH，故血钙持续增高，尿钙排泄量随之增加而使血钙稍下降。

过高的 PTH 刺激破骨细胞，引起广泛骨质吸收脱钙等改变，严重时可形成纤维囊性骨炎。本病虽以破骨细胞动员为主，但成骨细胞活动亦有代偿性增加，所以血碱性磷酸酶增加，骨吸收和骨形成均增加，呈现骨转换增高。由于骨基质分解增加，血钙增高，可导致病理性钙化，如发生在肌腱与软骨，可引起关节部位疼痛。PTH 还能抑制肾小管重吸收碳酸氢盐，使尿液呈碱性，进一步促进肾结石的形成，同时引起高氯性酸中毒，使用游离钙增加，加重高钙血症，增加肾脏负荷，甚至引起肾功能不全。高浓度钙离子可刺激胃泌素的分泌，胃壁细胞分泌胃酸增加，导致消化道溃疡。高钙血症还可激活胰管管内胰蛋白酶原，导致急性胰腺炎。

（二）继发性甲状旁腺功能亢进症

继发性甲状旁腺功能亢进症（SHPT）简称继发性甲旁亢，是由于各种原因所致的低钙血症，刺激甲状旁腺增生，分泌过多 PTH 的临床综合征。常见的病因包括慢性肾脏病、维生素 D 缺乏或代谢异常、肠钙吸收不足等。少见原因包括骨饥饿综合征、遗传学维生素 D 抵抗性佝偻病、尿钠排泄增多、药物如双膦酸盐等。继发性甲旁亢的甲状旁腺激素呈非自主性过度分泌，而血钙通常不会因矫枉过正超出正常参考范围，故检测血钙水平正常或低于正常，PTH 水平持续升高。根据病史、实验室检查可作出继发性甲旁亢的诊断。

SHPT 需要与血钙正常的 PHPT 进行鉴别。静滴钙试验可判断甲状旁腺功能是否自主。对合并维生素 D 缺乏的患者，在补充维生素 D 后如出现高钙血症、PTH 不被抑制则提示 PHPT，如血钙正常而 PTH 恢复正常则提示 SHPT。对于尿钙水平增高的患者，可通过氢氯噻嗪试验进行鉴别，若服用氢氯噻嗪后尿钙排泄减少、PTH 恢复正常提示 SHPT。

SHPT 的治疗主要为针对病因治疗。

（三）三发性甲状旁腺功能亢进症

三发性状旁腺功能亢进症较少见，多见于慢性肾脏病，也可见于长期服用磷制剂治疗的低磷性佝偻病 / 骨软化症患者，偶见于假性甲状旁腺功能减退症患者在 SHPT 未得到有效控制的基础之上。由于甲状旁腺长期受低血钙刺激，发展为具有自主功能的增生或腺瘤，可自主分泌过多 PTH。其生化改变为高钙血症伴 PTH 水平增高。手术切除甲状旁腺腺瘤或过度增生的甲状旁腺是治疗三发性甲旁亢的有效措施。

三、临床表现

（一）高钙血症

血钙增高所引起的症状可影响多个系统：①中枢神经系统可出现记忆力减退，情绪不稳定，淡漠，性格改变，抑郁，嗜睡，有时由于症状无特异性，患者可被误诊为神经症；②神经肌肉系统可出现倦怠，四肢无力，以近端肌肉为甚，可出现肌萎缩，常伴有肌电图异常。当血清钙超过 3mmol/L 时，容易出现明显精神症状如幻觉、狂躁，甚至昏迷；③消化系统可表现为食欲减退、腹胀、消化不良、便秘、恶心、呕吐；约 5% 的患者有急性或慢性胰腺炎发作；也可引起顽固性消化性溃疡。④软组织钙化影响肌腱、软骨等处可引起非特异性关节痛；⑤皮肤钙盐沉积可引起皮肤瘙痒。严重者可出现高钙危象，伴明显脱水，威胁生命，应紧急处理。

（二）骨骼系统

患者早期可出现骨痛，主要位于腰背部、髋部、肋骨与四肢，局部有压痛。后期主要表现为纤维囊性骨炎，可出现骨骼畸形与病理性骨折，身材变矮，行走困难，甚至卧床不起。部分患者可出现骨囊肿，表现为局部骨质隆起。

（三）泌尿系统

长期高血钙可影响肾小管的浓缩功能，出现多尿、夜尿、口渴等，还可出现肾结石与肾实质钙化，反复发作的肾绞痛与血尿。尿路结石可诱发尿路感染或引起尿路梗阻，如不及时治疗，可演变成慢性肾盂肾炎，进一步影响肾功能。肾钙质沉着症可导致肾功能逐渐减损，最后可引起肾功能不全。

（四）其他

甲旁亢患者可有家族史，常为多发性内分泌肿瘤综合征（MEN）的一部分，可与垂体瘤及胰岛细胞瘤同时存在，即 MEN1 型；也可与嗜铬细胞瘤及甲状腺髓样癌同时存在，即 MEN2A 型。

四、实验室及其他检查

（一）血常规检查

血清总钙多次超过 2.75mmol/L，或血清游离钙超过 1.28mmol/L 应视为疑似病例。如同时伴有维生素 D 缺乏，肾功能不全或低白蛋白血症，血清总钙可不高，但血清游离钙是增高的。血清磷一般均降低，但在肾功能不全时血清磷可不低。血清碱性磷酸酶常增高，在骨骼病变比较显著的患者尤为明显。血氯常升高。

（二）尿常规检查

尿钙常增加，但由于 PTH 降低钙的清除率，当血清钙低于 2.87mmol/L 时，尿钙增加可不明显。尿磷常增高，由于饮食等因素的影响，诊断意义较小。

（三）血清 PTH 测定

测定血清 PTH 可直接了解甲状旁腺功能。如果血清蛋白存在异常，则需要测定离子钙以明确甲状旁腺功能亢进症。血 PTH 水平增高结合血清钙水平一起分析有利于鉴别原发性和继发性甲旁亢。

（四）X 线检查

X 线表现和病变的严重程度相关。典型表现为普遍性骨质疏松，弥漫性脱钙；头颅相显示毛玻璃样或颗粒状，少见局限性透亮区；指趾有骨膜下吸收，皮质外缘呈花边样改变；牙周膜下牙槽骨硬板消失；纤维性囊性骨炎在骨的局部形成大小不等的透亮区，长骨骨干多见。腹部平片示肾或输尿管结石、肾钙化。

（五）骨密度测定

结果可提示骨量丢失和骨质疏松。

五、诊断与鉴别诊断

（一）诊断

1. 甲旁亢的定性诊断　如患者有反复发作尿路结石、骨痛，骨骼 X 线片有骨膜下皮质吸收、囊肿样变化、多发性骨折或畸形等；实验室检查有高血钙、低血磷、血清碱性磷酸酶增高、尿钙增高，诊断基本上可以确定。为确定本病诊断尚须作血清 PTH 测定，并结合血清钙测定，特别在早期、无症状患者，血清 PTH 增高的同时伴有高钙血症是重要的诊断依据。其他原因所致血钙增高时，PTH 分泌被抑制，血清 PTH 常降低或不能测得。

2. 甲旁亢的定位诊断　定性诊断确立之后，尚需颈部超声检查、放射性核素检查如 Tc 甲氧基异丁基异腈（MIBI）、颈部和纵隔 CT 扫描等定位诊断，对手术治疗十分重要。

（二）鉴别诊断

早期仅表现为高钙血症的患者，应与其他引起高钙血症的疾病作鉴别。恶性肿瘤如肺癌、肾癌等分泌一种蛋白质，可与 PTH 受体结合，产生与 PTH 相似的作用，称为 PTH 相关蛋白（PTHrP），从而引起高钙血症与低磷血症（称伴瘤高钙血症）。伴瘤高钙血症者其血清 PTH 常降低或不能测得，且常有原发恶性肿瘤的临床表现，如能将肿瘤切除，血清钙可下降。但有时肿瘤部位较隐匿，尚未出现症状时即可出现高钙血症。因此，原因不明的高血钙必须除外肿瘤的可能性。

其他引起高钙血症的疾病如结节病、维生素 D 过量等其血 PTH 正常或降低，皮质醇抑制试验可鉴别。继发性甲旁亢患者血清 PTH 可明显增高，但血清钙常降低，多见于慢性肾功能不全及维生素 D 缺乏症。长期应用噻嗪类利尿药也可引起轻度高钙血症，但停药后可恢复正常。在年轻的无症状患者或血 PTH 仅轻度增高者，高钙血症很可能是家族性低尿钙性高钙血症，而不是甲旁亢。

此外，还应与代谢性骨病如骨质疏松症、骨质软化症、肾性骨营养不良等相鉴别。

六、治疗

（一）中医治疗

1. 常见证型辨证治疗

（1）湿热下注证

症见：尿中有时夹有砂石，小便艰涩，或排尿时突然中断，尿道刺痛窘迫，少腹拘急，或腰腹绞痛难忍，甚则尿中带血，舌质偏红，久则舌质淡，苔薄黄，脉略带数。

治宜：清热利湿，通淋排石。

方药：常选八正散或石韦散加减。方中车前子、木通、滑石、石韦、萹蓄、瞿麦、金钱草清热利尿通淋，大黄清热解毒通腑，分利湿热。若见发热，加蒲公英、黄芩以清热解毒；尿血，加小蓟、白茅根、三七凉血止血；恶心呕吐者，加生姜、柴胡、法半夏降逆止呕。

（2）肝胃郁热证

症见：胃脘灼痛，痛势急迫，泛酸嘈杂，时或恶心呕吐，口干口苦，大便秘结，舌红苔黄，脉弦或数。

治宜：泄热和胃。

方药：常选化肝煎加减。方中陈皮、青皮疏肝理气；丹皮、栀子清泻肝热；白芍养血柔肝；黄连清泻胃热。大便干者，加芒硝10g；痛势已缓和，肝脾未调者，可用逍遥散。

（3）肾虚不足证

症见：腰痛以酸软为主，喜按喜揉，腿膝无力，遇劳更甚，卧则减轻，常反复发作。偏阳虚者，则少腹拘急，面色㿠白，手足不温，舌淡，脉沉细。偏阴虚者，则心烦失眠，口燥咽干，面色潮红，手足心热，舌红，脉弦细数。

治宜：偏阳虚者，宜补肾助阳；偏阴虚者，宜补肾滋阴。

方药：偏阳虚者以右归丸为主方，偏阴虚者以左归丸为主方。方中党参、黄芪、山药补中益气；当归、白芍、熟地黄、山茱萸补血养阴，填精益髓；知母、黄柏、牡丹皮滋阴清虚热。腰痛酸软者，加续断、牛膝以补肝肾，壮筋骨；阳虚者，加补骨脂、菟丝子温肾助阳；水湿内停而致浮肿、小便清长者，加白术、泽泻以健脾利湿退肿。

（4）瘀血阻络证

症见：腰痛如刺，痛有定处，轻则俯仰不便，重则因痛剧而不能转侧，痛处拒按，舌质紫暗，或有瘀斑，脉涩。

治宜：活血化瘀，理气止痛。

方药：选用活络效灵丹加减。方中用当归、丹参、乳香、没药活血化瘀，理气止痛。夹有风湿者，宜加独活、秦艽、威灵仙化湿；兼有肾虚者，宜加续断、杜仲、怀牛膝补益肾气。

2. 常用经验方及临床体会
《丹溪心法》虎潜丸加减方：黄柏12g，知母、锁阳各6g，熟地黄、白芍各9g，龟板、陈皮各10g，干姜、羊肉各15g，龙骨18g，牡蛎、阿胶各30g。日服1剂，分2次服。手足麻木者加鸡血藤12g，丹参9g；抽搐严重者加地龙9g，全虫6g；影响呼吸者加前胡9g，桔梗6g。适用于甲状腺功能亢进患者进行双侧将现行次全切除术时，因误伤甲状旁腺而引起的低钙性抽搐。

臧天霞根据《难经·骨痿》："五损损于骨，骨痿不能起于床"及《金匮要略·骨痿》："咸则伤骨，骨伤则痿"的理论，中医辨证治疗甲状旁腺功能亢进症继发骨质疏松症患者，依患者临床症状，认为其符合中医肾虚骨痿，用院内中药制剂补肾益骨灵治疗，取得良好效果。其中骨碎补等补肾健骨，黄芪等补气，当归、首乌等补血养血，丹参、牡蛎等活血壮骨止痛，诸药相合，共收补肾益气养血活血壮骨之效，起到消除骨痛，恢复骨质，减轻症状：如乏力、肌无力等症状，调整了血钙、血磷的恢复。

本病病因病机包括先天不足、肾阴亏损或肾阳虚弱，或情志不畅、肝郁化热、横逆犯胃，或气滞不顺、血滞于内，或湿热内盛、下注阴分等，但临床医家多从肾论治，多用补肾药物如锁阳、骨碎补等药，合用活血化瘀之法，多用鸡血藤、丹参、当归等药取效。盛建萍等通过调查甲旁亢中医证候情况也证实该病以肾虚证多见，故临床中医治疗可着重从肾辨证论治。

（二）西医治疗

有症状或有并发症的原发性甲旁亢患者，外科手术是唯一有确切效果的措施，故本病原则上手术治疗。若高钙血症极轻微，或年老、体弱不能进行手术，可试用药物治疗。

1. 手术治疗 如血清钙＜3mmol/L，肾功能正常，可定期随访，如有下列情况则需手术治疗：①有骨吸收病变的X线表现或骨密度降低；②活动性尿路结石或肾功能减退；③血清钙水平≥3mmol/L；④iPTH（血清免疫活性PTH）较正常增高2倍以上；⑤严重的精神病、溃疡病、胰腺炎等。手术探查时，如仅一个甲状旁腺肿大，提示为单个腺瘤，应切除肿瘤。如四个腺体均增大，提示为增生，则应切除三个腺体，第四个切除50%，必要时可作冷冻切片，手术时应注意是否存在异位甲状旁腺。如手术成功，血清PTH及血液和尿液中钙、磷异常可获得纠正。术后低钙血症者只需给予高钙饮食或口服钙剂。但在纤维囊性骨炎患者，由于"骨饥饿"可继发严重的低钙血症，或剩留的甲状旁腺血液供应发生障碍，手术后出现严重低钙血症。如血清钙持续在2mmol/L以下，可出现Chvostek征与Trotlsseau征，或有手足搐搦，可静脉注射10%葡萄糖酸钙10~20ml。必要时，一日内可重复2~3次，或置于5%葡萄糖溶液中静脉滴注。滴注速度取决于低钙症状的程度与对治疗的反应。如2~3天内仍不能控制症状，可加用维生素D制剂，如同时伴有低镁血症，应加以纠正。

2. 药物治疗 西咪替丁200mg口服，每6小时一次，可阻滞PTH的合成和（或）分泌，血钙可降至正常，可试用于有手术禁忌的患者、手术前准备及急性原发性甲状旁腺危象。

3. 处理高钙危象 甲旁亢患者血清钙＞3.75mmol/L时为高钙危象，严重威胁生命，应予以紧急处理：①大量滴注0.9%氯化钠注射液：根据失水情况每天给予4~6L。大量0.9%氯化钠注射液一方面可纠正失水，同时因多量钠从尿中排出而促使钙从尿中排出。②双膦酸盐：如帕米膦酸钠60mg，静脉滴注，用1次，或30mg每天滴注1次，连用2天。应用时以10ml注射用水稀释，加入1000ml液体（0.9%氯化钠注射液或5%葡萄糖液）中静脉滴注。不可用含钙的液体，如林格注射液。③呋塞米：40~60mg静脉注射，促使尿钙排出，但同时可导致镁与钾的丧失，应适当补充。④降钙素：可抑制骨质吸收，2~8U/（kg·d）皮下或肌内注射。⑤血液透析或腹膜透析降低血钙。当血清钙降至3.25mmol/L以下时，则较相对安全。⑥糖皮质激素（氢化可的松或地塞米松）静脉给药。

七、预后与转归

血清钙水平是判断手术是否成功的指标。手术成功者，高钙血症和高 PTH 血症被纠正，不再形成新的泌尿系统结石，术后 1~2 周骨痛开始减轻，6~12 个月症状明显改善，骨结构修复需 1~2 年或更久。

八、难点与对策

甲旁亢临床表现多样，患者就诊于其他科室，由于其他科室首诊医师缺乏对于该病的认识及敏感度，常直接导致其误诊及漏诊率的上升。该病起病缓慢，且早期出现的高钙低磷症候群症状不具特异性，极易被忽视。近年来，随着甲旁亢的检出率逐年增高，无症状患者的比例可达 50%~80%。因此将钙、磷等离子检验纳入入院常规检验项目，同时提高临床医师对甲旁亢的熟悉程度和敏感度，会使更多的患者得到及时高效的诊断及治疗。

第二节　甲状旁腺功能减退症

甲状旁腺功能减退症（hypoparathyroidism）简称甲旁减，是指 PTH 分泌过少和（或）效应不足而引起的一组临床综合征。其临床特点是手足搐搦、癫痫样发作、低钙血症和高磷血症。临床常见类型有特发性甲旁减、继发性甲旁减、低血镁性甲旁减，少见类型包括假性甲旁减等。长期口服钙剂和维生素 D 制剂可使病情得到控制。

甲旁减为少见病，多数国家和地区缺乏患病率资料。该病在美国人群中估计患病率为 37/10 万人，丹麦为 22/10 万人。我国目前也缺少甲旁减的流行病学资料，近年来临床上因手术导致该病的患者逐渐增多。

关于甲旁减中医无明确病名，因其突出症状是手足搐搦，故多归属于"痉证"范畴；《内经》对痉证的病因以外邪立论为主，如《素问·至真要大论》认为："诸痉项强，皆属于湿""诸暴强直，皆属于风"，《灵枢·经筋》也说："经筋之病，寒则反折筋急"，《素问·骨空论》又说："督脉为病，脊强反折"，《素问·气厥论》载有"柔痉"之病名，由"肺移热于肾，传为柔痉"。张仲景在《金匮要略》中提出"刚痉""柔痉"之病名，明确了外感表实无汗为刚痉，表虚有汗为柔痉，并认为表证过汗，风寒误下，疮家误汗及产后血虚，汗出中风等误治、失治也可致痉。巢元方《诸病源候论·风痉论》描述痉证症状为"口噤不开，背强而直，如发痫之状"。《三因极一病证方论·痉叙论》明确痉病的病位在筋，病机是"筋无所营"。朱丹溪《医学明理·痉门论》指出："方书皆谓感受风湿而致，多用风药，予细详之，恐仍未备，当作气血内虚，外物干之所致"认为痉证也可由于气血亏虚所致，切不可作风治而专用"风药"。张景岳《景岳全书·痉证》说："凡属阴虚血少之辈，不能养营筋脉，以致搐挛僵仆者，皆是此证。如中风之有此者，必以年力衰残，阴之败也；产妇之有此者，必以去血过多，冲任竭也；疮家之有此者，必以血随脓出，营气涸也。……凡此之类，总属阴虚之证"强调阴虚精血亏损致痉。华岫云《临证指南医案·肝风》按语中，阐述了痉证与肝脏的关系，他认为"肝为风木之脏，因有相火内寄，体阴用阳，其性刚，主动主升……倘精液有亏，肝阴不足，血燥生热，热则风阳上升，窍络阻塞，头目不清，眩晕跌仆，甚则瘛疭厥矣"，《张氏医通·瘈疭》说："瘈者，筋脉拘急也；疭者，筋脉弛纵也，俗谓之抽。"清代吴鞠通则进一步将痉证概括为虚、实、寒、热四大纲领。王清任《医林改错》提出了气虚血瘀可以致痉。

一、中医病因病机

1. 感受外邪 外感风、寒、湿邪，壅阻脉络，致气血运行不利，筋脉失养，拘挛抽搐而成痉；外感温热之邪，或寒邪郁而化热，邪热消灼津液，筋脉失于濡养；或热病邪入营血，引动肝风，扰乱神明而发为痉证。

2. 久病过劳 久病不愈，气血耗伤，气虚血行不畅，瘀血内阻，血虚则不能濡养筋脉；久病脏腑功能失调，或脾虚不化水湿，或肝火灼伤津液，或肺热煎灼津液等，皆能产生痰浊，痰浊阻滞经脉，筋脉失养而致痉。先天禀赋不足，操劳过度，情志不畅，久之致肝肾阴虚，阴不制阳，水不涵木，肝阳上亢，阳亢化风而致痉。

3. 误治或失治 误用或过用汗、吐、下法，如表证过汗或产后失血，风寒误下，疮家误汗等，导致阴津耗散；汗证、血证、体虚等病证失治，伤津损液，导致津伤液脱，亡血失津，筋脉失养，均可致痉证发生。

综之痉证病在筋脉，属肝所主，筋脉有约束联系和保护骨节肌肉的作用，依赖肝血的濡养而保持刚柔相兼之性。如阴血不足，肝失濡养，筋脉刚劲太过，失却柔和之性，则发为痉证。病变脏腑除肝外，与心、脾、胃、肾等脏腑密切相关。如热陷心包，逆乱神明，或脾失健运，痰浊阻滞，或胃热腑实，阴津耗伤，或肾精不足，阴血亏虚等均与痉证发生相关。

痉证的病理性质有虚实两面，虚为脏腑虚损，阴阳、气血、津液不足，实者为邪气壅盛。外感风、寒、湿、热致痉者，病理性质以实为主。内伤久病，失治误治所致者病理性质以虚为主。邪气往往伤正，常呈虚实夹杂。如热盛伤津，筋脉失养；瘀血痰浊，阻滞经脉。

痉证的病理变化主要在于阴虚血少，筋脉失养。故《医学原理·痉门》认为痉证"虽有数因不同，其于津亏血少，无以滋荣经脉则一"。

二、西医病因及发病机制

（一）西医病因

PTH 从合成、释放、与靶器官受体结合的过程中，任何一个环节的障碍均可引起甲旁减，包括 PTH 生成减少、分泌受抑制、作用受阻三类原因。

1. PTH 生成减少 PTH 生成减少有继发性和特发性两种原因。前者主要是由于甲状腺或颈部手术误将甲状旁腺切除或损伤所致，也可因甲状旁腺手术或颈部放射治疗而引起。特发性甲旁减的病因尚未明确，可能与自身免疫有关。患者血中可检出甲状旁腺抗体，并可伴有肾上腺皮质、甲状腺或胃壁细胞抗体。还可伴有其他自身免疫疾病如原发性甲状腺功能减退症、恶性贫血、特发性肾上腺皮质萎缩所致的 Addison 病等。本病可有家族史，可以以常染色体隐性或显性遗传，或 X 连锁隐性方式遗传。

2. PTH 分泌受抑制 严重低镁血症可暂时性抑制 PTH 分泌，引起可逆的甲旁减，因为镁离子为释放 PTH 所必需。缺镁时，血清 PTH 明显降低或测不出，补充镁后，血清 PTH 立即增加。低镁血症还可影响 PTH 对周围组织的作用。

3. PTH 作用受阻 由于 PTH 受体或受体后缺陷，使 PTH 对其靶器官（骨、肾）组织细胞的作用受阻，从而导致 PTH 抵抗，称为假性甲旁减。本病为一种遗传性疾病，致病基因定位于 20q13·11（GNASI 基因突变），其主要与 GTP 结合蛋白的 α 亚基有关。缺陷可存在于 PTH 受体、腺苷环化酶、G 蛋白，突变通过母亲遗传。

（二）发病机制

由于 PTH 缺乏，破骨作用减弱，骨吸收降低；同时因 $1,25-(OH)_2D_3$ 形成减少而肠道钙吸收减少；肾小管钙重吸收降低而尿钙排出增加，从而引起血钙降低。但当血清钙降至 1.75mmol/L 以下时，尿钙浓度显著降低甚而不可测得。由于肾排磷减少，血清磷增高。低血钙与高血磷是甲旁减的临床生化特征。由于 PTH 缺乏，尿 cAMP 降低，但注射外源性 PTH 后，尿 cAMP 立即上升。血清钙浓度降低主要是钙离子浓度降低，当达到一定严重程度时，神经肌肉兴奋性增加，可出现手足搐搦，甚至惊厥。长期低钙血症可引起白内障，基底神经节钙化，皮肤、毛发、指甲等外胚层病变，在儿童可影响智力发育。

三、临床表现

甲状旁腺功能减退症的症状取决于血钙降低的程度与持续时间以及下降的速度。

1. 神经肌肉应激性增加 可出现指端或嘴部麻木和刺痛，手足与面部肌肉痉挛，随即出现手足搐搦（血清钙一般在 2mmol/L 以下），典型表现为双侧拇指强烈内收，掌指关节屈曲，指骨间关节伸展，腕、肘关节屈曲，形成鹰爪状。有时双足也呈强直性伸展，膝关节与髋关节屈曲。发作时可有疼痛，但由于形状可怕，患者常异常惊恐，因此加重手足搐搦。有些轻症或久病患者不一定出现手足搐搦。其神经肌肉兴奋性增高主要表现为面神经叩击征（Chvostek 征）阳性，用手指叩击耳前和颧弓下的面神经，同侧面肌抽动。束臂加压试验（Trousseau 征）阳性，维持血压稍高于收缩压（10mmHg）2~3 分钟，如出现手足搐搦即为阳性，有时当血压介于收缩压与舒张压之间时也可出现阳性反应。

2. 神经、精神症状 有些患者，特别是儿童可出现惊厥或癫痫样全身抽搐，如不伴有手足搐搦，常可误诊为癫痫大发作。手足搐搦发作时也可伴有喉痉挛与喘鸣。常由于感染、过劳和情绪等因素诱发。女性在月经期前后更易发作。除了上述表现外，长期慢性低钙血症还可引起锥体外神经症状，包括典型的帕金森病表现，纠正低血钙可使症状改善。少数患者可出现颅内压增高与视乳头水肿。也可伴有自主神经功能紊乱，如出汗、声门痉挛、气管呼吸肌痉挛及胆、肠和膀胱平滑肌痉挛等。慢性甲旁减患者可出现精神症状，包括烦躁、易激动、抑郁或精神病。

3. 外胚层组织营养变性 白内障在本病者中常见，可严重影响视力。纠正低血钙可使延缓白内障进展。同时可见牙齿发育障碍，牙齿钙化不全，齿釉发育障碍，呈黄点、横纹、小孔等病变。长期甲旁减患者皮肤干燥、脱屑，指甲出现纵嵴，毛发粗而干，易脱落，易患念珠菌感染。血钙纠正后，上述症状均能好转。

4.其他 转移性钙化多见于脑基底节（苍白球、壳核和尾状核），常对称性分布。脑CT、检查发现率较头颅X线平片高。其他软组织、肌腱、脊柱旁韧带等均可发现钙化。心电图检查可发现Q-T间期时间延长，主要为ST段延长，伴异常T波。脑电图可出现癫痫样波。血清钙纠正后，心、脑电图改变也随之消失。

四、实验室及其他检查

多次测定血清钙，若< 2.2mmol/L者，存在低血钙。有症状者，血清总钙一般≤ 1.88mmol/L，血清游离钙≤ 0.95mmol/L。多数患者血清磷增高，部分正常。尿钙、尿磷排出量减少。碱性磷酸酶正常。血PTH多数低于正常也可在正常范围，因低钙血症对甲状旁腺是一强烈刺激，血清总钙≤ 1.88mmol/L时，血PTH值应增加5~10倍，所以低钙血症时，如血PTH在正常范围，仍属甲状旁腺功能减退。因此，检测血PTH时应同时测血钙，两者一并分析。

五、诊断与鉴别诊断

（一）诊断

本病常有手足搐搦反复发作史。Chvostek征与Trousseau征阳性。实验室检查如有血钙降低（常低于2mmol/L）、血磷增高（常高于2mmol/L），且能排除肾功能不全者，诊断基本上可以确定。如血清PTH测定结果明显降低或不能测得，或滴注外源性PTH后尿磷与尿cAMP显著增加，诊断可以肯定。在特发性甲旁减的患者，临床上常无明显病因可发现，可有家族史。甲旁减常于甲状腺或甲状旁腺手术后发生。

（二）鉴别诊断

特发性甲旁减尚需与下列疾病鉴别。

1.假性甲状旁腺功能减退症 假性甲旁减（pseudohypoparathyroidism，PHP）是一种具有以低钙血症和高磷血症为特征的显性或隐性遗传性疾病，典型患者可伴有发育异常、智力发育迟缓、体态矮胖、脸圆，可见掌骨（跖骨）缩短，特别是对称性第4与第5掌骨缩短。由于PTH受体或受体后缺陷，周围器官对PTH无反应（PTH抵抗），PTH分泌增加，易与特发性甲旁减鉴别。假性甲旁减又可分为Ⅰ型与Ⅱ型。本病的治疗基本上与特发性甲状旁腺功能减退症相同。

2.严重低镁血症 严重低镁血症患者（血清镁低于0.4mmol/L）也可出现低血钙与手足搐搦。血清PTH可降低，甚至不能测得。但低镁纠正后，低钙血症即可迅速恢复，血清PTH也随之恢复至正常范围内。

3.其他 如代谢性或呼吸性碱中毒，维生素D缺乏，肾功能不全，慢性腹泻、钙吸收不良等，应加以鉴别。

六、治疗

（一）中医治疗

1. 外感与内伤致痉、虚证与实证的辨证要点

（1）辨外感与内伤　外感致痉多有恶寒、发热、脉浮等表证，内伤发痉则多无恶寒发热。

（2）辨虚实　颈项强直，牙关紧闭，角弓反张，四肢抽搐频繁有力而幅度较大者，多属实证；手足蠕动，或抽搐时休时止，神疲倦怠，多属虚证。

2. 痉证的治疗原则　痉证的治疗原则为急则治其标、缓则治其本。舒筋解痉以治其标，养血滋阴以治其本。由于津伤血少在痉证的发生中具有重要作用，所以滋养营阴就成为治疗痉证的重要方法。

3. 常见证型的辨证治疗

（1）邪壅经络证

症见：头痛，项背强直，恶寒发热，无汗或汗出，肢体酸重，甚至口噤不能语，四肢抽搐。舌苔薄白或白腻，脉浮紧。

治宜：祛风散寒，燥湿和营。

方药：羌活胜湿汤加减。方以羌活、独活、防风、藁本祛风胜湿；川芎、蔓荆子祛风止痛，则邪祛络畅，营和痉解而愈。项背强直，加葛根解肌。肢体拘急，加白芍柔筋缓急。口噤不语，加石菖蒲、远志开窍。若寒甚无汗，宜解肌发汗，用葛根汤治之。方中葛根味甘，生津滋养筋脉，以解项背肌肉之强急；麻黄、桂枝解表散寒；芍药、甘草酸甘化阴，助葛根缓急止痉；姜、枣调和营卫。若风邪甚，发热不恶寒，汗出，头痛者，治宜和营养津，方用瓜蒌桂枝汤。以桂枝汤调和营卫，解表散邪；瓜蒌根清热生津，和络柔筋。若身热，筋脉拘急，胸脘痞闷，渴不欲饮，溲短赤，苔黄腻，脉滑数，此湿热入络，宜清热化湿，通络和营，方用三仁汤清热化湿，再加地龙、丝瓜络、威灵仙以增强活络通经之力。

（2）肝热生风证

症见：高热头痛，牙关紧闭，手足躁动，甚则项背强急，四肢抽搐，角弓反张。舌质红绛，舌苔薄黄或少苔，脉弦细而数。

治宜：清肝潜阳，息风镇痉。

方药：羚角钩藤汤加减。水牛角、钩藤、桑叶、菊花凉肝息风止痉；川贝母、竹茹清热化痰以通络；茯神宁神定志；白芍、生地黄、甘草酸甘化阴，补养肝血，缓急止痉。若口干渴甚者，加生石膏、花粉、麦冬以甘寒清热，生津止渴；痉证反复发作，加全蝎、蜈蚣、僵蚕、蝉衣，息风止痉；神昏痉厥者，服用安宫牛黄丸、局方至宝丹或紫雪丹，清心泄热、开窍醒神、息风定痉。

（3）阳明热盛证

症见：壮热汗出，项背强急，手足挛急，甚则角弓反张，腹满便结，口渴喜冷饮。舌质红，苔黄燥，脉弦数。

治宜：清泄胃热，增液止痉。

方药：白虎汤合增液承气汤加减。生石膏、知母、玄参、生地黄、麦冬清热养阴生津；大黄、芒硝软坚润燥，荡涤积热；粳米、甘草和胃养阴。若热邪伤津而无腑实证者，可用白虎加人参汤清热救津；抽搐甚者，加天麻、地龙、全蝎、菊花、钩藤息风止痉之品；热甚烦躁者，加淡竹叶、栀子、黄芩清心泻火除烦；热甚动血，斑疹显现，舌质红绛，加水牛角、牡丹皮。

（4）心营热盛证

症见：高热烦躁，神昏谵语，项背强急，四肢抽搐，甚则角弓反张。舌质红绛，苔黄少津，脉细数。

治宜：清心透营，开窍止痉。

方药：清营汤加减。水牛角、莲子心、淡竹叶、连翘清心泄热，凉血解毒；玄参、生地黄、麦冬滋阴养津。若高热烦躁明显，加牡丹皮、栀子、生石膏、知母；四肢抽搐、角弓反张，加全蝎、蜈蚣、僵蚕、蝉衣凉肝息风止痉；伴有神昏谵语，躁动不安，四肢挛急抽搐，角弓反张，酌情选用安宫牛黄丸、至宝丹或紫雪丹。本证临证时辨其营血热毒深浅轻重，可分别选用化斑汤、清瘟败毒饮、神犀丹化裁；若肢体抽搐无力，面色苍白，四肢厥冷，气短汗出，舌淡，脉细弱，证属亡阳脱证，当予急服独参汤、生脉散。

（5）痰浊阻滞证

症见：头痛昏蒙，神识呆滞，项背强急，四肢抽搐，胸脘满闷，呕吐痰涎。舌苔白腻，脉滑或弦滑。

治宜：豁痰开窍，息风镇痉。

方药：导痰汤加减。半夏、石菖蒲、陈皮、胆南星、姜汁、竹沥化痰开窍；枳实、茯苓、白术健脾化湿；全蝎、地龙、蜈蚣息风止痉。若言语不利者，加白芥子、远志祛痰开窍醒神；痰郁化热者，身热，烦躁，舌苔黄腻，脉滑数，加瓜蒌、黄芩、天竺黄、竹茹、青礞石；痰浊上壅，蒙蔽清窍，突然昏厥抽搐，可急用竹沥加姜汁冲服安宫牛黄丸。

（6）阴血亏虚证

症见：项背强急，四肢麻木，抽搐或筋惕肉瞤，直视口噤，头目昏眩，自汗，神疲气短，或低热。舌质淡或舌红无苔，脉细数。

治宜：滋阴养血，息风止痉。

方药：四物汤合大定风珠加减。生熟地黄、白芍、麦冬、阿胶、五味子、当归、麻子仁补血滋阴柔肝；龟板、鳖甲、牡蛎息风止痉；鸡子黄养阴宁心。若阴虚内热、五心烦热者，加白薇、青蒿、黄连、淡竹叶；阴虚多汗，时时欲脱者，加人参、沙参、麦冬、五味子；气虚自汗，卫外不固者，加黄芪、浮小麦；久病，阴血不足，气虚血滞，瘀血阻络，加黄芪、丹参、川芎、赤芍、鸡血藤或补阳还五汤加减；虚风内动，肢体拘急挛缩，重用养阴润筋之品，加全蝎、天麻、钩藤。

4. 刚痉与柔痉的治法和方药

（1）邪壅经络，寒邪较甚，项背强急，肢痛拘挛，为刚痉，以葛根汤为主方，药用葛根、麻黄、桂枝、生姜温经散寒、解肌止痉；芍药、甘草、大枣酸甘缓急、调和营卫。

（2）邪壅经络，风邪偏盛，项背强急，发热不恶寒，汗出、头痛者，为柔痉，以瓜蒌桂枝汤为主方，方用桂枝汤调和营卫，解表散邪；瓜蒌根清热生津、和络柔筋。

（二）西医治疗

治疗目的是：①控制症状，包括中止手足搐搦发作，使血清钙正常或接近正常；②减少甲旁减并发症的发生；③避免维生素 D 中毒。

1. 急性低钙血症的治疗　当发生手足搐搦、喉痉挛、哮喘、惊厥或癫痫样大发作时，即刻静脉注射 10% 葡萄糖酸钙 10~20ml，注射速度宜缓慢，必要时 4~6 小时后重复注射，每日酌情 1~3 次不等。若发作严重可短期内辅以地西泮或苯妥英钠肌内注射，以迅速控制搐搦与痉挛。

2. 间歇期处理

（1）钙剂　每日应长期口服钙剂，服含钙元素 1~1.5g 的药物钙（供给 1g 元素钙需乳酸钙 7.7g，葡萄糖酸钙 11g，氯化钙 3.7g，或碳酸钙 2.5g）。维持血钙接近正常水平为宜。孕妇、乳母、小儿需酌情加量。血钙升高后，磷肾阈相应降低，尿磷排出增加，血磷随之下降，常不需降低血磷的药物。饮食中注意摄入高钙、低磷食物。

（2）维生素 D 及其衍生物　轻症甲旁减患者经补充钙与限制磷的治疗后，血清钙可基本保持正常，症状控制。症状较重患者则须加用维生素 D 制剂，常用剂量为：$1,25-(OH)_2D_3$ 0.75~1.5μg/d；或 $1\alpha-(OH)_2 D_3$ 1~4μg/d；或维生素 D_3 3 万 ~10 万 U/d。用药期间应定期复查血、尿钙水平，及时调整剂量。避免维生素 D 过量中毒、高钙血症发生。

甲旁减时肾 1α 羟化作用减弱，外源性维生素 D 转变为活性维生素 D 的过程受到阻碍，故需要较大剂量，起效慢，在体内的清除亦慢，停药后作用消失需 2 周至 4 个月。羟化的活性维生素 D 疗效迅速且较稳定，口服较方便，停药后 3~6 天作用即消失。

维生素 D 与钙剂的剂量可相互调节。增加维生素 D 剂量可加速肠道钙吸收，钙剂可相应减少；增加钙剂也可增加肠道钙吸收，可相应减少维生素 D 的补充。甲旁减时，肾小管重吸收钙减少，肾小球滤出钙的排泄量增加，在血钙正常条件下（如 2.35mmol/L，即 9.5mg/dl）即出现明显的高尿钙，因而甲旁减用钙剂和维生素 D 治疗的目标为减轻、控制临床症状，而不是将血钙提到正常范围，宜将血清钙保持在 2.0~2.25mmol/L，可防止手足搐搦发作，同时使尿钙不至过高，以避免尿路结石、肾钙质沉积、肾功能减退，并防止维生素 D 中毒。

（3）补镁　对伴有低镁血症者，应立即补充镁，如 25% 的硫酸镁 10~20ml 加入 5% 葡萄糖盐水 500ml 中静脉滴注，或用 10% 葡萄糖溶液肌内注射，剂量视血镁降低程度而定。低镁血症纠正后，低钙血症也可能随之好转。

（4）甲状旁腺移植　对药物治疗无效或已发生各种并发症的甲旁减患者可考虑同种异体甲状旁腺移植治疗。

七、预后与转归

在甲状腺及甲状旁腺手术时，避免甲状旁腺损伤或切除过多，以预防继发性甲旁减的发生。

八、难点与对策

由于本病少见，中医治疗经验有限。故应熟悉该病病因，怀疑该病时须及时从西医角度行相关检查以明确诊断，然后四诊合参，予以中医辨证论治。

第十章
肾上腺疾病

第一节　皮质醇增多症

皮质醇增多症（hypercortisolism）又称库欣综合征（Cushing syndrome，CS）是肾上腺皮质疾病中最常见的一种，为各种病因造成肾上腺分泌过多糖皮质激素（主要是皮质醇）所致病症的总称，主要临床表现有满月脸、多血质、向心性肥胖、紫纹、痤疮、糖尿病倾向、高血压、骨质疏松等。本病多见于女性，以 20~40 岁居多。肾上腺病变可为双侧增生（最为多见）、腺瘤或癌。库欣综合征中最多见者为垂体促肾上腺皮质激素（adrenocorticotropic hormone，ACTH）分泌亢进所引起的临床类型，称为库欣病。

一、中医病因病机

皮质醇增多症属中医的"肝阳""痰湿"等范畴。皮质醇增多症的病因由情志不遂，劳倦伤脾，肝郁脾虚，湿热内生所致，或因外感六淫，湿热合邪为患，进而化火伤阴，最终阴损及阳，阴阳两虚。亦有素体阴血不足者。病理变化为恼怒伤肝，肝失条达，肝木侮土，或劳倦伤脾，均致脾气虚损。脾居中土，主运化水湿。肝郁脾虚，湿郁化热，湿热内盛，故见胸背肥胖、满月脸、皮肤痤疮。湿热化火，煎熬津血，津血俱亏，且脾主四肢，脾虚失运，精血不能充养四肢，则四肢消瘦无力。气郁血滞，日久成瘀，溢于肌肤则见紫纹。病久可致肝肾阴亏，阴虚阳亢则发眩晕。最终阴损及阳，致阴阳两虚，形神两衰。

二、西医病因及发病机制

1. 依赖 ACTH 的库欣综合征　①库欣病：指垂体 ACTH 分泌过多，伴肾上腺皮质增生。垂体多有微腺瘤，少数为大腺瘤，也有未能发现肿瘤者；②异位 ACTH 综合征：系垂体以外肿瘤分泌大量 ACTH，伴肾上腺皮质增生。

2. 不依赖 ACTH 的综合征　①肾上腺皮质腺瘤；②肾上腺皮质癌；③不依赖 ACTH 的双侧肾上腺小结节增生，可伴或不伴 Carney 综合征；④不依赖 ACTH 的双侧肾上腺大结节性增生。

根据相对发病率的高低,将病因分述如下。

(一)原发性皮质醇增多症

ACTH 过多导致双侧肾上腺皮质增生。这是本病最主要的类型,约占 70%。继发于垂体瘤或垂体 – 下丘脑功能紊乱,称增生型皮质醇增多症或库欣病。垂体中有分泌 ACTH 肿瘤者大约占 12%,其中大腺瘤(直径大于 10mm 者)伴蝶鞍扩大者约占 10%,绝大部分为良性肿瘤,恶性肿瘤极为少见。80%~90% 的腺瘤为微腺瘤(直径 ≤ 10mm),相当一部分患者在摘除微腺瘤后可治愈,另一部分患者可复发,可能与垂体 – 下丘脑功能紊乱有关。少部分患者因垂体 ACTH 分泌细胞增生而导致本病,可能系下丘脑促肾上腺皮质激素释放激素(CRH)分泌过多所致。肾上腺皮质增生又可分为两类,一类是单纯性弥漫性增生,此类最多见,少数可表现为单侧肾上腺增生。另一类呈大结节性增生(macronodular adrenal hyperplasia,MAH),伴有大小不等的结节或多发性微小腺瘤(少见),称结节性增生。此型大致也和 ACTH 分泌过多有关,在大量 ACTH 刺激下,肾上腺皮质增生发展为结节,甚至形成多发性小腺瘤,分布于双侧肾上腺,但也可为单侧结节。

(二)原发性肾上腺皮质肿瘤

包括良性和恶性肿瘤,其中皮质腺瘤约占本病的 20%,肾上腺皮质癌约占 5%,此组肿瘤绝大多数是单侧的,原发于双侧肾上腺的腺瘤罕见。肿瘤组织自主性地分泌皮质醇,不受垂体 ACTH 的控制,由于大量皮质醇反馈性抑制垂体 ACTH 释放,患者血中测不到 ACTH,使瘤外的肾上腺皮质(包括同侧和对侧)萎缩。肿瘤分泌皮质醇不受外源性糖皮质激素的抑制。肾上腺皮质腺瘤大多只分泌皮质醇,故临床表现仅有糖皮质激素过多表现,若临床上出现盐皮质激素或性激素过多表现,应考虑为肾上腺皮质癌。儿童患者癌肿发生率高,几乎占肾上腺癌总数的一半。

(三)异位 ACTH 综合征

由于垂体 – 肾上腺外的癌肿产生类 ACTH 活性的物质或类 CRH 活性的物质,刺激肾上腺皮质增生分泌过量的皮质醇而发病,最多见的是肺癌(约占一半),几乎全是燕麦细胞癌或小细胞肺癌,其次为胸腺癌(约占 10%)、胰岛或胰岛细胞癌(约占 10%),其余嗜铬细胞瘤、神经母细胞瘤、神经节及副神经节瘤约占 5%,甲状腺髓样癌约占 5%,支气管腺癌及类癌约占 2%,其他约占 18%(包括卵巢、前列腺、乳腺、甲状腺、睾丸及胃癌和急性白血病)。

(四)不依赖 ACTH 的双侧小结节增生或小结节性发育不良

不依赖于 ACTH 的双侧结节状肾上腺增生称为原发色素性结节性肾上腺病(primary pigmented nodular adrenal disease,PPNAD),是一种罕见的先天性疾病,为常染色体隐性遗传,呈散发性或家族性,常见于十几岁的青少年,比一般库欣综合征患者要年轻,临床表现轻重不一,部分患者的症状同一般库欣综合征,另一部分可伴有面、颈、躯干皮肤及口唇色素斑,还可伴有左心房黏液瘤、皮肤黏膜黏液样瘤、神经鞘膜瘤、睾丸肿瘤等,称为 Carney 综合征。

（五）不依赖ACTH的双侧肾上腺大结节性增生

不依赖ACTH的双侧肾上腺大结节性增生（ACTH-independent macronodular adrenal hyperplasia，AIMAH）是库欣综合征的一种罕见的病因类型。目前病因尚不明确，可能与异位受体表达或遗传有关，通常为良性病变。

本病除上述原因外，还有假性库欣综合征，可能由于长时间处于应激状态，使下丘脑CRH分泌增多而导致腺垂体分泌ACTH过多，进而引起双侧肾上腺增生和皮质醇分泌增多，临床症状可不明显或呈间歇性皮质醇增多症。此外，长期使用大剂量皮质类固醇药物可引起外源性库欣综合征，又称医源性库欣综合征。

三、临床表现

本病的临床表现是由于大量皮质醇引起的代谢紊乱及多脏器功能障碍所致，起病多缓慢，病程较长，有数种类型：①典型病例：表现为向心性肥胖、满月脸、水牛背、多血质、紫纹等，多为库欣病、肾上腺腺瘤、异位ACTH综合征中的缓进型；②重型：主要特征为体重减轻、高血压、水肿、低血钾性碱中毒，由于癌肿所致的重症，病情严重，进展迅速，摄食减少；③早期病例：以高血压为主，肥胖、向心性不够典型，全身情况较好，尿游离皮质醇明显增高；④以并发症为主就诊者，如心衰、脑卒中、病理性骨折、精神症状或肺部感染等，年龄较大，库欣综合征容易被忽略；⑤周期性或间歇性：机制不清，病因不明，一部分可能为垂体性或异位ACTH性。临床表现按病理生理分述如下。

1. 肥胖　本病呈向心性肥胖，以面、颈、胸部及腹部较明显，患者面如满月，红润多脂，颈背部脂肪堆积，隆起似水牛背，特别是儿童患者。本病患者肥胖出现早而快为其特征。

2. 糖代谢紊乱　皮质醇抑制葡萄糖进入组织酵解和利用，同时还加强肝糖原的异生作用，于是肝糖原增多，肝糖输出也增多，血糖往往升高，60%~90%的患者糖耐量减退，严重者出现继发性糖尿病，曾称为类固醇性糖尿病。

3. 蛋白质代谢紊乱　皮质醇能促使肝外蛋白质分解，形成氨基酸，还能抑制氨基酸被肝外组织摄取而合成蛋白质，使机体处于负氮平衡状态，从而影响皮肤、肌肉、骨骼等组织的生长和修复，临床上出现蛋白质过度消耗状态。①皮肤：上皮细胞及皮下结缔组织萎缩使皮肤变薄，呈透明样，轻微损伤即可引起瘀斑，在下腹部、臀外部、大腿内侧、腋窝周围、乳房等处因皮下脂肪沉积，皮肤紧张而更薄，皮下弹力纤维断裂，形成典型的皮肤紫纹，其特征为对称性，中段较宽而两端较细。晚期皮肤更薄而松弛，可呈紫红色大理石样花纹；②全身肌肉萎缩，尤其四肢为甚，使四肢瘦小无力；③儿童患者生长发育受限制，使得身材矮小羸弱。

4. 高血压　高血压为本病常见的临床症状，约见于75%以上的患者，高血压的严重程度不一，一般在疾病早期，血压只稍升高，病程长者，高血压的发生率增加，且严重程度也成比例增加。长期高血压可导致心、脑、肾、视网膜的病理变化，心脏可肥大或扩大，严重者出现心力衰竭和脑血管意外，血压的24小时节律变化与皮质醇的分泌水平同步，有80%的患者皮质醇水平恢复正常后，血压可有不同程度下降或可能降至正常，久病者常伴有肾小动脉硬化，故在治疗后血压仍不能恢复正常。

5. 骨质疏松 约 50% 患者出现骨质疏松，以胸椎、腰椎及骨盆最明显，患者常诉胸、背及腰部疼痛，严重者可出现身高缩短，胸骨隆起，肋骨等多处病理性骨折，20% 患者可出现脊椎压缩性骨折。另外，皮质醇可促进尿钙排出，使尿钙明显增多，久病形成肾结石伴尿路结石症候群。

6. 电解质紊乱和酸碱平衡失常 本病患者电解质大多正常，如有明显低钾低氯性碱中毒，提示患者肾上腺癌或重症增生型或异源性 ACTH 综合征可能。少数患者可因潴钠而有轻度水肿。

7. 多毛及男性化 由于雄激素分泌过多，80% 的患者有多毛，一般为毳毛，分布于面部、颌下、腹部及腰背部，多伴有皮脂增多及痤疮。肾上腺皮质癌的女性患者约有 20% 出现男性化（乳房萎缩，阴毛菱形分布，阴蒂肥大），但明显男性化者少见。

8. 性功能异常 大量皮质醇对垂体促性腺激素具有抑制作用，因此绝大部分生殖年龄的女性患者出现月经减少、不规则或闭经，且多伴有不孕，但少数轻症患者月经可一直正常甚至正常妊娠。男性患者可有睾丸小而软、阴茎缩小、性欲减退、阳痿及前列腺缩小等表现。

9. 精神症状 约有 2/3 的患者有精神症状，轻者表现为失眠、情绪不稳、烦躁易怒、焦虑、抑郁、注意力不集中、欣快感、记忆力减退等，重者可发生类偏狂、精神分裂症等。

10. 血液系统 皮质醇可刺激骨髓，使红细胞生成增多，血红蛋白含量增高，引起多血质、脸红、唇紫和舌质瘀紫等红细胞增多症表现，皮质醇也可促使骨髓储备池释放中性粒细胞增多，并使嗜酸性粒细胞脱粒变性，促使淋巴组织萎缩，导致中性粒细胞增多而嗜酸性粒细胞减少，单核和淋巴细胞也减少。

11. 对感染的抵抗力减弱 长期皮质醇增高促使蛋白质负平衡，抑制体液免疫和细胞免疫，抑制抗体形成与炎症反应，故本病患者对感染的抵抗力明显减弱，容易感染某些化脓性细菌、真菌和病毒性疾病，且患者感染往往不易控制，加之患者可因皮质醇增多而发热等机体防御反应被抑制，易造成误诊，后果常严重。

12. 色素沉着 重症库欣病或异位 ACTH 综合征患者因产生大量 ACTH、N-POMC，其内均含促黑素细胞活性的肽段，故患者皮肤色素加深，具有一定诊断意义。

四、实验室及其他检查

推荐对以下人群进行库欣综合征的筛查：①年轻患者出现骨质疏松、高血压等与年龄不相称的临床表现；②具有库欣综合征的临床表现，且进行性加重，特别是有典型症状如肌病、多血质、紫纹、瘀斑和皮肤变薄的患者；③体重增加而身高百分位下降，生长停滞的肥胖儿童；④肾上腺意外瘤患者。

（一）定性诊断检查

1. 血浆皮质醇水平和昼夜节律测定 正常人皮质醇呈脉冲式分泌，有明显的昼夜节律。库欣综合征患者血浆皮质醇水平增高且昼夜节律消失。

2. 24 小时尿游离皮质醇测定 24 小时尿游离皮质醇（urinary free cortisol，UFC）测定可避免血皮质醇的瞬时变化，也可避免受血中皮质类固醇结合球蛋白浓度的影响，对库欣综合征的诊断有较大的价值，诊断符合率约为 98%，但一定要准确留取 24 小时尿量，并且避免服用影响尿皮质醇测定的药物。

3. 地塞米松抑制试验 这是确诊库欣综合征的必需实验。不论是经典的小剂量地塞米松抑制试验（low dose dexamethasone suppression test，LDDST），还是简化的过夜法，其诊断符合率都在 90% 以上。

4. 午夜唾液皮质醇测定 因唾液中只存在游离状态的皮质醇，并与血中游离皮质醇浓度平行，且不受唾液流率的影响，故唾液皮质醇水平的昼夜节律改变和午夜皮质醇低谷消失是库欣综合征患者较稳定的生化改变。其敏感性和特异性均可达 95%~98%。

（二）病因诊断检查

1. 大剂量地塞米松抑制试验 是目前用于确定过量 ACTH 来源的主要方法，服药后 UFC 或血皮质醇水平被抑制 50% 以上为阳性。库欣病患者在服药第二日 UFC 或 17- 羟皮质类固醇水平可以被抑制到对照日的 50% 以下，其诊断符合率约为 80%；而肾上腺腺瘤或腺癌患者一般不能被抑制到 50% 以下；异位 ACTH 综合征患者大多不被抑制，但某些支气管类癌患者例外。过夜大剂量地塞米松抑制试验的结果与经典法相似，且有快速、简便的优点。

2. 血浆 ACTH 水平测定 肾上腺皮质肿瘤不论良性还是恶性，其血浆 ACTH 水平均低于正常值低限，而 ACTH 依赖性的库欣病及异位 ACTH 综合征患者，其血浆 ACTH 水平均有不同程度的升高。因此，血浆 ACTH 水平测定对鉴别 ACTH 依赖性和非依赖性有肯定的诊断意义，但对鉴别是来源于垂体性还是异位的 ACTH 分泌增多却仅能作为参考。

3. 去氨加压素兴奋试验 去氨加压素（desmopressin，DDAVP）是 V2 和 V3 血管加压素受体激动剂，可用于鉴别库欣病和异位 ACTH 综合征。该试验是 CRH 兴奋试验的替代试验，敏感性及特异性均低于 CRH 兴奋试验，用于无法获得 CRH 试剂时。

4. CRH 兴奋试验 给垂体性库欣病患者静脉注射合成的羊或人 CRH 后，血 ACTH 及皮质醇水平均显著上升，其增高幅度较正常人明显；而大多数异位 ACTH 综合征患者却无反应。所以，本试验对这两种 ACTH 依赖性的库欣综合征的鉴别诊断有重要价值。

5. 双侧岩下窦插管 本检查可检测 ACTH 或 ACTH 相关肽的水平，对鉴别异位 ACTH 综合征与垂体性库欣病，以及对异位 ACTH 分泌瘤的定位有诊断意义，并对垂体 ACTH 瘤是在垂体左侧还是右侧的定位有重要意义。本检查是创伤性介入检查，建议只在经验丰富的医疗中心由有经验的放射科医师进行。

6. 影像学检查 主要用于定位检查。

（1）蝶鞍区影像学检查 蝶鞍区磁共振或 CT 扫描对垂体大小及是否有腺瘤颇有帮助。磁共振对于垂体病变的诊断优于 CT，推荐对所有 ACTH 依赖性库欣综合征患者进行垂体增强磁共振或垂体动态增强磁共振检查。

（2）肾上腺影像学检查 包括 B 超、CT、磁共振及放射性碘化胆固醇扫描等，首选双侧肾上腺 CT 薄层（2~3mm）增强扫描。

（3）异位 ACTH 综合征病灶影像学检查 由于大部分引起异位 ACTH 综合征的肿瘤位于肺或纵隔内，因此胸部 X 线、CT 扫描等检查十分必要。生长抑素受体显像也可用于异位 ACTH 综合征的肿瘤定位。

五、诊断与鉴别诊断

（一）诊断依据

1. 临床表现 有典型症状体征者，从外观即可作出诊断，但早期及不典型病例，其特征性症状不明显或未被重视，而以某一系统症状就医者易被漏诊。

2. 糖皮质激素分泌异常 各型库欣综合征均有糖皮质激素分泌异常，皮质醇分泌增多，失去昼夜分泌节律，且不能被小剂量地塞米松抑制。

（二）病因诊断

不同病因患者的治疗不同，配合影像学检查，血、尿皮质醇增高程度，血 ACTH 水平（增高或仍处于正常范围提示为 ACTH 依赖型，如明显减低则为非 ACTH 依赖型）及地塞米松抑制试验结果，往往可作出正确的病因诊断。不同病因引起的库欣综合征鉴别见表 10-1。

表 10-1 库欣综合征鉴别

诊断检查	垂体性库欣病	肾上腺皮质腺瘤	肾上腺皮质癌	异位 ACTH 综合征
尿 17- 羟皮质类固醇	一般中度增多，55~83μmol/24h	一般中度增多，55~83μmol/24h	明显增高，110~138μmol/24h	较肾上腺皮质癌更高
尿 17- 酮皮质类固醇	中度增多，69μmol/24h 左右	可为正常或增高	明显增高，可达 173μmol/24h 以上	明显增高，173μmol/24h 以上
血、尿皮质醇	轻中度升高	轻中度升高	重度升高	较肾上腺皮质癌更高
大剂量地塞米松抑制试验①	多数能被抑制，少数不能被抑制	不能被抑制	不能被抑制	不能被抑制，少数可被抑制
血浆 ACTH 测定	清晨略高于正常，晚上不能像正常那样下降	降低	降低	明显增高，低度恶性者可轻度增高
ACTH 兴奋试验②	有反应，高于正常	约半数无反应，半数有反应	绝大多数无反应	有反应，少数异位 ACTH 分泌量特别大者无反应
低血钾性碱中毒	严重者可有	无	常有	常有
蝶鞍 X 片	小部分患者蝶鞍扩大	不扩大	不扩大	不扩大
蝶鞍区断层摄片、CT 扫描、MRI	大多示微腺瘤，少数示大腺瘤	无垂体瘤表现	无垂体瘤表现	无垂体瘤表现
放射性碘化胆固醇肾上腺扫描	两侧肾上腺显像，增大	瘤侧显像，增大	瘤侧显像，或不显影	两侧显像，增大
肾上腺超声检查，CT 扫描，MRI	两侧肾上腺增大	显示肿瘤	显示肿瘤	两侧肾上腺增大

注：①每次 2mg，每 6 小时口服 1 次，连续 2 天，第 2 天尿 17- 羟皮质类固醇或尿皮质醇降至对照值的 50% 以下，表示被抑制。②ACTH 25U，溶于 5% 葡萄糖液 500ml 中，静脉滴注 8 小时，共 2 天，正常人滴注日的尿 17- 羟皮质类固醇或尿皮质醇较基础值增加 2 倍以上。

（三）鉴别诊断

1. 肥胖症 患者也可由高血压、糖耐量减低、月经量少或闭经，腹部可有条纹，但大多为白色，有时可为淡红色，但较细。尿游离皮质醇不高，血皮质醇昼夜节律保持正常。

2. 酗酒兼有肝损伤者 可出现假性库欣综合征，包括临床症状，血、尿皮质醇分泌增高，不能被小剂量地塞米松抑制，但在戒酒一周后，生化异常可消失。

3. 抑郁症患者 尿游离皮质醇也可增高，且不能被地塞米松正常抑制，但无库欣综合征的临床表现。

六、治疗

（一）中医治疗

1. 常见证型辨证治疗

（1）肝脾湿热证

症见：胸背肥胖，满月脸，颜面油光，痤疮频发，肌肤紫纹，四肢消瘦乏力，性急易怒，口苦口干，大便黏滞不爽，小便黄赤。舌红，苔黄腻，脉弦滑数。

治宜：疏肝健脾，清热化湿。

方药：逍遥散合龙胆泻肝汤加减。柴胡9g、生地黄9g、当归3g、白芍9g、白术9g、茯苓9g、薄荷3g、龙胆草6g、山栀9g、黄芩9g、泽泻12g、车前子9g、金钱草6g、木通6g、生姜3片、甘草6g。方中柴胡疏肝解郁；生地黄、当归滋阴养血；白芍柔肝缓急；白术、茯苓健脾祛湿；薄荷少许透达肝经郁热；龙胆草清利湿热；山栀、黄芩清肝泻火兼以燥湿；泽泻、车前子、金钱草、木通渗湿清热；生姜、甘草调理脾胃，护胃和中。若湿盛热轻者，加滑石、薏苡仁增强利湿之功；若中焦湿热从阳化燥，身热不扬，汗出而热不减，大便干结者，可改用大承气汤加味。

（2）气郁血瘀证

症见：精神抑郁，胸闷喜太息，面色晦滞，皮肤瘀斑紫纹，月经减少且无规则。舌黯红或有瘀斑，苔薄白，脉弦细或涩。

治宜：疏肝理气，活血化瘀。

方药：柴胡疏肝散合桃红四物汤加减。柴胡9g、香附6g、枳壳6g、陈皮9g、芍药、桃仁9g、红花9g、熟地黄9g、当归9g、川芎6g、甘草3g。方中柴胡、香附、枳壳、陈皮疏肝解郁，理气畅中；芍药、甘草养血柔肝，缓急止痛；桃仁、红花逐瘀行血；熟地黄滋阴补血，当归补血养肝，和血调经；川芎活血行气，使诸药补而不滞。诸药相合，疏肝与养血并施，补肝体，助肝用，活血不耗血。若气郁化火者，加栀子、牡丹皮。

（3）阴虚阳亢证

症见：头痛头晕或目眩，甚则肌肉颤动，烦躁易怒，颜面潮红，心悸失眠，多梦遗精，腰膝酸软，月经紊乱。舌质红，少苔，脉弦细数。

治宜：滋阴潜阳，平肝息风。

方药：天麻钩藤饮加减。天麻9g、钩藤12g、石决明18g、栀子9g、黄芩9g、牡丹皮9g、牛膝12g、益母草9g、白芍9g、桑寄生9g、杜仲9g、夜交藤9g、茯神9g。方中天麻、钩藤、石决明平肝潜阳，息风止眩；栀子、黄芩、牡丹皮苦寒清泻肝热；牛膝引血下行，直折亢阳；益母草、白芍活血调血；桑寄生、杜仲补益肝肾；夜交藤、茯神养心安神。诸药合用，共奏平肝息风，清热活血，补益肝肾之效。心烦易怒者，加龙胆草、夏枯草清泻肝火；肢搐手抖者，加僵蚕、地龙息风镇痉。

（4）阴阳两虚证

症见：头晕耳鸣，腰酸肢软，骨质不坚，口干不思饮，下肢水肿，女子闭经不孕，男子阳痿早泄。舌嫩红或舌体胖，苔薄白或微腻，脉沉细。

治宜：温肾滋阴。

方药：济生肾气丸加味。附子3g、桂枝3g、干地黄24g、山药12g、山茱萸12g、车前子15g、茯苓9g、泽泻9g、牡丹皮9g。方中附子温肾通阳；桂枝兼可化气利水；干地黄益肾填精；山药、山茱萸补肾滋阴；车前子、茯苓、泽泻利水渗湿以消肿；牡丹皮活血化瘀。全方共奏补阳益阴，阴阳两治之效。阳痿甚者，加淫羊藿、巴戟天、补骨脂助阳起痿；夜尿多者，加覆盆子温肾缩尿。

2. 常用经验方与临床体会　皮质醇增多症一般具有向心性肥胖，如脸似满月，色红润多脂，常有痤疮，背部皮下脂肪增多似水牛背样丰满壮实，严重的可有面浮肢肿。皮肤见薄绷紧，有紫纹，分布于下腹部、大腿、肩、膝等处；毛发增多，表现在浓眉黑发、腋毛、阴毛增多变浓，女子可生胡须。汗少或无汗，大便秘结，妇女月经失调，闭经；男子可见阳痿、性欲减退。苔薄舌干，脉沉细等证候。分析以上证候，可见病变部位是以皮毛和大肠为主。祖国医学认为"肺主皮毛"，"肺与大肠相表里"，因此皮质醇增多症中医可考虑从肺论治，治疗原则以开腠理，宣肺气为主，佐以理气、清热、化湿及活血调经之法，具体临床治法验方如下。

（1）自拟方　麻黄3g、苏梗9g、旋覆花9g（包煎）、知母9g、厚朴4.5g、陈皮6g、春砂仁2.4g（后下）、炒枳壳9g、金石斛9g、天花粉9g、苦参9g、粉草薢9g、木通6g、归尾9g，温水煎服，随证加减。

（2）外治法　紫草、土茯苓各30g，黄连10g，煎水冷却后，用消毒纱布敷痤疮疮疱。耳穴埋针：交替选用内分泌、胃、脾、肾点，每次取互穴，埋针3~5日。

（3）食疗法　①绿豆30g、薏苡仁50g、粳米50g，煮粥常食，适用于本病肝脾湿热见口干口苦苔腻者。②黄精、枸杞子各20g，瘦猪肉150g，加适量黄酒、盐、葱清炖，适用于本病阴虚火旺见口干多饮、眩晕腰酸者。

（二）西医治疗

引起库欣综合征的病因很多，具体的治疗方法也有不同，如图10-1所示。

1. 库欣病

（1）经蝶窦切除垂体微腺瘤为治疗本病的首选方法，大部分患者可找到微腺瘤，摘除后可获得治愈，少数术后可能复发，术后可发生暂时性垂体-肾上腺皮质功能不足，可补充糖皮质激素直至垂体-肾上腺功能恢复正常。

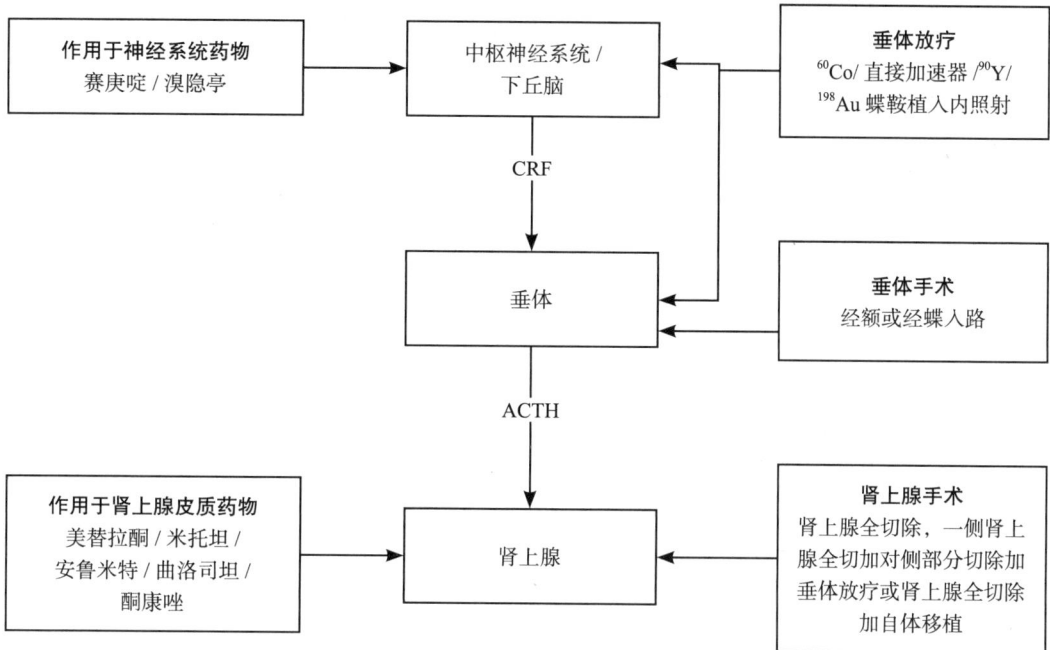

图 10-1 库欣综合征治疗法

（2）若经蝶窦手术未能发现并摘除垂体瘤或因某种原因不能做手术，对病情严重者，可考虑作一侧肾上腺全切，另一侧肾上腺大部分或全切，术后激素替代治疗。术后应做垂体放疗，建议选用直线加速器治疗。对于病情较轻者或儿童，可直接做垂体放疗。

（3）垂体大腺瘤者，需作开颅手术，尽可能切除肿瘤，术后辅以放疗避免复发。

（4）对于泌乳素升高者，可试用溴隐亭，此外赛庚啶、丙戊酸钠也可用于治疗本病，有一定效果。

2. 肾上腺腺瘤 手术切除或可根治，多为单侧性，术后需长期替代治疗，因为长时间高皮质醇血症抑制垂体及健侧肾上腺的功能，待肾上腺功能逐渐恢复时，激素替代剂量也随之递减。

3. 肾上腺腺癌 尽可能早期手术。

4. 不依赖 ACTH 的小结节或大结节性双侧肾上腺增生 行双侧肾上腺切除，术后激素替代治疗。

5. 异位 ACTH 综合征 积极治疗原发性恶性肿瘤，如不能根治，需要使用肾上腺皮质激素合成阻滞药物。如①米托坦（双氯苯二氯乙烷）：使肾上腺皮质束状带及网状带萎缩、坏死，主要用于肾上腺癌，不良反应有食欲减退、恶心、嗜睡、眩晕、头痛、乏力等。用药期间为避免肾上腺功能不足，需适当补充糖皮质激素；②美替拉酮（SU4885）：抑制肾上腺皮质 11β- 羟化酶，从而抑制皮质醇的合成，可有食欲减退、恶心、呕吐等；③氨鲁米坦：该药可抑制胆固醇转变为孕烯醇酮，故阻滞皮质醇合成，对肾上腺癌不能根治的病例有一定疗效；④酮康唑：可使皮质类固醇产量减少，但治疗过程中应观察肝功能，少数患者可出现严重的肝功能损害。

七、预后与转归

经过有效治疗，病情可在数月后逐渐好转，如病程已久，血管已有不可逆损害者，血压不易降至正常，癌的疗效取决于是否早期发现及能否完全切除，腺瘤如早期切除则预后良好。应注意的是，库欣病患者治疗后疗效不一，应定期观察有无复发，动态监测肾上腺皮质功能。

八、难点与对策

由于皮质醇增多症会抑制促肾上腺皮质激素释放，造成肾上腺皮质的萎缩，因此通过切除病变组织可达到有效治疗效果，但由于患者正常部位的肾上腺素无法代替，手术切除会在一定程度上引发机体出现肾上腺危象，因此要在围术期实施激素药物辅助治疗，提高促肾上腺皮质水平，提升治疗效果；本病部分患者有复发倾向，中断治疗后应密切观察；部分患者需长期或终生皮质激素替代治疗，需严格掌握剂量，避免替代不足或出现严重的副作用。

第二节　原发性醛固酮增多症

醛固酮增多症是一种盐皮质激素醛固酮分泌亢进的综合征。原发性醛固酮增多症（primary aldosteronism，PA，简称原醛症）导致醛固酮产生亢进的病因存在于肾上腺；继发性醛固酮增多症的刺激因素则在肾上腺之外。以下主要论述原发性醛固酮增多症的相关知识。原发性醛固酮增多症是 1955 年由 Conn 首先从大量原发性高血压患者中发现的一种内分泌性高血压类型。患者的主要临床特征为高血压、低血钾、肌无力、多尿、血浆肾素活性（plasma rennin activity，PRA）受抑及醛固酮（aldosterone，ALD）水平升高，又称为 Conn 综合征。

文献报道的原醛症发病率差别较大，Conn 曾推测约 20% 高血压由原醛症所致，但目前多认为占高血压人群的 1% 左右。Lim 等从 465 例高血压患者中筛选出 43 例原醛症（占 9.2%），这些差异可能与局部地区发病率较高或筛查方法改进有关。该病的发病高峰为 30~50 岁，但新生儿亦可发病，女性多于男性，男女比约为 1∶1.3。

从原醛症的临床表现看，该症与中医的痿症较为接近。对于此种痿症的病因，有人认为系湿热内蕴引起；也有认为系肝肾亏损、精血不足，不能荣养筋脉而引起。

一、中医病因病机

中医认为肝肾不足、水不涵木，易致上实下虚之症，出现头痛；肾藏精而开窍于耳，肾精损伤，髓海空虚，出现头晕、耳鸣；肝肾久亏，精血耗损，筋骨肌脉失去濡养而致四肢乃至全身肌肉乏力；肝阳虚越，血不养筋，有时还可出现风动抽搐。由湿热内蕴引起者，因湿为阴邪，其性重浊滞腻，与热相合，蒸蕴不化，胶着不去，故病程缠绵难愈；湿蒙清阳，故头晕头胀；湿热壅塞清窍，则耳鸣作响；湿热浸淫筋脉，气血阻滞，筋脉弛缓而成痿。

二、西医病因及发病机制

（一）肾上腺醛固酮瘤

肾上腺醛固酮瘤（aldosterone-producing adenoma，APA）占原醛症的 70%~80%，以单侧肾上腺腺瘤最多见，双侧或多发性腺瘤较少，个别病例可为一侧腺瘤伴对侧增生。腺瘤同侧和对侧肾上腺组织可以正常、增生或伴结节形成，亦可发生萎缩。

（二）特发性醛固酮增多症

特发性醛固酮增多症（idiopathic hyperaldosteronism，IHA）简称特醛症，约占成人原醛症的 10%~20%，但在儿童原醛症中以此型最常见。特醛症的病理变化为双侧肾上腺球状带增生，增生的皮质伴或不伴结节，增生病因不明，特醛症组织学上具有肾上腺被刺激的表现，而 ALD 合成酶基因并无突变，但该基因表达增多且酶活性增加。有学者认为特醛症的发生可能是由异常促分泌因子增加，或肾上腺对血管紧张素 2（AT-2）过度敏感所致。推测见于以下几种情况：①垂体阿片黑素促皮质激素原（pro-opiomelanocortin，POMC）产物，如 β- 促 黑 素（β-melanocyte-stimulating hormone，β-MSH）、γ- 促 黑 素（γ-MSH）和 β- 内啡肽（β-endorphin，β-END）可兴奋醛固酮分泌，作用较 ACTH 强，但尚无证据表明前述任一 POMC 产物在特醛症患者血循环中达到可刺激球状带细胞功能的浓度。②可能有与 POMC 无关的垂体 ALD 刺激因子存在，但未能证实。③有些患者用血清素拮抗剂赛庚啶可使血中 ALD 水平下降，提示血清素活性增强可能与本症发病相关。④球状带对 AT-2 敏感性增强，用 ACEI 类药可使 ALD 分泌减少。

（三）糖皮质激素可抑制性醛固酮增多症

糖皮质激素可抑制性醛固酮增多症（glucocorticoid-remediable aldosteronism，GRA）是一种常染色体显性遗传病，本症特点是 GC 可抑制 ALD 过量分泌，且长期治疗能维持抑制效应，提示 ALD 分泌依赖于 ACTH。其特有的生化异常为 18- 羟皮质醇和 18- 氧皮质醇明显增多，这一现象在 ALD 瘤中亦可见到，但 ALD 瘤患者 18- 氧皮质醇很少超过 ALD 含量，而在 GRA 中则数倍于 ALD 浓度。GRA 的分子缺陷已基本明确，是 8 号染色体在复制时出现异常，编码 11β- 羟化酶的 CYP11B1 基因和同源染色体上编码 ALD 合成酶的基因 CYP11B2 发生非对等交换，CYP11B1 基因中 ACTH 反应调节元件与 CYP11B2 基因编码区的上游启动子嵌合，导致 ALD 合成酶在束状带的异位表达，并受 ACTH 调节，所以 GRA 的病理变化表现为束状带的明显增生而非球状带增生，而且患者嵌合基因的表达较野生型 ALD 合成酶基因表达更强，除非 ACTH 被持续、显著抑制，ALD 对 ACTH 的刺激反应明显强于对肾素 /AT-2 的反应。另外，患者的野生型 ALD 合成酶基因亦有功能缺陷，因为长期 GC 治疗后，大多数患者的 ALD 水平仍对 AT-2 刺激的反应差，且伴有高于正常的肾素活性和低的 ALD/ 肾素活性比。在该症中，男性患者的高血压较严重。

（四）原发性肾上腺皮质增生

原发性肾上腺皮质增生（primary adrenal hyperplasia，PAH）约占原醛症的 1%，可为双侧或单侧增生，但生化特征与 ALD 瘤更相似，行肾上腺单侧或次全切除可纠正 ALD 过多的症状和生化异常。

（五）分泌醛固酮的肾上腺皮质癌

分泌醛固酮的肾上腺皮质癌（aldosterone-secreting adrenocortical carcinoma）少见，少于 1% 的原醛症由肾上腺癌引起。癌肿往往同时分泌 GC、类固醇性性激素，亦有单纯分泌 ALD 的病例报道。

（六）家族性醛固酮增多症

家族性醛固酮增多症 (familial hyperaldosteronism，FH) 分为三型（FH-Ⅰ、FH-Ⅱ和FH-Ⅲ）。FH-Ⅰ即为 GC 可抑制性 ALD 增多症，病因已明确。FH-Ⅱ亦为家族性疾病，常染色体显性遗传，其 ALD 的高分泌既可由肾上腺皮质增生引起也可由 ALD 瘤引起，病因尚不完全清楚，最新基因关联研究提示与染色体 7p22 区域有关，凡同一家系中出现两个以上确诊的原醛患者，且醛固酮不能被地塞米松抑制试验所抑制，其基因学检查无融合基因即可考虑诊断。FH-Ⅲ是 2008 年刚被发现的家族性醛固酮增多症类型，由编码内向整流钾离子通道 Kir3.4 的基因（KCNJ5）突变导致。

（七）异位醛固酮分泌腺瘤和癌

异位醛固酮分泌腺瘤和癌（ectopic aldosterone-producing adenoma and carcinoma）少见，可发生于肾脏、肾上腺残余组织或卵巢。

三、临床表现

原醛症的一系列临床表现均由过量分泌 ALD 所致，主要表现为高血压、低血钾性碱中毒、血浆 ALD 升高，肾素 – 血管紧张素系统受抑制等。

（一）高血压

大部分患者都有舒张期高血压，可非常严重，并伴有头痛。高血压可能是钠重吸收增加和细胞外液容量扩张所致。高血压是最早且最常见的表现，随病程持续进展或略呈波动性上升，但一般呈良性经过，血压可达 170/100mmHg（22.7/13.3kPa），严重者可达 210/130mmHg（28.0/17.3kPa），少数 ALD 瘤患者的血压在正常范围内，但术后患者发生低血压，说明术前仍存在相对性高血压。患者诉头晕、头痛，长期高血压可导致各种靶器官（心、脑、肾）损害。Nishimura 等发现脑血管意外发生率为 15.5%、蛋白尿和肾功能不全各为 21.4% 和 6.9%。另外，亦有原醛症长期血压未被控制引起冠状动脉瘤和主动脉夹层动脉瘤的报道。该病的高血压用一般降压药治疗疗效差。原醛症的高血压为继发性高血压，但血压似乎仍存在昼夜节律，夜间血压较低。

原醛症高血压的发病机制主要与大量 ALD 的潴钠作用有关：①钠潴留使细胞外液扩张，血容量增多；②血液和血管壁细胞内钠离子浓度增加，使管壁对 NE 等加压物质反应增强。由于高血容量和高血钠的存在，对肾素 – 血管紧张素系统产生显著抑制作用，不仅基础肾素 – 血管紧张素活性低，而且在站立、利尿、低盐饮食等刺激因素作用后也不能如正常人那样明显升高。然而血钠浓度增高和血容量扩张到一定程度时心房内压力感受器受刺激，心房肌分泌心钠素，后者为一种排钠、利尿、降血压的循环激素，它抑制肾近曲小管钠重吸收，使远曲小管的钠离子浓度增加，超过 ALD 作用下的重吸收钠能力，尿钠排泄增加（"脱逸现象"），这是本症较少出现水肿及恶性高血压的重要原因。

（二）低血钾

醛固酮分泌亢进可增加肾脏远曲小管的小管内钠交换过程，分泌钾离子和氢离子，进行性地清除体内的钾离子，导致低钾血症的发生。由于肌细胞膜钾离子清除，可引起肌肉无力和疲劳。

1. 肌无力及周期性肌瘫痪 低血钾使神经肌肉兴奋性降低，表现为肌无力或典型的周期性肌瘫痪。肌瘫痪以夜间发作较多，劳累、寒冷、进食高糖食物、排钾利尿剂常为诱发因素。肌瘫痪通常先为双下肢受累，严重者可波及四肢，甚至发生呼吸肌瘫痪，危及生命。发作较轻的可自行缓解，较重者需经口服或静脉补钾治疗方可缓解。瘫痪的发作与血钾降低程度相关，但细胞内、外的钾离子浓度差及其他电解质浓度变化对症状的发生以及肌瘫痪起更重要的作用。

2. 肢端麻木、手足搐搦 临床常可见原醛症患者发生肢端麻木、手足搐搦及肌痉挛，这是由于低钾引起的代谢性碱中毒。代谢性碱中毒使血中游离钙减少，加之 ALD 促进钙、镁排泄，造成了游离钙降低及低镁血症。而 Davies 的报道认为仅严重的低血钾即可引起搐搦发生。

有些病情较轻的患者，尤其是双侧增生型的患者，钾离子水平可正常，因此可不出现低钾血症的相关症状。

（三）肾脏表现

长期大量失钾使肾小管上皮发生空泡变性，肾浓缩功能减退，可引起多尿、夜尿增多，继而出现烦渴、多饮、尿比重低且对 AVP 不敏感。过多的 ALD 使尿钙及尿酸排泄增多，易并发肾石病及尿路感染。长期继发性高血压则可致肾动脉硬化，从而引起蛋白尿和肾功能不全。高达 50% 的原发性醛固酮增多症患者可出现蛋白尿，肾衰竭发生率高达 15%。

（四）心血管系统表现

原醛症的醛固酮产生亢进引起心脏、血管的损伤效应，其中部分作用独立于其带来的血压升高。

1. 心肌肥厚 原醛症患者较原发性高血压更容易引起左心室肥厚，而且发生往往先于其他靶器官损害。心电图和 X 线检查可发现一定程度的左心室增大，继发于血压升高。左室肥厚与患者年龄、平均血压及血浆 ALD 浓度相关；另发现原醛症患者血浆中内源性洋地黄样物质（endogenous digitalis–like stance，EDLS）升高，而病因去除后，EDLS 恢复正常，心肌肥厚亦逐渐得到改善，因此认为 EDLS 可能亦与心肌肥厚有关。心肌肥厚使左心室舒张期充盈受限，心肌灌注亦减退，因此运动后原醛症患者较一般高血压患者更易诱发心肌缺血。但是，与原发性高血压患者相比，左心室肥大与血压水平是不相称的，手术切除醛固酮瘤后即便血压未降低，左心室肥大也会消退。

2. 心律失常 低血钾可引起程度不一的心律失常，以期前收缩、阵发性室上速较常见，严重者可诱发心室颤动。钾离子清除可使心电图可有典型的低血钾图形，如 Q-T 间期延长，T 波增宽或倒置，U 波明显，T-U 波融合成双峰。

3. 心肌纤维化和心力衰竭 ALD 在充血性心力衰竭的病理生理过程中起重要作用，它不仅引起电解质紊乱和高血压，许多体内、外试验结果提示，ALD 还促进心肌纤维化。动物试验发现心脏成纤维细胞有对 ALD 高亲和力的类固醇受体，ALD 能刺激心肌间质成纤维细胞中胶原合成和积聚，最终引起心肌纤维化、心脏扩大和顽固性心力衰竭，这一过程认为与细胞内钙信号系统有关，因为 ALD 拮抗剂和钙通道阻滞剂对心肌有保护效应。

（五）内分泌系统表现

缺钾可引起胰岛 β 细胞释放胰岛素减少，因此原醛症患者可出现糖耐量降低，亦有研究表明 ALD 过多可能直接影响胰岛素的活性作用，即使血钾正常，增高 ALD 亦使胰岛素的敏感性降低；原醛症患者尿钙排泄增多，为了维持正常血钙水平，PTH 分泌增多；另外，ALD 瘤患者血浆瘦素水平低而肾上腺髓质素（adrenal-medulla，AM）水平升高，后者的血浓度与肿瘤大小有关，术后可改善，其机制尚不明。

四、实验室及其他检查

血浆醛固酮与肾素活性比值（aldosterone-renin ratio，ARR）作为原醛症筛查指标。目前主要有 4 种确诊试验，包括高钠试验、9α- 氟氢可的松试验、生理盐水滴注试验及卡托普利抑制试验。

五、诊断与鉴别诊断

凡一般降压药物疗效不佳的高血压患者，特别是出现过自发性低血钾或用利尿药很易诱发低血钾的患者均须考虑原醛症的可能，需进一步检查，以明确诊断。诊断分为两个步骤：首先明确是否有高醛固酮血症；然后确定其病因类型。由于诊断过程中大多数检查项目结果受许多药物和激素影响，故检查前须暂停影响 ARR 检测的药物，例如须停用醛固酮受体拮抗剂（螺内酯）和雌激素 6 周以上，停用其他利尿药、赛庚啶、吲哚美辛 2 周以上，停用血管紧张素转换酶抑制剂、血管紧张素 II 受体拮抗剂、钙通道阻滞剂、拟交感神经药、β 受体拮抗剂 1 周以上。

（一）高醛固酮血症的诊断

1. 低钾血症和不适当的尿钾增多 大多数原醛症患者血钾低于 3.5mmol/L，一般在 2~3mmol/L，严重病例则更低，但 12% 肾上腺皮质腺瘤患者和 50% 双侧肾上腺皮质增生患者血钾水平可高于 3.5mmol/L，如将血钾筛选标准定在低于 4.0mmol/L，则可使诊断敏感性增至 100%，而特异性下降至 64%。原醛症患者钾代谢呈负平衡，如血钾＜ 3.5mmol/L，尿钾＞ 30mmol/24h（或血钾＜ 3mmol/L，尿钾＞ 25mmol/24h），提示患者有不适当的尿钾排出过多。

由于钠、钾代谢受盐摄入量、药物及疾病活动程度等多种因素的影响，因此在检测前 2~4 周必须停用利尿剂，并反复多次同步测定血、尿电解质及 pH。另外饮食中钠摄入量每日不应低于 100mmol，因为这样才能保证肾脏正常的钠钾交换，并使碱性尿得以显现。如固定钠钾饮食条件下观察钠、钾代谢情况，则结果更可靠，其间各观测指标可作为以后各功能试验的对照，并可据之选择进一步检查。如无明显低血钾，可选择高钠试验，如有明显低血钾，则选用低钠试验、钾负荷试验或螺内酯（安体舒通）试验。

（1）平衡餐试验　如前所述，典型原醛症患者有高血压、低血钾、不适当尿钾排泄增多、碱血症、反常性碱性尿及血、尿 ALD 水平增高。应注意，血钾过低（＜ 3mmol/L）可抑制 ALD 分泌，使部分患者血、尿 ALD 增高表现不明显，应积极补钾至血钾＞ 3mmol/L，再重新测定。

（2）高钠试验　原醛症患者 ALD 分泌呈自主性，不受高钠饮食的抑制，血、尿 ALD 仍维持高水平。在高钠饮食时，肾远曲小管钠离子浓度增高，对钠的重吸收随之增多，钠钾交换进一步加强，尿钾排出增多，血钾降低。因此高钠试验可使原醛症的症状和生化改变加重，对轻型原醛症而言，这是一种有用的激发试验。对已有严重低血钾的患者，不宜进行此试验。

正常人尿 ALD ＜ 10μg/24h（28nmol/24h），血 ALD ＜ 10ng/dl（276.7pmol/L），血钾无明显变化；原醛症患者血、尿 ALD 水平增高，且不受高钠抑制。口服钠盐负荷 3 日后尿 ALD 排泄每天超过 39nmol（14μg）则有诊断意义。另外，尿钾增多，低血钾加重，常低于 3.5mmol/L。如高钠试验中，尿钠排泄＞ 250mmol/d，而血钾仍为正常水平，且无肾功能不全，则基本可排除原醛症。

（3）低钠试验　原醛症患者 ALD 分泌增多，肾素活性受抑制并对低钠饮食无兴奋反应。在低钠饮食时，肾远曲小管中钠离子浓度减少，钠钾交换随之减少，钾排出亦减少，因而尿钠、钾降低，血钾上升。如低血钾由肾小管疾病引起，则限钠后，尿钾无明显减少，血钾亦不上升。正常人低钠饮食后血浆肾素活性增加，血钾不上升；原醛症患者血浆肾素活性受抑制，低钠饮食刺激亦无增加，而尿钠、钾排泄明显下降，血钾上升；失盐性肾病患者尿钠、钾排泄不降低，血钾无回升。

（4）钾负荷试验　ALD 具保钠排钾作用，予原醛症患者口服补钾后，尿钾排泄增多，血钾难以上升，即对补钾存在抵抗性。原醛症患者血钾多低于正常，补钾后血钾升高仍不明显；因肾小管疾病及其他原因造成的低血钾，补钾后血钾可上升。

（5）螺内酯（安体舒通）试验　方法及结果判断详见本章第四节。螺内酯为 ALD 受体拮抗剂，可对抗 ALD 的潴钠排钾作用，使 ALD 增多患者尿钾排出减少，血钾上升，同时高血压症状有不同程度改善，但不能区别 ALD 增多是原发性还是继发性。ALD 增多症患者用药后第 3~4 天，先有尿钾明显减少，继而血钾回升，碱血症可纠正，高血压下降通常需 2 周以上，但由于不同的病程、病因及血管合并症等因素，血压对螺内酯反应程度可能差别较大。失钾性肾病患者服药前后无变化。

2. 低肾素活性 ALD 分泌增多　ALD 分泌增高而肾素 – 血管紧张素系统受抑制是原醛症的特征，应检测血浆 ALD 和血浆肾素活性或收集 24 小时尿测尿 ALD 水平。对血浆肾素活性、

ALD 的筛查通常在立位 4 小时后取血检查，如血浆 ALD 升高与肾素活性受抑并存则高度提示原醛症，因此血浆 ALD 浓度（ng/dl）与血浆肾素活性［ng/（ml·h）］的比值（A/PRA）可作为一项重要的诊断指标。有文献报告正常人的 A/PRA 比的上限为 17.8，约 89% 的 ALD 瘤患者和 70% 的特醛症患者超过此上限，原醛症的 A/PRA 比通常大于 20~25。另外有人认为将 A/PRA ＞ 50 作为诊断标准，诊断敏感性可达 92%，而特异性为 100%；如 A/PRA 大于 2000 则高度提示 ALD 瘤。但肾素活性易受多种因素影响，立位、血容量降低及低钠等均能刺激其增高，因此单凭基础肾素活性或 A/PRA 的单次测定结果正常，仍不足以排除原醛症，须动态观察血浆肾素活性变化，可做低钠试验、体位试验，为原醛症的诊断提供依据。

（1）血浆肾素活性测定　肾素活性测定是检测其酶活性，而不是直接检测肾素的量。血浆肾素活性以单位时间内产生的 AT-1 的量来表示。肾素可使血浆中血管紧张素原裂解产生 AT-1，将待测血浆置于 37℃，1 小时后，用放射免疫法测定血中 AT-1 含量。正常参考值为 0.77~4.6nmol/（L·h）（本参考值依赖于体位、钠盐摄入量及血容量变化）。

肾素活性增高见于：低钠饮食；原发性高血压（高肾素型）；肾血管性高血压；失血、肝硬化腹水；心力衰竭；肾素瘤；Bartter 综合征；药物［利尿剂、硝普钠、口服避孕药、肼屈嗪（肼苯哒嗪）等］。肾素活性降低见于：原醛症；原发性高血压（低肾素型）；11β- 和 17α- 羟化酶缺乏等；高钠饮食；药物［盐皮质激素、利血平、甘草、苷珀酸钠（甘琥酸钠，生胃酮）、甲基多巴等］。

（2）体位试验　立位及低钠（利尿剂）可刺激正常人肾素 - 血管紧张素 - 醛固酮系统，使血浆肾素活性、AT-2 和 ALD 浓度上升；原醛症患者血 ALD 水平增高，血浆肾素 - 血管紧张素系统受抑，并且不受体位及低钠刺激。

原醛症患者卧位血浆 ALD 浓度升高，立位 4 小时后血 ALD 水平在特醛症患者常进一步上升，多较卧位升高 33% 以上；在多数 ALD 瘤、GRA、原发性肾上腺增生患者则无明显升高或反而下降。而且肾素 - 血管紧张素系统活性受抑，在立位及低钠刺激后，血浆肾素活性及 AT-2 水平仍无显著上升。若基础血浆肾素活性、AT-2、ALD 均升高，则提示继发性 ALD 增多。

3. 不可抑制性 ALD 分泌增多　对伴有低血钾和（或）碱性尿或血浆 ALD/ 肾素活性比值升高的高血压患者在明确原醛症的诊断时，还必须确定其增高的血浆 ALD 浓度不能正常受抑制，可通过高钠试验，口服 9α- 氟氢可的松试验，生理盐水静滴抑制试验和卡托普利抑制试验协助诊断。

（1）9α- 氟氢可的松试验　方法是检测基础血 ALD 水平及 24 小时尿 ALD 排泄量，口服 9α- 氟氢可的松 1mg/d，共 3 天，再复查血、尿 ALD 水平。9α- 氟氢可的松有潴水潴钠作用使血容量显著扩张，在正常情况下抑制肾素 - 血管紧张素系统，进而使 ALD 分泌减少。原醛症时 ALD 分泌呈自主性，不受血容量扩张所抑制。正常人服药后血、尿 ALD 水平显著降低，而原醛症患者则无显著变化。

（2）生理盐水滴注抑制试验　其方法是在平衡餐基础上，清晨于平卧位抽血测血浆肾素活性、AT-2、ALD、血钾，然后予 0.9% NaCl 溶液 2000ml 于 4 小时内静脉滴注完毕，受检者保持卧位，抽血复查以上项目。正常人滴注生理盐水后，血浆 ALD 水平下降 50% 以上，通常降至 0.28nmol/L（10ng/dl）以下，血浆肾素活性受抑，血钾无明显变化。原醛症者 ALD 下降很少或不下降，血钾下降。大多数继发性醛固酮增多症者能正常抑制。注意必须先将血钾补充至

3.5mmol/L 以上才能进行本试验；恶性高血压、充血性心力衰竭患者不宜进行此项试验。部分特醛症患者可出现假阴性结果。

（3）卡托普利（巯甲丙脯氨酸）抑制试验　清晨卧位抽血测血浆肾素活性、ALD，予以卡托普利 25mg 口服，2 小时后于坐位抽血复测血 ALD 和肾素活性。卡托普利是血管紧张素转换酶抑制剂，可抑制 AT-2 的产生，对 AT-2 和 ALD 的影响的净效应与生理盐水滴注一致，才能得到正确的诊断。ALD 增多症的诊断流程见图 10-2。

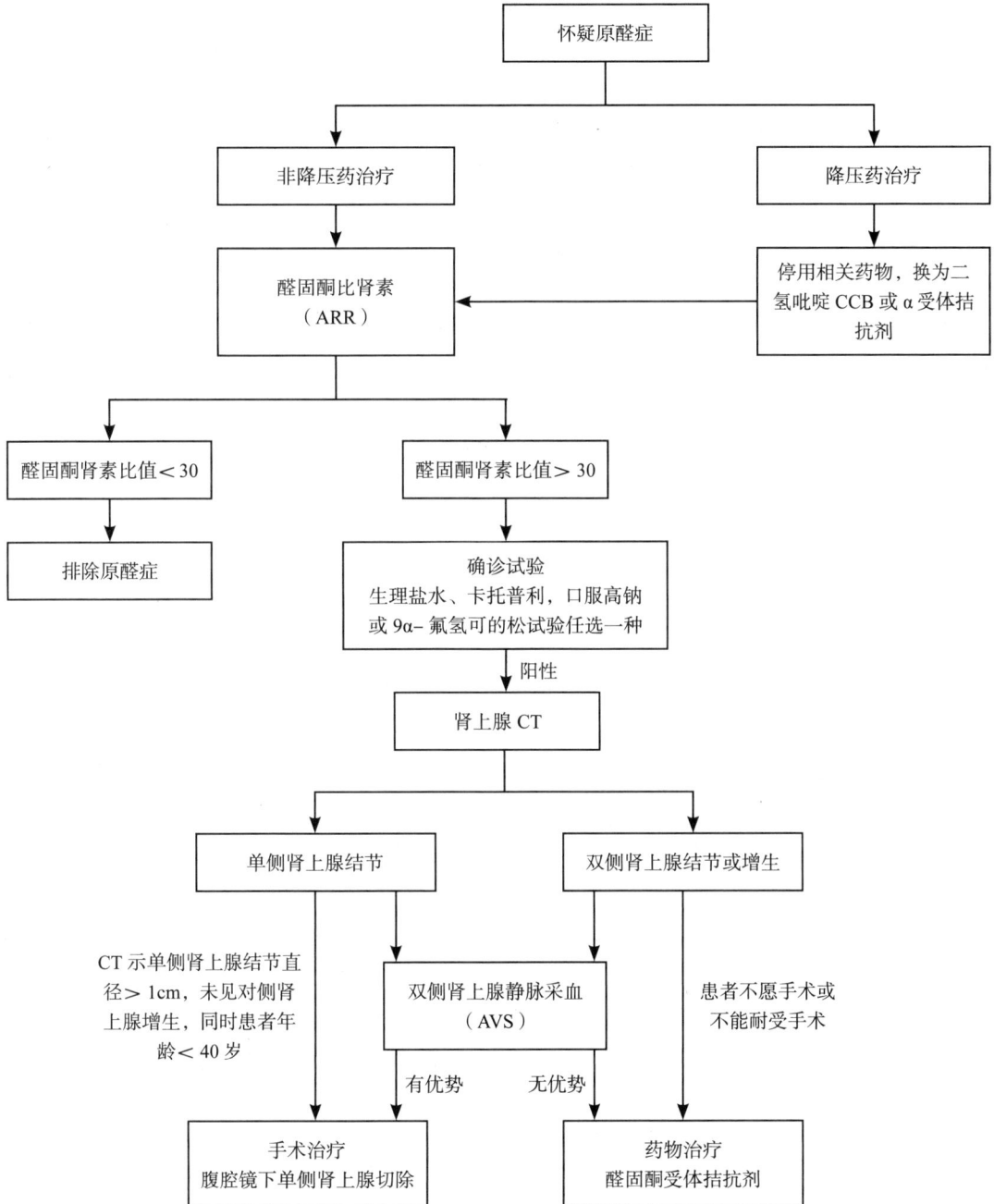

```
                       ┌──────────────┐
                       │   怀疑原醛症   │
                       └──────┬───────┘
            ┌─────────────────┴──────────────────┐
    ┌───────────────┐                      ┌──────────────┐
    │   非降压药治疗   │                      │   降压药治疗    │
    └───────┬───────┘                      └──────┬───────┘
            │                                      │
    ┌───────────────┐           ┌──────────────────────────────┐
    │  醛固酮比肾素    │◄─────────│  停用相关药物，换为二氢吡啶      │
    │   （ARR）       │           │  CCB 或 α 受体拮抗剂           │
    └───────┬───────┘           └──────────────────────────────┘
    ┌───────┴──────────────┐
┌──────────────┐  ┌────────────────┐
│ 醛固酮肾素比值＜30│  │ 醛固酮肾素比值＞30 │
└──────┬───────┘  └────────┬───────┘
┌──────────────┐  ┌──────────────────────┐
│   排除原醛症    │  │      确诊试验           │
└──────────────┘  │ 生理盐水、卡托普利，口服高钠 │
                  │ 或 9α- 氟氢可的松试验任选一种 │
                  └──────────┬───────────┘
                         阳性
                  ┌──────────────┐
                  │   肾上腺 CT    │
                  └──────┬───────┘
```

双侧肾上腺静脉采血（AVS）

有优势　无优势

手术治疗　腹腔镜下单侧肾上腺切除

药物治疗　醛固酮受体拮抗剂

单侧肾上腺结节　双侧肾上腺结节或增生

CT 示单侧肾上腺结节直径＞1cm，未见对侧肾上腺增生，同时患者年龄＜40 岁

患者不愿手术或不能耐受手术

图 10-2　原发性醛固酮增多症诊断流程

（二）疾病类型的诊断

1. 一般方法　产生 ALD 的肾上腺皮质肿瘤（腺瘤或癌）患者的临床症状，如高血压、肌无力等表现和生化变化（高尿钾、低血钾、碱血症和肾素 – 血管紧张素 – 醛固酮系统的改变等）通常较特醛症者严重，而原发性肾上腺皮质增生者则介于两类之间。糖皮质激素可抑制性醛固酮增多症（GRA）有家族史，临床表现一般较轻，较少出现自发性低钾血症，但其他生化异常，尤其是肾素 – 血管紧张素 – 醛固酮轴的异常，在 FH–Ⅰ 家族的血压正常个体中甚至都可能有改变。

2. 体位试验　正常人上午 8 点卧床至中午 12 点，血 ALD 水平下降，与 ACTH 按昼夜节律下降有关，如取立位，血 ALD 水平上升，说明体位作用大于 ACTH 的作用。醛固酮瘤患者基础血浆 ALD 明显升高，多超过 5.55nmol/L（20ng/dl），取立位后无明显上升或反而下降，这与肾素 – 血管紧张素系统被强烈抑制且不受兴奋有关。特醛症患者基础血浆 ALD 仅轻度升高，立位后明显升高，至少超过基础值的 33%。原发性肾上腺皮质增生症和 GRA 患者的体位试验表现与 ALD 瘤者相似，少数对肾素有反应的醛固酮瘤也可能表现得与特醛症者相同。

3. AT–2 输注试验　卧位抽血测 ALD，然后以每分钟 2ng/kg 速度滴注 1 小时 AT–2，保持卧位再抽血测 ALD 水平。正常人输注 AT–2 后，血 ALD 水平较基础值升高 50% 以上，多数 ALD 瘤、原发性肾上腺皮质增生症和 GRA 对 AT–2 滴注无反应，血 ALD 上升低于 50%，而特醛症和少数对肾素有反应的醛固酮瘤则有 ALD 升高反应。

4. 赛庚啶试验　予患者口服赛庚啶 8mg，服药前及服药后每半小时抽血 1 次，历时 2 小时测血 ALD。赛庚啶为血清素拮抗剂，血清素可刺激 ALD 分泌。特醛症的一个可能致病机制即为血清素能神经源活性增高，大多数患者服赛庚啶后血浆 ALD 下降 0.11nmol/L（4ng/dl）以上，或较基础值下降 30% 以上，在服药后 90 分钟下降最明显。醛固酮瘤患者血 ALD 浓度无明显变化。

5. 血浆 18– 羟皮质酮和 18– 氧、18– 羟皮质醇的测定　18– 羟皮质酮为 ALD 的前体。在 ALD 瘤和原发性肾上腺增生患者血浆中 18– 羟皮质酮基础水平常 > 100ng/dl（正常为 10.1ng/dl ± 6.5ng/dl），而特醛症患者则低于此值。18– 羟和 18– 氧皮质醇则是皮质醇经 C–18 氧化途径形成的衍生物，在 GRA 患者血浆 18– 羟和 18– 氧皮质醇显著升高，尤其后者常 3~4 倍于 ALD 含量。在 ALD 瘤和原发性肾上腺增生者亦有升高，但低于血 ALD 水平，而在特醛症者中则为正常水平。

6. 地塞米松抑制试验　原醛症患者如发病年龄小，有高血压和低血钾家族史，立位试验中站立位后血浆 ALD 无明显升高或反常性下降，而肾上腺 CT 或 MRI 又未发现异常，应考虑 GRA 诊断，行地塞米松（DXM）抑制试验。每日给予 DXM 2mg 口服，共 3~4 周。整个试验过程中 GRA 患者血、尿 ALD 水平一直被抑制，血 ALD 水平在服药后较服药前抑制 80% 以上有意义，有学者认为以服药后血 ALD 水平低于 4ng/dl 为临界值，诊断 GRA 的敏感性和特异性较高，分别为 92% 和 100%。但 ALD 瘤和特醛症患者在服药后血 ALD 水平亦可呈一过性抑制，甚至可低于 2ng/dl，但服药 2 周后，ALD 的分泌不再被抑制又复升高，因此 DXM 抑制试验如观察时间过短则会导致对 GRA 的错误诊断。

7. 基因检测　GRA 的发病机制已明确，是由 11β– 羟化酶/ALD 合成酶嵌合基因

（CYP11B1/CYP11B2）形成所致，对 GRA 的确诊主要依靠 DXM 抑制试验阳性，血 18-羟和 18-氧皮质醇含量升高和检测到异常的 CYP11B1/CYP11B2 嵌合基因，而以后者有最高的诊断价值。目前用长链 PCR 方法检测 CYP11B1/CYP11B2 基因，能快速、稳定、有效地诊断 GRA，且能对嵌合基因的嵌合位点定位。

8. 其他 肾上腺肿瘤，无论肿瘤大小和良、恶性，均伴血管内皮生长因子（vascular endothelial growth factor，VEGF）升高，术后血 VEGF 下降，肿瘤复发则又上升。另外有研究发现肾上腺皮质癌患者尿中 11-去氧皮质醇或 3-羟 -5-烯类固醇代谢产物增多，这对鉴别肾上腺肿瘤的良、恶性可能有帮助。

9. 影像学检查

（1）肾上腺 B 型超声波检查 为无创性检查，可检出直径＞1.3cm 的肿瘤，但对较小肿瘤和增生者难以明确。

（2）电子计算机体层摄影（CT） 肾上腺 CT 在对肾上腺病变的定位诊断中列为首选。目前高分辨 CT 能检测出直径为 7~8mm 大小的肾上腺肿块。分泌 ALD 的腺瘤的 CT 值低于分泌皮质醇的腺瘤和嗜铬细胞瘤者，但与一些无功能肾上腺意外瘤的 CT 值相似。由于肾上腺意外瘤的存在，CT 对 ALD 腺瘤的诊断准确性约 70%。当发现单侧肾上腺直径＞1cm 的等密度或低密度肿物影时，对诊断 ALD 瘤意义较大，而肿块直径＞3cm 时要警惕产生 ALD 的肾上腺皮质癌，但如肿物影在非增强片中 CT 值低于 11Hu，增强后无明显强化变化，则提示为腺瘤，癌肿增强后常可见不规则强化改变。特醛症患者显示肾上腺正常或弥漫性增大，如为结节性增生则有时与腺瘤难以鉴别。

（3）核磁共振成像（MRI） MRI 在对分泌 ALD 肿瘤和其他肾上腺肿瘤的分辨方面并不优于 CT。但有人认为 MRI 对 ALD 瘤的诊断特异性高，准确性约 85%。ALD 腺瘤在 T1 加权像上为比肝脏 MR 信号低或相同强度信号，在 T2 加权像信号稍增高，肾上腺癌在 T1 像上为等信号，T2 像上信号明显增高。

（4）放射性碘化胆固醇肾上腺扫描 根据 ^{131}I 标记的胆固醇在肾上腺转化为皮质激素的原理，用扫描法可显示腺瘤及增生组织中 ^{131}I 浓集部位，如在 DXM 抑制期进行核素扫描，则不仅能显示皮质形态，还能反映皮质功能状态。检查前 3 天开始用稳定碘化物（复方碘溶液每次 5 滴，每天 3 次）和 DXM（每次 2mg，每天 4 次）直至检查结束，目的是封闭甲状腺对示踪放射碘的摄取和抑制 ACTH 释放，第 4 天予示踪剂（常用 NP-59），48 小时后双侧肾上腺摄取不对称则提示腺瘤，而 72 小时后两侧摄取对称则提示双侧增生。诊断准确度为 72%，如结合 CT 扫描可对 92% 的肾上腺病变准确分辨。但如果肾上腺 CT 正常，则放射性碘化胆固醇扫描也不会有很大帮助，所以此项检查通常在其他检查结果有矛盾时选用。

10. 双侧肾上腺静脉插管分别采血测定 ALD 如果上述检查均不能确定原醛症病因时，可进行此项检查，插管采血过程中持续输入 ACTH（5IU/h），以尽量减少因应激诱发的内源性 ACTH 释放，后者会导致肾上腺皮质激素一过性分泌增加。若一侧肾上腺静脉血 ALD 水平较对侧高 10 倍以上，则高的一侧为腺瘤。若两侧血 ALD 水平都升高，相差仅 20%~50% 则可诊断特醛症。因本检查为有创性，且有引起肾上腺出血的危险性，技术难度较大，故不列为常规检查。

（三）中医诊断

1. 痿证 可见肌肉痿弱无力，甚不能持物行走，即可诊断。

2. 心悸 见心中悸动，惊惕不安甚则不能自主为主症，即可诊断。

（四）鉴别诊断

原发性 ALD 增多症的病因鉴别见表 10-2。

表 10-2 原醛症的主要病因鉴别

	ALD 腺瘤	特醛症	原发性肾上腺皮质增生	肾上腺皮质癌	GRA
肾上腺病理	腺瘤（直径多 < 3cm）	双侧增生	单侧或双侧增生	肿瘤（直径大 > 3cm）	皮质束状带增生
发生率	70%~80%	10%~20%	1%	< 1%	—
临床表现	较重	较轻	介于腺瘤和特醛症之间	较重	较轻
肾素活性抑制	完全	不完全	完全	完全	完全
立位试验中 ALD 对直立位的反应	大多数病例不升高或下降	大多数病例显著上升	不升高或下降	多数不升高或下降	下降
AT-2 输注试验	大多数无反应	血 ALD 升高	无反应	无反应	无反应
血浆 18- 羟皮质酮	显著升高	无明显升高	显著升高	—	无明显升高
血浆 18- 羟和 18- 氧皮质醇	升高	无明显升高	升高	—	显著升高
DXM 抑制试验中血 ALD 水平	一过性抑制	一过性抑制	一过性抑制	一过性抑制	全程抑制
肾上腺影像学检查	显示肿瘤影像	显示增生影像	显示增生影像	显示肿瘤影像	无异常发现
其他	血 VEGF 升高	—	—	血 VEGF 升高，尿中 11- 羟皮质醇和 33- 羟 -5- 烯类固醇代谢物增多	基因检查可发现嵌合基因
治疗选择	手术治疗	药物治疗	手术治疗	手术治疗	药物治疗

1. 原发性高血压 本病用排钾利尿剂治疗或伴腹泻、呕吐等情况时，也可出现低血钾，尤其是低肾素型患者应注意鉴别。但本病通常无血、尿 ALD 升高，普通降压药治疗有效，结合

前述一些特殊检查可以鉴别。

2. 肾性高血压 肾动脉狭窄性高血压、恶性高血压，均由于肾缺血，刺激肾素 – 血管紧张素系统，导致继发性 ALD 增多而合并低血钾。但本病患者血压呈进行性升高，较短时间内即出现视网膜损害和肾功能损害，往往有氮质血症和酸中毒表现。肾动脉狭窄者在肾区可听到血管杂音，静脉肾盂造影、放射性肾图等可发现一侧肾功能减退，而肾动脉造影可确诊。另外根据患者肾素 – 血管紧张素系统活动增高，可与原醛症鉴别。但亦要警惕肾动脉狭窄合并原醛症，以及终末期肾病合并原醛症的情况，两者都可能掩盖原醛症的表现而致漏诊。

3. 肾脏疾病

（1）失盐性肾病 常由慢性肾炎、慢性肾盂肾炎导致肾髓质高渗状态受损，肾脏潴钠功能障碍，引起低血钠和低血容量，继而引起继发性 ALD 增多。本病肾功能损害较严重，尿钠排泄增高，常伴脱水或酸中毒。低钠试验中尿钾不减少，血钾不升。螺内酯试验不能改善低血钾和高血压。肾素 – 血管紧张素系统活性增高可资鉴别。

（2）肾小管性酸中毒 是由于远端肾小管泌 H^+ 障碍或近端小管重吸收 HCO_3^- 障碍引起尿酸化失常、丢失碱储，导致慢性酸中毒和电解质平衡紊乱。可分为四型：Ⅰ 型：远端型肾小管性酸中毒；Ⅱ 型：近端型肾小管性酸中毒；Ⅲ 型：混合型；Ⅳ 型：高钾型肾小管性酸中毒。其中远端型因尿中丢失钠、钾盐，常伴有继发性 ALD 增多和明显低钾血症。实验室检查示高氯性酸中毒、尿酸化障碍、血钙磷偏低而碱性磷酸酶升高、氯化铵负荷试验阳性有助于诊断本病。

（3）Fanconi 综合征 此症是由于先天性或后天性原因引起近曲小管转运功能障碍，使一些正常情况下由肾小管重吸收物质，如葡萄糖、氨基酸、磷酸盐、重碳酸盐及其他电解质等，大量从尿中排出，因此也伴有尿钾排泄增多，尿酸化功能受损，低钾血症。但临床上还有生长迟缓、先天畸形、矮小、骨骼畸形、脱水、酸中毒、尿糖、氨基酸及其他电解质排泄增多等表现。

（4）Liddle 综合征 即假性 ALD 增多症，为一种家族性单基因遗传病，是由于编码远端肾小管上皮细胞钠通道蛋白 β 链或 γ 链的基因发生活化突变，使钠通道活性增高，钠重吸收增强，钠 – 钾、钠 – 氢交换过度加强，导致高血压、低血钾和碱血症，但尿酸化正常。肾素 – 血管紧张素 – 醛固醛系统受抑制，肾上腺影像学检查无异常，用螺内酯治疗无效，而用肾小管钠重吸收抑制剂氨苯蝶啶治疗反应良好，可与原醛症鉴别。目前已能通过分子生物学方法如基因直接测序法对该病进行分子诊断。

4. 肾素分泌瘤 该肿瘤起源于肾小球旁细胞，分泌大量肾素引起高血压、低血钾，发病年龄轻，高血压严重，血浆肾素活性很高，B 超、CT 或血管造影可显示肿瘤，手术切除肿瘤可治愈。

5. 11β– 羟类固醇脱氢酶缺陷 11β– 羟类固醇脱氢酶（11beta-hydroxysteriod dehydrogenase，11β-HSD）缺乏可分为遗传性和获得性两类，无论哪种病因所致均引起盐皮质激素过多表现，但没有任何一种盐皮质激素过量的实验室依据，又称为功能性盐皮质激素过多综合征。当11β-HSD 缺乏时，糖皮质激素 11 位不能脱氢，皮质醇不能转变成皮质素，糖皮质激素与盐皮质激素受体结合，发挥盐皮质激素作用。

（1）遗传性 11β-HSD 缺陷 是一种临床少见的常染色体隐性遗传病，Ⅱ 型 11β-HSD 分布于肾远曲小管和集合管，由 16q22 上一基因编码。在对几个患病家族的研究中已发现了该基因的许多点突变，其中 R337C 突变使该酶催化皮质醇转化为皮质素的能力大大减弱。该病临床表现与原醛症十分相似，有低肾素性高血压、低血钾和碱血症，对螺内酯治疗反应良好，但体内 ALD 及其他盐皮质激素水平均极低，患者尿中主要排泄皮质醇的四氢代谢产物而缺少皮质酮的四氢代谢产物（正常人尿中皮质酮的代谢产物较皮质醇者多）。另外，患者对氢化可的松很敏感，少量给予即可诱发盐皮质激素过多的表现，但这些症状又可被小剂量 DXM 抑制，显示此病中发挥盐皮质激素作用的是皮质醇，DXM 因潴钠作用弱，且对下丘脑 - 垂体 - 肾上腺皮质轴有强大的抑制作用，所以主要起拮抗剂样作用。当青少年有明显盐皮质激素过多症状，血皮质醇正常而尿 17- 羟类固醇低，排除 11β- 羟化酶、17α- 羟化酶缺陷和原醛症时，应高度怀疑此病的可能性。

（2）获得性 11β-HSD 缺陷　临床有许多由于长期摄入甘草制剂而诱发功能性盐皮质激素过多综合征的病例报道，其中一些因引起了严重的高血压和低血钾，甚至威胁生命。甘草次酸（一种甘草活性成分）对正常人可导致明显盐皮质激素过多综合征，使尿皮质酮的四氢代谢产物减少，DXM 能逆转这一效应。而对原发性肾上腺皮质功能减退患者用甘草作盐皮质激素替代治疗时，仅在同时给予氢化可的松的情况下有效，这些均提示甘草次酸抑制了 11β-HSD 活性，使糖皮质激素通过与盐皮质激素受体结合发挥盐皮质激素作用。近期亦有报告发现肾小球肾炎患者的 11β-HSD 活性减退，参与了疾病过程中的水钠潴留，但 11β-HSD 活性下降的原因不明。另外，甘琥酸钠亦能引起与甘草次酸相同的效应，但认为主要是通过抑制皮质醇的 A 环还原降解过程起作用。

6. 其他肾上腺疾病　皮质醇增多症（尤其是肾上腺皮质癌和异位 ACTH 综合征）易发生明显的高血压、低血钾和碱血症，但患者有原发病的典型症状、体征，血、尿皮质醇及其代谢产物增多，而 ALD 分泌无增高，不难鉴别。分泌其他盐皮质激素（除 ALD 外）的肾上腺癌可分泌除 ALD 外其他盐皮质激素（如去氧皮质酮），亦可引起原醛症样表现，但肾上腺癌瘤体通常较大，常伴有性激素异常，另外血浆肾素活性，血、尿 ALD 水平均低，而其他盐皮质激素水平升高可资鉴别。

意大利的一个多中心回顾性研究显示 89% 的肾上腺意外瘤为无分泌功能肿块，6.2% 为亚临床库欣综合征，3.4% 为嗜铬细胞瘤，0.89% 是 ALD 瘤。而肾上腺意外瘤亦可与双侧肾上腺皮质增生、ALD 瘤、原发性肾上腺皮质增生合并存在，造成对原醛症的病因分类诊断的困难。鉴别诊断主要是依靠对临床症状、激素含量筛查、影像学检查、双侧肾上腺静脉插管采血作激素测定等资料的综合分析，在非手术病例则应对患者肾上腺形态和功能进行长期随访。

7. Bartter 综合征　现在已知该综合征代表了以肾脏电解质转运异常为基础而分子机制各不相同的一组常染色体隐性遗传病，按遗传和临床特征至少可分为三种亚型：产前或新生儿 Bartter 综合征、经典 Bartter 综合征和 Gitelman 综合征。

重症新生儿 Bartter 综合征与编码 Henle 祥上的运载蛋白的基因突变有关，即编码丁苯尿酸敏感性 Na-K-2Cl 同运载蛋白（NKCC2）基因或 ATP 敏感性内向性调校 K 通道（ROMK）基因发生突变，引起尿钾排泄增多及氯化钠重吸收障碍。此型还常伴有其他先天性异常，如神经性耳聋等；经典 Bartter 综合征亦大多在 6 岁以前发病，幼儿期常有脱水、低血压表现，20% 病例有低镁血症，尿钙排泄正常或增高。本型认为与编码氯通道（CLCNKB）的基因突变有关，引起氯离子重吸收障碍；Gitelman 综合征是一种病情较轻的亚型，有低镁血症和低尿钙，可以此特点与前两型鉴别，患者发育迟缓，尿前列腺素 E 排出正常，PTH 分泌减少并常合并软骨钙化，可能与低镁血症有关。本型与噻嗪类利尿剂敏感性 Na^+/Cl^- 同运载蛋白（TSC）的基因突变有关。但这些基因缺陷还不能解释所有 Bartter 综合征患者的临床变化。Bartter 综合征的低血钾和碱中毒应与低氯饮食和氯丢失性腹泻或幽门梗阻等肾外失盐引起的假 Bartter 综合征、原醛症、Liddle 综合征、其他肾小管疾病等进行鉴别。

治疗主要为对症处理，包括补充钾盐或镁盐，联合用前列腺素合成酶抑制剂如吲哚美辛和保钾利尿药螺内酯，常能有效改善症状，促进生长发育。

8. 雌激素所致高血压 服用雌激素（如避孕药）可刺激肾素 – 血管紧张素 – 醛固酮系统，引起高血压、低血钾。鉴别主要根据服药史，停药后症状好转，以及血浆肾素、AT–2 和 ALD 含量均升高进行判断。

9. 其他继发性 ALD 增多症 在充血性心力衰竭、肝硬化失代偿期、肾病综合征等与周围性水肿有关疾病状态下，由于有效血容量不足，刺激肾素 – 血管紧张素 – 醛固酮系统和（或）ALD 代谢清除减慢，产生继发性 ALD 增多。可根据基础疾病的存在、肾素 – 血管紧张素系统兴奋，以及肾上腺影像学检查正常等与原醛症鉴别。

六、治疗

（一）中医治疗

1. 常见证型辨证治疗

（1）肝肾不足证

症见：症见头痛，头晕，耳鸣，肌肉痿软，烦渴，多饮，多尿，舌质偏红，脉沉细。

肾藏精而开窍于耳，髓海空虚则头痛、头晕、耳鸣；肝肾阴虚，虚热内炽故引水自救而见烦渴、多尿；肾亏无以约束小便则多尿；肝肾不足，精血不能濡养则肌肉痿软。

治宜：补益肝肾。

选方：六味地黄汤加减。药用熟地黄 24g、山药 12g、山萸肉 12g、茯苓 9g、牛膝 6g、续断 6g、黄芪 9g、五味子 6g、益智仁 6g、桑螵蛸 6g、泽泻 9g、牡丹皮 9g 等。方中熟地黄固肾益精；山药、五味子益气养阴生津；茯苓健脾渗湿；黄芪生津养血，补气升阳；益智仁暖肾固精；牛膝、续断益肾强骨；山萸肉、桑螵蛸固精缩尿；泽泻、牡丹皮清泻火热。全方共奏滋阴补肾，填精益髓之效。若阴伤阳浮者，合用生脉散育阴潜阳。若阴竭阳亡者，合参附龙牡汤益气敛阴，回阳固脱。

（2）湿浊中阻证

症见：脘腹痞胀，甚至腹胀如鼓，恶心欲吐，纳差，口渴，肢体萎软麻木，小腿及腰胯困重，头重，头痛，视物模糊，苔白腻，脉迟缓。

湿浊中阻，气机不利则脘腹痞胀，腹胀如鼓，纳差；胃气上逆则恶心欲吐；湿浊中阻，经脉不血运行不畅，无以濡养筋骨经脉则肢体痿软麻木，小腿及腰胯困重；湿蒙清阳则头重、头痛，视物模糊；湿浊为重则见苔白腻，脉迟缓。

治宜：燥湿化浊。

选方：二陈汤加减。药用陈皮 15g、半夏 15g、茯苓 9g、藿香 9g、佩兰 9g、大腹皮 6g、厚朴 6g、防己 3g、槟榔 6g 等。方中半夏燥湿化痰，降逆和胃；茯苓健脾益气；藿香、佩兰芳香化湿，和中止呕；陈皮、大腹皮行气宽中；厚朴燥湿除满；防己、槟榔行气利水消肿。诸药合用共奏燥湿化浊，理气和中之效。若化热者，改用黄连温胆汤；若兼脾胃虚弱者，加党参、白术、砂仁健脾和中。

（3）阴虚火旺证

症见：心悸易惊，失眠，五心烦热，盗汗，思虑后乏力心慌，耳鸣，头晕目眩，急躁易怒，舌红少津，苔少，脉细数。

治宜：滋阴清火，养心安神。

选方：天王补心丹加减。药用生地黄 15g、茯苓 15g、当归 12g、柏子仁 12g、酸枣仁 12g、五味子 12g、黄连 9g、天冬 9g、麦冬 9g、远志 9g、桔梗 9g、丹参 9g、人参 6g、朱砂 6g、炙甘草 6g。方中生地黄、麦冬、天冬滋阴清热，养心阴以安神；当归、丹参补血养心；人参、炙甘草补益心气；黄连清热泻火；朱砂重镇安神；茯苓、远志、酸枣仁、柏子仁安养心神；五味子收敛耗散之心气；桔梗载药上行。若兼肾阴亏虚，遗精遗尿，加龟甲、熟地黄、知母；若兼见心肾不交寒热错杂，加服交泰丸。或用中成药，如朱砂安神丸。

（二）西医治疗

原发性 ALD 增多症的治疗有手术治疗和药物治疗两种方式，腺瘤、癌肿、原发性肾上腺皮质增生应选择手术治疗，手术治疗又分为传统的开腹手术和经腹腔镜肾上腺手术。特醛症和糖皮质激素可抑制性醛固酮增多症应采用药物治疗。如临床难以判定病因类型则可行手术探查，或先用药物治疗并追踪病情发展，并根据最后诊断决定治疗方案。

1. 手术治疗　手术治疗对肾上腺 ALD 腺瘤的疗效好，曾有报道治愈率达 90%，但也有报道远期治愈率仅为 69%。手术前应进行适当准备，纠正电解质及酸碱平衡紊乱，使血钾恢复正常，并适当降低血压。可予螺内酯 80~100mg，每日 3~4 次，待血钾恢复，血压下降后改为 40~60mg，每日 3~4 次。对血压特别高、血钠高者宜用低盐饮食，每日钠摄入量限制在 80mmol 左右，补充氯化钾 4~6g/d，分次口服。另外应根据患者情况及手术方式酌情考虑是否短期用糖皮质激素。如手术成功，电解质及酸碱平衡紊乱将迅速得到纠正，但有些患者术后出现短期高钾血症，认为与腺瘤抑制正常肾上腺皮质功能，导致术后一过性 ALD 分泌不足有关，一般不需替代治疗。术后血压的变化可有以下几种情况：逐渐下降至正常或接近正常；血压一度降至正常后又复升高，但不如术前明显且易用降压药控制；血压无明显下降。近年来研究认为术后持续高血压的主要影响因素是年龄，年龄越大术后持续高血压的可能性越大。另外，亦可能是患者同时合并原发性高血压。有学者比较术后高血压的发生率与随机人群中同年龄组原发性高血压的发病率一致。

对特醛症患者做肾上腺次全切除术并不能使病情缓解，故主张用药物治疗，但有一些原发性双侧增生患者可行肾上腺次全切除术治愈，但术前无法确定这种预后，可根据术前螺内酯降压及纠正低血钾的疗效加以判断。如螺内酯易于控制术前症状，则可能是手术预后良好的标志。

经腹腔镜的肾上腺手术在临床已开始推广，因该手术创伤较小，术后恢复快，痛苦少，对于肾上腺直径小于 6cm 的良性肿瘤均可考虑选择这种手术方法切除患侧肾上腺或剜除肿瘤，甚至对于 ALD 瘤合并妊娠的妇女亦可安全地实施这种手术而不引起产科并发症，其最适宜手术时机认为是在妊娠中期。这种手术可选侧卧位经腹腔径路和不经腹腔的后径路，前者较常用，而后一径路则可避免手术造成的与胰腺、脾、结肠、十二指肠有关的并发症。手术成功率可达 95% 以上。与经典的开腹手术比较，手术所需时间及疗效无显著差异，但经腹腔镜手术患者术后恢复时间、镇痛药使用时间明显缩短，术后并发症亦较少。但经腹腔镜手术亦有缺点，如术前未能明确的恶性肿瘤有可能在这种式中形成广泛腹腔转移。过大的肿瘤（直径 > 6cm）均不宜此项手术。另外，有研究发现这种手术中运用的气腹技术能显著减少尿量，这对肾功能不全的患者有可能造成不良影响。因此，应该根据患者的基本情况并权衡与肿瘤有关的各项因素来选择术式。

2. 药物治疗　凡确诊特醛症、GRA，以及手术治疗疗效不佳的患者宜采用药物治疗，而不愿手术或不能耐受手术的 ALD 腺瘤患者亦可用药物治疗，使症状得到控制。

（1）ALD 拮抗剂　螺内酯仍是治疗原醛症的一线药物。初始剂量一般为 20mg/d，如病情需要，可逐渐增加至最大剂量 100mg/d。开始服药后每周监测血钾，根据血钾水平调整螺内酯剂量。螺内酯对雄激素受体和孕酮受体有部分拮抗作用，故长期应用可引起女性月经紊乱和男性乳腺发育、阳痿、性欲减退等副作用。螺内酯导致的男性乳房发育呈现明显的剂量相关性，必要时可同时加用氨苯蝶啶等减少螺内酯剂量以减轻其副作用，但为避免高钾血症的发生，肾功能不全慢性肾脏病（CKD）3 期患者慎用，CKD4 期及以上禁止服用。

目前临床上已开始试用坎利酮（canrenone）的钾盐制剂和依普利酮（eplerenone），前者为螺内酯的活性成分，因减少了螺内酯一些中间代谢产物的抗雄激素和抗孕激素作用而减少了副作用；后者为一种选择性 ALD 拮抗剂，对雄激素受体和孕激素受体的亲和力低，亦可减少抗雄激素和抗孕激素的副作用。

（2）阿米洛利（amiloride）和氨苯蝶啶　阿米洛利阻断肾远曲小管的钠通道，具有排钠潴钾作用。初始剂量为 10~20mg/d，必要时可增至 40mg/d，分次口服。服药后多能使血钾恢复正常，对特醛症患者难以良好控制血压，常需与其他降压药联合使用。氨苯蝶啶可减少远曲小管钠的重吸收，减少钠钾交换，改善低血钾，但对血压控制无帮助。

（3）钙通道阻滞剂　由于钙离子为多种调节因素刺激 ALD 产生的最后共同通道，钙通道阻断剂是原醛症药物治疗的一种合理途径。有报道用硝苯地平、氨氯地平能有效改善原醛症的临床表现。

（4）血管紧张素转换酶抑制剂　可使特醛症患者 ALD 分泌减少，改善钾平衡和控制血压，常用卡托普利、依那普利等。

（5）赛庚啶　为血清素拮抗剂，可使特醛症患者 ALD 水平降低，但临床治疗疗效尚不肯定。

（6）糖皮质激素　仅适合于 GRA。主要通过抑制 ACTH 分泌以减少醛固酮作用，建议服用长效或中效糖皮质激素，地塞米松起始剂量为 0.125~0.25mg/d，泼尼松起始剂量为 2.5~5mg/d，两种药均在睡前服，建议使用最少剂量糖皮质激素使患者血压或血钾维持在正常范围，如血压控制不佳，可联合使用醛固酮受体拮抗剂。

（7）阻断 ALD 合成药　①酮康唑：大剂量时可阻断几种细胞色素 P450 酶，干扰肾上腺皮质 11β- 羟化酶和胆固醇链裂酶活性，可用于治疗原醛症。②氨鲁米特：可阻断胆固醇转变为孕烯醇酮，使肾上腺皮质激素合成受抑，亦可用于治疗原醛症，但两药均有较大副作用，长期应用的疗效尚待观察。

七、预后与转归

单侧肾上腺腺瘤或增生的患者手术切除治愈率为 70%~90%，术后改善不理想的患者可能与合并原发性高血压、长期血压高、肾损害、动脉粥样硬化等有关。

八、难点与对策

原发性醛固酮增多症（primary aldosteronism，PA）分型诊断是临床上的难点，其很大程度上影响着患者治疗方案的选择。肾上腺静脉取血 (adrenal venous sampling，AVS) 被认为是 PA 分型诊断的"金标准"，但是否应对所有患者进行 AVS 检查一直存在争议。2014 年美国高血压杂志发表的《肾上腺静脉取血专家共识》建议以下人 群可不行 AVS 检查：①年龄小于 40 岁的患者，肾上腺 CT 检查显示单侧腺瘤且对侧肾上腺正常；②肾上腺手术高风险患者；③怀疑肾上腺皮质癌的患者；④患者已经证实为家族性醛固酮增多症Ⅰ型或Ⅲ型。关于 PA 的病理诊断目前尚无统一标准，如何真正分区腺瘤及结节样增生，建立 PA 分子分型的新方法更值得深入研究及探讨。

第三节　肾上腺皮质功能减退症

肾上腺皮质功能减退症（adrenocortical insufficiency，ACI）是由于双侧肾上腺因自身免疫、结核、真菌等感染或肿瘤、白血病等原因破坏，或双侧肾上腺的绝大部分或全部切除所引起的肾上腺皮质激素分泌不足，也可继发于丘脑分泌 CRH 或垂体分泌 ACTH 不足所引起的慢性临床综合征。以色素沉着、疲倦消瘦、低血压及水、盐代谢紊乱为主要临床特征。肾上腺皮质功能减退症属中医的"虚劳""黑疸"等范畴。

肾上腺皮质功能减退症多见于成年人，结核性者男多于女，自身免疫异常所致的特发性者女多于男。临床表现主要为衰弱无力、皮肤黏膜色素沉着、体重减轻、低血压、食欲减退、恶心、呕吐、水电解质代谢紊乱及神经系统损害等症状。

一、中医病因病机

肾上腺皮质功能减退症属中医的"虚劳""黑疸"等范畴，其病因主要有先天不足，肾精素亏；或后天失调，如大病久病失治或误治后，重创气血阴阳，致肾虚难复。病理变化为脏腑虚损，以肾阳虚为主。各种病因都可损及肾脏。肾虚则五脏六腑之气不足，故出现全身性虚弱症状。命门寄于肾，肾气不足，命门火衰，则肾阳虚衰，脾阳依赖肾阳温煦，肾阳衰脾阳亦虚，故常见脾肾阳虚证。又因肝肾同源，肾精不足，元阳不充，则也可见肝肾阴虚证。此外，由于脏气亏虚，不能生血，气虚不能推动血液运行，病变过程中往往又伴血虚或血瘀的病理改变。

二、西医病因及发病机制

临床上，肾上腺皮质功能减退症的患者可分为两大类（表 10-3）。

（1）肾上腺产生足够数量激素的能力原发性不足，即原发性肾上腺皮质功能减退症，又称 Addison 病，系由于自身免疫、结核、感染、肿瘤等破坏双侧绝大部分肾上腺组织所致；

（2）ACTH 形成或释放不足引起的肾上腺继发性衰竭，即继发性肾上腺功能减退，为垂体、下丘脑等病变引起的 ACTH 不足，其中继发于下丘脑 CRH 和其他促 ACTH 释放因子不足者亦称为三发性 ACI。慢性 ACI 多见于老年人，结核性 ACI 男性多于女性，自身免疫所致"特发性"ACI 以女性多见，急性 ACI 多继发于席汉综合征或原有慢性 ACI 基础上，遇应激、手术、创伤、感染等情况而诱发。以下重点阐述肾上腺本身原因引起者。

表 10-3　肾上腺皮质功能减退症病因

原发性肾上腺皮质功能减退症	（1）腺体解剖学结果损毁（慢性或急性） 　①特发性"萎缩"（自身免疫、肾上腺脑白质营养不良） 　②手术切除 　③感染（结核、真菌、病毒——尤其是艾滋病患者） 　④出血 　⑤浸润：转移 （2）激素合成代谢性衰竭 　①先天性肾上腺增生 　②酶抑制剂（美替拉酮、酮康唑、氨鲁米特） （3）ACTH 阻断性抗体 （4）ACTH 受体基因突变 （5）先天性肾上腺发育不良
继发性肾上腺皮质功能减退症	（1）下丘脑-垂体疾病引起的垂体功能低下 （2）下丘脑-垂体轴被抑制 　①被外源性甾体激素所抑制 　②被来自肿瘤的内源性甾体激素所抑制

三、临床表现

无论原发性或继发性，ACI 共有的表现就是皮质醇缺乏，其重要表现有：①乏力、虚弱和抑郁；②纳差和体重减轻；③头晕和直立性低血压；④恶心、呕吐和腹泻；⑤低钠血症和低镁血症；⑥轻度正细胞性贫血伴有淋巴细胞和嗜酸性粒细胞增多。肾上腺皮质功能减退症症状、体征出现频率如表 10-4 所示。

表 10-4　肾上腺皮质功能减退症各种症状和体征出现频率

症状或体征	出现频率（%）	症状或体征	出现频率（%）
软弱无力	99	腹痛	34
皮肤色素沉着	98	嗜盐	22
体重减轻	97	腹泻	20
食欲不振、恶心和呕吐	90	便秘	19
低血压（＜110/70mmHg）	87	晕厥	16
黏膜色素沉着	82	白癜风	9

（一）原发性 ACI

该病特有的表现是糖皮质激素和盐皮质激素均缺乏，多存在以下表现。

1. 皮肤色素沉着　慢性原发性 ACI 的最特征表现，几乎见于所有 Addison 病患者，皮肤呈棕褐色或黑褐色，有光泽，分布于全身，也可为局部性，一般以暴露处、摩擦处、乳晕、瘢痕等处尤为明显，黏膜色素沉着见于齿龈、舌部、颊黏膜等处，系垂体 ACTH、黑素细胞刺激素分泌增多所致。

2. 皮质类固醇性激素缺乏　慢性原发性 ACI 有糖皮质激素和盐皮质激素缺乏表现，而慢性继发性 ACI（ACTH 缺乏）仅有糖皮质激素缺乏表现，由于引起原发性 ACI 的各种肾上腺病变不仅局限于束状带，一般球状带和网状带也被破坏，因此醛固酮缺乏是 Addsion 病的特异性表现，临床表现以厌食、无力、低血压、慢性失水和虚弱、消瘦最为常见，低血钠，24 小时尿钠排出量大于 216mmol/24h。另外，细胞外液容量缩小，常伴有低血压和直立性低血压，严重时可发生晕厥、休克，肾排钾和氢离子减少，可出现血钾升高和轻度代谢性酸中毒。而类固醇性腺激素缺乏表现为闭经、腋毛阴毛稀少、性欲下降、阳痿和睾丸细小，青少年患者常表现为生长延缓与青春期发育延迟。

（二）肾上腺危象

危象为本病急骤加重的表现，引起糖皮质激素需要量增多的任何因素均可诱发 ACI 危象，常见的诱因有：过冷或过热、烧伤、劳累、感染、分娩、手术、创伤、大量汗出、呕吐、腹泻、失水或突然中断肾上腺皮质激素替代治疗等应激情况。表现为恶心、呕吐、腹痛或腹泻、严重脱水、血压降低、心率增快、脉搏细弱、精神失常，常有高热、低血糖、低血钠，若不及时抢救，可发展至休克、昏迷、死亡。

四、实验室及其他检查

（一）血生化

ACI 患者可有低血钠、高血钾，少数患者可有轻度或中度高血钙，系因为糖皮质激素有促进肾、肠排钙作用，如有低血钙和高血磷则提示同时合并有甲旁减，脱水明显时有氮质血症。可有空腹低血糖，糖耐量试验示低平曲线。

（二）血常规

可表现为正色素性贫血，白细胞分类示中性粒细胞减少，淋巴细胞相对增多，嗜酸性粒细胞明显增多。

（三）激素检查

1.基础血皮质醇 尿 17- 羟皮质类固醇常降低，但也可接近正常，严重的 ACI 患者由于皮质醇基础值明显降低，尿游离皮质醇及 17-OHCS 亦低于正常。一般认为，血浆总皮质醇基础值 ≤ 3μg/dl 可确诊为肾上腺皮质醇减退症，血浆总皮质醇基础值 ≥ 20μg/dl 可排除之，但对于脓毒血症和创伤类患者的血浆总皮质醇 ≥ 25μg/dl 才可排除，急性危重患者基础血浆总皮质醇正常不能排除 ACI。

2.血 ACTH 原发性 ACI 血浆 ACTH 常升高，血浆 ACTH 正常能排除慢性原发性 ACI，但不能排除轻度的继发性 ACI。

3.血 / 尿醛固酮测定 其水平依据病变部位及范围而异，原发性 ACI 可能为低值或正常低限值，而血浆 PRA 活性升高，继发性 ACI 则血 / 尿醛固酮正常。

五、诊断与鉴别诊断

ACI 的诊断包括分型及病因诊断，诊断程序见图 10-3。

临床上遇到以下情况要想到慢性 ACI 可能，如长期乏力、食欲减退及体重减轻；血压降低或直立性低血压；皮肤色素沉着或脱失；不耐寒、闭经、腋毛和阴毛稀少；性欲下降；生长延缓和青春期发育延迟；空腹低血糖症或 OGTT 曲线低平等。

本病需与一些慢性消耗性疾病相鉴别，最具诊断价值为 ACTH 兴奋试验，原发性 ACI 患者示储备功能低下，而非本病患者经 ACTH 兴奋后，血、尿皮质类固醇明显上升。

六、治疗

（一）中医治疗

1.常见证型辨证治疗

（1）脾肾阳虚证

症见：遍身黧黑，神疲乏力，困倦思卧，面浮足肿，食欲不振，大便溏薄，小便清长，腰背酸软，畏寒肢冷，性欲减退，眩晕心悸。舌质淡而胖嫩，舌苔白滑，脉沉微细或濡弱无力。

治宜：温补肾阳，益气健脾。

方药：右归丸合四君子汤加减。药用附子 9g、肉桂 6g、熟地黄 12g、山茱萸 6g、山药 6g、枸杞子 6g、菟丝子 9g、杜仲 9g、人参 9gg、白术 9g、茯苓 9g、当归 6g、干姜 6g、炙甘草 9g。方中附子、肉桂温补肾阳；菟丝子、杜仲补肾强骨；熟地黄、山茱萸、山药、枸杞子

```
┌─────────────────────────────┐
│    肾上腺皮质功能减退症可疑者    │
└─────────────────────────────┘
              │
              ▼
┌───────────────────────────────────────┐
│  血浆 ACTH、皮质醇基础值；快速 ACTH 兴奋试验  │
└───────────────────────────────────────┘
       │                    │
       ▼                    ▼
┌──────────┐        ┌──────────────────┐
│   正常    │        │   ACTH 兴奋试验异常   │
└──────────┘        └──────────────────┘
       │               │              │
       ▼               ▼              ▼
┌────────────────┐ ┌─────────────────────────┐ ┌──────────────────────┐
│  非肾上腺皮质功能减退 │ │ 垂体性或下丘脑性肾上腺皮质减退  │ │  原发性肾上腺皮质减退   │
└────────────────┘ └─────────────────────────┘ └──────────────────────┘
                              │              │
                              ▼              ▼
                    ┌──────────────────────┐
                    │   连续性 ACTH 兴奋试验    │
                    └──────────────────────┘
                         │              │
                         ▼              ▼
                ┌──────────────┐ ┌──────────────┐
                │   有皮质醇反应   │ │   无皮质醇反应   │
                └──────────────┘ └──────────────┘
                         │              │
                         ▼              ▼
          ┌─────────────────────────┐ ┌──────────────────────┐
          │ 垂体性或下丘脑性肾上腺皮质减退  │ │   原发性肾上腺皮质减退   │
          └─────────────────────────┘ └──────────────────────┘
                         │
                         ▼
                ┌──────────────┐
                │   CRH 兴奋试验   │
                └──────────────┘
                    │        │
                    ▼        ▼
    ┌──────────────────┐ ┌──────────────────────┐
    │  ACTH 反应过分或延迟  │ │  ACTH 反应缺乏或低于正常  │
    └──────────────────┘ └──────────────────────┘
             │                     │
             ▼                     ▼
    ┌──────────────────┐ ┌──────────────────────┐
    │  下丘脑性肾上腺皮质减退  │ │   垂体性肾上腺皮质减退    │
    └──────────────────┘ └──────────────────────┘
```

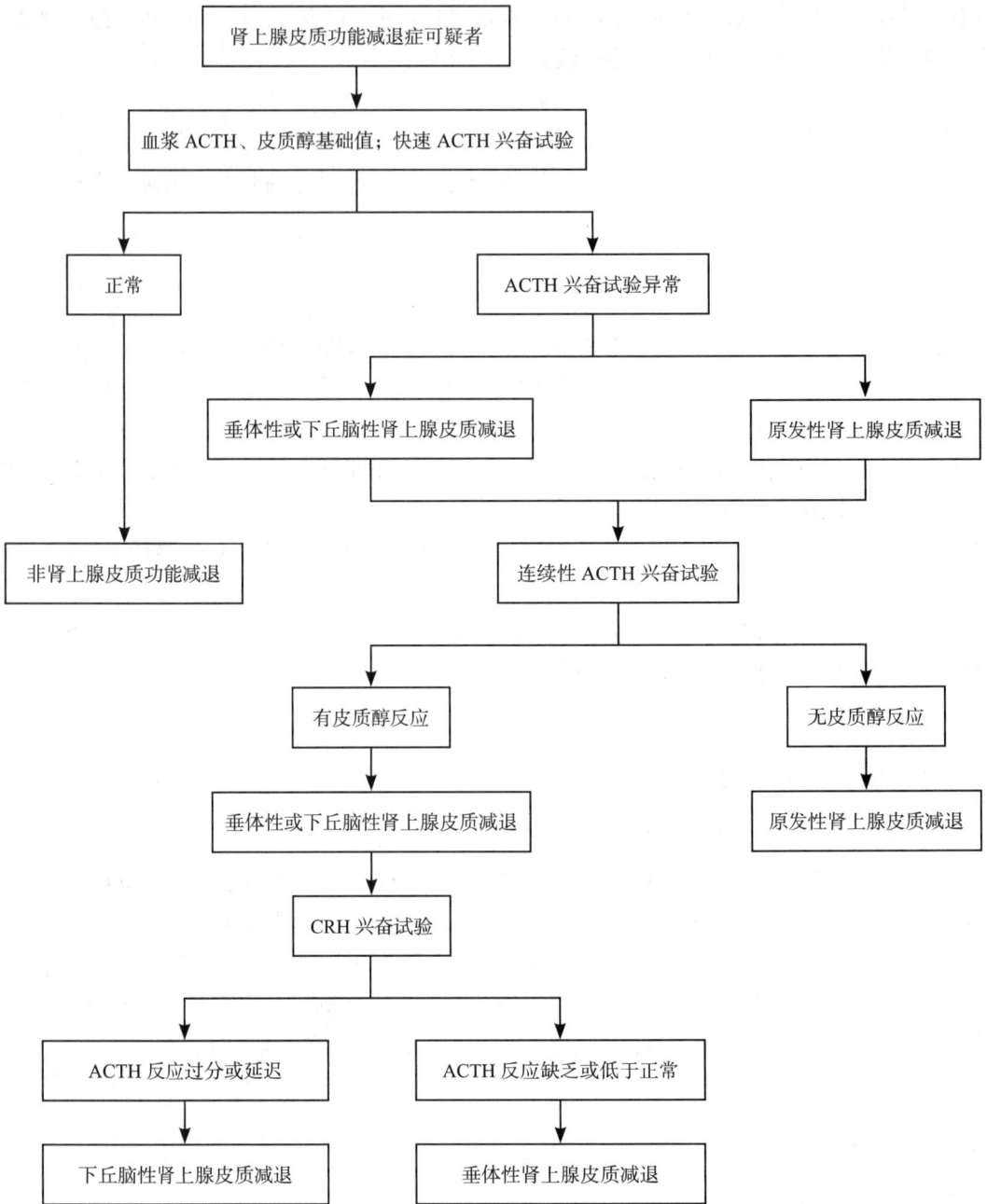

图 10-3　ACI 的诊断程序

填精益髓，滋阴以助阳。人参、白术益气健脾；茯苓健脾宁心；当归养血和血；干姜温中散寒；炙甘草甘温益气，调和诸药。若滑精或久泻者，加补骨脂固精止泻；心悸甚者，加酸枣仁、柏子仁、远志安神宁心。

（2）肝肾阴虚证

症见：本型少见，遍身黧黑，腰膝酸软，头晕耳鸣，视物模糊，心烦失眠，手足麻木，手足心热，妇女月经紊乱。舌红少津，苔薄，脉弦细。

治宜：滋补肝肾，养血填精。

选方：左归丸合四物汤；药用熟地黄 24g、山茱萸 12g、山药 12g、龟板 12g、鹿角胶 12g、菟丝子 12g、枸杞子 12g、牛膝 9g、当归 9g、芍药 9g、川芎 9g。方中熟地黄补血滋阴，益肾填精；龟板、鹿角胶滋阴补肾；山茱萸补益肝肾，涩精敛汗；山药补脾滋阴，滋肾固精；菟丝子、枸杞子养肝明目；牛膝益肾强腰壮骨；当归补血养肝，和血调经；芍药养血敛阴，缓急止痛；川芎辛散温通，使诸药补而不滞。若阴虚火旺者，加知母、黄柏；遗精者，加金樱子、芡实、牡蛎。或用中成药，如金匮肾气丸、参苓白术丸。

（3）气血两亏证

症见：遍身黧黑，腰膝酸软，恶寒怕冷，头晕耳鸣，面色无华，倦怠乏力，手足麻木，爪甲色淡或色暗，妇女月经迟来或停经，来潮量少。舌质淡红，苔少，脉细。

治宜：补肾益气，养血扶正。

选方：大补元煎合八珍汤；药用熟地黄 24g、茯苓 15g、白术 12g、山茱萸 12g、杜仲 12g、川芎 9g、山药 12g、枸杞子 12g、党参 12g、当归 9g、芍药 9g、甘草 9g。方中熟地黄补血滋阴，益肾填精；茯苓、白术补气健脾，运化中焦；山茱萸补益肝肾，涩精敛汗；杜仲温补肾气；川芎行气散郁，使诸药补而不滞；山药补脾滋阴，滋肾固精；枸杞子益精补肾；党参大补元气；当归补血养肝，和血调经；芍药养血敛阴，缓急止痛；甘草调和诸药。若兼泄泻者，加肉豆蔻、补骨脂涩肠止泻；恶风较甚者，加黄芪益气固表。或用中成药，如八珍颗粒、归脾丸。

2. 常用经验方及临床体会　肾上腺皮质功能减退症因肾上腺皮质激素分泌不足，临床表现为虚弱、疲乏、厌食、腹泻等一系列功能衰退的症状，中医可将其归属于“虚劳”范畴。该病常有幼年起病者，系因先天禀赋薄弱，真元亏损。遵《内经》“劳者温之”“精不足者，补之以味”之旨，故治疗以滋阴填精、益气壮阳、安神止悸为法。临床可选用“二仙汤”化裁：仙茅 15g、淫羊藿 10g、巴戟天 15g、当归 15g、鹿角胶（烊化）10g、龟板胶（烊化）10g、丹参 10g、茯神 15g、远志 10g、黄精 15g、白术 10g、韭子 15g。温水煎服，随证加减。

（二）西医治疗

1. 基础治疗　帮助患者明确疾病性质，教育患者坚持终生激素替代治疗，包括长期生理剂量的替代与短期应激替代治疗。建议进食高糖类、高蛋白质、富含维生素而易消化吸收的食物。慢性 ACI 患者禁用抑制皮质醇合成类药物和强力镇静剂、安眠剂及麻醉剂。

（1）激素替代治疗　替代治疗应遵循以下原则：①长期坚持；②个体化：即依据患者身高、体重、性别、劳动强度等，确定个体化的基础量；③必要时对原发性 ACI 患者补充盐皮质激素；④在有应激情况下适当加量。生理剂量替代治疗时，补充糖皮质激素应模仿生理性激素分泌昼夜节律，在清晨时服全日量的 2/3，下午 4 时服余下的 1/3。常用糖皮质激素作用比较见表 10-5。

（2）食盐　食盐进食应充分，每日至少 10g，如有大汗、腹泻时应适量加大食盐摄入。

2. 病因治疗　如有活动性结核者，应积极抗结核治疗，补充替代剂量的肾上腺皮质激素并不影响对结核病的控制，如病因为自身免疫病者，应检查是否有其他腺体功能减退，如存在则应做相应治疗。

表 10-5　常用糖皮质激素作用比较

	剂量（mg）	效果比	半衰期（小时）	作用时间	给药（次/天）	理糖活性	潴钠活性	ACTH 抑制剂（小时）
氢化可的松	20	1.0	1.5	短效	2~4	1.0	++	24~36
可的松	25	0.8	0.5	短效	2~4	0.8	++	24~36
泼尼松	5	4.0	1.0	中效	3~4	4.0	+	24~36
泼尼松龙	5	4.0	3~4	中效	3~4	4.0	+	24~36
甲泼尼龙	4	5.0	3~3.5	中效	4	5.0	0	24~36
曲安西龙	4	5.0	3~3.5	中效	1~3	5.0	0	48
倍他米松	0.6	30.0	5.0	长效	3~4	25.0	0	> 48
地塞米松	0.75	30~50	5.0	长效	2~4	30.0	0	> 48

3. 肾上腺危象的治疗　此为内科急症，应积极抢救。①补液：典型的危象患者液体损失量约达细胞外液的 1/5，故于初治的第一、二天应迅速补充生理盐水，对于以糖皮质激素缺乏为主、脱水不严重者补盐水量适当减少；②糖皮质激素：立即静注氢化可的松 100mg，使皮质醇浓度达到正常人在发生严重应激时的水平，以后每 6 小时加入补液中静滴 100mg，第 2、3 天可减至每日 300mg，分次静滴，如病情好转，继续减至每日 200mg，继而 100mg，可进食则可改为口服；③积极治疗感染以及其他诱因。

七、转归与预后

经过适当的激素替代治疗，多数患者预后良好，可维持生活质量和预期寿命。在正确使用激素替代治疗、注意补充食盐的情况下，本病一般不引起严重不良后果，但在创伤、手术等应激状态下，可因肾上腺危象造成患者严重腹水，血压降低，休克，甚至死亡。

八、难点与对策

慢性肾上腺皮质功能减退症发病率低，由于首发症状不同，病程迁延，病情反复，常多次就诊于多个科室，加之临床医生认识及重视程度不足，极易发生漏诊、误诊及误治，因此在门急诊诊疗过程中，临床医生应重视既往史的追问，如是否有长期粉尘接触史、矿井工作史、结核病史、肿瘤病史、生育史、手术史等。并重点检查是否存在皮肤黏膜色素沉着，如暴露、摩擦、乳晕、结痂等处皮肤，以及颊黏膜、舌部、牙龈等处黏膜。

慢性肾上腺皮质功能减退症缺乏典型临床表现及特异性实验室或影像学检查，早期诊断仍主要依靠医生临床经验，通过病史采集、体格检查、基础实验室及影像学检查结果综合评定及考虑。由于激素的特殊作用，对于重症感染、休克、结核感染等情况下，应在足量抗生素、抗休克及抗结核治疗基础上同时或续贯使用，同时密切监测生命体征、血气分析、内环境等变化。

第四节 嗜铬细胞瘤

嗜铬细胞瘤（pheochromocytoma）是指起源于肾上腺髓质、交感神经节或其他部位的嗜铬组织，这种瘤持续或间断地释放大量儿茶酚胺（catecholamine，CA），引起持续性或阵发性高血压和多个器官功能及代谢紊乱。

本病的发病率较低，在初诊的高血压患者中所占比例为 0.1%~0.5%。各年龄段均可发病，其发病高峰为 30~50 岁，男性和女性的发病率基本上相同，儿童少见。80%~90% 的嗜铬细胞瘤是良性的，恶性占 10%~16%。由于其大量合成和释放 CA，引起一系列临床症候群，故部分患者在生前即得到确诊，而另有部分患者在尸检时才被发现。嗜铬细胞瘤造成心、脑、肾等重要脏器血管的严重损害，甚至危及生命。如能早期诊断，手术切除后大多数可治愈。

嗜铬细胞瘤偶为遗传性，可为多发性内分泌腺瘤综合征（MEN 2A，MEN 2B，von Hippel-Lindau 综合征等）的一部分（常染色体显性遗传）。家族性嗜铬细胞瘤的发病率不尽相同，自 5%~23% 不等，常累及双侧肾上腺。

嗜铬细胞瘤位于肾上腺者占 80%~90%，且多为一侧性；肾上腺外的瘤主要位于腹膜外、腹主动脉旁（占 10%~15%），少数位于肾门、肝门、膀胱、直肠后等特殊部位。多良性，恶性者占 10%。在儿童患者中，肾上腺外和双侧肾上腺的嗜铬细胞瘤发病率较高。

嗜铬细胞瘤在中医中没有相对应的疾病，可根据其临床症状归属于"厥证"。

一、中医病因病机

本病在稳定期主要表现为肝肾不足或阴虚火旺之证。肾藏精，为先天之本，肾左右各一，命门附焉，内藏元阴元阳，为阴阳之宅，水火之府。肾精宜蛰藏而不宜泄露，若禀赋羸弱，劳倦过度，或久病失养，或房劳不节，皆可导致肾精虚耗，肾阴亏损，表现为腰背酸软，疲乏消瘦，潮热多汗，五心烦热，心悸心慌，甚至头晕头痛，视物模糊，焦虑不安等。而一旦受精神刺激，或体位改变的影响，或肿瘤受到挤压、触摸，症状骤然加重，脸色苍白，全身多汗，四肢厥冷。《伤寒论》曰："厥者，阴阳气不相顺接，便为厥，厥者，手足逆冷是也"，《素问·生气通天论》曰："大怒则形气绝、而血菀于上，使人薄厥"。

二、西医病因及发病机制

（一）病因及发病机制

与大部分肿瘤一样，散发型嗜铬细胞瘤的病因仍不清楚。家族型嗜铬细胞瘤则与遗传有关。有报道在多发性内分泌腺瘤病（MEN-2A，MEN-2B）中的嗜铬细胞瘤有 1 号染色体短臂的缺失，也有人发现以上两者均有 10 号染色体 *RET* 原癌基因的种系（germ-line）突变，MEN 2A 表现为 *RET*10 号外显子的突变，此突变可以编码细胞外蛋白质配体结合区域的半胱氨酸残基，从而影响细胞表面的酪氨酸激酶受体，而 MEN 2B 则有 10 号染色体 *RETB* 原癌基因突变，该突变影响细胞内蛋白质结合区域的酪氨酸激酶催化部位。酪氨酸激酶与细胞生长和变异的调节有关。从而导致易感人群发病。von Hippel-Lindau 综合征中的嗜铬细胞瘤，基因损害存在于 *3p25~26* 的肿瘤抑制基因（即 *VHL* 基因），突变多种多样，3 个外显子（1，2，3 号外显子）均可发生突变，可表现为无义突变、错义突变、移码突变或缺失突变等，嗜铬细胞瘤与其错义突变有关；当基因发生突变时，细胞生长失去控制而形成肿瘤。*VHL* 基因生殖细胞系突变决定 *VHL* 家族的肿瘤易感素质及发病情况，而 *VHL* 基因的体细胞系突变则与所发生的肿瘤的恶性倾向有关。在多发性神经纤维瘤（Ⅰ型和Ⅱ型）中，嗜铬细胞瘤只与Ⅰ型有关，其基本的基因损害为 17 号染色体的 *RF1* 基因的失活性突变。此基因也是一个肿瘤抑制基因，其失去表达后，可导致嗜铬细胞瘤及其他肿瘤的发生。

（二）病理

肾上腺内的嗜铬细胞瘤直径常小于 10cm，多为 3~5cm，平均重量 10g 左右，大的肿瘤偶可超过 1000g。肿瘤多为圆形或椭圆形，极少数为哑铃型；瘤体切面为灰色或棕褐色，或杂色相间，常有出血、坏死、囊性变或钙化，光镜下可见肿瘤由较大的、多角形的嗜铬细胞组成，在电子显微镜下可见细胞核周围有密集的富含雌激素和去甲肾上腺素的嗜铬颗粒。恶性嗜铬细胞瘤的直径较良性肿瘤大，在形态学上二者无明显差异，恶性者可有包膜的浸润，血管内可有瘤栓形成，但单凭显微镜所见很难鉴别，主要是观察其有无局部浸润和远处转移。转移的主要部位常为肝脏、骨骼、淋巴结和肺部。家族性嗜铬细胞瘤常为双侧多小结、多中心性病变，其恶性的发生率和复发率较散发型嗜铬细胞瘤高。

肾上腺外嗜铬细胞瘤（或称副神经节瘤）占散发型嗜铬细胞瘤的 15%~20%，肾上腺外的肿瘤直径常小于 5cm，重量 20~40g。肿瘤可在交感神经节内或节外，与肾上腺外嗜铬组织的解剖分布一致；大部分在腹部，可位于腹膜后腹主动脉前、左右腰椎旁间隙、肠系膜下动脉开口处、主动脉旁的嗜铬体（Zuckerkandl 器），还可见于颈动脉体、颈静脉窦、肾上极、肾门、肝门、肝及下腔静脉之间、腹腔神经丛、近胰头处、髂窝或近髂窝血管处、卵巢内、膀胱内、直肠后等处；胸部的肿瘤常位于纵隔后交感神经干上，也可位于心包或心脏；马尾及其他部位的肿瘤罕见。约 20% 肾上腺外嗜铬细胞瘤是多发的。肾上腺外嗜铬细胞瘤恶性的发生率较大，表现为肿瘤切除后的复发和远处转移，有多发、多病灶特点。与其他内分泌腺肿瘤一样，肾上腺髓质肿瘤的病理诊断不能单靠形态表现，除激素测定和临床表现外，必须重视肿瘤细胞的生物学行为（激素合成、分泌和浸润能力）的评价。用免疫组化方法可从瘤细胞中鉴定出如下激素：雌激素（estrogen, E）、去甲肾上腺素（norepinephrine, NE）、多巴胺、血清素、乙酰胆碱、脑啡肽、降钙素基因相关肽（calcitonin gene related peptide, CGRP）、促肾上腺皮质激素释放激素（corticotropin releasing hormone, CRH）、血管活性肠肽（vasoactive intestinal peptide, VIP）、垂体腺苷酸环化酶激活肽（pituitary adenylate cyclase activating polypeptide, PACAP）、心钠肽（atrialnatriureticpeptide, ANP）、抗缪勒管激素（anti-mullerian hormone, AMH）、生长抑素（somatostatin, SS）、神经肽 Y 物质及 P 物质、甘丙素等。一般肾上腺髓质的嗜铬细胞瘤多激素分泌特点较肾上腺外者明显。但肿瘤细胞呈铬粒素、Leu7、S-100 蛋白阳性反应仅说明其为神经外胚胎层来源，不能鉴别其良恶性。有时在细胞的生长、浸润行为模棱两可、确诊有困难时，可借助流式细胞仪诊断。如仍困难，则需依赖于临床的长期追踪观察。

本病的一般组织病理学诊断原则和方法可参照全美病理医师学院癌症委员会公布的诊断草案进行。

肾上腺髓质增生主要指嗜铬细胞的数目增多,按肾上腺髓质/皮质厚度比值计,如大于1:10认为可能有髓质增生。肾上腺髓质增生可为单纯性或伴有 MEN 2,单纯性肾上腺髓质增生大部分表现为双侧肾上腺髓质增生,少数为单侧增生。21-羟化酶缺陷者除有肾上腺皮质增生外,同时有肾上腺髓质功能减退和髓质增生。[131]I-MIBG 可以表现为双侧或一侧(增生侧)肾上腺髓质摄取 MIBG 的量增多。

一些免疫组化指标可用来判断肿瘤细胞的生物学行为。例如,单克隆抗体 MIBI 阳性细胞率在良恶性嗜铬细胞瘤中的差别很大,肾上腺的良性肿瘤细胞的 MIB-Ⅰ阳性率低(0.81%)、恶性时高(3.30%);在肾上腺外,这种差别更明显(0.44%、5.1%),故当 MIB 阳性细胞率大于 2% 时,要高度疑为恶性嗜铬细胞瘤。

三、临床表现

由于肿瘤所分泌的 E 和 NE 的种类、比例的不同及肿瘤大小的差异等,临床表现常常多样化。一般肾上腺外嗜铬细胞瘤由于不能或很少分泌 E,故以高 NE 血症和高神经肽类激素血症的临床表现为主,但肿瘤的部位不同,其表现也有很大差异。常见的临床表现发生率见表 10-6。

表 10-6 散发性嗜铬细胞瘤常见的临床表现发生率

症状	患者数	发生率(%)	症状	患者数	发生率(%)
高血压	69/84	82	虚弱	5/84	6
头痛	49/84	58	腹痛	5/84	6
心悸	40/84	48	体重减轻	4/84	5
多汗	31/84	37	昏迷	2/84	2
气促	22/84	26	视力改变	2/84	2
恶心	19/84	23	中风	2/84	2
潮红/苍白	15/84	18	心律失常	1/84	1
心肌梗死/休克	5/84	6	精神障碍	1/84	1

(一)高血压

高血压是嗜铬细胞瘤患者最常见的临床表现,由于肿瘤分泌 E 和 NE 的比例不同,高血压可表现为阵发性、持续性或在持续性高血压的基础上有阵发性加重。约 50% 的患者表现为持续性高血压,其中半数有阵发性加重。有 25%~40% 患者的高血压是阵发性的,间歇期血压完全正常,发作持续时间短则数秒、数分或数时,长则可达十几小时甚至数天。发作期血压骤升,收缩压可达 300mmHg,舒张压亦明显增高(可达 180mmHg),一般在200~250/100~150mmHg;可因精神刺激、剧烈运动、体位变换、大小便、肿瘤被挤摸压迫按摩而诱发；一般早期发作较少、随病程的延长越发越频，由数月或数周发作一次逐渐缩短为每天发作数次或十余次，最后可转化为持续性高血压伴阵发性加剧。有些患者病情进展较快，表现为严重高血压甚至是恶性高血压，可伴有视网膜血管病变、出血、渗出、视乳头水肿、大量蛋白尿和继发性 ALD 增多症，严重时可有心、肾功能衰竭，甚至危及生命。

嗜铬细胞瘤患者的高血压一般为常规抗高血压药物治疗无效的难治性高血压，但其有时对钙通道阻滞剂和硝酸酯类降压药有反应，对 α- 肾上腺能阻滞剂反应良好。其高血压的发作认为主要是由于分泌释放增多的 CA 对循环系统的直接作用所致。E 作用于心肌，心输出量增加、收缩压上升，而其对于除皮肤外的周围血管均有扩张作用，故舒张压未必增高；而 NE 作用于周围血管引起收缩，使收缩压和舒张压均增高。另外嗜铬细胞瘤患者的交感神经系统敏感性增加，可能与肿瘤释放的一些引起血管收缩的神经肽类如内皮素、神经肽 Y 等有关。手术时挤压、牵拉肿瘤组织，使 NE 及神经肽 Y 等大量释放入血，可导致严重高血压。

（二）头痛、心悸、多汗三联征

头痛、心悸、多汗是嗜铬细胞瘤高血压发作时最常见的三个症状，80% 以上的患者有头痛，表现为严重的前额痛或枕部持续性或搏动性头痛，常较剧烈，呈炸裂样，多由高血压引起；心悸常伴有胸闷、胸痛、心前区压榨感或濒死感；有些患者平时即怕热多汗，发作时表现为大汗淋漓、面色苍白、四肢发冷，但有时也可表现为面色潮红伴有潮热感，多为肿瘤分泌雌激素所致。高血压发作时的头痛、心悸、多汗三联征对嗜铬细胞瘤的诊断有重要意义。

（三）嗜铬细胞瘤高血压危象

嗜铬细胞瘤高血压危象的特点表现为血压骤升达超警戒水平或高、低血压反复交替发作，血压大幅度波动，时而急剧升高，时而突然下降，甚至出现低血压休克。发作时多伴有全身大汗、四肢厥冷、肢体抽搐、神智障碍及意识丧失。有的患者在高血压危象时发生脑溢血或急性心肌梗死。其发病机制可能是肿瘤在原有的高 CA 血症的基础上再阵发性地大量分泌释放 CA，作用于血管中枢影响血管的收缩反射。

（四）其他临床表现

1. 体位性低血压和休克　在未经治疗的高血压患者中，明显的体位性低血压可以提示诊断。体位性低血压可能与循环血容量减少、E 能受体降调节、自主神经功能受损等导致反射性外周血管收缩障碍等有关。另外嗜铬细胞还可贮存和释放引起血管舒张的神经肽和肾上腺髓质素（adrenomedullin）。有时肿瘤以分泌多巴胺为主，或仅分泌多巴胺，使血管扩张，患者血压正常或下降，血和尿中多巴胺比例明显增高可资鉴别。

2. 心脏改变　其表现是在没有冠心病的患者常出现胸痛、心绞痛甚至急性心肌梗死。并且可伴多种心律失常，如窦律过速、窦律过缓、室上性心动过速、室性早搏、左或右束支传导阻滞。也可有充血性或肥厚性心肌病，充血性心力衰竭。另外由于肺毛细血管内皮损害、肺动脉压力增加及细胞内液渗出可引起非心源性肺水肿。其发病机制是由于高浓度的 CA 长期作用于心肌引起心肌细胞灶性坏死、变性、心肌纤维化；并且 CA 可使心肌耗氧增加并引起冠状动脉痉挛，有时酷似心肌梗死，甚至有心肌梗死样心电图异常，必须注意鉴别。长期的高 CA 血症可直接损害心肌细胞，导致所谓的 CA 性心肌病（catecholamine-induced cardiomyopathy），组织病理形态上可见心肌细胞变性、坏死和纤维化，残留的心肌细胞呈代偿性增生、肥大、心室壁增厚、心肌收缩力下降，直至出现充血性心衰。在高浓度的 CA 刺激下，心肌细胞的 G 蛋白 α 亚型表达明显增多，使 Gs- 腺苷环化酶信号扩增，加重心肌病变。瘤细胞还可分泌多量的 VIP、ANP、PACAP、AM 等肽类激素，这些激素对心肌也有毒性作用。

3. 代谢紊乱 CA 使体内耗氧量增加，基础代谢率上升，出现不耐热、多汗、体重减轻等表现，有时可有发热；特别是在高血压危象发作时，产热大于散热，体温可升高 1~3℃，甚至有高热。CA 在体内可使肝糖原和肌糖原加速分解，并可促进糖原异生。另外 α2- 受体有抑制胰岛素释放及对抗外源性或内源性胰岛素降血糖的作用，使血糖升高。一般空腹血糖高于正常者占 60% 左右，发作期更高，可有糖尿；25%~30% 有糖耐量异常，肿瘤切除后血糖可恢复正常。少数患者高血糖可能与嗜铬细胞瘤分泌释放的 ACTH、CRH、GHRH 有关。CA 促进脂肪分解，使血中游离脂肪酸增多，患者消瘦，皮下脂肪减少。因持续性高血压加上脂肪代谢紊乱，可诱发动脉粥样硬化及小动脉硬化。

高钙血症是一种较少见的并发症，可能与合并甲旁腺亢有关，另外嗜铬细胞瘤分泌的 PTH 相关蛋白（PTHrP）也可引起高钙血症。肿瘤切除后，血钙恢复正常。

4. 消化系统症状 CA 可抑制内脏平滑肌的收缩，使肠蠕动减弱，可引起腹胀、腹痛、便秘，甚至结肠扩张；有时还可有恶心、呕吐。另外 CA 还可引起胃肠壁血管增殖性及闭塞性动脉内膜炎，以致发生肠梗死、溃疡出血、穿孔等，此时有剧烈腹痛、休克、出血等急腹症表现。CA 还可使胆囊收缩减弱，Oddi 括约肌张力增高，引起胆汁潴留。分泌的 VIP 过多可导致严重腹泻和水电解质平衡紊乱。

5. 泌尿系统 长期持续性高血压可使肾血管受损，引起大量蛋白尿，甚至肾功能不全。如嗜铬细胞瘤位于膀胱壁，则表现为排尿期或排尿后高血压危象发作，一半以上的患者可有无痛性血尿。这类肿瘤的症状往往出现较其他部位的嗜铬细胞瘤早，但 CA 增加的生化依据则不足，故诊断也较为困难，膀胱镜检查可以发现肿瘤，但未用肾上腺能受体拮抗剂时禁止活检，以免引起致死性高血压危象的发作。

6. 神经系统 患者多有精神紧张、焦虑、烦躁，严重者有恐惧感或濒死感。有的患者可出现晕厥、抽搐、症状性癫痫发作等精神、神经症状。

7. 腹部肿块 约 15% 嗜铬细胞瘤的患者可扪及腹部肿块，扪诊时可诱发高血压的发作，如瘤体内出现出血和坏死时，相应部位可出现疼痛或压痛。

8. 药物的影响 鸦片制剂、组胺、ACTH、胰高血糖素、甲氧氯普胺（灭吐灵）、沙拉新和潘库溴铵等均可引起严重，甚至是致死性的危象发作。吗啡类药物或胰高血糖素也可诱发危象。甲基多巴通过增加释放储存于神经末梢的 CA 而使血压增高，感冒药和缓解充血的药物常含有拟交感药物，可以引起发作；阻滞神经末梢摄取 CA 的药物如胍乙啶或三环类抗抑郁药可以增加循环中 CA 的生理作用，使血压增高；故在怀疑或已诊断的嗜铬细胞瘤患者，应避免使用这些药物。另在未诊断嗜铬细胞瘤的患者在急诊手术时，芬太尼和肌松剂诱导麻醉也可导致危象发作；拟诊嗜铬细胞瘤的患者在未用肾上腺能受体拮抗剂前，禁止做动脉插管造影。

9. 静止型嗜铬细胞瘤 指临床无任何症状，常在其他疾病检查或健康体检时偶尔被发现，在特殊情况下（如手术刺激）可诱发嗜铬细胞瘤性高血压。

四、实验室及其他检查

1. 血、尿儿茶酚胺及其代谢物测定

（1）尿中儿茶酚胺、香草基杏仁酸、3- 甲氧基肾上腺素（MN）和甲氧基去甲肾上腺素（NMN），及其总和（TMN）均可升高。

（2）血浆儿茶酚胺和 DHPG 测定　血浆儿茶酚胺值在本病持续或阵发性发作时明显高于正常。仅反映取血样即时的血儿茶酚胺水平，故其诊断价值不比发作期 24 小时尿中儿茶酚胺水平测定更有意义。

2. 肾上腺 CT 扫描　为首选。做 CT 检查时，由于体位改变或注射静脉造影剂可诱发高血压发作，应先用 α 肾上腺素能受体拮抗剂控制高血压，并在扫描过程中随时准备酚妥拉明以备急需。

3. 磁共振显像（MRI）　可显示肿瘤与周围组织的解剖关系及结构特征。

4. B 超　灵敏度不如 CT 和 MRI，不易发现较小的肿瘤。可用作初步筛查、定位的手段。

5. ^{131}I- 间碘苄胺（MIBG）闪烁扫描、生长抑素受体和 PET 显像　具有定性和定位意义。

五、诊断及鉴别诊断

（一）早期诊断线索

在临床上，遇有下列情况要想到本病可能：①任何类型的高血压者，尤其是中青年及儿童患者；②体位性低血压或血压的波动性大（血压可正常或升高）；③多汗、潮热、不耐热、心悸等症状不能用甲亢或神经官能症解释时；④OGTT 异常，但不伴高胰岛素血症；⑤消瘦原因不明者；⑥高钙血症；⑦使用甲基多巴、组胺、甲氧氯普胺（胃复安）、胍乙啶类、吗啡类药物出现无法解释的高血压；⑧肾上腺肿块；⑨家族成员中患有本病或 MEN 者；⑩意外发现肾上腺"肿块"。

（二）诊断步骤

嗜铬细胞瘤的常规诊断步骤可依下列方式进行（图 10-4）。

1. 病史及临床表现　如有以下的病史及临床表现者，应高度考虑嗜铬细胞瘤的可能：①阵发性或持续性高血压患者，伴头痛、心悸、多汗、面色苍白及胸、腹部疼痛、紧张、焦虑及高代谢症状；②患急进型或恶性高血压的青少年患者；③原因不明的休克，高、低血压反复交替发作，阵发性心律失常，体位改变或排大、小便时诱发血压明显增高；④在手术、麻醉、妊娠、分娩过程中出现血压骤升或休克，甚至心搏骤停者；按摩或挤压双侧肾区或腹部而导致血压骤升者；⑤服用常规抗高血压药物治疗血压下降不满意，或仅用 β 肾上腺能受体拮抗剂治疗反而使病情加重者；⑥有嗜铬细胞瘤、多发性内分泌腺瘤的家族史；或伴有甲状腺髓样癌、神经纤维瘤、黏膜神经瘤或其他内分泌腺瘤的高血压患者。

2. 如有上述情况之一者，收集 24 小时尿液测定尿 CA 及代谢产物 MN+NMN、VMA 及高香草酸（HVA）、抽血测血浆 CA，如尿 CA 及代谢产物和血浆 CA 超过正常上限三倍则可拟诊

病史、体征符合嗜铬细胞瘤、拟诊
↓
留 24 小时尿检测尿 CA 及代谢产物抽血检测血浆 CA
↓

超过正常上限 3 倍 | 处于临界水平 | 处于正常范围内

BP ≥ 170/110mmHg | BP < 170/110mmHg

抑制试验 | 激发试验

酚妥拉明试验（+）可乐定试验（−） | 酚妥拉明试验（−）可乐定试验（+） | 激发试验（+） | 激发试验（−）

明确诊断 | 明确诊断 | 定期观察，必要时作肾上腺 CT 和（或）MRI

肾上腺 CT 和（或）MRI 必要时肾上腺 B 超

发现病灶 | ¹²³I/¹³¹I–MIBG | 未发现病灶

发现病灶 | 追踪观察、药物治疗

术前准备、手术

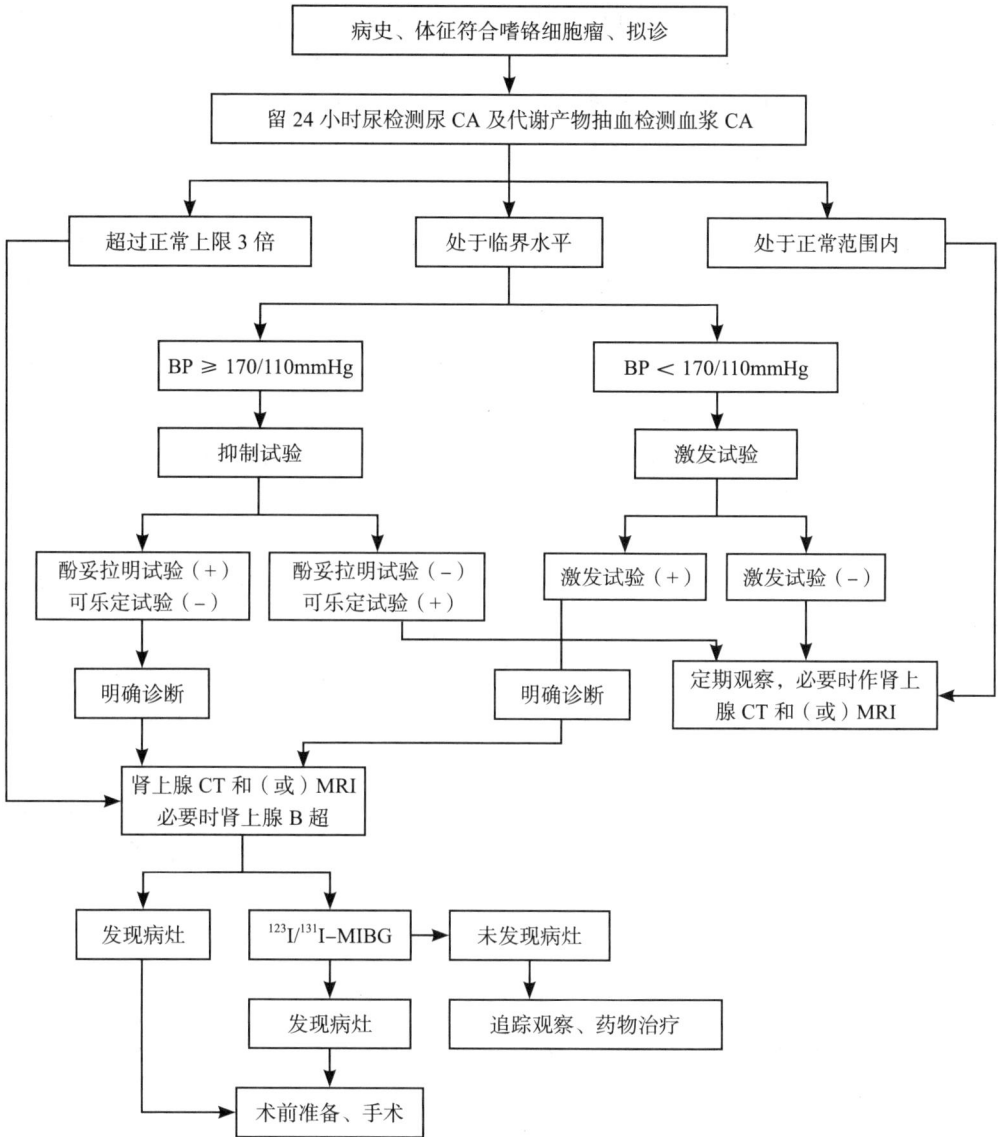

图 10-4 嗜铬细胞瘤诊断流程

为嗜铬细胞瘤。

3. 如有上述临床表现，尿 CA 及代谢产物、血浆 CA 处于临界水平时，可考虑做药理试验。血压 ≥ 170/110mmHg 者做抑制试验，血压 < 170/110mmHg 者可考虑做激发试验，药理试验阳性支持嗜铬细胞瘤的诊断。药理试验有潜在的危险性，应建立静脉通道并准备抢救药品。

4. 如生化测定支持嗜铬细胞瘤的诊断，则进行定位诊断，首选 CT 扫描，必要时做 MRI，如 CT 及 MRI 为阴性时，则考虑 ¹²³I 或 ¹³¹I–MIBG 闪烁扫描。

（三）鉴别诊断

1. 高血压 某些原发性高血压患者伴有交感神经功能亢进的特征，如心悸、多汗、焦虑和心输出量增加。另一方面，由于交感神经系统活动的增加又可以导致某些个体发生高血压，所以部分患者血和尿 CA 水平可稍升高，此时应做可乐定试验以鉴别 CA 增高是由于交感神经兴奋引起的，还是嗜铬细胞瘤分泌释放 CA 所致，一般高血压交感神经兴奋所致的 CA 增高可被可乐定抑制，嗜铬细胞瘤所致的 CA 增高则不被抑制。某些原发性高血压患者血压波动较大，也难于与早期嗜铬细胞瘤鉴别，可测定血尿的 CA 及代谢产物，必要时可做药理试验。

肾原性高血压一般有蛋白尿、血尿、浮肿以及肾功能障碍等肾脏损害的依据，并可有继发性贫血。肾血管性高血压在患者腹部可闻及血管杂音，动脉多普勒检查和肾动脉造影可发现狭窄的肾动脉。以上二者一般无明显的交感神经兴奋表现，血尿 CA 及代谢产物正常。

皮质醇增多症和原发性 ALD 增多症均可引起高血压，并且二者都可发现肾上腺肿块，必须与嗜铬细胞瘤鉴别。皮质醇增多症患者多有向心性肥胖、满月脸、水牛背、皮肤紫纹及痤疮等。尿 17- 羟皮质类固醇及血、尿皮质醇均增加，并不被小剂量 DXM 抑制。原发性 ALD 增多症有低血钾、高血钠、浮肿、碱血症、多尿等水、电解质酸碱平衡紊乱的表现，血 ALD 增高，而尿 CA 及代谢产物水平正常。

神经系统疾病所致的高血压多由颅内损害导致颅内压增高引起。特别是后颅窝肿瘤、蛛网膜下腔出血、间脑性或自发性癫痫均可使颅内压升高而导致血压升高和 CA 释放增多，需与嗜铬细胞瘤鉴别。这些患者往往有神经系统的临床表现及异常脑电图，一般不难鉴别。但不能忽视的是，嗜铬细胞瘤的患者在高血压发作时可出现蛛网膜下腔出血和颅内出血，血及尿 CA 及代谢测定有助鉴别。

使用单胺氧化酶抑制剂的患者的加压反应与嗜铬细胞瘤发作较难鉴别；停用可乐定也可引起加压反应；苯丙胺、可卡因、麻黄碱、异丙肾上腺素、间羟胺（阿拉明）等药物也可产生类似嗜铬细胞瘤的反应。在这些情况下交感神经系统的活动性均增加，其血和尿 CA 都可能增高。此时应认真询问服药史，并停药观察，必要时可做可乐定试验以资鉴别。

各种代谢内分泌系统疾病所致高血压的鉴别要点见表 10-7。

表 10-7　各种代谢内分泌系统疾病所致高血压的鉴别要点

鉴别项目	疾病		
	嗜铬细胞瘤	皮质醇增多症	原发性醛固酮增多症
高血压	阵发性或持续性伴有发作性升高	持续性、平稳	持续性、平稳
体型	消瘦	向心性肥胖	无特殊变化
浮肿	多无	可有	多有
夜尿多	多无	多无	有
糖耐量改变	有	多有	无
电解质变化	多无	可有轻微低钾血症	高钠血症、低钾血症
血 pH 改变	无	多无	碱血症
血及尿液激素改变	CA 及代谢产物增高	皮质醇、尿 17- 羟类固醇、17- 酮类固醇增高	ALD 增高、肾素水平下降

2. 体重减轻 嗜铬细胞瘤患者基础代谢率上升，可出现怕热、多汗、体重下降等高代谢症群，应与甲亢鉴别，少数嗜铬细胞瘤患者在高血压发作时可因甲状腺充血致甲状腺增大而误诊为甲亢。甲亢患者有明显的高代谢症群，并且也可有高血压，但甲亢时血压往往是轻度增高，以收缩压升高为主，舒张压正常或下降，而嗜铬细胞瘤患者的收缩压和舒张压均明显增高。鉴别困难时可测定 FT_3、FT_4、TSH、TSAb 以及血与尿的 CA 与代谢产物等。

3. 精神性疾病 精神性疾病患者在焦虑发作时，常伴有过度换气，特别是伴有高血压的患者易与嗜铬细胞瘤混淆，这时应多次收集 24 小时尿液测定 CA 及其代谢产物。

4. 更年期综合征 更年期妇女在绝经前后常有心悸、多汗、发热、焦虑、血压波动等类似嗜铬细胞瘤的症状，仔细询问病史，特别是月经史。血压高时查血和尿 CA 及代谢产物水平，必要时可借药理试验鉴别。

5. 冠心病 冠心病患者心绞痛发作时，血压可以突然急剧上升，且可伴有心悸、心动过速，大汗淋漓等交感神经兴奋的症状，而嗜铬细胞瘤患者高血压发作时也可有心绞痛，ECG 可表现为心肌缺血，并可有心律失常，此时应观察其对硝酸甘油等药物的反应，并做心脏 B 超、血及尿 CA 测定鉴别，冠脉造影可明确诊断。

6. 肾上腺髓质增生 在临床表现上肾上腺髓质增生与嗜铬细胞瘤相似，发作时血、尿 CA 及代谢产物水平均升高，但定位检查无肾上腺肿瘤，其确诊须经病理检查证实。

7. 副神经节瘤 副神经节瘤多发生于头颈部的颈动脉体或颈静脉球，绝大部分为良性，单发为主，多发性者罕见，出现血管阻塞、颅神经受损、听力下降等情况时，须手术治疗。在下列情况下，本病可出现全身表现，应与嗜铬细胞瘤鉴别：①多灶性，双侧性；②与 MEN 并存，或成为 MEN 的表达之一（家族性副神经节瘤），并常伴有甲状腺髓样癌，或偶尔伴有嗜铬细胞瘤。如疑有此种可能，需作肾上腺、甲状腺、胸部和颈部的 MRI 检查；③副神经节瘤发生转移（颈部淋巴结或远处转移）时。

副神经节瘤如发生在头颈部以外的其他部位，其临床表现可能更具特殊性。Cheng 等总结 Mago 医院 53 年中收治的 16 例膀胱副神经节瘤资料，成年女性多见，以高血压和血尿为常见症状，肿瘤细胞 DNA 为非整倍体型。其高血压表现应与肾上腺及膀胱的嗜铬细胞瘤鉴别。

发生于肾上腺髓质的神经母细胞瘤为神经组织瘤的一种，这种肿瘤甚至可与嗜铬细胞瘤并存，如能切除，其预后良好。有人认为，嗜铬细胞与副神经节瘤、神经节母细胞瘤、雪旺细胞瘤、梭形细胞癌等并存的现象并非偶然，而具有共同的遗传学、组织胚胎学来源，故又称之为混合性（或复合性）嗜铬细胞瘤。

8. 肾上腺"意外瘤" 意大利的内分泌学会在全国开展了一项肾上腺瘤的回顾性调查。1980~1995 年间，在 26 个医疗中心共发现 1096 例患者（可供分析总结者 1004 例），男性 420 例，女性 584 例，年龄 15~86 岁，平均 58 岁，意外瘤 0.5~25cm，平均 3cm，85% 无激素分泌功能，9.2% 为亚临床型库欣综合征，4.2% 为轻型嗜铬细胞瘤，1.6% 为轻型醛固酮瘤。其中 380 例接受手术，198 例为皮质腺瘤（52%），47 例为皮质癌（12%），42 例为嗜铬细胞瘤（11%），30 例骨髓脂肪瘤（8%）、20 例囊性病变（5%）、15 例神经节神经瘤（4%）、7 例转移瘤（2%）和 21 例其他组织学诊断（6%）；肿瘤直径 ≥ 4.0cm 者绝大多数为恶性（93%）。在这些嗜铬细胞瘤患者中，仅 43% 有高血压，86% 的患者的尿 CA 增加。以上资料表明，凡发现肾上腺意外瘤的患者，不论有无高血压症状，都必须考虑嗜铬细胞瘤可能。但许多有创性检查可诱发肿瘤（如轻型或静息型嗜铬细胞瘤）突然释放大量 CA，导致危象的发生，因此在诊断程序上，应先作无创性检查。一般先测 24 小时尿中 CA 及其代谢物含量，如为阴性结果再作激发试验［如甲氧氯普胺（胃复安）兴奋试验］或 MIBG 显像检查。肾上腺髓质增生可分为双侧性（MEN 2A）或单侧性（MEN 或原因不明），临床和实验室均支持嗜铬细胞瘤诊断而未能作出定位诊断时，要想到本征可能。增生灶可为弥漫性或结节状，CT、MRI 均可能无异常发现，但 ^{123}I-MIBG 可见患侧肾上腺摄取 ^{123}I 增多，这些患者往往是典型结节性增生和嗜铬细胞瘤的早期表现，可疑患者必须行 DNA RET 基因分析及 G 蛋白基因突变分析。

9. MEN 高危人群筛查　对 MEN 2A 型患者的家族必须进行 DNA 筛查，以早期发现无症状性突变基因携带者，并可进一步从分子水平明确 MEN 的诊断。RET 原癌基因中的外显子 10 和 11 的突变，如密码子 611 突变（TGC → TAC）与本征有病因联系，其临床表现为甲状腺髓样癌、嗜铬细胞瘤和甲旁亢。Kroustrup 等用 PCR 技术来诊断突变的 RET 基因，简单而准确，未发生假阳性或假阴性。

10. 糖尿病　嗜铬细胞瘤可并发高血糖症，有的需用胰岛素治疗，如嗜铬细胞瘤为肾上腺外性，尤其在颈、胸部，常规肾上腺影像检查阴性时，可长期误诊为糖尿病。

11. 酒精中毒戒断反应　慢性酒精中毒在戒除酒精时可出现严重高血压，其临床表现酷似嗜铬细胞瘤，甚至酚妥拉明试验可呈阳性反应。但当戒断反应减轻后，症状可逐渐消失。

六、治疗

（一）中医治疗

1. 常见证型辨证治疗

（1）肝肾亏损型（即发作的间隙期）

症见：头晕耳鸣，五心烦热，潮热盗汗，少寐健忘，腰酸腿软，形体虚弱消瘦，心悸，心动过速，口干，舌红少苔，脉细数。

肾阴亏虚，髓海不充，水不涵木则头晕耳鸣健忘；阴虚内热上扰而见少寐心悸。津不上润故口干；"阴虚则内热"，则有五心烦热，潮热盗汗，心悸，舌红少苔，脉细数等证。

治宜：滋补肝肾。

方药：六味地黄丸加味。药用熟地黄 24g、山萸肉 12g、山药 12g、茯苓 9g、牡丹皮 9g、泽泻 9g、旱莲草 9g、女贞子 9g、煅龙骨 15g、煅牡蛎 15g、龟板 12g。熟地黄固肾益精；山萸肉补肾涩精固脱；山药益气养阴生津；茯苓健脾宁心；泽泻、牡丹皮清泻火热。墨旱莲、女贞子滋补肝肾；龙骨、牡蛎潜阳补阴，重镇安神；龟板益肾强骨，养血补心；全方共奏滋阴补肾，填精益髓之效。阴虚火旺明显者可加知母、黄柏。

（2）寒厥型（即发作期）

症见：手足厥冷，皮肤苍白，颜面尤甚，大汗淋漓，头晕或剧烈头痛，心慌，震颤，四肢麻木或有针刺感，气促，胸闷，呼吸困难，精神紧张，焦虑，恶心呕吐，瞳孔散大，视物模糊，处于濒死状态，舌淡，苔白，脉沉细无力。

阳虚阴盛，阳气不能温煦周身四末则见四肢厥冷，皮肤苍白，颜面尤甚。阴阳之气不乱则有胸闷气促，呼吸困难，头晕头痛，恶心呕吐诸证汗淋漓之证。舌淡苔白，脉沉细无力，为阳气虚衰无以推动温煦之故。

治宜：温经散寒，回阳救逆。

选方：四逆汤加味。药用炮附片 15g、干姜 6g、甘草 6g、人参 9g 等。附子大辛大热竣补心肾，回阳救逆；干姜温中散寒，回阳通脉；人参大补元气，复脉固脱；甘草既能缓姜、附之竣烈，并能益气补中，调和药性。全方共奏回阳救逆之效。若阳衰气脱者，加重人参、黄芪补气固脱；肢肿尿少者，加茯苓、泽泻利水渗湿。

2. 常用经验方及临床体会 中医没有嗜铬细胞瘤病相应病名，临床特点常表现为早期面色苍白、四肢发冷、心悸多汗、短气乏力、烦躁不安、神情淡漠；重者昏不知人、唇紫发绀、四肢厥冷、脉微欲绝，中医可辨为"厥脱"。厥脱有厥与脱之分。厥证分为热厥与寒厥；脱证则有阳脱、阴脱之别。厥证之共同特点为手足厥冷，其不同者为热、厥并见。热厥者，可予白虎汤加减，清热泻火，通达阳气。热除气达，则厥证可除。具体验方如下：生石膏（先煎）30g、知母 10g、炙甘草 12g、粳米 15g、红参 12g、麦冬 15g、黄芩 10g，水煎至米熟汤成，去渣温服，日分 3 次，随证加减。

（二）西医治疗

手术切除是嗜铬细胞瘤最终的治疗手段，一经确诊应争取尽早手术，以免因高血压危象反复发作而危及生命。但在手术前必须进行一段时间（一般为 2 周）的肾上腺能受体拮抗治疗，以抑制过度受刺激的交感神经系统，恢复有效血容量，提高患者的手术耐受力。

1. 手术前治疗 手术成功的关键是充分的术前准备，术前应常规给予药物治疗。

（1）α 受体拮抗剂 嗜铬细胞瘤的诊断一旦成立，患者应立即接受 α 受体拮抗剂治疗。酚苄明（氧苯苄胺）是首选的 α 受体拮抗剂，其是长效、非选择性、非竞争性的 α 受体拮抗剂。口服作用可以累积，并可持续数天，常用于手术前准备。起始剂量为 10mg 每 12 小时一次，然后每数天增加 10mg，直到发作停止，血压控制。大部分患者须 40~80mg/d 才能控制血压，少数患者需要 200mg/d 或更多大剂量。术前使用酚苄明一般应在 2 周以上。控制满意的标准是：持续性高血压患者血压控制到正常或大致正常，高代谢症群改善，体重增加，出汗减少、血容量恢复；阵发性高血压发作停止。间歇性高血压的患者，剂量应在发作间歇期确定。服药期间应每天多次观察立、卧位血压。本药的不良反应有鼻黏膜充血、鼻塞、心动过速、体位性低血压等。

酚妥拉明是短效的非选择性的 α 肾上腺能受体拮抗剂，对 α$_1$ 和 α$_2$ 受体的拮抗作用相等，其作用迅速，半衰期短，需反复静脉注射或静脉滴注。用于高血压危象发作时，手术中控制血压，不适用长期治疗和术前准备。

哌唑嗪、特拉唑嗪、多沙唑嗪都是选择性 α$_1$ 受体拮抗剂，也可用于嗜铬细胞瘤的术前准备。哌唑嗪半衰期 2~3 小时，作用时间 6~10 小时，起始剂量一次 1mg，逐渐增加到一次 2~5mg，一天 4~6 次；特拉唑嗪半衰期为 12 小时，起始剂量 1mg，逐渐增至 2~5mg，一天 1 次；多沙唑嗪半衰期为 11 小时，起始剂量 0.5mg，逐增至 2~8mg，一天 1 次。乌拉地尔（压宁定）也是一种 α 受体拮抗剂，其不仅拮抗突触后 α$_1$ 受体，还拮抗外周 α$_2$ 受体，而且可降低延髓心血管中枢的交感反馈作用，对心率无明显影响，也可作术前准备。

α 受体拮抗剂本身还可增加血容量，用 α 受体拮抗剂后红细胞压积降低，并且能改善充血性心力衰竭和心绞痛，使心脏后负荷降低，这些都是肿瘤切除手术成功的重要保证。嗜铬细胞瘤患者在手术前或接受侵入性诊断和治疗前，应接受满负荷的酚苄明治疗。

（2）β受体拮抗剂　用α受体拮抗剂治疗后，β受体活动相对增强，可以导致心动过速，心肌收缩力增强，心肌耗氧增加，此时可加用β受体拮抗剂拮抗心肌β受体，使心率减慢，心输出量减少，血压下降。但β受体拮抗剂必须在α受体拮抗剂起作用以后使用，如果在不用α受体拮抗剂时使用，β受体拮抗剂可以阻断β受体所介导的骨骼肌血管舒张作用，导致血压升高，并能导致高血压危象的发作。当肿瘤分泌的主要是E时，这种现象更加明显，故强调在使用α受体拮抗剂后出现心动过速时开始使用β受体拮抗剂。通常以小剂量开始，然后根据心率调整剂量。β受体拮抗剂除控制心率外，还可以阻止产热、减少出汗、缓解心绞痛，但有时可诱发心衰。常用的β受体拮抗剂有普萘洛尔、阿替洛尔、美托洛尔等，后两者为选择性β₁受体拮抗剂，无明显的抑制心肌收缩力的作用。并非所有的嗜铬细胞瘤患者都需加用β受体拮抗剂，一般仅在α受体拮抗剂使用后出现心动过速和室上性心律失常时使用。

（3）CA合成抑制剂　甲基酪氨酸（metyrosine）是酪氨酸羟化酶的竞争性抑制剂，可阻断CA合成过程中的限速反应，使CA合成减少。在嗜铬细胞瘤的患者，可降低术前及术中血压，减少术中血量丢失和输血量。起始剂量为0.25g，一次6~8小时，根据血压及血、尿CA的水平来调整剂量，一般使用剂量为1.5~4g/d，可抑制CA合成量的50%~80%。此药目前已用于术前准备和非手术患者的长期治疗。其副作用为嗜睡、抑郁、消化道症状，少数老年人可有锥体外系症状，停药或减量后以上症状可消失。

（4）生长抑素、生长抑素类似物和生长抑素受体拮抗剂　生长抑素可抑制内分泌细胞及外分泌细胞的生长和功能。体外实验发现，生长抑素也可抑制嗜铬细胞瘤瘤细胞的生长，用免疫组化方法发现生长抑素受体（SSTR 2A）抗体可抑制各种神经内分泌肿瘤的生长和分泌激素功能，这些都可以成为治疗恶性嗜铬细胞瘤无法手术时的新途径，但目前尚缺乏有关的临床试验。

（5）补充血容量　血压基本控制后，患者可食用高钠饮食，必要时在手术前静脉滴注血浆或其他胶体溶液，血容量恢复正常后，发生体位性低血压的频率和程度可明显减轻。如考虑使用氟烷麻醉，术前应输血或红细胞300~400ml。

（6）其他降压药治疗　由于钙离子参与CA释放的调节，钙通道阻滞剂可以通过阻断钙离子内流而抑制肿瘤细胞CA的释放；并且钙通道阻滞剂还可以直接扩张小动脉降低外周阻力，从而降低血压、增加冠脉血流量，预防CA引起的冠脉痉挛和心肌损伤，适用于伴有冠心病和CA心肌病的嗜铬细胞瘤患者。

增高的NE直接作用于肾小球入球小动脉的肾上腺能受体，刺激肾小球旁细胞的肾素分泌，低血容量和体位性低血压又进一步使血浆肾素增高，因此ACEI对嗜铬细胞瘤高血压也有一定的降低作用。硝普钠可扩张周围血管、降低外周阻力使血压下降，可用于嗜铬细胞瘤高血压危象发作时或手术中血压持续增高时的抢救。

2. 手术中处理

（1）术式选择　①腹腔镜下肿瘤切除术：一般适合于治疗直径<6cm的肾上腺肿瘤，但有时可诱发高血压危象。对于较大肿瘤，由于其恶变可能性大，操作困难，故常不考虑行腹腔镜下切除术。②经腹肿瘤切除术：如肿瘤限于一侧，则行一侧肾上腺切除术。如为双侧肾上腺肿瘤，可切除双侧肾上腺，同时补充外源性GC。

（2）麻醉注意事项 嗜铬细胞瘤患者的麻醉原则：①避免抑制心脏的泵血功能；②不使交感神经系统的兴奋性增加；③有利于术中高血压危象发作的治疗；④有利于肿瘤切除后低血压的恢复。麻醉前禁用阿托品、吗啡以及某些肌松剂如筒箭毒等，因为其可抑制迷走神经，使血压增高，心率加速，并可诱发心律失常。麻醉前用药可使用东莨菪碱和苯巴比妥，肌松剂可用琥珀胆碱和潘库溴铵。在未用 α 受体拮抗剂前，很多麻醉剂可诱发嗜铬细胞瘤高血压危象，肾上腺能被阻滞后，麻醉剂的选择与常规手术相同。一氧化氮、硫喷妥钠、常规麻醉剂及甲氧氟烷结合使用是比较好的麻醉方法。甲氧氟烷不引起或很少引起交感神经、肾上腺髓质的活动增加，可降低周围血管对 NE 的反应，从而造成某种程度的血管松弛，有利于血管床的开放和血容量的补充，手术过程中血压也较稳定。用其作麻醉剂时，可在术前先输全血或红细胞 300~400ml 以补充血容量。所有的卤化碳水化合物包括甲氧氟烷，均可引发或加强 CA 所致的心律失常。异氟烷的扩血管降压效果也有利于手术，且不受 CA 导致的心律失常的影响。近年来新型吸入麻醉药七氟烷用于嗜铬细胞瘤手术获得良好效果，且测定血中 CA 含量与七氟烷无关，停药后苏醒迅速。连续硬膜外麻醉通过交感阻滞扩张阻滞区血管可有效地控制嗜铬细胞瘤术中高血压，但不能消除患者因为不适感而导致的应激反应。近年来国外不断报道硬膜外麻醉复合浅全麻用于该手术，通过 T8~9 间隙插入硬膜外导管，用 1.6% 利多卡因加 0.2% 丁卡因间断注入，全麻多用静脉诱导，芬太尼 4~5μg/kg，硫喷妥钠 5mg/kg 或咪达唑仑 2~5mg 静脉注入，并注入维库溴铵 6~8mg 协助气管插管，维持多吸入 $N_2O:O_2=1:1$，并用异氟烷或七氟烷吸入。

（3）手术注意事项 手术中应持续监测血压、心率、中心静脉压和心电图，有心脏疾病的患者应监测肺动脉楔压，仔细记录失血情况，控制输液速度（包括盐水、白蛋白和血浆），输入量一般应等于失血量，如用甲氧氟烷麻醉，因其可扩张血管床，故应在失血的基础上增补400~800ml 液体，亦可在手术开始前先输全血或红细胞 300~400ml，术中出现低血压时迅速补充血容量，中心静脉压和肺毛细血管楔压降低是血容量不足的指标，应将其维持在正常范围内，如血容量已补足，中心静脉压正常而血压仍低于正常，可用 0.1~0.5mg NE 静脉注射或滴注维持正常血压。术中如出现高血压发作，可静脉注射 1~5mg 酚妥拉明或持续静滴酚妥拉明或硝普钠，如出现心率显著加快和心律失常，可静脉注射 0.5~1mg 普萘洛尔，但必须同时使用 α 受体拮抗剂，否则会引起血压极度升高。如对普萘洛尔反应不佳可加用利多卡因。最近有用拉贝洛尔控制术中高血压，切皮前静脉注入大量（2mg/kg）拉贝洛尔，术中可维持血压平稳近 6.5 小时，而不需辅助降压药，只在给药后引起心动过缓时需补充阿托品 0.4mg 静注。艾司洛尔是新型速效选择性 $β_1$ 受体拮抗剂，由于其分布半衰期仅 2 分钟，消除半衰期又很短（8 分钟），很适于在该手术中应用，特别是在降压时对舒张压下降缓和，有利于心肌灌注，更适宜于并存冠心病患者的肿瘤切除，停药后很少导致低血压。硫酸镁能抑制肾上腺髓质及周围交感神经末梢释放 CA，并直接拮抗 CA 受体及直接扩张血管壁，故其控制术中高血压往往可取得满意效果。血管收缩药物时可用酒石酸去甲肾上腺素和去氧肾上腺素，间接作用于交感神经节促使 CA 释放的药物无预期作用。肿瘤切除后血 CA 浓度急剧下降，血管床扩张，有效血容量骤减，常可导致低血压，因此肿瘤切除后应立即停用 α 受体拮抗剂，并补充血容量，使中心静脉压维持在正常范围内，必需时使用血管收缩药物。

3. 手术后治疗 手术后一周内，患者交感神经末梢仍有过量的 CA 储存，故在这段时间内应避免使用促使 CA 释放的药物。应测定血浆和尿 CA 及代谢产物水平，以确定所有有功能的嗜铬细胞瘤是否被全部切除。如手术后仍有血压增高，可能为输液过量和自主神经系统调节功能不稳定引起，但一般发生在手术后 24 小时内，如血压持续不降，则应考虑是否还有未切除的肿瘤，应再做生化检查和影像学检查，必要时再次手术探查。比较经腹手术和镜下手术的治疗效果，一般认为镜下手术的效果优于前者，主要优点是疼痛轻，创伤小，住院时间短，恢复良好。如肿瘤为双侧性，术前和术中行超声检查可提高诊断效率，避免遗漏多发性肿瘤病灶。

4. 嗜铬细胞瘤高血压危象的治疗　嗜铬细胞瘤高血压危象发作时应进行紧急治疗；取半卧位，立即建立静脉通道，迅速静脉注射酚妥拉明，首剂用 1mg，然后每 5 分钟静脉注射 2~5mg，直到血压控制，再静滴酚妥拉明以维持血压；也可在注射首剂酚妥拉明后持续静脉滴注以控制血压，必要时可加用硝普钠静滴；如用酚妥拉明后心率加快，可静脉注射 1~2mg 普萘洛尔控制；用肾上腺能拮抗剂的同时应注意补充血容量，以免发生低血压休克。高血压危象一旦被控制后，即应改为口服 α 受体拮抗剂直到手术前。

5. 复发性或恶性嗜铬细胞瘤的治疗　恶性嗜铬细胞瘤首先仍应考虑尽量手术切除。肾上腺内恶性嗜铬细胞瘤直径常大于 6cm，可有血、尿 CA 及 HVA 异常增高而无高血压的分离现象，并伴有进行性消瘦，血沉加快等。恶性嗜铬细胞瘤手术后复发常在术后十年内，以腹膜后多见，常伴有骨、肺或肝转移。对于手术未能完全切除，或手术后复发并有局部组织浸润和远处转移的患者，应进行长期的药物治疗。首选方法仍是降压治疗，防止危象发作，可用 α 受体拮抗剂和甲基酪氨酸治疗；肿瘤对放疗不敏感，但有骨转移时可以考虑用放射治疗控制症状。联合化疗的效果较好，可用环磷酰胺（C）750mg/m^2（第一天），长春新碱（V）1.4mg/m^2（第一天），达卡巴嗪 600mg/m^2（第 1，2 天）静脉注射，21~28 天为一个疗程，一般 3 个疗程后，大部分患者肿瘤可缩小 50% 以上，尿 CA 及代谢产物排泄量也可减少 50%。另外近年来有报道大剂量的 ^{131}I-MIBG 可以长期滞留在嗜铬细胞瘤中，通过释放其所含的放射性碘破坏肿瘤组织，一般剂量为 100~250mCi，但其疗效发生缓慢，效果也不十分确切。朱瑞森等报道用 ^{131}I-MIBG 治疗 58 例恶性嗜铬细胞瘤，每月静滴 ^{131}I-MIBG 2590~3700MBq 一次共 6 个月，此后每隔 2~3 个月继续治疗 1~3 次。结果发现，肿瘤体积 < 8cm^3（11 例）者，每 1g 肿瘤组织吸收剂量 > 1000cGy，治疗后肿瘤均消失；肿瘤体积在 8~20cm^3（21 例），仅见 36%（8 例）肿瘤缩小，76% 患者尿 CA 浓度下降；而肿瘤 > 20cm^3（26 例）时，有 30% 肿瘤增大，20% 死亡，余下 50% 症状有所改善。说明 ^{131}I-MIBG 只对较小的恶性嗜铬细胞瘤有效，肿瘤较大者要达治疗剂量 1000cGy/g 肿瘤组织很困难，只能控制症状而不能使肿瘤彻底治愈。^{131}I-MIBG 可用于手术后消除残余肿瘤组织和预防转移。其他的肿瘤介入性治疗正在试用中。冯耀良等报道一例经肾上腺动脉灌注化疗 + 栓塞治疗巨大肾上腺嗜铬细胞瘤，术后 2 月 CT 发现肿瘤由栓塞前 15.3cm × 14.2cm × 10.1cm，缩小至 13.5cm × 12.1cm × 10.0cm。

6. 妊娠合并嗜铬细胞瘤　妊娠妇女可合并嗜铬细胞瘤。如果在妊娠期间直至分娩前未能得到诊断和治疗，则孕妇和胎儿的死亡率均很高；但一旦确诊并进行正确的治疗后，二者死亡率均明显降低。因此妊娠高血压即应考虑本病可能，MRI 是肿瘤定位诊断的首选方法，一旦诊断明确，即应使用 α 肾上腺受体拮抗剂。在妊娠早期或中期，做好充分的术前准备后应手术切除肿瘤，不必终止妊娠，但手术本身有引起流产的可能。在妊娠晚期，如果胎儿已足月，可在肿瘤切除后行剖腹取胎术；如果胎儿未发育成熟，可在用肾上腺受体拮抗剂的同时，密切观察病情变化，直到胎儿发育成熟至能存活再行手术，但如果临床表现恶化则应立即手术。虽然在妊娠过程中肾上腺受体拮抗剂的安全性尚不确定，但只要诊断明确，在没有明显毒性作用的情况下则必须使用。

7. 儿童嗜铬细胞瘤　嗜铬细胞瘤是儿童高血压的一个少见病因，约占 1%，儿童嗜铬细胞瘤有 24% 在双侧肾上腺，明显高于成人，肾上腺外嗜铬细胞瘤的发病率也较成人高。大部分儿童患者表现为持续性高血压，部分患者有惊厥发作。另外，儿童嗜铬细胞瘤的多发性及恶性机会多于成人。其诊断和治疗方法与成人嗜铬细胞瘤相同，一旦确诊即开始用 α 受体拮抗剂治疗，并尽快手术、手术后应注意密切随诊。一般嗜铬细胞瘤患儿术后的预后较差。

七、预后与转归

该病如能早期诊断则预后可明显改善，术前准备充分的情况之下手术的死亡率明显降低。同时因为家族性嗜铬细胞瘤的复发率高，建议每年复查 1 次。若测定值异常，再进一步行影像学检查。恶性嗜铬细胞瘤的 5 年生存率低于 50%。对于完全切除肿瘤而高血压治愈的患者约 70%，其余者仍有持续性高血压或高血压复发，可能是原发性高血压或肾性高血压，通常降压药物可以良好控制血压。

良性嗜铬细胞瘤患者的 5 年存活率在 95% 以上，手术后复发率小于 10%，手术死亡率常低于 2%~3%。恶性嗜铬细胞瘤的 5 年存活率小于 50%。因此所有患者术后都需定期复查，特别是儿童及有嗜铬细胞瘤家族史的患者。

肿瘤切除后 75% 患者的血压可恢复正常，约 25% 的患者仍保持高血压状态，但血压较手术前低且较稳定，并且使用常规降压药可以很好地控制。这部分血压较高的患者可能是合并原发性高血压，或由于 CA 长期增高引起了不可逆的血管损害所致，有效的降压治疗是改善术后预后的重要措施之一。

八、难点与对策

嗜铬细胞瘤临床表现多样，病程长，少数表现为无症状，仅靠临床症状诊断较为困难，应增强对该病的认识，对于青年男性伴有阵发性高血压者应充分考虑是否有该病可能，明确诊断后，应注意减少引起该病发作的内、外诱因。做好患者心理护理，避免因情绪波动导致病情急性发作；密切观察血压变化及服用降压药后反应；避免感染、受伤及外界环境对患者刺激而引起高血压危象。

附：重症嗜铬细胞瘤患者的护理

1. 生活护理　在持续性与阵发性高血压发作时，患者有头痛剧烈，大汗淋漓，心动过速，心前区疼痛，恶心、呕吐、视物模糊等；发作特别严重者，可并发急性左心衰竭甚至脑血管意外，致患者活动的耐受力下降，患者的生活不能自理，故要有护理人员照顾，了解和满足患者的基本生活需要，及时更换患者衣服，保持患者被服及床单的整洁与干燥，扶助入厕，帮助洗漱，协助进食。对于危重患者，每日洗脸洗手及口腔护理 2~3 次，头发护理早晚各 1 次，会阴护理 1 次，保证患者身体清洁，无异味、无口臭。

2. 活动与休息　患者的自我控制力下降，易发生跌倒、摔跤等意外。眼底损害严重者，可出现一过性视神经水肿甚至失明，导致活动受限。持续性高血压型患者，站立时易发生低血压，不宜站立过久，不宜蹲式大小便。起立时动作宜缓慢，起床时，宜先缓慢坐起，移向床边适应稍许后再起立，避免体位性低血压的发生。保持居室安静，避免噪声影响患者休息。尽量将患者常用物品放置于伸手可取之处，必要时为患者准备辅助活动器材，如拐杖、轮椅等，以利于活动时安全、省力。对于高血压危象发作频繁者，应绝对卧床休息，避免用力和劳累。嗜铬细胞瘤切除手术后，要尽量少搬动患者，防止血压下降。术后恢复期可逐渐增加活动量，尽快恢复患者的活动能力。

3. 营养护理　患者宜进食高热量、高蛋白质、高脂肪、低糖、低盐、富含维生素和易消化的食物。由于 CA 使胃肠蠕动减弱，患者常出现便秘、肠胀气，故应减少摄入产气的食物，如牛奶、土豆、红薯、芋头。鼓励患者适当增加含钾多的水果与蔬菜，如香蕉、橘子、橙汁等。

4. 心理护理　高血压突然发作，症状严重时，患者有恐惧感，心理压力大，病情不断加剧、已出现危象和恶性嗜铬细胞瘤者，多出现严重的焦虑、恐惧，情绪低落、精神萎靡不振，护理人员要主动介绍疾病知识、治疗方法及注意事项，消除恐惧心理，减轻患者精神心理负担。病情发作时，要派专人守护，密切观察病情变化，给予安慰和精神鼓励。在病情稳定时，主动邀请患者讨论病情，和鼓励参与自我护理活动，引导患者积极配合治疗和护理。

5. 围手术期的护理　嗜铬细胞瘤合并心衰、脑血管意外等时，应在 ICU 病房进行抢救。嗜铬细胞瘤合并妊娠时，母亲和胎儿的死亡率很高，尤其在误诊为妊娠高血压，未予及时处理时，常对母亲和胎儿造成极大威胁。高血压危象时应组成由内分泌医师、妇产科医师和专科护理人员参加的治疗与护理小组、监测病情变化。护理的核心任务是严密观察病情变化，并使药物治疗方案能及时有计划地执行。监护的重点是血压变化、心血管功能和胎儿的变化等。

手术前常用酚妥拉明、哌唑嗪、普萘洛尔等药物，用药期间需注意药物的反应和副作用。术前不用阿托品，以免诱发心动过速。扩充血容量是一项十分重要的措施，在控制血压的前提下补充血容量可使术中血压下降减缓，术后血压恢复快而稳定。术前一日常输血、右旋糖酐及生理盐水等，在输液过程中要特别注意输血及输液反应的发生。

术后在麻醉未清醒前，应去枕平卧，头偏向一侧，保持呼吸道通畅，防止呕吐物阻塞呼吸道。清醒后，根据医嘱给予饮食，变更体位，鼓励患者咳嗽及做深呼吸，防止并发症的发生。

第十一章
卵巢疾病

第一节　多囊卵巢综合征

多囊卵巢综合征（polucustic ovarian syndrome，PCOS）是育龄期女性最常见的妇科内分泌紊乱疾病，因1935年由Stein和Leverthal首先报道，故又称Stein-Leventhal综合征。本病至今病因尚不清楚，临床表现高度异质性，但可以肯定PCOS严重影响患者生育能力、生活质量及远期健康。

PCOS是一种生殖功能障碍与糖代谢异常并存的内分泌紊乱综合征。其重要的特征为持续性无排卵、雄激素过多和胰岛素抵抗。病征包括月经稀发或闭经、慢性无排卵、不孕、多毛及痤疮等。因持续无排卵，严重情况下会使子宫内膜过度增生，增加子宫内膜癌的风险。因涉及下丘脑、垂体、卵巢、肾上腺、胰腺及遗传等诸多因素，发病机制、生化改变及临床症状表现为高度异质性。但由于PCOS的发病机制尚不清楚，临床表现高度异质，诊断标准、治疗方案均未达到完全统一。不同人群发病率报道差异较大，总体约为5%~10%。

PCOS是青年已婚妇女不孕的主要因素之一，国内曾报道PCOS患病率占不孕人群的30%~40%，占排卵障碍性不孕的50%~70%，同时也是生育期妇女月经紊乱最常见的原因。PCOS不但影响生殖健康，还伴发糖尿病、高血压、子宫内膜癌等远期并发症，对健康有极大的危害。

中医学无与PCOS准确相对应的病名，根据PCOS的临床症状及特征，应将本病归属于"闭经""月经失调""不孕"等范畴。但从卵巢多囊样变增大的形态学改变而言，又当属于中医"癥瘕"范畴。肾主生长发育及生殖，肾气充盛，天癸成熟，从而使任脉通畅、冲脉旺盛、血海满盈、溢于胞宫而产生月经。肝气郁结、肝火灼阴、肝肾阴虚均可产生闭经、月经量少、月经后期等月经病。肾为先天之本、内寓元阴元阳，脾胃为后天之本、气血生化之源，脾肾阳虚可致水湿内停，痰湿内生，壅阻冲任胞脉，气血瘀滞。近30多年来，中医研究资料认为，PCOS主要是肾-冲任-胞宫之间生克制化关系失调，其病机与肾、肝、脾三脏功能失调及痰湿、血瘀密切相关。目前对PCOS尚无统一的诊断及辨证分型标准。主要采取脏腑辨证为主，根据其兼证不同辨证分型，分为肾虚痰湿、肾虚血瘀、肾虚或肾虚兼血瘀痰阻、肾虚兼肝胆郁热、肝火旺盛、痰湿、脾肾阳虚夹痰和脾肾阴虚兼郁等不同证型。治疗上，采用预防、治疗相结合，辨证、辨病相结合的方法，将中医、西医治疗作用的特点有机结合进行治疗。

一、中医病因病机

1. 从肾而论 中医认为肾与生殖的关系最为密切，《黄帝内经》较为详细记载了肾–月经–生殖之间关系，"女子七岁，肾气盛，齿更发长；二七而天癸至，任脉通，太冲脉盛，月事以时下，故有子……七七任脉虚，太冲脉衰少，天癸竭，地道不通，故形坏而无子也"，《沈氏女科辑要》指出："惟肾生最先，而肾足最迟，肾衰独早"。肾乃先天之本，肾的功能失常可导致诸脏器功能失调，从而引发一系列的月经失调、不孕等症候。肾精气不足，元阴亏虚，导致冲任气血生化乏源，不能下注胞宫，使月事延期至或闭经；肾阳亏虚，气化功能失司，水湿停聚痰湿内生，或胞宫气血瘀阻，可致胞络阻滞不通，气血不能下注胞宫，从而表现一系列虚实夹杂的综合征。肾内藏元阴元阳，肾失封藏，则可导致诸脏功能失调，从而可导致月经失调、不孕等证候出现。

2. 从肝而论 女子以血为本，以肝为先天。肝的疏泄、藏血等功能与月经、生殖亦有密切关系。《妇科要旨》记有："妇人无子，皆由经水不调，经水所以不调者，皆由内有七情之伤，外有六淫之感，或气血偏盛，阴阳相乘所致"，足见月经不调与肝脏功能有密不可分的关系。肝失疏泄，气机郁结，郁而化火，火灼肝阴，进而使肝肾阴亏，血海不能依时满盈，产生月经量少、闭经、月经后期等月经病；肝郁日久，情志内伤，疏泄失常，还会出现痤疮、毛发浓密、皮肤粗糙等症状；肝血不足，冲任血海调节失常，亦可导致月经失常；气血运行不利，内停为瘀，而见闭经、癥瘕等。肝木犯土，脾失健运，聚湿生痰，痰湿内聚，而现形体肥胖。

3. 从脾而论 脾为气血生化之源，主运化水湿。脾气亏虚，运化失司，水精不能四布，内聚为痰为饮；脾虚累及肾阳，火不暖土，脾土更虚，通调水道，聚液亦为痰，痰湿阻塞胞脉，滞而不通可致月经不调、不孕等。正如《丹溪心法》谓："若是肥盛妇人，禀受甚厚，恣于酒食之人，经水不调，不能成胎，谓之躯脂满溢，闭塞子宫"。

4. 从病理产物——瘀痰而论 肥人多痰，病久多瘀。痰浊、瘀血在月经不调、不孕等疾病的发生中具有重要作用。正如《妇科切要》云："肥白妇人，经闭而不通者，必是痰湿与脂膜壅塞之故"，《傅青主女科》云："妇人有身体肥胖，痰涎甚多，不能受孕者……乃脾土之内病也……不知湿盛者多肥胖，肥胖者多气虚，气虚者多痰涎……夫脾本湿土，又因痰多……日积月累则胞胎竟变为汪洋之水窟矣，且肥胖之妇，内肉必满，遮隔子宫，不能受精，此必然之势也"。脾肾为先后天之本，日久脾肾亏虚，气虚而血行无力，因虚致瘀，因瘀重虚，从而形成恶性循环。脾肾阳虚，水湿内停，痰湿内生，壅阻冲任胞脉，气血瘀滞，使卵子排出受阻、卵巢增大而患。可见血瘀、痰浊为月经病发生的主要病理环节。瘀乃血液凝滞，痰乃津液所化，由于津血同源，故痰瘀不仅可以互相交结，而且可以相互转化，出现因痰致瘀，或因瘀致痰。痰瘀之邪，最易阻滞气机，滞于冲任血海，壅塞胞宫，从而发生月经量少、延期，甚或闭经、不孕等。

二、西医病因及发病机制

（一）病因病机

PCOS 与下丘脑 – 垂体 – 卵巢轴功能障碍、胰岛素抵抗、高胰岛素血症以及肾上腺内分泌功能异常等相关。在正常情况下，下丘脑通过调控垂体促性腺激素的分泌，使促黄体生成素（LH）、促卵泡激素（FSH）发挥协同作用，促使卵泡发育，成功排卵。在环境改变、营养失调、精神紧张、药物作用以及某些疾病等多因素的影响下，使下丘脑 – 垂体 – 卵巢轴功能紊乱，下丘脑弓状核脉冲分泌促性腺激素释放激素增多，垂体对雌激素的敏感性增加，分泌黄体生成素增加，导致雄激素的产生增加，由此可出现如卵巢呈多囊样变增大、月经紊乱、稀发或闭经、无排卵性功血、不孕、多毛、肥胖、痤疮等症状和体征的一组症候群。PCOS 的病理较为复杂，主要归纳如下。

1. 下丘脑 – 垂体 – 卵巢轴调节功能异常　由于垂体对促性腺激素释放激素（GnRH）敏感性增加，分泌过量 LH，刺激卵巢间质、卵泡膜细胞产生过量雄激素。卵巢内高雄激素抑制卵泡成熟，不能形成优势卵泡，但卵巢中的小卵泡仍能分泌相当于早卵泡期水平的雌二醇（E_2），加之雄烯二酮在外周组织芳香化酶作用下转化为雌酮（E_1），形成高雌酮血症。持续分泌的 E_1 和一定水平 E_2 作用于下丘脑及垂体，对 LH 分泌呈正反馈，使 LH 分泌幅度及频率增加，呈持续高水平，无周期性，不形成月经中期 LH 峰，故无排卵发生。E_2 对 FSH 分泌呈负反馈，使 FSH 水平相对降低，LH/FSH 比例增大。LH 水平升高又促进卵巢分泌雄激素，形成雄激素过多、持续无排卵的恶性循环。低水平 FSH 持续刺激，使卵巢内小卵泡发育至一定时期，但无优势卵泡形成，导致卵巢多囊样改变，多数小卵泡形成却无排卵。

2. 胰岛素抵抗与高胰岛素血症　胰岛素抵抗和高胰岛素血症是 PCOS 患者的重要特征之一。胰岛素抵抗的产生可能与机体的遗传基因发生改变，导致胰岛素信号转导不能正常进行有关。由于末梢组织对胰岛素介导的糖利用发生障碍，机体代偿性分泌过多的胰岛素，形成高胰岛素血症。高胰岛素血症既可直接影响患者的排卵功能，又可通过多种途径刺激卵巢分泌雄激素，从而引起高雄激素血症，使卵巢多囊样改变增大。同时，胰岛素对卵巢雄激素分泌具直接刺激作用，高胰岛素能促进卵巢滤泡囊肿形成，造成卵巢局部雄激素环境。雄激素增多症和高胰岛素血症能协同放大 LH 的作用，使卵泡成熟受阻和未成熟卵泡黄体化，在引起肥胖型 PCOS 患者排卵障碍、月经失调中起重要作用。

3. 肾上腺内分泌功能异常　50% 患者存在脱氢表雄酮（DHEA）及脱氢表雄酮硫酸盐（DHEAS）升高，可能与肾上腺皮质网状带 P450C17A 酶活性增加、肾上腺细胞对促肾上腺皮质激素（ACTH）敏感性增加和功能亢进有关。DHEAS 升高提示过多的雄激素来自肾上腺。

4. 卵巢局部自分泌旁分泌调控机制失常　目前多数学者推断 PCOS 患者卵泡内存在如表皮生长因子（EGF）、转化生长因子 α（TGF-α）及抑制素等，抑制了颗粒细胞对 FSH 的敏感性，提高了自身 FSH 阈值，从而阻碍了优势卵泡的选择和进一步发育。

5. 遗传因素　PCOS 的家族群聚现象提示了遗传因素的作用。对家系分析研究显示，PCOS 是以常染色体显性方式遗传。实验研究也表明患者的卵巢和肾上腺素合成限速酶 – 细胞色素 P450C17 酶活性亢进、PCOS 胰岛素受体后信号传导途径异常，以及下丘脑 GnRH、LH

脉冲分泌器对外周雌、孕激素负反馈敏感性下降，均存在独立的遗传因素作用。近年研究发现，胰岛素基因的可变数目串联重复（variable number of tandem repeats，VNTR）是 PCOS 的一个主要易感位点。说明胰岛素 VNTR 多态性是 PCOS 的遗传学因素。另候选基因研究涉及胰岛素作用相关基因、高雄激素相关基因和慢性炎症因子等，但均处于研究阶段。

（二）病理变化

1. 卵巢的变化　大体检查可见：双侧卵巢均匀性增大，为正常妇女的 2~5 倍，表面光滑，色灰发亮，白膜增厚硬化。白膜下隐约可见许多大小不等，直径＜ 1cm 的囊性卵泡，呈珍珠串样。光镜下见：白膜增厚、硬化，皮质表层纤维化，细胞少，血管显著可见。白膜下有很多闭锁卵泡和处于不同发育期的卵泡，无成熟卵泡生成，更无排卵迹象，但有很多外覆卵泡的卵泡内膜黄素化，卵巢间质有时可见黄素化间质细胞。

2. 子宫内膜的变化　主要表现为无排卵性子宫内膜。子宫内膜因卵巢分泌的雌激素水平不同而异，卵泡发育不良时，子宫内膜呈现不同程度增生性改变，如单纯型增生、复杂型增生，甚至呈不典型增生。当卵泡持续分泌少量或较大量雌激素时，可刺激内膜使其增生过长；更重要的是由于长期持续无排卵，仅有单一无对抗的雌激素作用，可增加子宫内膜癌的发生概率。

三、临床表现

主要由于持续无排卵和雄激素过多引起。

1. 月经失调　为最主要症状。主要表现是闭经，绝大多数为继发性闭经，闭经前常有月经稀发或过少。偶见闭经与月经过多相间出现，也可见不规则子宫出血。

2. 不孕　通常在初潮后发病，婚后伴有不孕，主要由于无排卵所致。

3. 多毛、痤疮　是高雄激素血症最常见表现。可出现不同程度的多毛，亚洲妇女多毛不及欧美患者显著。体毛丰盛，尤其是阴毛，分布常呈男性型。中国人群常见于上唇、下腹部、大腿内侧等，乳晕、脐部周围可见粗毛也可诊断为多毛。痤疮多与脂溢性皮炎伴见，与体内雄激素积聚刺激皮脂腺分泌旺盛有关。相较于青春期痤疮，PCOS 患者痤疮为炎症性皮损，主要累及面颊下部、颈部、前胸和上背部。

4. 肥胖　为 PCOS 重要特征之一，但其脂肪分布及体态并无特异性。50% 以上患者肥胖（体重指数≥ 25），且常呈腹部肥胖型（腰围 / 臀围≥ 0.80）。肥胖由胰岛素抵抗、雄激素过多以及未结合睾酮比例增加引起，亦与雌激素的长期刺激有关。

5. 黑棘皮症　雄激素过多的另一体征是黑棘皮症，常在阴唇、颈背部、腋下、乳房下和腹股沟等处皮肤出现灰褐色色素沉着，呈对称性，皮肤增厚，轻抚软如天鹅绒。

6. 双侧卵巢增大　PCOS 患者卵巢体积约为正常卵巢 2~3 倍，包膜厚，质坚韧。

7. 代谢综合征　包括肥胖、糖尿病、高血压、高血脂等。约 25.7% 的 PCOS 患者伴有代谢综合征，其发病基础为胰岛素抵抗，两者具有高度重合性。

8. 溢乳　20%~35% 的 PCOS 患者伴血清泌乳素（PRL）水平轻度增高，可伴发溢乳。

四、实验室及其他检查

1. 基础体温测定 表现为单相型基础体温曲线。

2. 盆腔超声检查 可见多囊卵巢样变，定义为一侧或双侧卵巢内直径 2~9mm 的卵泡数 ≥ 12 个，和（或）卵巢体积 ≥ 10ml（卵巢体积 =0.5× 长径 × 横径 × 前后径）。卵巢包膜回声增强，轮廓较光滑，间质增生回声增强；卵泡围绕卵巢边缘，呈车轮状排列，称为项链征。连续监测未见主导卵泡发育及排卵迹象。超声检查前应停用性激素类药物至少 1 个月。稀发排卵患者若有卵泡直径 > 10mm 或有黄体出现，应在以后的月经周期进行复查。无性生活者，可选择经直肠超声检查或腹部超声检查，其他患者应选择经阴道超声检查。

卵巢多囊样变并非 PCOS 患者所特有。正常育龄期妇女中 20%~30% 可有卵巢多囊样变，也可见于口服避孕药后、闭经等情况时。

3. 诊断性刮宫 应选在月经前数日或月经来潮 6 小时内进行，刮出的子宫内膜呈不同程度增殖改变，无分泌期变化。

4. 腹腔镜检查 见卵巢增大，包膜增厚，表面光滑，呈灰白色，有新生血管。包膜下显露多个卵泡，无排卵征象，无排卵孔、无血体、无黄体。镜下取卵巢活组织检查可确诊。

5. 实验室检查

（1）血清雄激素 血清总睾酮水平正常或轻度升高，通常不超过正常范围上限的 2 倍，可伴有 DHEA、DHEAS 水平正常或轻度升高。

（2）血清 FSH、LH 非肥胖 PCOS 患者多伴有 LH/FSH 比值 ≥ 2~3。无排卵前 LH 峰值出现，肥胖患者由于瘦素等因素对中枢 LH 的抑制作用，LH/FSH 比值也可在正常范围。

（3）血清雌激素 E_1 升高，E_2 正常或轻度升高，并恒定于早卵泡期水平，$E_1/E_2 > 1$，高于正常周期。

（4）血清抗缪勒管激素 PCOS 患者的血清 AMH 水平较正常明显增高。

（5）检测尿 17- 酮类固醇 正常或轻度升高。正常时提示雄激素来源于卵巢，升高时提示肾上腺功能亢进。

（6）检测血清 PRL 部分患者血清 PRL 轻度增高。

（7）口服葡萄糖耐量试验 测定空腹血糖、服糖后 2 小时血糖水平，成年人空腹血糖参考正常值为 3.9~6.1mmol/L，服糖后 2 小时参考正常值为 ≤ 7.8mmol/L（≤ 140mg/dl）。

（8）胰岛素释放试验 检测空腹及服糖后 0.5 小时、1 小时、2 小时、3 小时的血浆胰岛素水平，成年人空腹基础胰岛素参考正常值为 5~20μU/ml。

（9）检测肝功能血脂 肥胖型患者可有甘油三酯增高。

（10）其他 酌情选择甲状腺功能、皮质醇、肾上腺皮质激素释放激素（ACTH）、17- 羟孕酮测定。

五、诊断与鉴别诊断

（一）诊断

根据临床表现和辅助检查不难诊断。依据 2018 年中华医学会妇产科学分会内分泌学组及指南专家组发布的《多囊卵巢综合征中国诊疗指南》，目前采用的标准如下。

1. 育龄期及围绝经期 PCOS 的诊断

（1）疑似 PCOS　月经稀发或闭经或不规则子宫出血是诊断的必需条件。另外再符合下列 2 项中的 1 项：①高雄激素临床表现或高雄激素血症；②超声下表现为卵巢多囊样变。

（2）确诊 PCOS　具备上述疑似 PCOS 诊断条件后还必须逐一排除其他可能引起高雄激素的疾病和引起排卵异常的疾病才能确定 PCOS 的诊断。

2. 青春期 PCOS 的诊断　对于青春期 PCOS 的诊断必须同时符合以下 3 个指标，包括：①初潮后月经稀发持续至少 2 年或闭经；②高雄激素临床表现或高雄激素血症；③超声下卵巢多囊样变表现。同时应排除其他疾病。

（二）鉴别诊断

1. 与疾病相关的鉴别诊断

（1）库欣综合征　是由多种病因引起的以高皮质醇血症为特征的临床综合征。约 80% 的患者会出现月经周期紊乱，并常出现多毛体征。根据测定血皮质醇水平的昼夜节律、24 小时尿游离皮质醇、小剂量地塞米松抑制试验可确诊库欣综合征。

（2）非经典型先天性肾上腺皮质增生（NCCAH）　占高雄激素血症女性的 1%~10%。临床主要表现为血清雄激素水平和（或）17- 羟孕酮、孕酮水平的升高，部分患者可出现超声下的卵巢多囊样变及月经紊乱。根据血基础 17α- 羟孕酮水平［ ≥ 6.06nmol/L（即 2ng/ml）］和 ACTH 刺激 60 分钟后 17α- 羟孕酮反应［ ≥ 30.3nmol/L（即 10ng/ml）］可诊断 NCCAH。鉴于以上相关检查须具备特殊的检查条件，可转至上级医院内分泌科会诊以协助鉴别诊断。

（3）卵巢或肾上腺分泌雄激素的肿瘤　患者快速出现男性化体征，血清睾酮或 DHEA 水平显著升高，如血清睾酮水平高于 5.21~6.94nmol/L（即 150~200ng/dl）或高于检测实验室上限的 2.0~2.5 倍。可通过超声、MRI 等影像学检查协助鉴别诊断。

（4）其他高雄激素血症因素　药物性高雄激素血症须有服药史。特发性多毛有阳性家族史，血睾酮水平及卵巢超声检查均正常。

（5）卵泡膜细胞增殖症　其病理变化为卵巢皮质有一群卵泡膜细胞增生。临床及内分泌检查与 PCOS 相仿但更严重，本症患者比 PCOS 更肥胖，男性化更明显，血睾酮高值，DHEAS 正常，LH/FSH 比值可正常。镜下见卵巢皮质黄素化的卵泡膜细胞群，皮质下无类似 PCOS 的多个卵泡。

（6）HPRL 血症　血清 PRL 水平升高较明显，而 LH、FSH 水平偏低，有雌激素水平下降或缺乏的表现，垂体 MRI 检查可能显示垂体占位性病变。

（7）功能性下丘脑性闭经　通常血清 FSH、LH 水平低或正常、FSH 水平高于 LH 水平，E_2 相当于或低于早卵泡期水平，无高雄激素血症，在闭经前常有快速体质量减轻或精神心理障碍、压力大等诱因。

（8）甲状腺疾病　根据甲状腺功能测定和抗甲状腺抗体测定可诊断。建议疑似 PCOS 的患者常规检测血清促甲状腺素（TSH）水平及抗甲状腺抗体。

（9）早发性卵巢功能不全（POI）　主要表现为 40 岁之前出现月经异常（闭经或月经稀发）、促性腺激素水平升高（FSH ＞ 25 U/L）、雌激素缺乏。

2. 与生理状态有关的鉴别诊断

（1）少女停经　少女月经初潮后，可有一段时间月经停闭，为正常现象。因此时正常性周期尚未建立，但绝大部分可在年内建立，一般无需治疗。而闭经是月经周期已经建立而出现的月经停闭 6 个月以上。

（2）育龄期停经　育龄期妇女月经停闭停经达 6 个月以上者，需与胎死腹中鉴别。胎死腹中虽有月经停闭，但有厌食、择食、恶心呕吐等早孕反应史，并伴有乳头着色、乳房增大等妊娠体征。妇科检查见宫颈着色、软、子宫增大。但小于停经月份，质软、B 超检查提示子宫增大，宫腔见胚芽，甚至胚胎或胎儿。闭经在停经前大部分有月经紊乱，继而闭经，无妊娠反应和其他妊娠变化。

（3）围绝经前停经　围绝经前停经一般年龄已进入围绝经期，月经正常或紊乱，继而闭经，可伴有面部烘热汗出，心烦、心悸失眠、心神不宁等围绝经期症状。妇科检查子宫大小正常或稍小，血清性激素可出现围绝经期症状。闭经无围绝经期症状。

六、治疗

（一）中医治疗

1. 临床辨证思路　对于本病的病机研究，多数学者认为本病与肾、脾、肝等功能失调及痰湿、血瘀关系密切。PCOS 临床表现多为虚实夹杂、本虚标实之证，多以脾虚肾虚为本、痰湿瘀血为标。临床辨证当辨其病位、病性及变证。

2. 常见证型辨证治疗　中医治疗多数学者认为应采用预防、治疗相结合，辨证辨病相结合的方法，将中医、西医治疗作用的特点有机结合进行治疗。治疗方法主要有中医辨证分型治疗、中医专方专药治疗、中医的其他疗法结合西医治疗。

（1）肾虚

症见：月经迟至，月经周期延迟，经量少，色淡质稀，渐至经闭，或月经周期紊乱，经量多或淋漓不净；或婚久不孕，腰腿酸软，头晕耳鸣，面色不华，神疲倦怠，畏寒，便溏；舌淡苔薄，脉沉细。

治宜：益肾调冲。

方药：右归丸加减。方中以附子、肉桂、鹿角胶为君药，温补肾阳，填精补髓。臣以熟地黄、枸杞子、山茱萸、山药滋阴益肾，养肝补脾。佐以菟丝子补阳益阴，固精缩尿；杜仲补益肝肾，强筋壮骨；当归养血和血，助鹿角胶以补养精血。诸药配合，共奏温补肾阳，填精止遗之功。若腰背冷痛明显者，加川椒、鹿角片，以增补肾扶阳，温补督脉之效。

（2）痰湿阻滞

症见：月经周期延后，经量少，色淡质黏稠，渐致经闭，或婚久不孕，带下量多，胸闷泛恶，形体丰满或肥胖，喉间多痰，毛发浓密，神疲肢重，苔白腻，脉滑或沉滑。

治宜：化痰燥湿，活血调经。

方药：苍附导痰丸加减。方中半夏、天南星、茯苓、苍术化痰燥湿健脾；陈皮、香附、枳壳行气解郁化痰；石菖蒲宣痹除痰；蚕砂以除湿浊顽痰；川芎、当归活血通经，调理冲任。若胸闷痰多，加瓜蒌、丹参、法半夏以化痰祛瘀。

（3）气滞血瘀

症见：月经周期延后，经量多或少，经期淋漓不净，色暗红，质稠或有血块，渐致闭经，或婚久不孕；伴乳房胀痛，小腹胀痛拒按，胸胁胀痛；舌暗红或有瘀点，苔薄，脉沉涩。

治宜：理气活血，祛瘀通经。

方药：膈下逐瘀汤加减。方中当归、川芎、赤芍养血活血，与逐瘀药同用，可使瘀血祛而不伤阴血；牡丹皮清热凉血，活血化瘀；桃仁、红花、五灵脂破血逐瘀，以消积块；配香附、乌药、枳壳、延胡索行气止痛；尤其川芎不仅养血活血，更能行血中之气，增强逐瘀之力；甘草调和诸药。小腹胀坠或前后阴坠胀不适，加柴胡、升麻行气升阳。

（4）肝经湿热

症见：月经稀发，月经稀少或闭经，或月经紊乱，婚久不孕；体形壮实，毛发浓密，面部痤疮，经前乳房胀痛，大便秘结；苔薄黄，脉弦或弦数。

治宜：泻肝清热，除湿调经。

方药：龙胆泻肝汤。方中龙胆草大苦大寒，既能清利肝胆实火，又能清利肝经湿热，故为君药；黄芩、栀子苦寒泻火，燥湿清热，共为臣药；泽泻、木通、车前子渗湿泄热，导热下行；实火所伤，损伤阴血，当归、生地黄养血滋阴，邪去而不伤阴血，共为佐药；柴胡舒畅肝经之气，引诸药归肝经；甘草调和诸药，共为佐使药。

3. 专方专药治疗　在辨证的基础上选用经典方剂。

（1）肾虚痰湿　六味地黄丸合苍附导痰丸。

六味地黄丸是补肾益精的经典方剂，主要针对肾阴虚患者使用；苍附导痰丸临床常用于治疗 PCOS 痰湿证。由于苍附导痰丸在二陈汤基础加减而得，因此临床中轻症痰湿证表现也可以二陈汤基础加减。

（2）肝肾亏虚　左归饮合二仙汤。

左归饮出自《景岳全书》，以纯甘壮水之品补益肝肾，适用于肝肾亏损过甚的患者；但左归饮温阳之力不足，因此需合二仙汤以阳中求阴，且二仙汤擅于调理冲任；临床中二者相合可显著提升卵巢激素水平。

（3）血虚肝郁　四逆散合四物汤。

四逆散功擅疏肝理脾，四物汤为调理气血第一方。二者相合使肝郁得解，脾运复健，血海充足，则诸症自除。对于辨证论治精血亏损较轻，而肝郁血瘀明显者适用。

（4）痰湿阻滞　启宫丸。

启宫丸出自《医方集解》，立方依据为《妇科经论》云："治疗妇人不孕属脂膜闭塞子宫，宜先服二陈汤、四物去生地加香附。"全方专注于燥湿化痰、和血解郁，对痰湿内生，气机阻滞常服可效。

（5）肝火旺盛　龙胆泻肝汤。

龙胆泻肝汤不仅可清利肝经湿热，亦可清泻肝胆实火，对肝经实火上炎疗效显著。临床中对缓解痤疮、皮肤多油、带下黄稠等症状疗效佳。

（6）肾虚血瘀　葆葵胶囊。

葆葵胶囊是一款中成药，可补肾活血化瘀，临床研究显示可单用或与二甲双胍联合改善PCOS症状及生化指标。

4. 中医的其他疗法结合西医治疗　使用针刺促排、艾灸、耳穴压豆、中药外敷等配合治疗。

5. 常用经验方及临床体会

（1）经验方

①近年来经过临床观察及实验研究证明治疗PCOS疗效较好的经验方有六味地黄丸、四物汤、温胆汤、苍附导痰汤、龙胆泻肝汤、右归丸、膈下逐瘀汤、二陈汤等。有采用中成药进行治疗者，如灵术颗粒、六味地黄丸、桂枝茯苓丸、丹栀逍遥丸、参芪胶囊等。

②五味调经散：方以活血化瘀，调理月经。本方药是活血化瘀的轻剂，故为调经的常用方药，可广泛适用于各类月经病之属于瘀滞者。如兼火热者，去艾叶，加入炒丹皮、凌霄花、钩藤等；腰痛酸楚明显者，加入炒川断、寄生、杜仲等；脾胃欠佳，腹胀矢气，大便溏者加入木香、制苍术、焦山楂等。

③加减通瘀煎：方以理气活血，通瘀调经。根据《景岳全书·妇人规》所载，通瘀煎治妇人气滞血瘀，经脉不利，腹痛极，可见月经后期，经量不畅。本方药在《妇人规》中，提供加减如下：兼寒滞者，加入肉桂、吴茱萸；火盛内热，血燥不行者，加入炒山栀、牡丹皮；微热血虚者，加入白芍、归身；血瘀行甚少者，加入苏木、茺蔚子；瘀极大便燥结者，加入大黄、莪术，或加芒硝、桃仁，并加重剂量。

④新加促经汤：方以活血通瘀，促经来潮。本方药除适用于月经不调、月经后期、月经量少，甚则闭经的血瘀证较为明显外，亦可适用于恶露不绝、癥瘕等病证。如寒瘀交阻者，需加入艾叶、吴茱萸；如夹有肝火者，加入炒山栀、牡丹皮、柴胡、钩藤等品；如夹有湿浊者，加入苍术、苡仁等。

（2）临床体会　在历代医家治疗PCOS的宝贵经验基础上，结合近年来现代科学研究及临床研究的不断发展，目前中医治疗PCOS的临床经验及治疗大法有以下几种。

①治病求本，补肾调周：补虚药在PCOS的治疗方剂中使用频率最高，其中以温补肾阳、滋补肾阴、补养气血为主，从医家用药规律可以看出，补肾调周是目前中医药治疗本病的主要方法。月经具有周期性、节律性，是女性生殖生理过程中肾阴阳消长、气血盈亏规律性变化的体现。中医人工周期疗法以辨证论治为基础，结合现代医学对月经的神经内分泌周期调节理论，运用中医调节阴阳方法，在月经周期各时间段，选用相应的调节冲任方药，调节患者脏腑气血阴阳，使肾－冲任－胞宫的动态平衡得以恢复，从而达到恢复规律月经、促进排卵、治疗不孕等效果。经后期阴长阳消，癸水阴长，为充盈血海、滋养卵泡提供保障，故治以滋阴养血为本；初期宜以阴扶阴，中期佐以助阳，末期阴阳并调；经间期重阴必阳，肾阴充实，癸水高涨，肾阳生长，气血运行，为卵细胞突破卵巢表层、孕卵植入子宫提供动力，故治以补肾活血（重在促新）；经前期阳长阴消，阳长有利于温暖子宫，疏利内膜，温化阴浊，排除水湿，为经血如期排泄提供条件，故治以补肾助阳兼以理气；行经期重阳必阴，阴阳消长总体平衡，通过

转化使血中重阳下泄让位于阴，排除瘀浊、促进新生，故治以活血调经（重在祛瘀）。

②注重扶正，肝脾同治：在 PCOS 治疗药物的归经分类中，以肝经、肾经、脾经为主，相关的文献报道也表明大多数医家在补肾调周的基础上，多重视肝脾同治。女子以肝为先天，肝肾同属下焦，肝藏血调情志，肾藏精主生殖，二者一藏一泄，动静平衡，使得精血互生、气血调畅、经行有时。另外，脾为后天之本，主运化水湿。若脾失健运，水湿不化，则聚而成痰，阻滞气血，进而痰瘀内蕴导致闭经不孕。因此，临床辨治 PCOS 需重视健脾疏肝，以利于扶助正气、祛邪外出。

③兼顾祛邪，化痰除瘀：在 PCOS 治疗药物的功效分类中，除补虚药外，活血化瘀药及利湿化痰药亦为高频使用药物，提示大多数医家注重扶正、兼顾祛邪。《医宗金鉴》指出："痰饮脂膜病子宫……或因宿血积于胞中，新血不能成孕。"痰瘀阻滞脉络，气血运行受累，冲任二脉不利，则经水难下、闭而不行，进而导致不孕。通过活血化瘀、利湿化痰，可使冲任通利、经行有节。

（二）西医治疗

1. 生活方式干预　生活方式干预是 PCOS 患者首选的基础治疗，尤其是对合并超重或肥胖的 PCOS 患者。生活方式干预应在药物治疗之前和（或）伴随药物治疗时进行，可有效改善超重或肥胖 PCOS 患者健康相关的生命质量。

（1）饮食控制　饮食控制包括坚持低热量饮食、调整主要的营养成分、替代饮食等。近年研究发现在专业人员指导下的生酮饮食可用于 PCOS 患者体质量管理。

（2）运动　运动可有效减轻体质量和预防体质量增加。应予个体化方案，根据个人意愿和考虑到个人体力的限度而制定。

（3）行为干预　包括对肥胖认知和行为两方面的调整，是在临床医师、心理医师、护士、营养学家等团队的指导和监督下，使患者逐步改变易于引起疾病的生活习惯（不运动、摄入酒精和吸烟等）和心理状态（如压力、沮丧和抑郁等）。行为干预能使传统的饮食控制或运动的措施更有效。

2. 药物治疗

（1）调节月经周期　适用于青春期、育龄期无生育要求、因排卵障碍引起月经紊乱的患者。对于月经稀发但有规律排卵的患者，如无生育或避孕要求，周期长度短于 2 个月，可观察随诊，无需用药。

①短效复方口服避孕药（combined oral contraceptive，COC）：COC 是一种简单和相对较安全的方法。孕激素通过负反馈抑制垂体 LH 异常高分泌，减少卵巢产生雄激素，并可直接作用于子宫内膜，抑制子宫内膜过度增生和调节月经周期；避孕药中雌激素成分使性激素结合球蛋白浓度增加，导致游离睾酮减少。COC 可作为育龄期无生育要求的 PCOS 患者的首选；青春期患者酌情使用；围绝经期可用于无血栓高危因素的患者，但应慎用，不作为首选。3~6 个周期后可停药观察，症状复发后可再用药（如无生育要求，育龄期推荐持续使用）。用药时需注意 COC 的禁忌证。

②周期性使用孕激素：可以作为青春期、围绝经期 PCOS 患者的首选，也可用于育龄期有妊娠计划的 PCOS 患者。推荐使用天然孕激素或地屈孕酮，用药时间一般为每周期 10~14 天。

具体药物有地屈孕酮（10~20mg/d）、微粒化黄体酮（100~200mg/d）、醋酸甲羟孕酮（10mg/d）、黄体酮（肌内注射 20mg/d，每月 3~5 天）。推荐首选口服制剂。

③雌孕激素周期序贯治疗：极少数 PCOS 患者胰岛素抵抗严重，雌激素水平较低、子宫内膜薄，单一孕激素治疗后子宫内膜无撤药出血反应，需要采取雌孕激素序贯治疗。也用于雌激素水平偏低、有生育要求或有围绝经期症状的 PCOS 患者。可口服雌二醇 1~2mg/d（每月 21~28 天），周期的后 10~14 天加用孕激素，孕激素的选择和用法同上述的"周期性使用孕激素"。对伴有低雌激素症状的青春期、围绝经期 PCOS 患者可作为首选。

（2）降低血雄激素水平

①COC：建议 COC 作为青春期和育龄期 PCOS 患者高雄激素血症及多毛、痤疮的首选治疗。治疗痤疮，一般用药 3~6 个月可见效；如为治疗性毛过多，服药至少需要 6 个月才显效，停药后可能复发。首选含有醋酸环丙孕酮的 COC，其具较强的抗雄激素作用，与睾酮和双氢睾酮竞争受体，并诱导肝醇加速血浆雄激素的代谢廓清，从而降低雄激素的生物效应。目前多用炔雌醇环丙孕酮（达英 –35），每片含 CPA 2mg、炔雌醇（EE）：35μg，作周期疗法，即于出血第 5 天起，每日口服 1 片，连续 21 天，停药 7 天后重复用药，共 3~6 个月。可对抗雄激素过多症状，且能调整月经周期。

②糖皮质类固醇：适用于 PCOS 的雄激素过多为肾上腺来源或混合性来源者。常用地塞米松每晚 0.25mg 口服，即可有效抑制 DHEAS 浓度。剂量不宜超过 0.5mg，以免过度抑制垂体 – 肾上腺轴功能。

③螺内酯：是人工合成的 17– 螺内酯甾类化合物，近年发现其除利尿作用外，尚具有抑制卵巢和肾上腺生物合成雄激素，并在毛囊竞争雄激素受体。抗雄激素剂量为 40~200mg，治疗多毛需要用药 6~9 个月。出现月经不规则者可与口服避孕药联合应用。

（3）改善胰岛素抵抗　对肥胖或有胰岛素抵抗患者常用胰岛素增敏剂。

①二甲双胍：可抑制肝脏合成葡萄糖，增加外周组织对胰岛素的敏感性。通过降低血胰岛素纠正患者高雄激素状态，改善卵巢排卵功能，提高促排卵治疗效果。常用剂量为每次口服 500mg，每日 2~3 次。

②吡格列酮：为噻唑烷二酮类胰岛素增敏剂，不仅能提高胰岛素敏感性，还具有改善血脂代谢、抗炎、保护血管内皮细胞功能等作用，联合二甲双胍具有协同治疗效果。吡格列酮常作为双胍类药物疗效不佳时的联合用药选择，常用于无生育要求的患者。

（4）促进生育

①孕前咨询：PCOS 不孕患者促进生育治疗之前应先对夫妇双方进行检查，确认和尽量纠正可能引起生育失败的危险因素，如肥胖、未控制的糖耐量异常、糖尿病、高血压等。具体措施包括减轻体质量、戒烟酒、控制血糖血压等，并指出减重是肥胖 PCOS 不孕患者促进生育的基础治疗。在代谢和健康问题改善后仍未排卵者，可予药物促排卵。

②诱发排卵：对有生育要求的患者在生活方式调整、抗雄激素和改善胰岛素抵抗等基础治疗后，进行促排卵治疗。氯米芬（CC）为传统一线促排卵用药，CC 抵抗或失败的患者可用来曲唑治疗，为新的一线促排药物。CC 抵抗和（或）失败的无排卵不孕患者可予促性腺激素配合用药或二线治疗，常用的促性腺激素包括人绝经期促性腺激素（hMG）、高纯度 FSH（HP-FSH）和基因重组 FSH（rFSH）。诱发排卵时易发生卵巢过度刺激综合征，需严密监测，加强预

防措施：①hMG–HCG 不作为 PCOS 患者促排卵的首选方案；②多个卵泡达到成熟期或卵巢直径＞6mm，不应加用 HCG；③联合来曲唑或 CC 使用，增加卵巢对促性腺激素的敏感性，降低促性腺激素用量；④低剂量逐渐递增或常规剂量逐渐递减的促性腺激素方案。

3. 手术治疗

（1）腹腔镜手术　适用于严重 PCOS 促排卵药物治疗无效者。在腹腔镜下对多囊卵巢用电凝或激光技术穿刺打孔，每侧卵巢打孔 4 个为宜，既能获得 90% 排卵率和 70% 妊娠率，又能减少粘连形成。

（2）卵巢楔形切除术　腹部探查时先确定诊断，然后将双侧卵巢楔形切除 1/3 组织，以降低雄激素水平，从而减轻多毛症状，提高妊娠率。术中应用显微外科技术以减少术后粘连。现已少用。

4. 辅助生殖技术

（1）体外受精 – 胚胎移植（IVF-ET）　是 PCOS 不孕患者的三线治疗方案。PCOS 患者经上述治疗均无效时或者合并其他不孕因素（如高龄、输卵管因素或男性因素等）时需采用 IVF 治疗。

（2）体外成熟培养　未成熟卵母细胞体外成熟（in vitro maturation，IVM）技术在 PCOS 患者辅助生殖治疗中的应用仍有争议。IVM 在 PCOS 患者辅助生殖治疗中的主要适应证为：①对促排卵药物不敏感，如对 CC 抵抗、对低剂量促性腺激素长时间不反应，而导致卵泡发育或生长时间过长；②既往在常规低剂量的促性腺激素作用下，发生过中重度卵巢过度刺激综合征（OHSS）的患者。

（3）胰岛素增敏剂在辅助生殖治疗中的应用　推荐在 PCOS 患者辅助生殖治疗过程中使用二甲双胍。

七、预后与转归

PCOS 较难治愈，且会带来不孕的恶果。目前，很多药物治疗多采用服用避孕药的方式，这对于未婚少女而言，基于舆论及心理压力，更增加了治疗难度。因而除了药物治疗，对于 PCOS 患者而言一定要做好日常保健。PCOS 远期还易并发糖尿病、高血压、子宫内膜癌等并发症，需及时进行预防。

八、难点与对策

低脂、低糖、低热量、生酮饮食，优化饮食结构，均衡营养；保持心情舒畅，抑郁、愤怒和恐惧等不良情绪会刺激脆弱的神经，破坏内分泌的调节，降低机体免疫力，直接影响到女性的身体健康；提高机体免疫力，有利于内分泌协调，因此 PCOS 的治疗强调生活方式干预。定期进行体格检查、妇科检查、防癌检查、内分泌学检查；若因癥瘕行开腹手术，应尽量保留或不损伤无病变的卵巢组织；维持适度的性生活、调畅情志、防止心理早衰；通过散步、参加各项体育锻炼，增强体质，调节阴阳气血；注意劳逸结合，生活规律、睡眠充足，避免过度疲劳和紧张；饮食应适当限制高脂、高糖类物质的摄入，注意补充新鲜水果蔬菜及钙钾等矿物质；

进入绝经前后期，每年接受一次妇女病普查，并全面体检一次，完善各项目的检验，建立一个系统的肿瘤筛查医疗保健措施。对于 40 岁之前的妇女出现月经后期量少甚至闭经者，要警惕卵巢早衰，及早诊治。PCOS 本身为难治病，中西医结合治疗能显著提高疗效。

第二节　围绝经期综合征

绝经是一个回顾性概念，是每一妇女生命进程中必然发生的生理过程。绝经的含义并非月经的有无，而是卵巢功能衰竭，生殖能力终止。卵巢功能衰退呈渐进性，人们一直用"更年期"来形容这一渐进的变更时期。由于更年期定义含糊，1994 年 WHO 提出废弃"更年期"，推荐采用"围绝经期"一词。围绝经期指从接近绝经出现与绝经有关的内分泌、生物学和临床特征起至绝经一年内的期间，即绝经过渡期至绝经后一年，绝经指月经完全停止 1 年以上。我国城市妇女的平均绝经年龄为 49.5 岁，农村妇女为 47.5 岁。绝经过渡期多逐渐发生，历时约 4 年，偶可突然发生，表现不同程度的内分泌、躯体和心理方面变化。围绝经期妇女约 1/3 能通过神经内分泌的自我调节达到新的平衡而无自觉症状，2/3 妇女则可出现一系列性激素减少所致的症状，称为围绝经期综合征。除自然绝经外，两侧卵巢经手术切除或受放射线毁坏，可导致人工绝经，较自然绝经妇女更易发生围绝经期综合征。一项 2012 年的内分泌协会调查发现围绝经期综合征的女性中有约 72% 的并未得到治疗。

中医无围绝经期综合征之病名，现代中医教科书把本病归之于"经断前后诸症"。古代医籍对本病无专篇记载，多散见于"年老血崩""脏躁""百合病"等病证中。如汉代《金匮要略·妇人杂病脉证并治》指出："妇人脏躁，喜悲伤欲哭，象如神灵所作，数欠伸"，又指出："妇人年五十所，病下利数十日不止，暮即发热，少腹里急，腹满，手掌烦热，唇口干燥……当以温经汤主之"本条论述绝经期崩漏证治。《医宗金鉴》谓"下利"当作"下血"，"利"是传抄之误，此说合理。明代《景岳全书·妇人规》指出"妇人于四旬外，经期将断之年，多有渐见阻隔，经期不至者。当此之际，最宜防察。若果气血和平，素无他疾，此固渐止而然，无足虑也。若素多忧郁不调之患，而见此过期阻隔，便有崩决之兆。若隔之浅者，其崩尚轻；隔之久者，其崩必甚，此因隔而崩者也"本病发生的主要病机以肾虚为主，常见肾阴虚、肾阳虚和肾阴阳俱虚。并可累及心、肝、脾。治疗方法当以滋肾补肾，平衡阴阳为主，兼顾宁心疏肝，健脾调冲任。

一、中医病因病机

1. 病因　围绝经期综合征的发病与绝经前后的生理特点有密切关系。《素问·上古天真论》曰："女子七岁，肾气盛，齿更发长；二七而天癸至，任脉通，太冲脉盛，月事以时下，故有子……七七任脉虚，太冲脉衰少，天癸竭。地道不通，故形坏而无子也"，这是女性生长发育、生殖与衰老的自然规律。

2. 病机　多数妇女可以顺利度过围绝经期，但部分妇女由于体质因素、产育、疾病、营养、劳逸、社会环境、精神因素等方面的原因，不能很好地调节这一生理变化，使得肾阴阳平衡失调而导致本病。另外，肾阴阳失调，常涉及其他脏腑，尤以心、肝、脾为主。若肾阴不足，不能上济心火，则心火偏亢；乙癸同源，肾阴不足，精亏不能化血，导致肝肾阴虚，肝失柔养，肝阳上亢；肾与脾先后天互相充养，脾阳赖肾阳以温煦，肾虚阳衰，火不暖土，又导致脾肾阳虚。

3. 病机要点

（1）肾阴虚　"七七"之年，肾阴不足，天癸渐竭，素体阴虚，或多产房劳伤肾耗热或数通于血致精血不足，复加忧思失眠，营阴暗耗，肾阴益亏，脏腑失养，"任脉虚，太冲脉衰少，天癸竭"遂发经断前后诸证。肝肾同居于下焦，乙癸同源。若肾水不足以涵养肝木，易致肝肾阴虚或肝阳上亢。若肾水不足，不能上济于心，心火独亢，热扰心神，神明不安，出现心肾不交；肾阴虚，精亏血少，不能上荣脑，出现脑髓失养等。

（2）肾阳虚　绝经之年，肾气渐虚，若素体肾阳亏虚，或过用寒凉及过度贪凉，可致肾阳虚弱。若命门火衰而不能温煦脾阳，出现脾肾阳虚；若脾肾阳虚，水湿内停，湿聚成痰，易酿成痰湿；或阳气虚弱，无力行血而为瘀，又出现肾虚血瘀。

（3）肾阴阳俱虚　肾藏元阴而寓元阳，阴损及阳，或阳损及阴，真阴真阳不足，不能濡养、温煦脏腑，或激发、推动机体的正常生理活动而致诸症丛生。

本病以肾虚为本，肾的阴阳平衡失调，影响到心、肝、脾脏，从而发生一系列的病理变化，出现诸多证候。因妇女一生经、孕、产、乳，数伤于血，易处于"阴常不足，阳常有余"的状态，而且经断前后，肾气虚衰，天癸先竭，所以临床以肾阴虚居多，由于体质或阴阳转化等因素，亦可表现为偏肾阳虚，或阴阳两虚，并由于诸种因素，常可兼夹气郁、瘀血、痰湿等复杂病机。

二、西医病因及发病机制

1. 病因病机　围绝经期的最早变化是卵巢功能衰退，然后才表现为下丘脑和垂体功能退化。

（1）雌激素　卵巢功能衰退的最早征象是卵泡对 FSH 敏感性降低，FSH 水平升高。绝经过渡早期雌激素水平波动很大，甚至高于正常卵泡期水平。系因 FSH 升高对卵泡过度刺激引起雌二醇过多分泌所致。整个绝经过渡期雌激素水平并非逐渐下降，只是在卵泡停止生长发育时，雌激素水平才急速下降。绝经后卵巢不再分泌雌激素，妇女循环中仍有低水平雌激素，主要来自肾上腺皮质和来自卵巢的雄烯二酮经周围组织中芳香化的雌酮。绝经期妇女循环中雌酮（E_1）高于雌二醇（E_2）。

（2）孕酮　绝经过渡期卵巢尚有排卵功能，仍有孕酮分泌。但因卵泡期延长，黄体功能不良，导致孕酮分泌减少。绝经后无孕酮分泌。

（3）雄激素　绝经后雄激素来源于卵巢间质细胞及肾上腺，总体雄激素水平下降。其中雄烯二酮主要来源于肾上腺，量约为绝经前的一半。卵巢主要产生睾酮，由于升高的 LH 对卵巢间质细胞的刺激增加，使睾酮水平较绝经前增高。

（4）促性腺激素　绝经过渡期 FSH 水平升高，呈波动型，LH 仍在正常范围，FSH/LH < 1。绝经后雌激素水平降低，诱导下丘脑释放 GnRH 释放激素增加，刺激垂体释放 FSH 和 LH 增

加，其中 FSH 升高较 LH 更显著，FSH/LH > 1。卵泡闭锁导致雌激素和抑制素水平降低以及 FSH 水平升高，是绝经的主要信号。

（5）GnRH　绝经后 GnRH 的分泌增加与 LH 相平行，说明下丘脑和垂体间仍保持良好功能。

（6）抑制素　绝经期妇女血抑制素浓度下降，较 E_2 下降早且明显，可能成为反映卵巢功能衰退更敏感的标志。抑制素有反馈抑制垂体合成分泌 FSH 作用，并抑制 GnRH 对自身受体的升调节，从而使抑制素浓度与 FSH 水平呈负相关。绝经后卵泡抑制素极低，而 FSH 升高。

2. 病理变化

（1）卵巢的变化　①形态老化：22~25 岁是卵巢的"黄金时代"，两侧卵巢共重 10g，45 岁为 6.5g，55 岁为 5g，恰是年轻时卵巢重量的二分之一；②卵泡数的变化与卵巢组织学变化：卵泡不可逆减少是绝经发生的原因，孕 20~24 周胎儿的卵子数量达 600 万个，新生儿卵子数约 40 万 ~50 万个，生育年龄妇女大约仅 400 个卵泡发生排卵，绝大多数卵泡相继闭锁。随年龄的增加，卵泡数不断减少，以致卵巢功能最终衰竭。从组织学看，至围绝经期，卵巢皮质菲薄，髓质肥厚，黄体闭锁，卵泡减少，血管硬化。卵巢的老化是一个较为复杂的生物过程。卵巢作为机体的一部分，神经内分泌系统的改变可能是卵巢老化过程的主要原因。但在机体的大多数内分泌功能只是轻微和缓慢地改变时，卵巢的功能却急剧下降，说明卵巢的老化有其内在的机制，可能自主性地失去本身功能。除众所周知的卵泡消耗学说外，还有卵巢内自由基增多，抗氧化酶系统的改变，卵巢组织的线粒体 DNA（mtDNA）的缺失和卵巢血管改变等学说。

（2）神经内分泌变化　卵巢功能减退，血中雌孕激素水平降低，正常下丘脑 – 垂体 – 卵巢轴之间平衡失调，FSH–LH 分泌增多，直接影响自主神经中枢及其支配的脏器功能，从而出现一系列自主神经功能失调的症状。FSH 的上升不完全是 E_2 的负反馈抑制解除所致，还可能与卵巢分泌抑制素减少有关。故围绝经期 FSH 升高较 LH 升高更为显著，绝经后 FSH 和 LH 的比值大于 1。此外血 β- 内啡肽及自身抗体降低，引起神经内分泌调节功能紊乱，5- 羟色胺（5–HT）水平异常与情绪异常变化密切相关。

（3）免疫功能变化　在人体老化过程中，机体的各种功能及物质结构均发生明显改变，其中最突出的是免疫系统功能明显下降。研究表明，围绝经期综合征患者和正常围绝经期妇女免疫功能均衰减，即在机体免疫应答过程中，调高免疫应答能力的细胞群体（如 CD^{3+}、CD^{4+}）减少，而调低免疫应答能力的细胞群体（如 CD^{8+}）增加。上述结果表明，随着年龄的增长，围绝经期妇女的免疫调节功能呈衰老升高，认为血清脂质过氧化物（LPO）水平的增龄性变化可能与围绝经期生理特点及人体衰老机制有一定的关系。

（4）自由基的影响　围绝经期的最早变化是卵巢功能衰退，然后才表现为下丘脑和垂体功能退化。内分泌和临床方面的变化均源于卵巢的衰老。近几年的不断研究发现，体内自由基的含量与衰老有着密切关系。自由基可与体内物质（如核酸、蛋白质和脂质等）发生反应，生成氧化物或过氧化物，对机体造成损害，导致生物体衰老死亡。围绝经期与自由基的关系已引起医学界的重视。实验证明更年鼠组 LPO 水平较青年鼠组显著上升，超氧化物歧化酶（SOD）、谷胱甘肽过氧化物酶（GSH–Px）活性显著降低，说明围绝经期因内分泌改变，有关器官逐渐衰老，出现了脂质过氧化作用增加，自由基清除酶类活性下降。

（5）松果体与绝经　过去以为松果体于成年后属于生理功能退化的腺体。近代研究认为，松果体及其分泌激素（褪黑素）的主要作用为将周围环境的光周期信息传递给中枢神经、内分泌及免疫系统，使之根据时间与季节调节体内多种生理功能。松果体于青春发育前期，可抑制生殖器官的发育和成熟。随着年龄的增长，松果体钙化率增加，血中降黑素水平逐渐下降，至绝经时达最低水平。故有学者推理绝经不仅由于雌激素的缺乏，也表现为褪黑素的低下，从而视褪黑素为抗老年激素。

三、临床表现

（一）近期症状

1. 月经紊乱　绝经前半数以上妇女出现月经紊乱，多为月经周期不规则、持续时间长及月经量增加，系无排卵性周期引起，致生育力低下，但有意外妊娠可能。围绝经期及绝经后妇女出现异常子宫出血，一定要警惕子宫内膜癌的发生。应取子宫内膜作活检，此外尚需考虑宫颈癌、子宫息肉或肌瘤可能。

2. 血管舒缩症状　主要表现为潮热，阵发性潮热是最早出现和最具特征性的症状。其特点是反复出现短暂的面部和颈部及胸部皮肤阵阵发红，伴有轰热，继之出汗。一般持续 1~3 分钟。症状轻者每日发作数次，严重者十余次或更多，夜间或应激状态易促发。该症状可持续1~2 年，有时长达 5 年或更长。潮热发作严重影响妇女的工作、生活、睡眠，是绝经后期妇女需要性激素治疗的主要原因。

3. 自主神经失调症状　常出现如心悸、眩晕、头痛、失眠、耳鸣等自主神经失调症状。

4. 精神神经症状　围绝经期妇女往往感觉注意力不易集中，并且情绪波动大。表现为激动易怒、焦虑不安、健忘多疑或情绪低落、抑郁、不能自我控制等情绪症状。记忆力减退也较为常见。

5. 皮肤和毛发的变化　雌激素不足使皮肤胶原纤维丧失，皮肤皱纹增多加深；皮肤变薄、干燥甚至皲裂；皮肤色素沉着，出现斑点；皮肤营养障碍易发生围绝经期皮炎、瘙痒、多汗、浮肿；暴露区皮肤经常受日光刺激易致皮肤癌。绝经后大多数妇女出现毛发分布改变，通常是口唇上方毫毛消失，代之以恒久毛，形成轻度胡须，阴毛、腋毛有不同程度的丧失；躯体和四肢毛发增多或减少，偶有轻度脱发。

（二）远期症状

1. 泌尿生殖道症状　主要表现为泌尿生殖道萎缩症状，出现阴道干燥、性交困难及反复阴道感染，排尿困难、尿痛、尿急等反复发生的尿路感染。

2. 骨质疏松　绝经后妇女骨质吸收速度快于骨质生成，促使骨质丢失变为疏松，50 岁以上妇女半数以上会发生绝经后骨质疏松，一般发生在绝经后 5~10 年内，最常发生在椎体。

3. 阿尔茨海默病　阿尔茨海默病（Alzheimer's disease）是老年性痴呆的主要类型。绝经后期妇女比老年男性罹患率高，可能与绝经后内源性雌激素水平降低有关。

4. 心血管系统的症状　绝经后妇女易发生动脉粥样硬化、心肌缺血、心肌梗死、高血压和脑卒中，因绝经后雌激素水平低下，使血胆固醇水平升高，各种脂蛋白增加，而高密度脂蛋白 /低密度脂蛋白比率降低。

四、实验室及其他检查

1. 全身检查　围绝经期的女性应检查有无心血管、肝肾疾病、肥胖、水肿、营养不良疾病及精神–神经系统功能状态。绝经后进行妇科检查，可见外阴及阴道萎缩，阴道分泌物减少，阴道皱襞消失，宫颈、子宫可有萎缩。

2. 实验室检查　最常见的是激素测定、血生化、影像学检查。

（1）激素测定　包括下丘脑–垂体–卵巢轴、肾上腺轴、甲状腺轴、胰腺功能的激素测定。例如检查激素卵泡刺激素、黄体激素、雌激素等的含量，根据激素水平的高低变化进行诊断。

（2）血化学　包括血钙磷、血糖、血脂、BUN、肝肾功能。尿糖、尿蛋白。胆固醇增高主要是 β– 脂蛋白，前 β– 脂蛋白比例变大，但 α– 脂蛋白无明显改变。

（3）医学影像学检查　重点是确诊骨质疏松症，包括骨密度、骨皮质等。

3. 心电图检查　心电图的三个肢体导联中可有 ST 段压低现象。

4. 物理化学检查　围绝经期由于人体各个器官的退化，各种器质性疾病也会乘虚而入，如冠心病、高血压、甲状腺功能亢进等。可以通过巴氏涂片进行验血，以确定激素、胆固醇的含量和骨密度。

5. 肺部 X 线检查　患者有气急现象或深长的叹息样呼吸，甚至在心动过速时出现呼吸困难，需行肺部 X 线检查，排除局部病变。

6. 阴道细胞学检查　阴道脱落细胞以底、中层细胞为主。

五、诊断及鉴别诊断

（一）诊断

根据病史及临床表现不难诊断。需注意除外相关症状的器质性病变、甲状腺疾病及精神疾病，卵巢功能评价等实验室检查有助于诊断。

1. 血清 FSH 值及 E_2 值测定　应检查血清 FSH 值及 E_2 值了解卵巢功能。绝经过渡期血清 FSH > 10U/L，提示卵巢储备功能下降。闭经、FSH > 40U/L 且 E_2 < 20pg/ml（60mmol/L），提示卵巢功能衰竭。

2. 氯米芬兴奋试验　月经第 5 日起口服氯米芬，每日 50mg，共 5 天，停药第 1 天测血清 FSH > 12U/L，提示卵巢储备功能降低。

（二）鉴别诊断

1. 与西医相关疾病的鉴别诊断　妇女在围绝经期容易发生高血压、冠心病、肿瘤等，必须除外心血管疾病、泌尿生殖器官的器质性病变，还应与神经衰弱、甲亢等相鉴别。

（1）高血压　舒张压及收缩压持续升高（> 140/90mmHg），常合并有心、脑、肾等器官病变，围绝经期综合征患者血压不稳定，成波动状态，收缩压多升高、舒张压多正常。

（2）冠心病　心电图异常，胸前区疼痛，服用硝酸甘油症状可缓解，围绝经期综合征患者胸闷、胸痛服用硝酸甘油无效。

（3）甲状腺功能亢进　血清 TSH 降低，FT$_4$ 升高，围绝经期患者甲状腺功能正常。围绝经期综合征之潮热呈波浪性或周期性发作，出汗常在夜间严重；甲状腺功能亢进患者发热、大量出汗等症状在白天严重。

2. 与中医相关疾病的鉴别诊断

（1）眩晕、心悸、水肿　本病症状表现可与某些内科疾病如眩晕、心悸、水肿等相类似，临证时注意鉴别。

（2）经断前后的年龄为好发之期，如出现月经过多或经断复来，或有下腹疼痛、浮肿，或带下五色，气味臭秽，或身体骤然明显消瘦等症状者，应详加诊察，必要时结合西医学的辅助检查，明确诊断，以免贻误病情。

六、治疗

（一）中医治疗

1. 常见证型辨证治疗

（1）肾阴虚证

症见：绝经前后，月经紊乱，月经提前量少或量多，或崩或漏，经色鲜；头晕目眩，耳鸣，头部面颊阵发性烘热汗出，五心烦热，腰膝酸疼，足跟疼痛，或皮肤干燥、瘙痒，口干便结，尿少色黄；舌红少苔，脉细数。

治宜：滋养肾阴，佐以潜阳。

方药：左归丸合二至丸加减。方中重用熟地黄滋肾益精，以填真阴，为君药。山茱萸养肝滋肾，涩精敛汗；山药补脾益阴，滋肾固精；枸杞子补肾益精，养肝明目；龟鹿二胶为血肉有情之品，峻补精髓，龟板胶偏于补阴，鹿角胶偏于补阳，在补阴之中配伍补阳药，取"阳中求阴"之意，均为臣药。菟丝子、川牛膝益肝肾，强腰膝，健筋骨，俱为佐药。全方共奏滋养肾阴，填精益髓，充养天癸，调养冲任之功。若出现双目干涩等肝肾阴虚证时，宜滋肾养肝，平肝潜阳，加枸杞、杭菊花、关沙苑；若头痛、眩晕较甚者，加天麻、钩藤、珍珠母以增平肝息风镇潜之效；若心肾不交，并见心烦不宁，失眠多梦，甚至情志异常，舌红少苔或薄苔，脉细数，治宜滋肾宁心安神，方用百合地黄汤（《金匮要略》）合甘麦大枣汤（《金匮要略》）合黄连阿胶汤（《伤寒论》）加减。

（2）肾阳虚证

症见：经断前后，经行量多，经色淡黯，或崩中漏下；精神萎靡，面色晦暗，腰背冷痛，小便清长，夜尿频多，或面浮肢肿；舌淡，或胖嫩边有齿印，苔薄白，脉沉细弱。

治宜：温肾扶阳。

方药：右归丸加减。方中以附子、肉桂、鹿角胶为君药，温补肾阳，填精补髓。臣以熟地黄、枸杞子、山茱萸、山药滋阴益肾，养肝补脾。佐以菟丝子补阳益阴，固精缩尿；杜仲补益肝肾，强筋壮骨；当归补血养肝。诸药配合，共奏温补肾阳，填精止遗之功。若月经量多或崩中漏下者，加川续断、赤石脂、补骨脂，以增温肾固冲止崩之功效；若腰背冷痛明显者，加川椒、鹿角片，以增补肾扶阳，温补督脉之效；若胸闷痰多，加瓜蒌、丹参、法半夏以化痰祛瘀；肌肤面目浮肿，酌加茯苓、泽泻、冬瓜皮。

（3）肾阴阳俱虚证

症见：经断前后，月经紊乱，量少或多；乍寒乍热，烘热汗出，头晕耳鸣，健忘，腰背冷痛；舌淡，苔薄，脉沉弱。

治宜：阴阳双补。

方药：二仙汤（《中医方剂临床手册》）合二至丸加菟丝子、何首乌、龙骨、牡蛎。原方主治肾阴阳不足之月经疾病。方中仙茅、淫羊藿、巴戟天、菟丝子温补肾阳，旱莲草、女贞子、制首乌补肾育阴，生龙牡滋阴潜阳敛汗，知母、黄柏滋肾坚阴，当归养血和血。

2. 常用经验方及临床体会

（1）经验方

①清心滋肾汤

组方：当归、白芍、橘红、白术、茯苓、蜜远志、酸枣仁、麦冬、玄参、枸杞子、杜仲。

方解：治以清心安神，滋肾养阴。该方主治阴虚火旺型围绝经期综合征。症见烘热出汗，心烦寐差，常或失眠，极易激动、烦躁、抑郁、焦虑、悲伤等情志失常，头昏腰酸，或伴耳鸣健忘等。若经行量少可加入川牛膝、丹参、赤芍、益母草；若腰脊酸楚明显者加入川续断、寄生、制狗脊；若腰腿酸甚形体作寒者尚可加入淫羊藿、仙茅、杜仲；若周身骨节疼痛者加入鸡血藤、虎杖、防己。

②清心健脾汤

组方：钩藤、黄连、牡丹皮、合欢皮、党参、木香、炒白术、茯苓、砂仁、陈皮、紫贝齿。

方解：治以清心安神，健脾理气。适用于卵巢早衰的心脾失调病证，或心脾失调的围绝经期综合征。若脾阳不足，虚寒明显，如出现腹冷痛，肠鸣漉漉明显者，加入炮姜、肉桂；若伴有肝经郁火，可出现头痛，烦躁，目赤者，加入苦丁茶、白蒺藜、甘菊；若胃失和降，出现胃痞不舒，恶心呕吐，可加入制半夏、吴茱萸、佛手片；若兼夹痰湿可见胸脘痞闷，纳呆口腻，痰涎偏多，舌苔黄白腻厚者，可加入广藿香、佩兰、制半夏、制川朴；纳食甚差，神疲乏力者，加入炒香谷、麦芽、炒荆芥。

③补肾生髓汤

组方：熟地黄、炙鳖甲、龟甲、盐黄柏、太子参、白术、茯苓、山药、山萸肉、怀牛膝、金毛狗脊、杜仲、猪脊髓。

方解：治以补肾滋阴，填精生髓。该方主治围绝经期肾虚腰痛病证。亦即是腰椎骨质疏松症，可见腰膝酸痛，头晕耳鸣，心烦内热，口渴咽干，带下偏少，皮肤干燥，时有烘热出汗，两腿酸软乏力等病症。若心火偏盛，心烦失眠明显者，可加入莲子心、炒枣仁、青龙齿；若脾胃不和，纳差腹胀，大便溏泻者，本方药去熟地黄、黄柏，可加入煨木香、砂仁；若肝火肝风甚者，口苦烦躁，头痛愤怒者，可加入钩藤、苦丁茶；若湿热内阻，纳差口腻，舌苔黄腻根厚者，可加入制苍术、薏苡仁、泽泻、碧玉散。

④加减杞菊地黄汤

组方：枸杞子、菊花、女贞子、桑葚、党参、当归、丹参、龟板、熟地黄、龙骨、牡蛎。

方解：治以滋阴息风，疏肝和胃。该方主治阴虚风动的围绝经期眩晕证，见胸闷烦躁，胃脘不舒，常或失眠、夜寐多梦，带下偏少等症。如见肝阳上亢，血压偏高者，可加入珍珠母、龙骨、牡蛎；目赤肿痛者，加石决明、苦丁茶、夏枯草；肝肾阴虚者，加制首乌、龟甲、女贞子；阴虚内热，加入炙知母、炒黄柏、青蒿；心火炽盛，失眠甚者，加入莲子心、炒枣仁、青龙齿。

（2）临床体会

①治肾为本：历代医家多认为消渴以肾虚为关键，历来推崇治肾为本的原则。从中医整体观念出发，一脏有病必然导致其他脏腑（肝脾心）功能紊乱。肾虚为本，阴阳俱虚而以肾阴虚为主，治疗循阴中求阳，阳中求阴之则，滋阴勿寒凉，温阳忌刚燥。如肾阴不足，则可发生肝阴不足，肝阳上亢，证见头昏目眩、耳鸣、潮热、出汗、乏力等症，治以滋补肝肾，方用六味地黄汤加味，对具有肝气郁结的患者，多喜用大剂鸡血藤养血活血通络，或酌情选用丹参，取效甚佳；肾阳虚，火不生土，脾阳必虚，证见月经紊乱，量多色淡，形寒肢冷，面色苍白，面目浮肿，纳差，大便溏，舌质淡嫩，脉沉弱，治宜温补脾肾，可随证选用附子理中汤、参苓白术散、金匮肾气丸等方；肾阴虚不能上济心火，必致心火亢盛，证见心悸、怔忡、虚烦难眠，胆怯易惊，或潮热盗汗，舌尖红，脉细涩，治以滋阴降火，交通心肾，用黄连阿胶汤合交泰丸加减等。在治疗上只要抓住肾虚这个主要病机，兼顾他脏（心肝脾），临证求因，审因论治，使五脏六腑功能相对协调稳定，气血阴阳平衡，围绝经期综合征的症状就能够改善。

②阴阳失调、肾阴不足：其导致"肾衰"为围绝经期不可逆转的病理机制，临床治疗当以延缓衰老过程，改善阴阳失调为出发点。45岁以上的妇女，不应以有无月经或性生活能力来作为疗效标准，发病多属肾阴虚，心肾不交，即使肾阳虚久则也会阳损及阴，往往出现上盛下虚倾向，故不宜用温肾兴阳、过分重镇潜阳及活血通利之品。而应保存妇女已不足的阴液，以滋阴养血敛阳为主，达到调和阴阳、延缓衰老目的。临床用药不可过温、过燥、过补及过分通利，即使是脾肾阳虚浮肿的患者，也不用附子、巴戟、仙茅等温肾兴阳之品，以免扰动肾气，更耗伤肾精。即使用温补之法，也要佐用养血滋阴之品方妥。

3. 辨病与辨主症相结合治疗　围绝经期在辨病基础上抓住主症进行辨治，针对性强，疗效更显著。围绝经期功能性子宫出血属于中医崩漏范畴，治宜健脾益肾、化瘀止血方以固本祛瘀汤；围绝经期潮热汗出多为肝体失柔而致肝气郁滞、气滞津凝成痰，日久热化而致痰热郁阻肝胆经脉而成，治宜清利肝胆、顺气化痰，方以蒿芩清胆汤；围绝经期抑郁症予以中药活血化瘀胶囊（含桃仁、当归、红花、川芎、柴胡、怀牛膝、赤芍等）；围绝经期失眠症属于肝郁血虚型，治宜养血疏肝，方以酸枣仁汤合甘麦大枣汤加减；绝经后骨质疏松症（PMOP），治宜补肾填精兼益肝脾的治法，以促进骨髓的充养及生长能力，方以固精养血汤加减；老年性阴道炎，治宜滋阴清热降火，方以知柏地黄汤加味。

（二）西医治疗

围绝经期综合征的症状与许多临床学科器质性疾病的症状相似，因此在治疗时要避免两种倾向，即不正确地判断，按不同的症状让患者到各科治疗；或贻误其他科器质性疾病的诊断。治疗应根据不同的症状及其严重的程度，身体健康状况等，采取一般治疗和激素治疗。治疗应从多方面、多层次入手综合治疗，单一的治疗往往不能满足需要。

治疗目的为缓解近期症状，并能早期发现、有效预防骨质疏松症、动脉硬化等老年性疾病。

1. 一般治疗　围绝经期精神症状可因神经类型不稳定或精神状态不健全而加剧，故应进行心理治疗。必要时可选用适量的镇静药以助睡眠，如夜晚服用艾司唑仑 2.5mg。谷维素有助于调节自主神经功能，口服 20mg，每日 3 次。为预防骨质疏松，老年妇女应坚持体格锻炼，增加日晒时间，摄入足量蛋白质及含钙丰富食物，并补充钙剂。

对于围绝经期保健知识的宣教有利于患者配合治疗，改变饮食及生活习惯，加强锻炼有助于相关并发症的预防，多学科合作可更好达到治疗目的。

2. 激素补充治疗

激素补充治疗（HRT）中以补充雌激素最为关键。雌激素受体分布于全身各重要器官。因此，合理应用雌激素可控制围绝经期症状及疾病。

（1）适应证　不同年龄女性启动 HRT 获益不同，推荐在卵巢功能衰退后尽早启动。适应证包括绝经相关症状：月经紊乱、潮热、盗汗、睡眠障碍、疲倦、情绪障碍等；生殖泌尿道萎缩相关问题：阴道干涩、外阴阴道疼痛、瘙痒、性交痛，反复发作的萎缩性阴道炎，反复下尿路感染，夜尿，尿频、尿急等；低骨量及骨质疏松症：HRT 可作为预防 60 岁以下绝经 10 年内女性骨质疏松性骨折的一线选择；预防存在高危因素的心血管疾病等。

（2）禁忌证　绝对禁忌证：①已知或怀疑妊娠；②原因不明的阴道出血；③已知或可疑患乳腺癌；④已知或可疑患性激素依赖恶性肿瘤；⑤最近 6 个月内患活动性静脉或静脉血栓栓塞性疾病；⑥严重肝肾功能不全；⑦血卟啉症、耳硬化症；⑧现患脑膜瘤（禁用孕激素）。相对禁忌证：①子宫肌瘤；②子宫内膜异位症；③子宫内膜增生症；④血栓形成倾向；⑤胆囊疾病；⑥系统性红斑狼疮；⑦乳腺良性疾病及乳腺癌家族史；⑧癫痫、偏头痛、哮喘。

（3）给药方案　包含单孕激素补充方案、单雌激素补充方案、雌孕激素序贯方案及雌、孕激素连续联合方案、替勃龙、阴道局部雌激素的应用。

①单孕激素补充方案：适用于绝经过渡期早期，调整卵巢功能衰退过程中的月经问题。

口服：地屈孕酮 10~20mg/d 或微粒化黄体酮 200~300mg/d 或醋酸甲羟孕酮 4~6mg/d，于月经或撤退性出血的第 14 天起，使用 10~14 天。

宫腔内放置：含左旋 18- 甲基炔诺酮的宫内节育器，尤其适合于有子宫内膜增生的患者。

②单雌激素补充方案：适用于子宫已切除的妇女，通常连续应用。

口服：戊酸雌二醇 0.5~2mg/d 或 17β- 雌二醇 1~2mg/d，或结合雌激素 0.3~0.625mg/d。

经皮：半水合雌二醇贴 0.5~1 帖 /7 天；或雌二醇凝胶 0.5~1 计量尺 / 天，涂抹于手臂、大腿、臀部等皮肤（避开乳房和会阴）。

③雌孕激素序贯方案：适用于有完整子宫、围绝经期或绝经后仍希望有月经样出血的妇女。

连续序贯：在治疗过程中每天均用药。可采用连续序贯复方制剂：雌二醇 / 雌二醇地屈孕酮片（1/10 或 2/10）1 片 / 天，共 28 天；也可连续用口服或经皮雌激素 28 天，后 10~14 天加用孕激素。

周期序贯：在治疗过程中每周期有 3~7 天不用任何药物。可采用周期序贯复方制剂戊酸雌二醇片 / 雌二醇环丙孕酮片，1 片 / 天，共 21 天；也可采用连续用口服或经皮雌激素 21~25 天，后 10~14 天加用孕激素，然后停药 3~7 天，再开始下一周期。

④雌、孕激素连续联合方案：适用于有完整子宫、绝经后不希望有月经样出血的妇女。可

每天采用雌激素（口服或经皮）加孕激素，连续给药；也可采用复方制剂如雌二醇 / 屈螺酮片 1 片 / 天，连续给药。

⑤替勃龙：1.25~2.5mg/d，连续应用。

⑥阴道局部雌激素的应用：可使用雌三醇乳膏、普罗雌烯阴道胶丸或霜、结合雌激素软膏，1 次 / 天，连续使用 2 周，症状缓解后改为 2 次 / 周。3~6 个月局部应用雌激素阴道制剂，无需加用孕激素，但缺乏超过 1 年使用的安全性数据，长期使用者应监测子宫内膜。

（4）应用 HRT 应考虑的问题：在接受 HRT 前除应考虑到适应证与禁忌证外，还要注意下列问题：①患者目前体内的雌孕激素水平；②是否保留子宫；③是卵巢功能早衰抑或已进入围绝经期，绝经与否；④有无内科合并症（如胃肠功能不良、肝肾功前不良等）；⑤患者雌激素缺乏所表现的突出症状，有无骨质疏松、心血管疾病等；⑥经济承担能力。

考虑到上述问题对选择合理的制剂及用药方案具有重要的指导作用。如患者合并有胃肠道或肝功能异常，则宜选用皮肤贴剂或皮下埋植法；如患者已切除子宫，则不需加用孕激素，可用小剂量单纯雌激素治疗；如为卵巢功能早衰或绝经前期，可选用序贯疗法，使患者恢复规律的月经；如已绝经，一般应用持续疗法，免除再来月经的烦恼。此外经济问题也要考虑，应尽量选用价廉的药物。

（5）副作用及危险性　包括子宫出血、性激素副作用、子宫内膜癌、乳癌。

①子宫出血：HRT 时的异常出血，必须作诊断性刮宫以排除子宫内膜病变。

②性激素副作用：雌激素剂量过大时可引起乳房胀、白带多、头痛、水肿、色素沉着等，应酌情减量，或改用雌三醇。孕激素副作用包括抑郁、易怒、乳腺痛和浮肿，患者常不易耐受。雄激素有发生高血脂、动脉粥样硬化、血栓栓塞性疾病危险，大量应用出现体重增加、多毛及痤疮。口服时影响肝功能。

③子宫内膜癌：单一雌激素的长期应用使子宫内膜癌和子宫内膜增生过长的危险增加 6~12 倍，此种危险性依赖于用药持续时间长短及用药剂量的大小。目前对有子宫者强调雌孕激素联合使用，能够降低风险。

④乳腺癌：据流行病学研究，雌激素替代治疗短于 5 年者，并不增加乳癌危险性；长期用药 10~15 年以上，是否增加乳腺癌的危险性尚无定论。

目前，通过雌、孕激素的合理配伍以及治疗期间的监测，HRT 已可较安全地长期应用。

3. 其他药物治疗

（1）推荐选择性 5- 羟色胺再摄取抑制剂（SSRIs）、5- 羟色胺去甲肾上腺素再摄取抑制剂（SNRIs）、加巴喷丁或普瑞巴林这些药物给那些需要药物来控制潮热症状的中重度潮热女性；但不愿意接受激素治疗或有显著的风险因素的女性，不建议进行激素治疗，不能作为 HRT 替代方案，可用于有 HRT 禁忌证的女性。加巴喷丁有效，但副作用较前述药物多。

（2）骨质疏松或骨量减少用药参见骨质疏松相关章节。

4. 综合治疗方案　在饮食、心理调节的基础上，西医着重药物调整雌激素。中医认为围绝经期综合征是肾气不足，天癸衰少，以至阴阳平衡失调造成。因此在治疗时，以补肾气、调整阴阳为主要方法。以中西医协同作用提高治疗效果，改善围绝经期患者的生活质量。

七、预后与转归

本病大部分经治疗后均可好转或消除，但持续时间长短不一，平均为 2 年，个别可达 10 年，必须重视此阶段的治疗。

八、难点与对策

围绝经期综合征的发生受到多因素调节，及时全面地进行健康教育、心理预防、精神调节、合理饮食、性感情宣教、合理作息时间、积极参加体育运动等，均可以有效预防围绝经期综合征的发生和发展。

围绝经期存在特殊的生理病理改变，围绝经期的精神及卫生健康直接关系到女性老年期生活水平，如何提高患者对钙质补充、卫生情况警惕、情绪疏导等环节的重视是临床及社区卫生中都存在的难点，需要通过卫生机构及社区组织积极进行宣传。激素治疗可能带来的子宫出血、性激素副作用、孕激素的副作用、子宫内膜癌、乳腺癌等潜在危险通过中西医结合治疗可有效提高疗效，减少副作用的发生。

第十二章
睾丸疾病

第一节　男性生殖腺功能减退症

男性生殖腺功能减退症，又称为男性性腺功能减退症，是一种由于雄激素缺乏、减少或其作用无法发挥所导致的疾病。本病根据临床表现，应属中医"艰嗣"的范畴，病位在肾，累及肝脾。肾虚为发病根本，治疗以调理冲任，补肾为主，兼以疏肝健脾，理气活血。

一、中医病因病机

男性不育主要责之于肾、肝、脾三脏，其中尤以肾虚为关键。

肾藏精，主生长发育与生殖，为先天之本，元阴元阳之根。《内经·上古天真论》云："丈夫……二八肾气盛，天癸至，精气溢泻，阴阳和，故能有子……八八天癸竭，精少肾脏衰而……而无子"，说明肾主人体的生长发育与生殖，肾精的盛衰是决定生殖的基础。先天禀赋不足，命门火衰，肾精亏虚，则精少、无精。七情内伤、五志化火，灼伤肾阴，可致精少、精液不化、精子畸形或死精。

男子生殖由肾所主，然足厥阴肝经循股阴入毛际，环阴器，抵少腹，与阴器相联系。肝疏泄失常，气机不畅，血行紊乱，经络失畅，宗筋失养，发为阳痿，瘀血内生，精道不畅，则见无精或死精、精液不化。

脾为后天之本，气血生化之源。脾气旺盛，中气的推动、温煦、气化功能正常，并参与精液的化生，又可固涩精液防止其妄泄。脾胃虚弱，后天失养，使肾精无源，宗筋失养，则神疲乏力、遗精滑精、精稀、射精无力或阳痿。

二、西医病因及临床表现

（一）原发性睾丸功能减退

1.睾丸发育异常　原发性睾丸功能减退是指睾丸本身病变所致的睾丸功能减退。因睾丸病变使睾酮缺乏导致下丘脑及垂体促性腺激素代偿性增高，故又称为高促性腺激素型睾丸功能减退（hypergonadotropic hypo-orchidism）。

（1）先天性曲细精管发育不全综合征　是较常见的一种性染色体畸变的遗传病，详见下文"Klinefelter 综合征"。

（2）性逆转综合征　即 46，XX 男性综合征。无 Y 染色体，但是 SRY 基因阳性，男性表型，小睾丸，无精子发育，血睾酮低下，雌二醇水平升高，体毛可呈女性型分布，常有男性乳房发育，盆腔 B 超检查无卵巢及子宫。

（3）男性 Turner 综合征　常染色体显性遗传，核形为 46，XY。有典型 Turner 综合征的临床表现：身材矮小、颈蹼、肘外翻、颈后发际低、盾状胸、先天性心脏病。但患者的先天性心脏病与 Turner 综合征有所不同，最常见类型为肺动脉狭窄、房间隔缺损、动脉导管未闭等。临床表现呈男性表型，常有隐睾，睾丸缩小，曲细精管发育不良，性幼稚，血睾酮降低，血清促性腺激素水平增高。少数患者睾丸正常，且能生育。

（4）成人曲细精管功能减退　原因包括睾丸炎、隐睾、放射损害、尿毒症、酒精中毒、抗肿瘤药物等，但是部分可无明确病因。受损轻者，睾丸活检可见各期生殖细胞数目减少，受损重者生殖细胞发育停顿于精原细胞或初级精母细胞阶段，病变更严重者可完全没有生殖细胞，只有形态完整的支持细胞，最严重者可见曲细精管纤维化及透明样变。临床表现为不育，睾丸轻至中度萎缩，间质细胞分泌睾酮功能正常，第二性征发育良好，无乳房发育。精液检查示少精或无精，血睾酮或 LH 浓度正常。基础血 FSH 正常或增高，经 GnRH 刺激后，FSH 过度增高。

（5）间质细胞发育不全　常染色体隐性遗传，由于间质细胞（Leydig 细胞）LH 受体突变导致 Leydig 细胞对 LH 抵抗，睾丸对 LH/HCG 无反应、Leydig 细胞发育不良。外生殖器变化不一，从完全或模糊不清女性表型到男性表型不等，多数患者缺乏缪勒管和沃尔夫管的衍生组织，睾丸细小，睾丸中的 Leydig 细胞缺乏或者显著减少。

（6）无睾症　胚胎期因感染、创伤、血管栓塞或睾丸扭转等原因引起睾丸完全萎缩而致病，表型为男性。青春期男性第二性征不发育，外生殖器仍保持幼稚型，无睾丸，若不及早给予雄激素治疗，则会出现"宦官体型"，表现为身材过高，四肢长，躯干短，指距大于身高，下半身长于上半身。若有残余或异位的间质细胞分泌雄激素，可出现适度的第二性征。血睾酮水平低，促性腺激素显著升高，HCG 刺激后，睾酮不增高。

（7）隐睾症　可为单侧或双侧，以腹股沟处最多见。由于腹内体温比阴囊内温度高，因此隐睾的生精功能受到抑制，且易癌变。隐睾症一般无症状，可在一侧或两侧未触及睾丸，无雄激素缺乏的表现，常伴不育。与无睾症不同，隐睾患者受 HCG 刺激后，睾酮明显升高。

（8）萎缩性肌强直病　是家族性疾病，常染色体显性遗传。成人发病，面、颈、手及下肢肌肉强直性萎缩无力，上睑下垂，额肌代偿性收缩，使额纹增多。80% 伴有原发性睾丸功能减退，血清 FSH 明显升高。

（9）成人间质细胞功能减退　又称为男性更年期综合征。男性在 50 岁以后，逐渐出现性功能减退，可有性格及情绪变化。血睾酮逐渐减少，促性腺激素升高，精子减少或缺乏。

（10）纤毛不动综合征　以呼吸道及精子纤毛活动障碍为特征的常染色体隐性遗传缺陷。如卡塔格内综合征，表现为内脏反转异位、慢性鼻窦炎和支气管扩张三联症，因精子纤毛活动障碍而不育。

2. 获得性睾丸异常

（1）睾丸感染　可分为非特异性、病毒性、真菌性、螺旋体性、寄生虫性等类型。腮腺炎病毒引起的病毒性睾丸炎最常见，临床表现为受累睾丸肿痛，阴囊皮肤水肿，鞘膜积液，常有寒战高热、腹痛。病后睾丸可有不同程度的萎缩，部分患者因少精子或无精子可引起不育。

（2）创伤　睾丸易受外界暴力而损伤，曲细精管内精原细胞消失导致不育。如有血肿、破坏血供也会导致睾丸萎缩。

（3）放射损伤　精原细胞对放射损伤十分敏感，如受损则会发生少精症或无精症。

（4）药物　螺内酯和酮康唑能抑制睾酮合成，螺内酯和西咪替丁可与雄激素竞争胞内受体而干扰睾酮在靶细胞的作用。服用美沙酮（美散痛）、洋地黄可使血浆雌二醇升高而睾酮下降，长期酗酒可致血浆睾酮降低。抗肿瘤和化疗药物、杀虫剂、二溴氯丙烷、镉和铅均能抑制精子发生，导致不育。

（5）自身免疫　施密特综合征存在抗睾丸基底膜抗体，若血-睾屏障被破坏，精液作为抗原而发生自身免疫反应，产生抗精子抗体。男性前列腺炎或附睾炎，尤以大肠埃希菌感染时，产生抗精子抗体。输精管阻塞或切断后，可形成精子肉芽肿。精子在精子肉芽肿内破坏吸收而形成抗原，产生抗精子抗体。抗精子抗体能使精子活动力下降及精子凝集或不液化，此外，抗精子抗体能促发免疫性睾丸炎，产生抗原抗体复合物沉积在睾丸的生殖细胞上，影响正常精子的发生。

3. 伴发于全身性疾病的睾丸异常　全身性疾病如慢性肝病、肾功能不全、严重营养不良、代谢紊乱、糖尿病等均可导致睾丸功能减退和不育。

（二）继发性睾丸功能减退

因先天性或后天性原因导致下丘脑-垂体病变，引起 GnRH 或 LH 及 FSH 的生成和分泌减少，继而导致睾丸功能减退，称为继发性睾丸功能减退（hypo-orchidia），或低促性腺激素性睾丸功能减退（hypogonadotropic hypo-orchidism）。

1. 特发性低促性腺激素型性腺功能减退　特发性低促性腺激素型性腺功能减退（idiopathic hypogonadotropic hypogonadism，IHH）伴有嗅觉受损者称为卡尔曼综合征（Kallmann syndrome），嗅觉正常者称为嗅觉正常的 IHH（normosmic IHH，nIHH）。IHH 是先天性遗传性疾病，染色体核型为 46，XY。20 余种基因突变可导致 IHH，如 KAL1、FGFR1、FGF8、GnRH、GNRHR、PROK2、PROKR2、TAC3、TACR3、DAX1、NELF、CHD7、SEMA3A、SOX2、FEZF1 等，有常染色体显性、隐性或 X- 连锁隐性遗传。下丘脑 GnRH 分泌低下，垂体分泌 LH、FSH 低下，导致性腺功能低下，睾酮分泌减少，睾丸生精障碍。表现为第二性征不发育和配子生成障碍，如声音高尖、胡须少、喉结小、腋毛和阴毛缺如，小阴茎、小睾丸或隐睾、无精子生成，骨骺闭合延迟，上部量/下部量＜1、指间距＞身高、易患骨质疏松症，40%~60% IHH 患者合并嗅觉减退甚至丧失，面中线发育缺陷，如唇裂、腭裂；孤立肾；短指（趾）、并指（趾）畸形；骨骼畸形或牙齿发育不良；超重和肥胖；镜像（连带）运动等。

2. 获得性低促性腺激素型性腺功能减退（AHH）

（1）下丘脑-垂体肿瘤、炎症、创伤、手术、肉芽肿等　影响 GnRH 的产生和释放，垂体促性腺激素分泌不足，从而影响睾丸发育，雄激素产生减少和精子发生缺陷，男子睾丸松软缩小，生殖器萎缩，阳痿，性欲减退，不育，可伴有下丘脑综合征或腺垂体功能障碍的其他表现。

（2）单纯性 LH 缺乏症　血清 LH 和睾酮低，FSH 可正常，患者有类无睾症的特点，伴男性乳房发育，曲细精管能生精、有生育能力，HCG 可引起睾丸的成熟。

（3）单纯性 FSH 缺乏症　较少见，睾丸间质细胞可正常分泌睾酮，男性性征正常，但由于 FSH 缺乏影响生精，导致不育。

（4）皮质醇增多症　肾上腺皮质分泌大量皮质醇和雄激素，两者反馈抑制垂体释放促性腺激素，使睾酮分泌减少，性腺功能减退。

（5）先天性肾上腺皮质增生　常染色体隐性遗传。由于酶缺陷引起皮质醇合成不足，继发下丘脑 CRH 和垂体 ACTH 代偿性分泌增加，导致肾上腺皮质增生。大量集聚的肾上腺皮质激素前体反馈性抑制促性腺激素分泌，引起促性腺激素水平相对下降，性腺功能减退。

（6）高泌乳素血症　垂体泌乳素瘤所致高泌乳素血症可抑制 LH 和 FSH 分泌，使睾丸分泌睾酮和曲细精管生精功能减退，可伴男性乳房发育、性欲减退和阳痿。

（7）血色病　常染色体隐性遗传。因肠黏膜吸收铁过多和网状内皮细胞储铁障碍，过多铁沉着于肝脏、胰腺、心脏及下丘脑－垂体，促性腺激素分泌减少，性腺功能减退，睾丸萎缩，男性乳房发育。临床还可见皮肤色素沉着、肝大、肝硬化、糖尿病、心脏增大、心律失常等表现。

3. 伴有低促性腺激素型性腺功能减退的综合征　临床上甚少见，除有性腺功能减退外，伴有各种不同的先天性病征。

（1）肌张力低下－智力减低－性发育低下－肥胖综合征　是一种基因组印迹相关的遗传性疾病。人类父源 15 号染色体 q11~13 区域的异常是导致疾病发生的原因，在该区域存在的 SNRPN、NDN、MAGEL2、MKRN3 印迹基因功能缺失导致发病。其分子缺陷类型现已明确的有：①父源性 15q11~13 区域缺失，约占 70%；②母源性 15 号染色体单亲二体，约占 20%~25%；③印迹缺陷，约占 2%~4%；④染色体平衡易位及其他罕见原因，小于 1%。

由于下丘脑 GnRH 合成及分泌减少引起低促性腺激素型性腺功能减退。出生后即肌张力低下，嗜睡，吸吮与吞咽反射消失，喂养困难，整体发育迟滞。数月后肌张力好转，出现多食、肥胖。智力发育障碍，性腺发育缺陷，第二性征发育不良，可有隐睾，男性乳房发育。肥胖可合并糖耐量减低、糖尿病及胰岛素抵抗。还可有下颌短小、内眦赘皮、耳郭畸形等先天异常。用甲基化聚合酶链反应（MS-PCR）方法检测 SNRPN 基因位点可检出 99% 的本病，用短串联重复序列（STR）连锁分析可进一步对本病作分子分型。

（2）性幼稚－色素性视网膜炎－多指（趾）畸形综合征　为常染色体隐性遗传，因下丘脑－垂体先天缺陷，引起促性腺激素分泌不足，睾丸功能继发性低下，患者有智力障碍，生长发育迟缓，到青春期不出现第二性征，阴茎及睾丸均不发育，出现肥胖。色素性视网膜炎造成视力减弱或失明，有多指（趾）或并指（趾）畸形。

（3）Alströms 综合征　为常染色体隐性遗传。临床上和性幼稚－色素性视网膜炎－多指（趾）畸形综合征有许多相似之处，如视网膜色素变性、肥胖、性幼稚，但无智力障碍和多指（趾）畸形。

（4）肥胖生殖无能综合征　任何原因（如颅咽管瘤或炎症破坏）引起下丘脑－垂体损害均

可引起本病，其特点为在短期内迅速出现肥胖、嗜睡、多食，骨骼发育延迟，可有男性乳房发育或尿崩症，外生殖器及第二性征发育不良，血 LH、FSH 低于正常。

（5）家族性小脑性运动失调　呈家族性发病，表现为性幼稚，外生殖器小，睾丸小而软，腋毛少，呈女性型阴毛，音调高，身材较高呈类无睾体形。患者智力低下，甚至痴呆，缓慢出现小脑共济失调。可伴有神经性耳聋、视神经萎缩。

（6）Rud 综合征　系智力障碍、皮肤鱼鳞病与性腺功能减退三联征，可伴侏儒、身材矮小及癫痫发作。

（7）多发性雀斑病　可见多发性雀斑、各种心脏畸形、泌尿生殖道畸形以及矮小身材、耳聋与性腺功能减退。

（三）雄激素合成缺陷

由于皮质类固醇合成酶缺陷、睾酮合成酶缺陷或者睾丸睾酮酶缺陷，导致雄激素降低，生殖功能降低。

（四）雄激素依赖性靶组织缺陷

1. 睾丸女性化综合征　又称雄激素不敏感综合征，是一种先天性遗传性疾病，在胚胎期由于雄激素受体缺陷而引起男性假两性畸形。受体缺陷程度的不同导致临床表现不均一，重者外生殖器完全呈女性型，轻者外表为男性、仅有不育或乳房发育。

2. 5α- 还原酶缺陷　一种遗传性疾病，由于 5α- 还原酶缺陷，睾酮不能转化为双氢睾酮，导致外生殖器不能发育为男性，呈现男性假两性畸形、生殖功能降低。

3. 缪勒管永存综合征　胚胎发育过程中由于种种原因导致缪勒管没有退化，并继续分化为子宫和输卵管而导致的一种男性假两性畸形。患者染色体核型为 46，XY，表型为正常男性，但是体内同时存在子宫和输卵管，大多并发不育。

三、实验室及其他检查

1. 血中有关激素测定

（1）睾酮测定　男性血睾酮 90% 来自睾丸，反映了间质细胞的功能。正常成年男性血睾酮水平为 10~35nmol/L（3~10mg/L，RIA 法）。

（2）双氢睾酮（DHT）　正常青年男性血浆双氢睾酮水平约为睾酮的 10%，约 2nmol/L（0.5mg/L，RIA 法）。

（3）血浆 LH 测定　成年男性 LH 正常值为 5~10IU/L（RIA 法）。测定 LH 时应同时测定睾酮，若两者水平同时低下，提示下丘脑和垂体疾病；若血浆睾酮水平低下，LH 水平升高者，则提示原发性睾丸功能不全，间质细胞分泌睾酮功能下降或缺如。

（4）血浆 FSH 测定　正常成年男性 FSH 范围是 5~20IU/L。下丘脑 - 垂体轴正常者，若生精上皮破坏严重，其 FSH 水平则升高，提示曲细精管变性或破坏，精原细胞减少，无精子发生。

（5）抑制素　抑制素（Inh）是男女性腺分泌的肽类激素，由 α 亚基和 β 亚基组成二聚体，分别称为抑制素 A 和抑制素 B。在男性抑制素 A 数量极少或无，抑制素 B 是睾丸曲细精管的直接产物，是睾丸能生成精子的一个独立的预测因子，甚至有学者认为抑制素 B 的预测价值要高于 FSH。血清抑制素 B 及 FSH 的联合检测可以提高患者生精功能评估的准确性。正常成年男子抑制素 B 血清水平波动于 244~291pg/ml，阻塞性无精子症和正常精子的抑制素 B 含量均在正常范围之内，中、重度少精子症、隐睾症的抑制素 B 含量降低，克氏征的抑制素 B 含量极低。

（6）抗缪勒管激素 又称为缪勒管抑制物（MIS），由睾丸支持细胞分泌，胚胎期含量较高，促使缪勒管萎缩，胚胎发育为男性。出生后 2 周血清 AMH 水平短暂下降，继之迅速升高，整个幼儿期及青春期前均保持较高水平。血清 AMH 开始降低是青春期启动的可靠标志，青春期后随着血睾酮（T）的逐渐升高而缓慢下降。成年男性血中 AMH 下降到最低值，但其在精浆中含量显著高于血清中浓度。青春期前检测 AMH，隐睾症患者血清 AMH 水平正常，无睾症患者血清 AMH 缺如；缪勒管永存综合征（PMPS）患者 AMH 缺如，成年阻塞性无精子症患者精浆 AMH 测不出；非阻塞性无精子症患者精浆 AMH 明显低于正常育龄男子。睾丸活检无精者，精浆 AMH 测不出，精浆 AMH 可作为非阻塞性无精子症患者判断有无精子产生的非损伤性检测方法。

（7）绒毛膜促性腺激素刺激试验 HCG 和 LH 的 α 亚单位相同而 β 亚单位相似，可模拟 LH 对睾丸间质细胞产生刺激作用，促进睾酮产生，故用以测定睾丸间质细胞功能。方法为肌内注射 HCG 2000IU，0 分钟以及注射后 24、48 和 72 小时分别抽血测睾酮，正常反应为血睾酮峰值比基础值增加 2 倍或更多，反应高峰出现于 48 或 72 小时，若睾酮 ≥ 3.47nmol/L 提示存在睾丸间质细胞，睾酮 ≥ 10.41nmol/L 提示间质细胞功能良好。原发性睾丸功能减退者，HCG 刺激后血睾酮无明显增高，而继发于垂体功能低下的睾丸间质细胞功能减退者，血睾酮明显增高。

（8）GnRH 兴奋试验 可反映垂体促性腺激素的储备量。方法为 GnRH 100μg 溶解于 10ml 生理盐水中 30 秒内静脉注射，在 0、30、60、120 分钟取血检测 LH，必要时检测 FSH。正常男性 LH 峰值在 30~60 分钟出现，LH 升高 5 倍以上，且 LH 绝对值 ≥ 7IU/L。垂体功能受损者呈低弱反应，LH 及 FSH 不升高；下丘脑病变本试验呈延迟反应，静脉滴注 GnRH 7 天后，再做 GnRH 兴奋试验垂体对 LRH 刺激的反应可恢复正常。原发性睾丸病，LH 及 FSH 分泌有过高反应。如病变局限在曲细精管，FSH 可异常升高，但 LH 反应正常。

2. 染色体及基因性别分析

（1）性染色体 取外周静脉血中淋巴细胞用荧光显带法作染色体核型分析，正常男性核型为 46，XY；正常女性核型为 46，XX。C 带分析可在有丝分裂的中期识别有无 Y 染色体，G 带分析有利于发现染色体畸形的类型。

（2）性染色质 又称巴氏小体（Barr body），可用口腔黏膜涂片查出，女性染色质为阳性，男性为阴性。

（3）SRY 基因 Y 染色体性别决定基因。以往性分化发育异常主要采用染色体核型分析，但不能检出染色体的基因突变和微小异常。用 PCR 技术扩增人 SRY 基因，能快速、准确地检出 SRY 基因，特异性强。46，XX 男性综合征 SRY 基因呈阳性。约 15% 的 46，XY 女性性反转与 SRY 基因的突变相关联，突变可发生于 SRY 基因上游处及启动子区，但多数发生于 SRY

基因的 HMG 盒区域。当 SRY 上游基因发生突变时，会影响 SRY 基因的表达，使性别决定过程受到影响，导致睾丸形成受阻。而 SRY 下游基因发生突变，则影响性别的分化过程。因而对临床上疑有性别分化发育异常的患者，在染色体检查的同时，进行 SRY 基因的检测具有重大意义。

3. 精液检查　正常男性一次排精量为 2~6ml，精子总数超过 6 千万，密度大于 2 千万 /ml，活力和形态正常的精子应达 60% 以上。

4. 精子穿透宫颈黏液试验　精子能穿过宫颈黏液，有生育力，否则不育。

5. 抗精子抗体和抗精浆抗体　若阳性，说明妇女生殖管道中存在这些抗体使精子凝集或抑制精子活动，引起不育症。

6. 睾丸活组织检查　对无精子症或少精子症患者，可鉴别输精管阻塞和生精功能衰竭。

7. 精囊、输精管造影　可了解输精管道的阻塞情况。

8. 其他　X 线骨龄测定，盆腔 B 超、CT、MRI 对于生殖腺体、管道的探查，甲状腺功能检查、肾上腺激素水平检测等。

四、诊断和鉴别诊断

血中促性腺激素测定，可将性腺功能减退区分为原发性还是继发性两大类，前者促性腺激素基值升高，后者减少。GnRH 兴奋试验反映了垂体的储备能力，垂体性性腺功能减退呈低弱反应，下丘脑性性腺功能减退呈延迟反应，原发性性腺功能减退呈活跃反应。绒毛膜促性腺激素（HCG）兴奋试验，正常男性或儿童血浆睾酮至少升高 2 倍，隐睾症注射后血浆睾酮也升高，而无睾症者无上述反应。第二性征发育情况，睾丸的部位、大小、质地，以及血浆睾酮水平，精液常规检查等有助于确立睾丸功能不全的存在与程度。染色体核型分析，以及血浆双氢睾酮的检测有助于进一步分类、确定病因。

五、治疗

（一）中医治疗

1. 常见证型辨证治疗

（1）肾精亏损证

症见：腰酸，面色无华，精子数量少，精子活动率低，精液清稀，性欲淡漠等；舌质淡红，苔薄白，脉沉细。

治宜：补肾填精。

方药：五子衍宗丸、左归丸等加减。早服金匮肾气丸，晚服六味地黄丸治疗，阴阳双补，亦可收获比较好的治疗效果。

（2）肾阴不足证

症见：阳痿早泄，五心烦热，头晕耳鸣，不射精，精液黏稠不化，精子活力低下，盗汗，口干舌燥等；舌红少苔，脉细数。

治宜：滋补肾阴。

方药：六味地黄丸、左归丸等加减。常用药物如生地黄、熟地黄、山茱萸、何首乌、枸杞子、女贞子、牡丹皮、知母、黄柏等。

（3）肾阳亏虚证

症见：全身乏力，形寒肢冷，腰膝酸软，阴器冰凉，阳事不举，小便清长等；舌淡，苔薄白，脉细弱。

治宜：温肾填精。

方药：五子衍宗丸、右归丸等加减。常用药物有锁阳、阳起石、覆盆子、菟丝子、车前子、淫羊藿、枸杞子、桑椹子等。

（4）肾虚肝郁证

症见：肝主疏泄，肾主封藏。疏泄与封藏，相反相成，从而可调节男性的排精。若肝气郁结，疏泄失调，子病及母，造成肾脏功能的失调，从而导致男性不育。可见阳痿，胸闷胁痛，嗳气，不射精，举阳不坚等；舌淡，苔薄白，脉弦。

治宜：疏肝理气，补肾生精。

方药：柴胡疏肝散合五子衍宗丸加减。常用药物如柴胡、香附、陈皮、白芍、川楝子、荔枝核、枳壳、佛手等。

（5）脾肾两虚证

症见：肾藏先天之精，是先天之本；脾主运化水谷，化生气血，为后天之本。故后天与先天，相互滋生，相互促进。脾虚患者，久病之后多累及肾，造成脾肾两虚。可见纳差便溏，面色萎黄，肢体倦怠，精子数少，活力低下等；舌体胖有齿痕，舌淡苔薄白或白腻，脉沉细或滑。

治宜：健脾益气，补肾生精。

方药：四君子汤或参苓白术散合五子衍宗丸加减。常用药物有党参、白术、山药、砂仁、陈皮、薏苡仁、扁豆、甘草等。

（6）气滞血瘀证

症见：跌打损伤，血溢脉外，停聚阴器，瘀血阻滞精道，阻碍精子运行，精子通行困难，从而导致不育；或者内生瘀血，结聚阴器，阻碍气血运行，造成睾丸失养，生精障碍，可导致不育。可见阳痿，附睾肿块疼痛，不射精，精索静脉曲张，睾丸坠胀疼痛等；舌暗有瘀斑或瘀点，苔薄白，脉涩。

治宜：活血化瘀。

方药：少腹逐瘀汤加减。常用药物有丹参、桃仁、红花、赤芍、川芎、王不留行、穿山甲、小茴香、路路通等。

2. 常用经验方及临床体会

（1）经验方　周安方用自拟生精毓麟汤（熟地黄、制首乌、当归、川芎、枸杞子、菟丝子、覆盆子、鹿角胶、巴戟天等）治疗，精子活力极低，加龟板胶、紫河，精子存活率极低，加淫羊藿、红参。刘筱茂治以生精丹（鹿茸、红参、熟地、山萸、枸杞子、杜仲、巴戟天等），总有效率达96.15%。梁善荣等采用精化胶囊（郁金、川芎、三棱、水蛭、鸡血藤、乌药等）治疗3个月，总有效率94.38%。梁善荣等用自拟活血汤（桃仁、川芎、三棱、鸡血藤、丝瓜络、当归、赤芍），其中肾阴虚者合知柏地黄丸加减水煎服，肾阳虚者合寄生肾气丸加减水煎服，湿热下注者合龙胆泻肝丸加减水煎服，总有效率94.2%。陈德宁等以加味聚精食疗方［鱼鳔胶（花胶）、人参、枸杞子、龟板胶，加瘦肉适量，文火炖4小时］治疗，精子密度、精子存活率、精子活力均明显优于对照组。

（2）肾藏精，主生殖，肾气的盛衰、肾精的盈亏决定人的生殖能力。肾气是人体的原动力，肾所藏之精是其具体的体现，也是补肾法治疗不育症的理论依据。肝肾同源，肝经走行环绕阴器而过，且不育症患病时间较长，加上社会和家庭舆论的压力，心情难免抑郁烦躁，成为肝气郁结之因，故在补肾同时还要注意调肝。脾主运化，为后天之本。脾失健运，则水谷精微不能运化，使肾精无源，宗筋失养，故在补肾同时还要注意健脾。

（二）西医治疗

治疗方案主要有3种，雄激素替代治疗、促性腺激素生精治疗和脉冲式GnRH生精治疗。雄激素替代治疗可促使外生殖器官等第二性征发育，使患者外表男性化，能够完成正常性生活和射精，但不能产生精子；促性腺激素治疗还可促进睾丸发育，产生睾酮和精子；脉冲式GnRH治疗通过促进垂体分泌促性腺激素而促进睾丸发育。3种方案可根据患者下丘脑 – 垂体 – 性腺轴的功能状态以及患者的年龄、生活状态和需求进行选择。

1.继发性睾丸功能减退　对继发于下丘脑 – 垂体分泌促性腺激素不足所引起的男性性腺功能减退症，使用促性腺激素治疗，有助于恢复生精功能并促使第二性征发育。可应用的制剂如下。

（1）HCG/人绝经期促性腺激素（HMG）联合生精治疗　HCG可模拟LH刺激睾丸间质细胞，促进睾酮产生，HMG含有FSH和LH成分，因此HCG/HMG联合肌内注射，可促进睾丸产生精子。治疗方案：肌内注射HCG：2000~3000IU，每周2次，共3个月，其间调整HCG剂量，尽量使血睾酮维持在10.41~17.35nmol/L（300~500ng/dl）；然后添加肌内注射HMG 75~150IU，每周2~3次，进行生精治疗。为提高依从性，可将HCG和HMG混溶于生理盐水（或注射用水）中肌内注射，每周2次。

治疗期间间隔2~3个月随访1次，监测血睾酮和β–HCG水平、睾丸体积和精液常规；70%~85%患者在联合用药0.5~2.0年内产生精子。基因重组工程合成的LH和FSH纯度更高，患者可自行皮下注射，疗效和HCG+HMG联合治疗类似，但价格昂贵。初始睾丸体积和治疗过程中睾丸体积增大的幅度是预测精子生成最重要指标。睾丸初始体积大于4ml是生精治疗成功的有利因素，而隐睾（史）却正相反；既往雄激素治疗史不影响生精疗效。如治疗过程中睾酮水平均低于3.47nmol/L（100ng/dl）或治疗2年期间睾丸体积无进行性增大且精液中不能检测到精子，可考虑改用脉冲式GnRH治疗或停药。

（2）GnRH脉冲治疗　通过微泵脉冲式皮下注射GnRH，模拟下丘脑生理性GnRH释放，促进垂体分泌促性腺激素，进而促进睾丸发育和精子生成。因此，适用于有生育需求且垂体前叶存在足够数量的功能完整的促性腺激素细胞的IHH患者。

起始剂量和随访：GnRH（戈那瑞林），每90分钟脉冲式皮下注射10μg，连续皮下注射，每天16次脉冲。此后，每月随访1次，监测FSH、LH、睾酮和精液常规，调整戈那瑞林的剂量和频率，尽可能将睾酮维持在正常中值水平，稳定后可3个月随访1次，依据患者的具体情况调整药物剂量。

有效者治疗 3 个月后就可能有精子生成。带泵 3 天后，如血 LH ≥ 1IU/L，提示初步治疗有效；如 LH 无升高，提示垂体前叶促性腺激素细胞缺乏或功能严重受损，治疗预后不佳。治疗过程中，睾丸体积逐渐增大提示预后良好。非隐睾患者 2 年精子生成率 100%。与 HCG/HMG 联合治疗比较，脉冲式 GnRH 治疗更接近生理状态，生精疗效优于 HCG/HMG 联合治疗。

约 3%~20% 的患者在长期治疗过程中，下丘脑–垂体–性腺轴功能可自主恢复到正常，称为逆转，临床表现为内源性促性腺激素水平逐渐升高，睾丸体积逐渐增大，并自主产生睾酮和精子。因此在治疗过程中，必须监测睾丸体积和促性腺激素水平变化。对内源性 LH ≥ 1IU/L 患者，应间断停药观察自主性性腺轴功能是否启动，必要时重复 GnRH 兴奋试验评价下丘脑–垂体–性腺轴功能状态。

（3）睾酮替代治疗 睾酮替代治疗可促进男性化表现。初始口服十一酸睾酮胶丸 40mg，一天 1~3 次，或十一酸睾酮注射剂 125mg 肌内注射每月 1 次。6 个月后增加到成人剂量：十一酸睾酮胶丸 80mg，一天 2~3 次，或十一酸睾酮注射剂 250mg，肌内注射每月 1 次；该方案逐渐增加睾酮剂量，模拟正常青春发育过程，让患者逐渐出现男性化表现，避免睾酮升高过快导致痛性勃起。18 岁以下因小阴茎就诊患者，短期小剂量睾酮治疗（十一酸睾酮胶丸 40mg，1~2 次 / 天，3 个月），有助于阴茎增大接近同龄人，一般不影响骨龄和成年终身高。

口服十一酸睾酮胶丸，以乳糜微粒形式通过肠道淋巴管吸收，不影响肝功能，因此宜在餐中或餐后即刻服用，进食含有一定量脂肪的食物有助于药物吸收。十一酸睾酮注射制剂为油性制剂，深部肌内注射后，油滴内的十一酸睾酮被逐渐吸收入血，因此一次注射可维持较高睾酮水平达 1 个月。

用药 6 个月后可有明显男性化表现，2~3 年后可接近正常成年男性水平。起始 2 年内，2~3 个月随访 1 次，监测第二性征、睾丸体积、促性腺激素和睾酮变化。此后可每年 1 次随诊，常规体检，包括身高、体重、睾丸体积、促性腺激素、睾酮、前列腺超声检查和前列腺特异抗原（PSA）、血红蛋白和骨密度；如睾丸体积有进行性增大，有下丘脑–垂体–性腺轴功能逆转为正常的可能，故应停药观察。

2. 原发性睾丸功能低下 予以雄激素替代治疗，可促使外生殖器官发育，但无精子生成，对生育能力无治疗作用。

隐睾症儿童 2 岁内 HCG 治疗可促进隐睾下降至阴囊，但是鉴于隐睾时间过长不利于睾丸容积恢复，损害远期生殖功能，且是睾丸癌发病的危险因素，故推荐在 1 岁内进行外科手术治疗。

外生殖器有两性畸形者，性别的选择十分重要，要求选择的性别能使患者更好地适应心理性别、社会性别与社会生活及在青春期有较好的性发育。决定性别后，需进行生殖系统的矫形手术及必要的激素替代治疗。

六、预后与转归

继发性睾丸功能减退所致的男性生殖功能减退症，予以促性腺激素和脉冲式 GnRH 治疗可促使第二性征发育并恢复生育功能。原发性睾丸功能低下者雄激素替代治疗可促使第二性征发育，但不能改善生育功能。

七、难点与对策

男性生殖功能减退症的病因众多，部分患者临床症状不明显，易于忽略，需要及时发现并治疗影响生育功能的疾病，如生殖器官畸形、内分泌异常、生殖系统感染等，致病基因明确诊断者进行遗传咨询以推测子代患病风险，避免环境中影响睾丸生殖功能的物理、化学因素以及药物，改变影响睾丸生殖功能的生活方式，做到饮食有节，起居有常，欲不可早，欲不可纵。

第二节　克兰费尔特综合征

克兰费尔特综合征（klinefelter syndrome）又称先天性曲细精管发育不全综合征、原发小睾丸症，是先天性睾丸发育不全性疾病，是男性最常见的性染色体异常性疾病，也是基因异常导致不育症的最主要原因。患者有类无睾身材、男性乳房发育、小睾丸、无精子及血中促卵泡素增高等特征，最早由 Klinefelter 于 1942 年首先描述，1959 年 Jacobs 等发现本病患者的染色体为 47，XXY，因此本病又称为 47，XXY 综合征。

本病最常见的染色体核型是 47，XXY，此外还有其他几种不典型核型和嵌合体核型，如48，XXXY 及 49，XXXXY 等，其中 80% 核型为 47，XXY，10% 为 46，XY/47，XXY 嵌合体，其他核型共占 10%。各种染色体核型有两个共同特点：①至少有一个 Y 染色体，②比正常男性多 1 个或 1 个以上 X 染色体。

本病的发病率占新生男婴的 0.1%~0.2%，智能低下小儿为一般人群的 5 倍，不育男性中占3.1%。

一、中医病因病机

肾藏精，主生长发育与生殖，为先天之本，元阴元阳之根。《内经·上古天真论》云："丈夫……二八肾气盛，天癸至，精气溢泻，阴阳和，故能有子……八八天癸竭，精少肾脏衰而……而无子"，说明肾主人体的生长发育与生殖，肾精的盛衰是决定生殖的基础。先天禀赋不足，命门火衰，肾精亏虚，则精少、无精。

二、西医病因及发病机制

本综合征发生的原因是由于父母的生殖细胞在减数分裂形成精子和卵子的过程中，性染色体发生不分离现象所致。47，XXY 起源于一个 XX 卵子与一个 Y 精子，或一个 X 卵子与一个 XY 精子结合成受精卵。48，XXXY 的发生起源于双亲生殖细胞第一次分裂不分离，即一个 XX 卵子与一个 XY 精子结合成受精卵，或双亲生殖细胞中任何一个在减数分裂与对等分裂时均不分离，即一个 XXX 卵子与正常 Y 精子结合，或一个 XXY 精子与一个正常 X 卵子结合成受精卵。47，XYY 核型是父亲精子在形成过程中第二次减数分裂时 Y 染色体不分离生成

YY 精子，与一个 X 卵子结合成受精卵而发病。48，XXYY 为一个 X 卵子与一个 XYY 精子受精所得，也由于父体精子第一次和第二次减数分裂时连续出现不分离所致。有的患者母亲为 XXX，则由于一个 XX 卵子与 YY 精子受精而形成 48，XXYY。患者母亲年龄越大染色体不分离的频率也越高。某些化学物质也会引起细胞染色体异常，如丝裂霉素 C、乙醇，提示易感人群饮酒可能导致子代发生克兰费尔特综合征。而受精卵发育过程中有丝分裂不分离则形成各种嵌合型。

以上各种核型均有 Y 染色体，其短臂上存在的 SRY 基因决定了原始性腺在胚胎的极早期即向睾丸发育，但过多的 X 染色体削弱了 Y 染色体对男性的决定作用，抑制了睾丸曲细精管的成熟，促使其发生退行性变，曲细精管发生纤维化、透明变性及阻塞，睾丸变得小而硬。因此生殖细胞对 FSH 无反应，无精子产生，支持细胞分泌抑制素减少，反馈性引起 FSH 分泌增高。由于间质细胞功能被抑制，睾酮生成及分泌减少，反馈性引起 LH 代偿性增高。LH 分泌增多刺激间质细胞，使雌二醇及其前身物质的分泌增多。雌二醇 / 睾酮比值不同程度地增高，使患者产生不同程度的乳腺过度发育及女性化。额外的 X 染色体也可使患者出现男性乳房发育，X 染色体数目愈多，智力障碍和畸形程度愈严重，睾丸曲细精管玻璃样变性、间质纤维化增生亦愈重。

三、临床表现

（一）典型的 Klinefelter 综合征

约占本病 80%。患者在青春发育前缺乏临床表现，少数患者可有学习成绩较差。青春发育期可能延迟 1~2 年，青春发育期以后可出现以下临床表现。

（1）男性表现型　睾丸小而硬，体积仅为正常人的 1/3（双侧睾丸体积 < 6ml）或长度小于 2cm，曲细精管萎缩，呈玻璃样变性、纤维化至完全破坏，无精子产生而导致不育。

（2）男性第二性征发育差，皮肤细嫩，声音尖细，易肥胖，无胡须，体毛少，阴毛分布如女性，龟头小，性功能低下、性欲差身材高，半数以上患者乳房女性化，四肢长，下肢生长相对比上肢及躯干快，因而下半身长于上半身，指距小于身高，而雄激素不足者指距大于身高，提示骨骼比例异常不是单纯雄激素不足造成的。

（3）部分患者有轻、中度智力发育障碍，学习成绩进步较慢，容易产生自卑心理，进而形成精神压抑，拒绝社会活动，常不能坚守工作岗位。一项长期的跟踪调查研究表明，几乎所有的 Klinefelter 综合征患者都有心理的和社会的问题。10%~34% 的患者伴有精神障碍，主要表现为 4 型：①类精神分裂症型；②类躁郁症型；③病态人格型；④其他型，包括类反应性精神病、神经症及精神发育迟滞伴发精神障碍，但缺乏典型的核心症状和病程演变过程。

（4）Klinfelter 综合征可伴发肥胖、糖耐量受损（IGT）及糖尿病。成年患者由于长期缺乏男性激素，出现肌肉体积减小，肌张力减低，骨矿密度减少，容易出现血栓栓塞，糖尿病和心血管并发症的死亡风险性增加。由于骨量减少，骨折以及骨质疏松引起的并发症及死亡率增加。约 1/3 患者合并静脉曲张、血栓、溃疡，可能是由于雄激素缺乏导致的纤维蛋白溶解降低，雄激素补充治疗有助于症状改善。

（二）不典型的 Klinefelter 综合征

有 3 个或 3 个以上 X 染色体的克兰费尔特综合征患者，临床表现较典型病例为重，除有小睾丸、曲细精管玻璃样变性、无精子、男性第二性征发育差及促性腺激素升高之外，均有严重的智力障碍及躯体畸形。

（1）XXXY 核型　半数患者有其他先天性畸形，颈短，内眦赘皮，桡、尺骨近端骨性愈合，尺桡关节脱臼、变形，脊柱弯曲，指（趾）弯曲等。

（2）XXXXY 核型　患者表现为小头、斜视、眼距过宽、鼻宽而扁平、口大、突颌、腭裂等类唐氏综合征症群，可合并先天性心脏病，以动脉导管未闭常见，生殖器官发育不全（阴茎短小，伴尿道下裂、阴囊裂、隐睾等）。

核型为 XY/XXY 嵌合体者临床表现据嵌合程度而异，可以只有很少的克兰费尔特综合征表现，一般男性乳房发育患病率较低，程度较轻，睾丸损害亦较轻，睾丸大小可能正常，如果睾丸细胞核型含有 XY，生殖上皮细胞发育，可有正常的生育能力。

超过一个 Y 染色体的患者多有寻衅行为，在犯罪或伴有智力障碍的人群中，XYY 核型明显增高。患者身材高大，常超过 180cm，可有轻度智力障碍。半数伴有大结节状痤疮。睾丸外形、生精功能、血清睾酮及促性腺激素水平多数正常，因而大多数男性可以生育，少数生精障碍严重者，血清 FSH 可升高。

XXYY 核型者较罕见，在新生男婴中发生率为 0.04%，但在精神病院或犯罪人群中患病率可提高数十倍至一百倍。临床表现除小睾丸、不育外，还有寻衅行为，身材高，智力发育严重障碍，常有神经、精神系统的失常，人格异常，静脉曲张和静脉游滞性皮炎较常见。

四、实验室及其他检查

1. 血清睾酮水平　降低。由于患者性激素结合球蛋白（SHBG）升高，因此总血浆睾酮也可在正常范围，不能切实反映其雄激素水平，但是具有生物活性的游离睾酮下降。

2. 促性腺激素（FSH 及 LH）　青春期前正常，一般 11 岁后升高，青春期后明显升高。

3. GnRH 兴奋试验　呈正常或活跃反应。

4. 绒毛膜促性腺激素兴奋试验　睾酮的升高较正常人差。

5. 精液检查　精液中无精子或少量畸形精子。

6. 口腔黏膜涂片性染色质　阳性。正常男性 X 染色质检查为阴性，正常女性有一个 X 染色质，克兰费尔特综合征出现 X 染色质的机会增多，超过 20% 的细胞有 Barr 小体。

7. 染色体核型分析　典型克兰费尔特综合征患者外周血淋巴细胞染色体核型检查为 47，XXY。但是患者的细胞核型并非完全均一，一些染色体嵌合型仅仅出现在睾丸中，极少数患者外周血白细胞的核型可能是正常的，而外周血淋巴细胞染色体核型也不能完全表明睾丸各种细胞的核型，因此不能表明是否存在精子发生。虽然典型的 Klinefelter 综合征为无精子症，但睾丸细胞为嵌合核型的患者可能存在一定的精子发生。

8. SRY 基因检测　用 PCR 法检测患者 SRY 基因为阳性。

五、诊断与鉴别诊断

典型病例根据患者睾丸小而硬、男性乳房发育、呈类无睾体型、智力发育障碍、第二性征发育不全等临床表现以及上述实验室检查即可作出诊断。

本病应与其他男性性腺功能减退者相鉴别。下丘脑 – 垂体病变引起的男性性腺功能减退，在青春期前发病者睾丸小，质地如橡皮，在青春发育后发病者睾丸萎缩，成人获得性曲细精管损害者睾丸都是软的，血清 FSH 及 LH 降低。而睾丸病变引起的男性性腺功能减退，血清 FSH 及 LH 升高。染色体核型分析对本病有特异性诊断意义，尤其有助于对不典型克兰费尔特综合征作出鉴别诊断。

六、治疗

（一）中医治疗

（1）肾精亏损证

症见：腰酸，面色无华，精子数量少，精子活动率低，精液清稀，性欲淡漠等；舌质淡红，苔薄白，脉沉细。

治宜：补肾填精。

方药：五子衍宗丸合左归丸加减；或早服金匮肾气丸，晚服六味地黄丸治疗，阴阳双补，亦可收获比较好的治疗效果。

（2）肾阳亏虚证

症见：全身乏力，形寒肢冷，腰膝酸软，阴器冰凉，阳事不举，小便清长等；舌淡，苔薄白，脉细弱。

治宜：温肾填精。

方药：五子衍宗丸合右归丸加减。常用药物有锁阳、阳起石、覆盆子、菟丝子、车前子、淫羊藿、枸杞子、桑椹子等。

（3）脾肾两虚证

症见：纳差便溏，面色萎黄，肢体倦怠，精子数少，活力低下等；舌体胖有齿痕，舌淡苔薄白或白腻，脉沉细或滑。

治宜：健脾益气，补肾生精。

方药：四君子汤或参苓白术散合五子衍宗丸。常用药物有党参、白术、山药、砂仁、陈皮、薏苡仁、扁豆、甘草等。

（二）西医治疗

曲细精管变性导致的无精症，目前尚无有效的治疗方法，男性化不足可以用雄激素替代治疗。随着生殖技术的发展，部分患者可以解决生育问题。

1. 雄激素治疗　雄激素可以提高性功能，促进第二性征发育，出现男性化体型，改善精神状态并提高生活适应能力。但是雄激素促使骨骺过早愈合，影响儿童生长发育，故雄激素不宜应用于儿童，仅适用于青春期后。是否需要在青春期启动时就开始雄激素替代治疗尚无定论，但是一些专家经验支持越早越好，其目的是维持正常青春期发展以及增加肌肉和骨骼含量，提高生活质量。

雄激素治疗需要注意：①雄激素补充治疗可以反馈抑制患者的血清 FSH、LH 水平，但是由于克兰费尔特综合征患者长期高水平合成和分泌促性腺激素，垂体功能有部分自主，甚至可能有促性腺激素细胞肥大，导致对血清 T 的负反馈反应降低，即使达到最大抑制，短时间内血清 LH、FSH 水平仍然高于正常水平，所以不能以 FSH 和 LH 降低到正常水平作为雄激素剂量和疗效判断的指标；②雄激素补充治疗应尽早开始，以避免雄激素缺乏症状和体征的出现。雄激素治疗还可以增强体力、增加骨矿密度，纠正其合并的轻度贫血，对情绪和行为也有良好作用，有益于改进患者的思考和认知能力，提高其自信心；③克兰费尔特综合征患者的雄激素补充治疗是长期甚至终身的，采用的剂量、剂型可以根据需要调整；④克兰费尔特综合征患者的不育为先天性曲精小管退行性变所致，雄激素补充治疗不能解决这类患者的生育问题；⑤雄激素替代治疗期间需要定期监测患者性功能、身体力量、红细胞计数及压积、骨密度、血脂谱、前列腺以及总前列腺特异性抗原（PSA），尤其对 50 岁以上的患者更为重要；⑥有性格改变者，雄激素治疗时应从小剂量开始，逐渐增加剂量，以防患者出现寻衅攻击行为。

目前各种雄激素治疗药物有甲睾酮、丙酸睾酮、庚酸睾酮、十一酸睾酮等。十一酸睾酮每次肌内注射 500mg 后，血清睾酮水平迅速升高，在第 1 周即达到峰值，维持有效治疗浓度时间超过 6 周，每 6~8 周注射 1 次即可，是克兰费尔特综合征患者替代治疗中较为理想的长效雄激素。十一酸睾酮口服制剂（安雄）口服后在小肠吸收，经淋巴进入体循环，避开了肝脏的首过效应，没有肝毒性，适用于长期替代治疗。其他雄激素药物，口服的甲基睾酮通过肝脏降解，疗效不稳定，长期服用还可能导致肝脏损害和肝脏肿瘤，丙酸睾酮作用时间短，需要每周肌内注射 2~3 次，庚酸睾酮（TE）需要每周肌内注射 1~2 次，血内睾酮水平波动较大，而且频繁注射使药物的吸收不良，不适于长期替代治疗，均已很少使用。此外，市场上尚有各种类型的凝胶可供选择，凝胶只需要每天一次涂在腹部或者上肢上，凝胶中睾酮含量越高，达到正常血清睾酮浓度时每次使用的剂量就越少。

2. 手术治疗　雄激素不能改善男性乳房发育，抗雌激素和芳香化酶抑制剂只对个别患者有效，出于外观或心理因素考虑，可切除乳腺，作乳房成形术。并发尿道下裂患者行尿道成形术。并发隐睾者如内分泌治疗失败需手术治疗，手术年龄以 2 岁以内最适宜。

3. 生殖治疗　随着新型辅助生殖技术的开展，特别是睾丸取精术（testicular sperm extraction，TESE）和卵细胞浆内单精子注射技术（intracytoplasmic sperm injection，ICSI）的联合应用使部分克兰费尔特综合征患者成为父亲的可能变成现实。44%~55% 的克兰费尔特综合征患者可从睾丸中获取精子，再通过 ICSI 后平均妊娠率达到 20%~25%。TESE 是指在局麻下获取部分睾丸组织，从中提取出精子细胞。传统 TESE 只是随机获取部分睾丸组织或生精小管，不能针对性地获取含有精子的生精小管，精子获得率较低。显微切割睾丸取精术 (micro-TESE）是常规睾丸取精术的进一步完善，可以有效地采取生精小管内的精子细胞用于"试管婴儿"，在采取最少量睾丸组织的前提下，确保最大的精子获得率和最小的睾丸损伤。提取精子后再通过卵细胞浆内单精子显微注射技术将单个精子直接注入卵母细胞胞浆内以治疗不育。克兰费尔特综合征患者后代绝大多数具有正常的染色体核型 (46，XX 或 46，XY)，但其胚胎以及后代异倍体的风险仍然增加，也可能出现 47，XXY 或 47，XXX 核型，还可出现 18 和 21 常染色体异常，因此必须在种植胚胎前和出生前作遗传学检测，鉴别出染色体异常的受精卵，种植高质量的胚胎，发现胎儿染色体异常时应及时终止妊娠。

此外，应重视对患者的发育评估和心理治疗。一旦确诊为克兰费尔特综合征，就应该做神经发育评估。在幼儿和儿童早期，应该包括各个学科的发育评估，以确定适宜的治疗，如理疗、新生儿激励、语言障碍治疗、教育计划的修改、语言写作训练及技能的培养。可叮嘱患儿父母及学校加强患儿的语言写作、技能培养，注意患儿心理、行为的发育，有意识增加其社会融合性的培养，对有严重心理障碍的患者可辅以精神病学、行为学方面的治疗。

七、预后与转归

克兰费尔特综合征若能早期诊断早期治疗，预后比较理想，治疗的最佳年龄为 11~12 岁，部分患者还可能恢复生育功能。采用辅助生殖技术者，最佳取精年龄 16~35 岁，年龄过小（＜ 15 岁）和过大（＞ 36 岁）可能影响取精成功率。

八、难点与对策

本病在青春期前表现轻微甚至无任何症状，绝大多数患者往往在青春期后才得到诊断，甚至许多克兰费尔特综合征个体由于无特殊表型终身未得到诊断，延误了最佳治疗时机。对青春期延迟、小睾丸或疑似不育的男性应及时做性染色体检查，以做到早诊断早治疗。另外，推荐应用无创产前基因检测技术以增加产前发现克兰费尔特综合征的概率，减少本病的发生。

第三节　男性乳房发育症

男性乳房发育症（gynecomastia）是一种常见的内分泌系统疾病，在男性群体乳房疾病的发生率为 32%~65%，尸检发现率为 45%~50%，占男性乳房疾病的 60%~80%。是男性乳房最常见的病变，乳房增大为本症唯一的表现，可分为生理性、病理性和特发性三大类。正常男性在新生儿期、青春期及老年期，乳房可生理性增大。临床上最常见的是与脂肪堆积的假性乳腺发育鉴别。

本病属中医"乳病"的范畴，肝肾不足为发病之本，肾气不足，冲任失调，肝气郁结为发病根本，气滞、血瘀、痰凝为发病之标。故治疗以调理冲任，补肾疏肝为主，兼以理气活血，化痰散结。

一、中医病因病机

男性病理性乳房发育属中医"乳病""乳癖""乳疬"范畴。中医对此病早有认识，早在宋朝窦汉卿《疮疡经验全书》中即有记载，称之为"妳疬"，《中医外科学》称之为"乳疬"，《疮疡经验全书》亦有称之为"乳节"者。

1. 病变脏腑在肝肾 中医对本病的病因病机有较丰富的论述。从经络循行来看，足阳明胃经贯乳中，足太阴脾经，络胃上膈、布于胸中，足厥阴肝经上膈、布胸胁绕乳头而行，足少阴肾经，上贯肝膈而与乳联，冲任两脉起于胞中、任脉循腹里，上关元至胸中，冲脉夹脐上行，至胸中而散，从经络循行的部位来看，脾胃肝肾及冲任与乳房的关系密切。肝肾脾胃及冲任功能失常，可导致乳房疾病的发生。

历代医家指出"女子乳头属肝，乳房属胃""男子乳头属肝，乳房属肾"。陈实功《外科正宗·乳痈论》亦指出"男子乳节与妇人微异，女损肝胃，男损肝肾"，余听鸿在《外证医案汇编·乳胁腋肋部》也说："乳中结块，虽云肝病，其病在肾"，《疡科心得集·乳痈乳疽证》云："男子乳头属肝，乳房属肾，以肝肾血虚，肾虚精怯，故结肿痈"。

2. 肾虚肝郁是本病的枢纽 肾藏精，肝藏血，精血互化，为母子之脏，肝藏血及主疏泄功能有赖于肾气的温煦资助。若先天禀赋不足，肾气不充；或年老体弱，肾虚精亏；或久病及肾，肾失濡养，以致肾虚精亏等使肾之阴阳失调，肾气不足，冲任失调，导致经脉气血循行失调、循经聚于乳络而引起乳病。肝主疏泄，主调节气。肝气疏泄失职，肝气郁结，气滞血瘀，进而郁久化火，炼液成痰，或横逆脾土，脾失健运，聚湿成痰，乃至气滞、血瘀、痰凝结于乳络，乳络不通而发为本病。可见肾气不足、冲任失调、肝气郁结为发病之本，脾失健运、气滞夹血瘀痰凝为发病之标。

二、西医病因及发病机制

（一）病因

女性乳腺的生长有赖于雌激素的作用，雌二醇对男性乳腺同样有促进生长发育的作用，雌激素促使乳腺发育，而雄激素则抑制乳腺发育。若雌激素过多，或雄激素减少，雌/雄激素比例升高，或雌激素受体增加，乳腺组织对雌激素敏感性增加，或雄激素受体对雄激素不敏感，均可引起本病。泌乳素在乳腺发育中不起直接作用，在本症的发生中也不起直接作用，有些患者泌乳素水平可轻度升高，是高雌激素血症的影响。

睾丸间质细胞分泌的睾酮受垂体 LH 调节，睾酮在外周组织芳香化酶作用下转化为雌激素，或还原为双氢睾酮。睾丸功能减退时，雄激素分泌减少，但对雌激素影响不大，来自肾上腺的雄激素在外周转化为雌激素，导致雌/雄激素比例升高而发病。LH 升高或肿瘤分泌 HCG，刺激 Leydig 细胞分泌睾酮，部分在外周转化为雌激素，导致雌/雄激素比例升高而发病。

（二）分类

1. 生理性 男性乳房发育有三个年龄高峰期，新生儿 60%~90% 出现乳房增大，是由于母体或胎盘雌激素进入胎儿体内所致，一般在出生后数周即消失，偶可持续数月、甚至数年。如持续时间过长，应考虑有无内分泌及遗传性疾病，并进行相应检查。青春期男孩 40%~70% 可发生本症，常见于 14 岁左右，大多数随着年龄的增长在发育期后逐渐消退，有少数可持续到20 岁。青春期时雌激素比雄激素先增高，因而雌/雄激素比例升高，使青春期男性乳房发育增大。体内过多的雌激素，可能是青春发育期完成之前有一过性芳香化酶活性升高，导致睾酮转化为雌二醇增多。老年人乳房发育的发病率为 30%~60%，随着年龄增大，睾丸分泌睾酮功能逐渐下降，而且血浆性激素结合球蛋白升高，性激素结合球蛋白与睾酮的结合能力大于雌激素，因此血总睾酮和游离睾酮减少，此外老年人身体中脂肪组织含量升高，外周脂肪组织芳香化酶活性加强，雄激素转化为雌激素增加，最终导致雌 / 雄激素比值升高，雄激素抑制乳腺增生的能力下降，出现老年男性乳房发育增加。

2. 病理性

（1）睾酮的合成和作用不足

①先天性无睾症：又称胚胎睾丸退化综合征，胎儿前期睾丸功能尚可，性分化未受影响，妊娠后期睾丸因某些原因而退化，约 50% 患者有男性乳房发育。

② Klinefelter 综合征：典型 47，XXY 患者约 50% 有男性乳房发育症，嵌合体患者 1/3 有此症，睾丸小而硬，睾酮生成减少，肾上腺分泌的雄激素在外周组织芳香化而生成雌激素，睾酮 / 雌二醇比值下降而发病。

③雄激素不敏感：即睾丸女性化综合征（Reifen – stein 综合征），属男性假两性畸形，因靶器官雄激素受体或受体后缺陷，对雄激素完全或不完全性不敏感而致病，可见乳房发育增大。

④性逆转综合征（46，XX 男性）：患者无 Y 染色体，但是 SRY 基因阳性，表型为男性，血睾酮低下，雌二醇水平升高，常有男性乳房发育。

⑤单纯性 LH 缺乏症：因 LH 缺乏，睾酮合成减少，临床表现类似无睾症，有男性乳房发育，能生精。

⑥肌张力低下 – 智力减低 – 性发育低下 – 肥胖综合征 (Pmder–Willi 综合征)：性腺发育缺陷，隐睾及睾酮生成低下，男性乳房发育，伴有下颌、耳、牙、眼等先天异常。

⑦睾酮合成缺陷：睾酮合成有 5 种酶，其中 3β– 羟类固醇脱氢酶和 17β– 羟类固醇脱氢酶缺陷，使睾酮生成减少，伴男性乳房发育。

⑧获得性睾丸功能不全：引起本病最常见的是病毒性腮腺炎，约 20% 腮腺炎患者并发睾丸炎，病后睾丸有一定程度萎缩及睾酮产量下降，而雌激素产量正常，故可见男性乳房发育。其他致病原因有睾丸创伤、睾丸切除、肉芽肿病及尿毒症等。

（2）雌激素产量增加

①睾丸雌激素分泌增加：睾丸肿瘤（胚细胞癌、绒毛膜上皮细胞癌、精原细胞瘤）、支气管肺癌、纵隔肿瘤、胃肠道恶性肿瘤产生异位 HCG，刺激睾丸分泌雌激素；真两性畸形，性腺中同时含有睾丸和卵巢，卵巢分泌雌激素增多，亦可促使乳房发育。

②周围芳香化酶底物的增加：肾上腺女性化肿瘤、先天性肾上腺皮质增生、甲状腺功能亢进症时雌激素前体雄烯二酮增加，肝病（如肝硬化、肝癌）降低了雄烯二酮的分解代谢，以及肥胖和绝食后复食，雄激素在腺外芳香化转化为雌激素增加。

③周围芳香化酶量增加：可因罕见的遗传性疾病或肝脏和肾上腺肿瘤所致。

（3）药物 孕激素、洋地黄、苯妥英钠具有增强雌激素作用，绒毛膜促性腺激素能促进睾丸分泌雌激素，酮康唑和甲硝唑抑制睾酮合成，螺内酯、雷尼替丁、西咪替丁、奥美拉唑抑制睾酮与受体结合，白消安（马利兰）和烷化剂等抗癌药对睾丸间质细胞有毒性作用，异烟肼、异烟腙、乙胺丁醇改变雄激素芳香化，使雌激素 / 雄激素比值增加而发病，亮丙瑞林（抑那通）、戈舍瑞林属于促性腺激素释放激素类似物，能抑制黄体生成素及睾酮分泌，均可引起男性乳房发育。氯丙嗪等三环抗抑郁剂、利血平、卡马西平、甲氧氯普胺、美沙酮、苯丙胺、舒必利、甲基多巴、多潘立酮、ACEI（卡托普利、依那普利）、钙拮抗剂（地尔硫䓬、维拉帕米、硝苯地平）亦可引起男性乳房发育，但作用机制不明。有报道降脂药非诺贝特可引起男性乳房发育，但作用机制不明。艾滋病患者用核苷类逆转录酶抑制剂抗病毒治疗（HAART）后，可发生男性乳房肥大，内分泌激素无明显异常，机制不明。

3. 特发性　在男性乳房发育患者中，还有部分患者找不到明确的原因，各种激素测定均正常，称为特发性男性乳房发育症。对这部分患者，需要仔细询问病史，排除可能曾经存在的引起本病的因素，如在生活中有无使用含雌激素的化妆品、食用含雌激素的食品、工作环境中有无少量接触雌激素或抗雄激素物质，或是否曾有轻度内分泌异常，有无烷基苯酚类、双酚类、多氯联苯类物质、有机氯农药等引起的环境污染，这些环境中的类雌激素样化合物进入人体后发挥雌激素样作用而致病。

特发性乳房肥大只是乳腺体积增大，状如青春期少女乳房，其乳头、乳晕发育良好，生殖器官及其他器官不伴有发育异常及相关的病变。

三、临床表现

男性乳房增大，多数为双侧，也可以为单侧，乳晕处隆起，以乳头为中心，下方可扪及圆盘状的乳腺组织，边界清楚，与周围组织不粘连。肿块直径常在 2cm 以上，大者可达 12cm。可不对称，可有胀痛、压痛及溢乳，有的伴性功能减退及原发疾病的症群，如肝硬化、类无睾症群和男性假两性畸形等。

四、诊断与鉴别诊断

根据病史、临床表现和体格检查即可诊断本症。对于 17 岁以上的，乳房发育 > 2 年的患者及中老年患者，首先应详细询问病史，特别是用药史以排除药物性男性乳房发育，其次通过病史，体格检查，实验室检查可明确引起男性乳房发育的原发病，必要时进行系统的内分泌检查，以免遗漏主要疾病。可检测肝功能以明确有无慢性肝病，检测睾酮、雌激素、血泌乳素、LH、HCG 水平有助于内分泌系统疾病和恶性肿瘤的诊断，睾丸超声检查有助于诊断睾丸肿瘤，蝶鞍摄片、全胸片、头颅或胸部 CT、MRI 检查有助于对垂体瘤及肺癌等肿瘤的诊断，腹部 CT、MRI 有助于肾上腺肿瘤或肾上腺皮质增生的诊断，针吸细胞学检查有助于肿块的定性诊断。

本症首先注意与假性男性乳房发育鉴别。假性男性乳房发育通常是乳头乳晕下的脂肪堆积而没有腺体增殖，常见于肥胖或超重男性，通常通过临床查体和（或）简单的超声检查即可明确诊断。其次，注意与乳腺癌、乳腺神经纤维瘤等鉴别，通过仔细体格检查，检查乳头有无凹陷，有无泌乳或血性分泌物溢出，乳房有无肿块及其边界、质地、活动度，乳房 X 线钼靶摄片等检查可鉴别。

五、治疗

（一）中医治疗

1. 临床辨证思路　《外证医案汇编》指出"治乳症，不出一气字定之矣……若治乳从一气字著笔，无论虚实新久，温凉攻补，各方之中，挟理气疏络之品，使其乳络疏通。气为血之帅，气行则血行……自然壅者易通，郁者易达，结者易散，坚者易软"，可见治气是治疗各种乳病的总治则，气机是否调畅是治疗各种乳病的枢纽，加之本病的病理基础是肾气虚衰，故治疗当从补益肾气，疏肝理气着手。

2. 常见证型辨证治疗

（1）肝郁气滞证

症见：多见于青少年男性患者，平素性情抑郁，不善于表达。男子乳头属肝，脾胃络脉布于两乳，若情志不遂，思虑过度，肝郁脾虚，气郁痰凝而发为本病，其主要症状是多见乳房胀痛结块，推之可移，皮肤颜色正常，与心情等因素密切相关，随喜怒等消长，伴嗳气胁痛，失眠多梦、大便溏泄或秘结，舌质红，苔薄白或薄黄，脉弦或滑。

治宜：疏肝理气，化痰散瘀。

方药：逍遥散加减。选用药物柴胡、青陈皮、香附、橘叶、橘核、丝瓜络、蒲公英、茯苓、半夏、瓜蒌、贝母、海藻、昆布、夏枯草、白芥子、牡蛎、莪术、赤芍、牡丹皮、王不留行、乳香、没药、山楂等。

（2）肝肾阴虚证

症见：多见于中年或老年男性。乳中结块，虽云肝病，其本在肾。肾藏精，肝藏血，精血互化而同源，故又称肝肾同源。房室不节，纵欲过度，肝肾失其互养，不能荣养乳络而发病。多见乳房结块隐痛、腰膝酸软、心烦头昏、耳鸣耳聋、两胁隐痛、双目干涩、手足心热、舌红少苔、脉细数。

治宜：补益肝肾，化痰散瘀。

方药：左归饮加减。选用药物熟地黄、山药、山萸肉、沙参、枸杞子、白芍、贝母、牡蛎、瓜蒌等。

（3）肾阳虚衰证

症见：多见于老年男性。乳病虽发于外而实根于内，肾为五脏之本，原气之根。久病及肾，年老体弱，正气日虚，阴损及阳，导致肾阳亏虚，肾阳为一身阳气之本，肾阳虚衰则无以推动机体气化，水液停滞成痰，循经上聚于乳络而成乳疬。多见乳房结块、疼痛或不痛、伴有腰膝酸软、倦怠乏力、手足不温、大便不实、舌淡苔薄白或薄腻，脉沉细。

治宜：温补肾阳，化痰散瘀。

方药：右归饮、阳和汤加减。选用药物仙茅、淫羊藿、锁阳、肉桂、巴戟天、菟丝子、鹿角霜、炙龟板、橘核、丝瓜络、合欢皮、荔枝核、当归、白芍等。

（4）气滞血瘀证

症见：肝气郁结，肝木乘土，脾失健运，痰浊内生，痰瘀内结，留阻于乳络而为病。多见乳房结块较硬，推之不移，病程较长，伴手足麻木，面色黧黑，舌质紫黯，舌边尖有瘀斑瘀点，舌下系带黯紫，脉弦细。

治宜：活血化瘀，散结行气。

方药：逍遥散和桃红四物汤加减。选用药物桃仁、红花、当归、白芍、三棱、莪术、乳香、没药、穿山甲、蜈蚣、丹参、玄参、生黄芪、青皮、柴胡、郁金、夏枯草、蒲公英、天冬、瓜蒌、鸡内金、海藻、贝母、牡蛎、白芥子、金银花等。

（二）西医治疗

生理性者大多能自行消退，一般不需治疗。药物引起者停药后即可消失，病理性者着重治疗原发病。

1. 药物治疗

（1）雄激素治疗　对雄激素缺乏者可有帮助，但常因雄激素在体内转化为雌激素而治疗失败。甲睾酮有肝毒性已不使用，十一酸睾酮无肝毒性作用，口服剂量 40~120mg/d；丙酸睾酮每次肌内注射 25~50mg，每周 2~3 次。还可试用非芳香化雄激素雄诺龙（二氢睾酮），该药不受芳香化酶催化转变为雌二醇，因而没有加重乳腺增生的危险。剂量为 200mg，每 3~4 周肌内注射一次，治疗 3 个月乳腺可明显缩小。

（2）三苯氧胺（tamoxifen，他莫昔芬）　他莫昔芬是雌激素受体拮抗剂，阻断雌激素的作用，对雌激素受体阳性者疗效佳，剂量为一次 10mg，每日 2 次，临床治愈后，一次 5mg，每日 2 次，维持 0.5~1 个月。

（3）氯米芬（clomifene）　作用机制和他莫昔芬相似，作用明显，可减轻中年人的乳房发育，但本身可导致乳房发育，不良反应较大。50mg/d 开始，以后隔日 50mg 口服，8 周内无效则停用。

（4）达那唑（danazol）　达那唑是一种作用弱的雄激素，通过抑制促性腺激素分泌，从而降低血浆睾酮水平，可减轻乳腺增大的疼痛和程度。口服一次 0.2~0.3g，每日 2 次，不良反应为可有体重增加。

（5）睾酮内酯（testolactone）　是一种芳香化酶抑制剂，能抑制体内雄激素的芳香化，从而减少雌激素的生成。剂量 450mg/d，分次口服，疗程要长，需 6 个月，不良反应少。但对于青春期男性乳房发育症没有治疗作用。

2. 外科治疗　药物治疗（包括中医中药）往往在疾病早期，腺体增生活跃时期最有效，一旦腺体增大超过一定时间（通常是 12 个月），腺体将发生间质的玻璃样变、组织纤维化，导致对药物的反应性严重降低。当乳房发育症病程较长，超过 28 个月，腺体增生已被纤维组织和玻璃样变所替代，即使病因去除也不能消退，此时手术可能是唯一有效的治疗。

此外，若男性乳房过大，明显影响美观，引起精神负担者，经药物治疗无效，或疑有肿瘤者，可手术治疗。目前手术方法可分为以下 4 种：开放切除、吸脂法、开放切除加吸脂法、微创旋切术四类。腺体全部切除术是男性乳房发育症治疗的传统术式，能有效切除多余的腺体及脂肪，少见乳头、乳晕缺血坏死，术后胸部外形美观，但是作为一种开放性手术，切口大，术后易形成血肿，周围皮肤坏死发生率高，瘢痕隐蔽欠佳，严重影响美观，已经逐步被淘汰。单纯脂肪抽吸术治疗脂肪型的男性乳房发育症效果理想，可达到缩小乳房体积的目的，具有损伤小、术程短、瘢痕隐蔽等特点，但是对于脂肪腺体型的男性乳房发育症，腺体残留，术后复发率较高。吸脂联合小切口腺体开放切除术，适用于大部分男性乳房发育症类型，设备要求简单，腺体切除完整、复发率低、瘢痕隐蔽、外观满意、并发症少，但是对于腺体较多的患者，通过小切口牵出腺体时乳头乳晕形态改变，而且由于切口较小，较难明确出血点，易造成血肿。微创旋切术是近年发展起来的治疗男性乳房发育症的微创术式，在内视镜引导下最大程度地观察乳房腺体大小及脂肪厚度，切除量及平面平整的精准性显著提高，治疗效果优于腺体全部切除术及吸脂联合腺体切除术，患者满意度较高，但是微创旋切术需要使用内视镜及旋转刀头耗材，手术费用较高，部分患者无法承受。

此外，有研究显示放射治疗也可以作为男性乳房发育症的治疗选项之一，预防性放射治疗可以显著减少抗雄激素所引起的男性乳房发育症以及乳房疼痛的发生率。

六、预后与转归

部分患者不经治疗，增大的乳房可自行消退，药物所致乳房发育，停药后可随之消退，雄激素作用不足所致者，激素治疗后也可消退，但是病程超过 12 个月者，药物治疗效果欠佳。

七、难点与对策

男性乳房发育症病因众多，且患者病程长短不一，药物治疗效果不定。年龄小于 20 岁的患者有自行消退的可能，且体内激素不稳定，有可能再发乳房发育，所以应慎重外科手术治疗，可观察 1~2 年。另外，有少数继发性或药物性男性乳房发育症患者，若病程较长，在原发病去除或停药后，乳房发育仍不能自行消退，则需要手术治疗。

第四节　性早熟

相关内容可参见"第七章下丘脑－垂体疾病第七节性早熟"。

第十三章
糖尿病

第一节　糖尿病及其急性并发症

糖尿病（diabetes mellitus，DM）是一种由遗传基因、自身免疫以及环境等多种因素共同作用的慢性、全身性、代谢性疾病，是由于体内胰岛素分泌的绝对或相对不足或拮抗胰岛素的激素增高以及靶组织细胞对胰岛素敏感性降低而导致以高血糖为主要特征的临床综合征，同时伴见脂肪和蛋白质以及水和电解质代谢的紊乱。病情严重时可发生酮症酸中毒、高渗性昏迷等急性并发症，病程长者可引起全身多系统损害从而导致心、肾、眼底、血管、神经等多种慢性并发症。

依据 WHO（1999 年）糖尿病病因学分类体系，将糖尿病分为 4 大类型，即 1 型糖尿病、2 型糖尿病、妊娠糖尿病和特殊类型的糖尿病。其中 1 型糖尿病、2 型糖尿病和妊娠糖尿病是临床常见类型。1 型糖尿病病因和发病机制尚不清楚，2 型糖尿病的病因和发病机制亦不明确，从病理学上来讲，前者主要由于胰腺 B 细胞的破坏，通常引起胰岛素绝对缺乏；后者主要为胰岛素抵抗和胰岛素分泌缺陷。妊娠糖尿病是在妊娠期间被诊断的糖尿病或糖调节异常，不包括已经被诊断的糖尿病患者妊娠时高血糖状态。特殊类型的糖尿病是病因学相对明确的高血糖状态。临床上应注意寻找糖尿病的可能病因。

糖尿病是当前威胁全球人类健康的最重要的非传染性疾病之一。自 20 世纪末以来，糖尿病患病率在全球范围内迅速增长，尤其在发展中国家呈流行势态，并与肿瘤、心血管疾病共同成为当前世界最主要的死亡原因。根据国际糖尿病联盟（IDF）统计，2011 年全球糖尿病患者人数已达 3.7 亿，其中 80% 在发展中国家，估计到 2030 年全球将有近 5.5 亿糖尿病患者。其中糖尿病在中国和其他发展中国家的快速增长，已经给这些国家的社会和经济发展带来了沉重负担。2007—2008 年中华医学会糖尿病学分会（CDS）在我国部分地区开展的糖尿病流行病学调查显示，在 20 岁以上的人群中，糖尿病患病率为 9.7%，糖尿病前期的比例 15.5%，糖尿病患者仅有 40% 获得诊断。2010 年在全国范围内开展的另外一项采用美国糖尿病学会（ADA）的诊断标准，即对血糖和糖化血红蛋白进行糖尿病联合诊断标准的流行病学调查，结果显示我国成人中糖尿病患病率为 11.6%。2015—2017 年中华医学会内分泌学分会在全国 31 个省进行的糖尿病流行病学调查显示，我国 18 岁及以上人群糖尿病患病率为 11.2%。本病患病率随年龄的增长而明显增高，与体重变化成正相关，但在男女性别之间无明显差异；从职业分布来看脑力劳动者患病率高，体力劳动者低，发展中国家和发达国家土著人群（由贫穷向富裕转变的群体）患病率高，我国 DM 患者 90% 以上属 2 型糖尿病，1 型糖尿病约占 5%，特殊类型糖尿病仅占 0.7%，城市妊娠糖尿病的患病率接近 5%。随着医疗水平的提高，DM 急性并发症的危险逐渐降低，而慢性并发症如心脑血管、肾脏并发症是导致 DM 死亡的主要原因，失明、坏疽，阳痿等致残因素严重影响 DM 患者的生活质量。

糖尿病属祖国医学"消渴"病范畴。《黄帝内经》不仅记载了达十几处之多的"消瘅""消渴""肺消""膈消""消中"等消渴病名，而且还从消渴病的病因、病机、临床症状、预后等多方面进行了论述。后世在《内经》的基础上，确立了消渴辨证论治的基础。《金匮要略》立消渴专篇，提出三消症状，并最早提出人参白虎汤、肾气丸等治疗方药。《外台秘要》又对其临床特点有了进一步认识，指出"每发即小便至甜"。《临证指南·三消》云："三消一证，虽有上中下之分，其实不越阴亏阳亢，津涸热淫而已"指出消渴阴虚燥热的病机特点。对消渴兼症也有了比较深刻的认识，刘完素《儒门事亲·刘河间三消论》云："夫消渴者，多变聋盲、疮癣、痤痱之类""或蒸热虚汗、肺痿痨嗽"，并把消渴分为上中下三消论治，如《证治准绳·消瘅》指出"渴而多饮为上消（经谓膈消），消谷善饥为中消（经谓消中），渴而便数有膏为下消（经谓肾消）"，规范了分类，并有利于指导临床辨证论治。总之，中医认为消渴以烦渴多饮、消谷善饥、尿频多、味甜如脂膏为主症。病因病机为禀赋不足、阴津亏损、燥热偏胜、多兼血瘀，日久变生百证。病位在肺、胃（脾）、肾，尤以肾为关键。

一、中医病因病机

中医认为消渴病主要由于禀赋不足，素体阴虚，复因饮食不节、情志失调、劳欲过度及热病火燥所致。

（一）饮食不节

过食酒食肥甘炙爝、辛辣香燥之品，致脾胃运化失职，蕴积生热。积热内蕴，化燥伤津发为消渴。《素问·奇病论》云："此人必数食甘美而多肥也，肥者令人内热，甘者令人中满，故其气上逆，转为消渴"，《丹溪心法·消渴》云："酒面无节，酷嗜炙煿……于是炙火上火熏，脏腑生热，炽热耗津、津液干涸，渴饮水浆不能自禁"，均说明饮食不节，形体肥胖是诱发消渴的重要原因。

（二）情志失调

忧思郁怒，五志过极，均可郁而化火，内火消灼肺胃之阴津而发为消渴。《临证指南医案·三消》谓："心境愁郁，内火自燃，乃消症大病"说明情志失调，五志过极是导致消渴的另一重要原因。

（三）劳欲过度

房室不节，劳欲过度，损耗肾精，则阴虚火旺上蒸肺胃，肺胃阴伤，火热愈炽，发为消渴。《千金要方·消渴》云："凡人生放恣者众，盛壮之时，不自慎惜，快情纵欲，极意房中，稍至年长，肾气虚竭……此皆由房室不节所致也"，可见房室过度，肾虚精燥可致本病。

（四）热病火燥

热病耗伤或外感六淫化燥伤阴，炽火内燔，精津耗伤，多发消渴。《病因脉治》："燥火三消之因，或赫羲之年，燥气从令，或干旱之岁，燥火行权，或秋令之月燥气太过，燥火伤人，上则烦渴引饮"阐述了热病火燥之邪可致消渴。

消渴之病机关键在阴虚燥热，积热伤阴，阴伤则燥热愈炽，热炽又更伤阴液，二者互为因果，耗损肺、胃、肾之阴液而致本病。病变可涉及五脏，但以肺胃肾为主，三脏之中，究其病本又当责之于肾。肺主气为水之上源，敷布津液，肺燥阴虚则水乏上源，胃失濡润，肾失滋源；脾胃为后天之本，气血生化之源，燥热伤及中土，土虚失运，生化无源，不能布散津液以养周身，五脏失养灼损肺肾之阴；肾为水脏，内藏真阴，为脏腑阴液之根本，肾阴不足，阴虚火旺，上炎肺胃，肺失滋润，旁及中土。终致肺燥、胃热、肾虚常同时存在，多饮，多食，多尿相互并见。综上本证虽有在肺、胃、肾的不同，但常相互影响，其病机特点总在阴虚燥热而已，久则可见气阴两虚，阴阳两虚，因虚致实，导致湿热痰瘀蕴结而变生百病，诸如疮疖、痈疽、白内障、雀目、耳聋、中风偏瘫、水肿等。

二、西医病因及发病机制

糖尿病的病因及发病机制复杂，至今尚未完全阐明。目前主要认为与遗传、环境、免疫及胰岛素抵抗等因素有关。

（一）1型糖尿病

1. 病因

（1）免疫遗传因素　据报道1型糖尿病患者，有阳性家族史者为25%~50%，单卵双生于5年内先后发病率为54%等，众多资料表明1型糖尿病发病与遗传相关。

①HLA与1型糖尿病：研究发现1型糖尿病与某些特殊的人类组织相容性抗原类型（HLA）密切相关。HLA位于人类第6对染色体短臂，是一组密切连锁的基因群，有HLA-A、B、C、D、（DR、DQ、DP）等基因位点，是高度多态性的遗传结构。近年分子生物学研究证明1型糖尿病患者在HLA-DQB_1链57位非天冬氨酸是1型糖尿病的易感基因，而天冬氨酸则为其保护性基因；HLA-DQA_1链52位精氨酸亦为1型糖尿病的易感性基因。因此，$DQ_\beta 57$位天冬氨酸阴性和$DQ_\alpha 52$位精氨酸阳性者1型糖尿病易感性相对较高。

②胰岛素基因（ING）与1型糖尿病：ING是目前认为与1型糖尿病发病密切相关的另一种易感基因。可分为Ⅰ类、Ⅱ类及Ⅲ类等位基因。研究表明Ⅰ类VNTR等位基因决定了1型糖尿病的易感性，而Ⅲ类VNTR等位基因决定了1型糖尿病的保护性。还有学者认为ING的VNTR可影响其邻近基因的表达，如胰岛素的转录，从而调节1型糖尿病的易感性。

③其他可能的易感基因位点：通过对1型糖尿病易感基因的全基因组筛查，至今已在白种人中发现了十多个1型糖尿病易感基因的相关位点，并再次确认了1型糖尿病1（HLA）、1型

糖尿病 2（ING），且证实了 1 型糖尿病 1 与 1 型糖尿病的连锁最为密切。

（2）环境因素　病毒感染是 1 型糖尿病发病的重要环境因素。与 1 型糖尿病发病有关的病毒有柯萨奇 B_4 病毒、腮腺炎病毒、风疹病毒、巨细胞病毒、腺病毒、脑心肌炎病毒等。病毒可直接侵及胰岛 β 细胞，大量破坏 B 细胞致胰岛素分泌缺乏；也可滞留于胰岛中，长期抑制 B 细胞生长，最终引发 1 型糖尿病；对于带有易感基因的人群，胰岛 β 细胞成为抗原呈递细胞，引起 B 细胞自身免疫性炎症进一步损伤胰腺组织，引发 1 型糖尿病。

其他环境因素如牛奶蛋白、对胰岛 β 细胞毒性作用的化学物质（如苯并噻二嗪、四氧嘧啶等）均可抑制胰岛素的合成与分泌，或导致 B 细胞破坏引发 1 型糖尿病。生活方式的改变及应激亦可诱发 1 型糖尿病。

2. 发病机制

（1）B 细胞选择性免疫损伤　分子生物学研究证明，1 型糖尿病患者胰岛病理为典型的胰岛自身免疫性炎症，有大量的淋巴细胞浸润，新发病的患者血清中有自身免疫性抗体存在如胰岛细胞抗体（ICAs）、抗胰岛素抗体（AIA）、谷氨酸脱羧酶抗体（GADA）以及酪氨酸磷酸酶 IA-2 和 IA-2β 自身抗体等，这是 B 细胞自身免疫破坏的标志。而 B 细胞的免疫损伤又有多基因易感倾向，呈现选择性。其中与 HLA 明显相关，连锁 DQA 和 B 基因，也受 DRB 基因的影响。环境因素仅发挥启动和媒介作用。研究表明胰岛 β 细胞表面具有 1 型糖尿病的 HLA-DQ（或 DR）抗原基因为保护性基因，则胰岛 β 细胞就不易成为抗原呈递细胞，不易或极少得 1 型糖尿病。如患者 B 细胞表面 HLA-DQ（或 DR）抗原基因为易感基因，则胰岛 β 细胞就成为抗原递呈细胞，而引发 B 细胞自身免疫性炎症，并经过多种细胞因子的协同作用，大量破坏 B 细胞，使胰岛素分泌缺乏而导致 1 型糖尿病。因此 1 型糖尿病的发生，可能是环境因素选择性作用于易感个体，通过自身免疫反应，引起胰岛 β 细胞破坏而致。

（2）其他激素的作用　正常生理条件下两组具有拮抗作用的激素，调节糖代谢过程而使血糖水平处于动态平衡。胰岛内几种细胞所分泌的激素亦相互制约，相互影响以调节内环境的恒定，A 细胞分泌胰高血糖素，B 细胞分泌胰岛素、C-肽，D 细胞分泌生长抑素和胃泌素，这三种细胞相互毗邻，各自分泌的激素相互制约，相互刺激，被称为毗邻系统，形成胰内分泌激素调节系统，使糖代谢处于生理状态。胰岛素是使血糖下降的唯一激素，除胰高血糖素和生长抑素、胃泌素外，胰外升糖激素还有生长激素、甲状腺素、泌乳素、去甲肾上腺素、促肾上腺激素，性激素等均属与胰岛素拮抗的激素，可升高血糖。各种因素导致上述激素分泌失调或受体缺陷均可导致血糖升高。如胰岛细胞功能失调，导致胰高血糖素、胃泌素、生长抑素分泌过多而胰岛素分泌不足；或应激情况下，通过下丘脑-垂体-肾上腺轴或通过对副交感神经系统发挥作用，引起血流动力学改变或内分泌紊乱，促使肾上腺皮质激素和促性腺素释放，同时儿茶酚胺通过肾上腺素能抑制胰岛素释放或使 β-内啡肽升高，均可引起血糖升高而导致 1 型糖尿病。

（二）2 型糖尿病

1. 病因

（1）分子遗传学　遗传因素是 2 型糖尿病的主要发病原因之一。单卵双生在 5 年内先后发生 2 型糖尿病者可达 91%，其受遗传因素的影响比 1 型糖尿病更显著。迄今已见 10 个基因与

2 型糖尿病有关联：①胰岛素基因：胰岛素基因突变，使胰岛素分子中某个氨基酸被其他氨基酸所置换，成为变异型胰岛素，使胰岛素与胰岛素受体（INS-R）结合发生障碍，不能发挥胰岛素生物活性而引发 2 型糖尿病。②胰岛素受体基因：INS-R 是一跨膜的大分子糖蛋白，属酪氨激酶族受体。INS-R 基因突变引发 INS-R 功能异常，目前已发现 30 种以上 INS-R 基因点突变或片段缺失与严重胰岛素抵抗有关。③胰岛素淀粉样多肽基因（IAPP）：IAPP 或称胰淀素（DAP）是胰岛 β 细胞分泌的一种激素，在 2 型糖尿病发病中具有重要作用。④葡萄糖激酶基因（GCK）：GCK 是一种葡萄糖代谢调节的限速酶，对维持血糖的稳态具有重要作用。GCK 基因突变是 2 型糖尿病遗传致病因素之一。⑤线粒体基因：线粒体（mt）tRNA 基因上核苷酸顺序（nt）3243A-G 点突变可引发 2 型糖尿病。⑥葡萄糖转运蛋白（Glurt）：其中 Glurt$_4$ 是胰岛素刺激葡萄糖转运的主要载体，Glurt$_4$ 基因突变与 2 型糖尿病患者广泛存在外周胰岛素抵抗有关。⑦胰岛素受体底物 –1 基因；⑧载脂蛋白 A$_1$（ApoA$_1$）/C$_3$/A$_4$ 基因 ApoB，ApoD；⑨脂肪酸结合蛋白基因；⑩糖原合成酶基因。此外近年研究提示 2 型糖尿病与 HLA 确有关联。

（2）环境因素　2 型糖尿病的发生发展受多种环境因素的影响，主要有肥胖、活动量下降、饮食结构改变及吸烟、年龄、应激等诸多因素。研究表明：肥胖的程度与 2 型糖尿病发生的危险性呈正相关。肥胖者胰岛素调节外周组织对葡萄糖的利用率明显下降，可达 50%；周围组织对葡萄糖的氧化、利用障碍；胰岛素对肝糖生成的抑制作用降低，游离脂肪酸升高导致血脂异常。临床观察发现肥胖者 2 型糖尿病发病率明显高于非肥胖者，尤其是腹型肥胖者。饮食结构不合理，热量摄入过多，不仅可以引发肥胖，而且能降低周围组织对胰岛素敏感性。而体力活动可增加组织对胰岛素的敏感性。

2. 发病机制

（1）胰岛功能缺陷　遗传基因突变、高脂饮食、肥胖、高血糖等原因均可导致原发性胰岛功能缺陷，引起血糖升高，长期持续高血糖又可引起 B 细胞日渐衰竭。2 型糖尿病患者的胰岛 β 细胞可较正常减少达 50% 以上，使胰岛素贮备功能下降；或胰岛素结构缺陷；或胰岛素抗体形成等诸多因素均可导致胰岛素分泌不足或相对不足。胰岛素作用与分泌不足可继发胰岛素抵抗，胰岛素抵抗又可加重胰岛负荷，最终导致 2 型糖尿病的发生。

（2）胰岛素的外周抵抗　胰岛素的外周抵抗是指组织对胰岛素敏感性下降。2 型糖尿病均有不同程度的胰岛素抵抗，在肥胖患者尤为明显。发生胰岛素抵抗的原因有胰岛素基因突变，使胰岛素分子结构异常，生物活性降低，或胰岛素原不能完全转化为胰岛素而使胰岛素的外周作用降低，或胰岛靶细胞胰岛素受体缺陷及胰岛素受体后缺陷与 INS-R 异常包括受体数目、亲和性、受体抗体、受体后效应以及葡萄糖转运蛋白的改变有关；或外周血液中存在拮抗胰岛素生理作用的物质如各种拮抗激素及胰岛素抗体、胰岛素受体抗体等。持久的胰岛素抵抗可发生胰岛功能的衰竭使胰岛 β 细胞功能逐渐下降，胰岛素分泌不足，而导致 2 型糖尿病。

三、临床表现

（一）发病方式

1. 1 型糖尿病　有急性起病和缓慢发病两个亚型，但多起病急骤，病情较重，多饮、多食、多尿等症状明显，常以酮症酸中毒为首发症状就诊。可发于任何年龄，常发于儿童和青少年。

2. 2型糖尿病 起病隐匿，病程缓慢，"三多一少"症状轻微或缺如。常在一般查体时发现血糖升高，或在治疗并发症时确诊，多在发病数年（4~8年）后才确诊。因此2型糖尿病"早发现、早治疗"对控制病情发展意义重大。

（二）典型的临床表现与体征

糖尿病典型的临床表现为"三多一少"，即多饮、多食、多尿和体重减轻的代谢紊乱综合征，在各型DM自然病程中均可见到。此外，尿糖局部刺激可引起外阴瘙痒，失水后皮肤干燥可致全身瘙痒。高血糖引起眼房水和晶体渗透压的改变而引起屈光改变导致视物模糊。能量代谢障碍形成负氮平衡、失水、电解质紊乱以及酮体生成等因素，患者可有疲乏无力，性欲减退，月经失调。中老年患者因骨蛋白合成下降，导致或加重骨质疏松，表现为腰腿酸痛。久病儿童可有生长发育障碍、体弱、身材矮小等。本病早期多无明显体征，失水、营养障碍及继发感染、心脑血管、神经、肾脏等并发症时，可有相应体征。少数患者可见皮肤黄色瘤，皮肤胡萝卜素沉着及肝大等体征。

（三）急性并发症的临床表现与体征

1. 感染 较常见的急性并发症，可涉及多个器官系统，发生率约为46.8%，其中以呼吸道感染发病率最高，其次为泌尿系感染，皮肤感染、肝胆系统感染及口腔感染均多见。老年患者感染率高，病情严重。常见呼吸道感染有肺炎、感冒、支气管炎、肺结核等，泌尿系感染多为膀胱炎和肾盂肾炎，多为革兰阳性菌感染。皮肤感染多为皮肤化脓性感染，肝胆系统感染多表现为慢性胆囊炎和胆石症。其表现与非DM者表现相同，但病情较重，不易控制。

2. 酮症酸中毒（DKA） 最常见的严重急性并发症，在胰岛素应用于临床前是DM死亡的主要原因。任何加重胰岛素绝对或相对不足的因素均可诱发，最常见的是感染，其次为饮食失控、治疗失当或手术等。临床表现：①早期原有的"三多一少"症状在短期内加剧，并伴乏力倦怠。继之出现消化系统、神经系统及呼吸系统症状。②消化道症状：有食欲减退，恶心呕吐、腹痛、肠胀气等。③精神症状：早期表现为头痛、头晕、烦躁，继之出现表情淡漠、嗜睡，精神萎靡，后期生理反射迟钝或消失，肌张力下降，痉挛，最后可陷入昏迷。④呼吸症状：呼吸加深加快，呼气可闻及烂苹果味。⑤最后可见严重脱水和循环衰竭：皮肤黏膜干燥，弹性下降，舌红而干，眼球下陷，尿少或无尿，血压下降，四肢发凉，体温过低，心率加快，最后发生严重休克。

3. 高渗性昏迷 即糖尿病高渗性非酮症昏迷，是少见而严重的急性并发症，死亡率高。好发于中老年人。应激、失水、药物、摄入高糖等，使血糖显著升高等因素均可诱发。临床表现：①前驱期：可持续数天至数周不等。原糖尿病症状加重，烦渴多饮，多尿或食欲不振，恶心呕吐，倦怠乏力。②典型期：症状如下。严重脱水症状：体重明显下降，皮肤干燥无弹性，眼球凹陷、唇舌干裂，血压下降，心率加快，甚至少尿，无尿。进行性意识障碍：初期定向障碍，意识淡漠，反应迟钝或躁动不安，1~2周后逐渐处于昏睡昏迷状态。中枢神经系统受累：可出现不同程度的抽搐、失语、偏瘫、眼球震颤和斜视、反射亢进或消失，或有癫痫样发作，或伴前庭功能障碍等。由于血液高渗、高黏可致脑血栓等。

四、实验室及其他检查

（一）尿糖测定

尿糖阳性曾是诊断的重要依据，也是指导治疗的指标之一。目前临床较少使用。

（二）血糖测定

依据静脉血浆葡萄糖测定结果诊断糖尿病，正常值：空腹血糖 3.9~6.1mol/L，餐后 2 小时血糖 < 7.8mmol/L。血糖是判定病情和疗效的主要指标。此外尚应排除生理性血糖增高和其他应激情况的血糖暂时性升高。

（三）口服葡萄糖耐量试验及胰岛素释放试验

OGTT 用于可疑糖尿病不能确诊者，即血糖高于正常范围而又未达到诊断糖尿病标准者。试验通常在清晨 7~9 时进行，取空腹血标本后，口服葡萄糖 75g，取 30、60、90、120 分钟血标本，测定血糖以检查人体血糖调节功能，正常人服糖后 30~60 分钟血糖浓度达高峰，1.5~2 小时下降至正常水平。糖尿病患者可有高峰延迟或短时间不能恢复正常。若患者有胃肠功能紊乱，影响吸收，可作静脉葡萄糖耐量试验（IGTT）。

胰岛素释放试验反映胰岛 β 细胞的贮备功能。正常人空腹血浆胰岛素为 5~20μU/L，饭后可升高 5~10 倍，分泌高峰在饭后 30~60 分钟。在做 OGTT 同时，每次采血测定胰岛素水平。1 型糖尿病呈低平曲线，2 型糖尿病呈高峰延迟。测定前注射过胰岛素的患者，应对血标本做相应处理，以除去内源性胰岛素抗体。

（四）C– 肽测定

C– 肽和胰岛素以等分子数从胰岛 β 细胞生成及释放。且 C– 肽的清除率及肝对其摄取率均比胰岛素低，周围血中 C– 肽与胰岛素的克分子比是相对恒定的，为 5~10∶1，并不受外源胰岛素的影响，故比胰岛素更准确地反映了胰岛素 B 细胞的功能。用放射免疫法分别测定空腹及葡萄糖负荷后 1、2、3 小时血清 C– 肽的含量。正常值：正常人空腹为 0.3~1.3nmol/L，葡萄糖负荷后 60 分钟达高峰，正常人 24 小时尿排出 C– 肽为 36μg ± 4μg。

（五）HbA1C 测定

2011 年世界卫生组织建议在条件具备的国家和地区采用糖化血红蛋白（HbA1c）诊断糖尿病，诊断切点为 HbA1c ≥ 6.5%。HbA1c 能稳定反映 2~3 月内血糖的平均水平，急性感染、创伤或其他应激情况下可出现暂时性血糖升高，不能以此时的血糖值诊断糖尿病时，检测 HbA1c 有助于鉴别应激性高血糖和糖尿病。

五、诊断与鉴别诊断

（一）诊断

1. 糖尿病诊断标准　见表 13-1。

表 13-1　糖尿病诊断标准

诊断标准	静脉血浆葡萄糖或 HbA1c 水平
典型糖尿病症状	
加上随机血糖	≥ 11.1mmol/L
或加上空腹血糖	≥ 7.0mmol/L
或加上 OGTT 2h 血糖	≥ 11.1mmol/L
或加上 HbA1c	≥ 6.5%
无糖尿病典型症状者，须改日复查确认	

注：OGTT 为口服葡萄糖耐量试验；HbA1c 为糖化血红蛋白 A1c；典型糖尿病症状包括烦渴多饮、多尿、多食、不明原因体重下降；随机血糖指不考虑上次进餐时间，一天中任意时间的血糖，不能用来诊断空腹血糖受损或糖耐量减低；空腹状态指至少 8 小时没有进食；急性感染、创伤或其他应激情况下可出现暂时性血糖升高，不能以此时的血糖值诊断糖尿病，须在应激消除后复查，再确定糖代谢状态，推荐在采用标准化检测方法且有严格质量控制的医疗机构，可以将 HbA1c ≥ 6.5% 作为糖尿病的补充诊断标准。

2. 1 型糖尿病与 2 型糖尿病的诊断与鉴别诊断

（1）1 型糖尿病　①多发病急，病情重，病变发展较迅速，可发生于任何年龄，典型者发于 30 岁以下青少年及儿童；②多有明显"三多一少"症状，有酮症或酮症酸中毒倾向；③空腹及餐后血清胰岛素、C- 肽严重缺乏或缺如，胰岛素释放试验曲线低平。终生或最终依赖胰岛素以维持生命，对胰岛素多敏感；④多伴 HLA-DR$_3$ 或 DR$_4$ 阳性，有自身免疫标记物如谷氨酸脱羧酶抗体（GADA）、胰岛细胞抗体（ICA）、人胰岛细胞抗原 2 抗体（IA-2A）存在，部分病例有遗传倾向。

（2）2 型糖尿病　①起病隐匿，发展缓慢，病情较轻，可发于任何年龄，主要发生于 40 岁以上中老年；②"三多一少"症状不明显，有潜在慢性并发症，无酮症倾向，但一定诱因下也可发生；③约 60% 患者为肥胖型，存在胰岛素抵抗，体内胰岛素可低、正常或高于正常，一般不需依赖胰岛素治疗，胰岛素释放试验高峰延迟；④胰岛细胞自身抗体阴性。

3. 中医消渴证的诊断标准　凡具有烦渴多饮，多食易饥、尿频量多而甜、身体渐见消瘦等诸症即可确诊。

（二）鉴别诊断

1. 与西医有关疾病的鉴别诊断

（1）肝脏疾病　肝脏疾病时胰岛素在肝内灭活能力下降，且肝糖原贮备能力下降，糖原异生减少，使肝脏对进餐后高血糖及空腹时低血糖调节能力下降，引起肝源性糖尿病。肝炎病毒还可累及胰岛 β 细胞引起继发性糖尿病。表现为进餐后 0.5~1 小时血糖高于正常，出现糖尿随即血糖迅速下降，空腹血糖低于正常。大多可逆，随肝功能的恢复，糖尿病症状也缓解以至消失，同时有肝炎病史和肝病特有体征，以资鉴别。

（2）慢性肾脏疾病　肾功能不全和尿毒症时，常伴肾小管浓缩功能异常，而出现多饮、多尿。由于肾对胰岛素灭活功能降低，且毒性代谢产物蓄积，胰岛素受体不敏感，或因电解质紊乱细胞内缺钾，影响胰岛素释放而致血糖升高或葡萄糖耐量异常。肾小管重吸收功能障碍而导致肾性糖尿。本病有肾病史及肾功能不全各项指标可与糖尿病鉴别。

（3）应激状态　感染、外伤、手术、急性心肌梗死、急性脑血管病、剧烈运动等应激情况下，体内肾上腺皮质激素等与胰岛素拮抗的激素分泌显著升高，从而引起一过性高血糖及尿糖阳性。应激因素消除后大部分患者血糖恢复正常，也有少数可发展为糖尿病。

（4）内分泌系统疾病

①肢端肥大症：垂体分泌和释放生长激素过多，拮抗胰岛素，促进糖异生，引起糖代谢紊乱，可继发垂体性糖尿病或糖耐量异常。但本症有典型的肢端肥大症候群及血浆生长激素水平增高，可与糖尿病相鉴别。

②库欣综合征：肾上腺皮质激素过多，抑制胰岛素分泌，并与之相拮抗，促进糖异生，抑制己糖磷酸酶而导致糖耐量异常，诱发糖尿病。但此类糖尿病血糖仅中度升高，症状较轻。其典型的向心性肥胖、体重升高、脂肪垫、紫纹等可与糖尿病相鉴别。

③嗜铬细胞瘤：儿茶酚胺分泌异常增多，激活腺苷酸环化酶，促进肝糖分解，加速糖原异生，使肝糖输出增多。并抑制胰岛素分泌，促进胰高血糖素分泌，而导致血糖升高。但本症血儿茶酚胺浓度高，症状较轻，且手术切除瘤体后可逆转。

④甲亢：甲状腺合成或分泌甲状腺激素过多，促进肝糖原分解，提高儿茶酚胺的敏感性，抑制胰岛素分泌，或加速全身代谢，使肠对葡萄糖吸收加速而使血糖升高。但甲亢特有症状和体征及甲功 TSH、T_3、T_4 增高可资鉴别。

⑤胰岛细胞瘤：胰岛 A 细胞瘤分泌过多胰高血糖素，抑制 B 细胞分泌胰岛素，拮抗胰岛素作用，促进糖原异生和肝糖原分解，引起血糖升高，本症血胰高血糖素增高。胰岛 D 细胞瘤分泌生长抑素、抑制胰岛素分泌，与胰岛素拮抗，促进糖异生，导致血糖升高。本症血生长抑素高于正常。通过 X 线、B 超、CT 等检测手段与糖尿病相鉴别。

⑥肥胖症：肥胖使胰岛素受体减少，敏感性降低，产生胰岛素抵抗，使胰岛负荷加重，日久可使 B 细胞功能下降而导致糖尿病。但本症体重超过标准体重 10%~20%，并伴高胰岛素血症。

2. 与中医有关病症的鉴别

（1）口渴症　指口渴饮水的一个临床症状，可见于多种疾病过程中，尤多见于外感热症。而消渴除口渴多饮外尚有多食、多尿、尿甜、消瘦等特点，口渴症又随其所患疾病不同而见相应临床症状。

（2）瘿病　本病中气郁化火，阴虚火旺二型与消渴均有易饥、消瘦等特点，但消渴尚有多饮、多尿、尿甜等证，瘿病又有眼球突出，颈前肿物等特征，与消渴有别。

六、治疗

糖尿病是一种危害性极大的终身性疾病，因其确切病因目前尚不十分清楚，目前治疗糖尿病仍以纠正代谢紊乱，控制血糖在正常水平，预防急性并发症、阻止和延缓慢性并发症的发生，提高糖尿病患者生活质量为主要目标。

（一）中医治疗

1. 常见证型辨证治疗

（1）阴虚热盛证

症见：口渴喜冷饮、多食易饥、急躁易怒、怕热心烦、溲赤便秘、舌红苔黄，脉弦数或滑数。

治宜：养阴清热，泻火润燥。

方药：消渴方合玉女煎加减。方中石膏辛甘大寒，清肺胃之火；知母苦寒质润，滋阴泻火；黄连苦寒清心，合栀子泄三焦之火；加牡丹皮活血兼清肝热；生地黄、麦冬、藕汁等益诸脏之阴，生津止渴；牛膝引热下行，甘草调和诸药，益胃护阴。全方可清诸脏炽盛之热，益诸脏不足之阴，泻中有补。口渴引饮甚者加五味子、石斛以酸甘化阴，生津止渴，大便秘结不行可用增液承气汤润燥通腑，增水行舟；心悸失眠者，可加柏子仁，炒枣仁养心安神。

（2）气阴两虚证

症见：倦怠乏力，自汗盗汗，气短懒言、口渴喜饮、五心烦热、心悸失眠、便秘溲赤、舌红少津、舌体胖大，苔薄或花剥，脉弦细或细数。

治宜：益气养阴，清热生津。

方药：生脉散合六味地黄丸加减。方中生熟地黄滋肾阴填精髓；山药滋补脾阴，固摄精微；山萸固肾益精；泽泻、牡丹皮清泄肝肾火热；黄芪、人参益气固表；茯苓健脾渗湿、助气血之源；麦冬生津止渴，五味子甘酸既可化津又可收敛肺气以止汗。全方共奏益肝肾阴液之本，清热生津；健运脾胃益气血之源的功效。盗汗甚者，可加糯稻根或麻黄根收敛止汗；心悸失眠甚者加远志、生龙牡安神定志；腰膝酸软者，可加枸杞子、杜仲益肝肾。

（3）阴阳两虚证

症见：形寒怯冷，面白无华，耳鸣腰酸，时有潮热盗汗，四肢欠温，大便溏薄，小便清长，阳痿早泄，舌质淡红、舌体胖嫩，边有齿痕，苔薄白或腻，脉沉细或细数无力。

治宜：温阳滋肾补脾。

方药：金匮肾气丸加减。方中附子、肉桂辛温大热温补肾阳，并益一身之阳气，六味地黄丸滋肾填精。加党参、白术健脾益气渗湿，肉豆蔻温肾暖脾止泻。全方阴阳并补，并寓阴中求阳，以达温阳滋肾之效。夜尿频数甚者，加覆盆子、桑螵蛸以补肾固摄；阳痿早泄甚者，可用鹿茸丸阴阳气血并补；耳鸣失聪可加灵磁石重镇益阴通窍。

（4）血瘀气滞证

症见：面色晦暗，消瘦乏力，胸中闷痛，肢体麻木或刺痛，夜间加重，唇紫、舌暗或有瘀斑，或舌下青筋紫暗，苔薄白或少苔，脉弦或沉涩。

治宜：活血化瘀，行气通络。

方药：补阳还五汤加减。方中重用黄芪益气扶正，使气旺以促血行，祛瘀而不伤正，配当归养血活血，川芎、赤芍、桃仁、红花助当归活血祛瘀；地龙通经活络，诸药合用使气旺而血行，络通而痛止。胸胁痛甚者，可加三七、佛手、延胡索以加强行气止痛之效；肢体麻木较甚者，可加鸡血藤、威灵仙、丝瓜络等以助行气通络。

2. 常用经验方及临床体会

（1）经验方　近年来经过临床观察及实验研究证明具有降糖调脂等作用，治疗糖尿病疗效较好的经验方有玉泉丸、消渴丸、消渴平片、甘露消渴胶囊、抑糖汤、滋肾蓉精丸、降糖甲片等。

（2）单味药　临床治疗糖尿病的常用单味药有：亚腰葫芦、番石榴、苦瓜、荔枝核、地骨皮、葛根、僵蚕、南瓜、玉米须等报道较多，实验研究表明此类药物可通过影响胰岛 β 细胞功能及影响血糖代谢而具有降糖作用。

（3）临床体会　在历代医家治疗消渴的宝贵经验的基础上，结合近年来现代科学研究及临床研究的不断发展，目前中医治疗消渴的临床经验及治疗方案有以下几种。

①滋阴清热润燥：滋阴清热润燥一直是指导古今医家治疗消渴的基本治则。这是从消渴的基本病机为阴虚燥热的认识基础上出发确立的。常用方药有消渴丸、增液汤、白虎汤、玉女煎等，药以清肺胃之热为主，佐以滋阴润燥。目前常用经验方抑糖汤（熟地黄、麦冬、天花粉、石斛、生石膏、山药、益智仁等）等均从此法出发取得较好疗效。著名医家施今墨亦常用增液汤合生脉散加减为基本方。目前认为此法多用于消渴病的早期阶段，对改善临床及降低血糖均有明显的作用，尤其对烦渴、多尿、大便干结等症状改善尤为突出。但因滋阴清热法所用药物大多寒凉，故不宜长期大量服用，以免寒凉损伤脾胃。

②益气养阴：益气养阴是近年应用最广泛的治则。认为消渴之本在于阴虚，病久阴损耗气及阳，而致气阴两虚或阴阳两虚，而气阴两虚是病机变化的关键。常用方药有：生脉散、人参黄芪汤以及人参、黄芪、黄精、太子参、生地黄、天花粉、葛根等。近代名医施今墨主张用黄芪配山药降血糖，祝谌予亦常用生脉饮治疗糖尿病。张锡纯选方用药擅用黄芪，自拟"滋月卒饮"方（黄芪、山药、生地黄、山萸肉、猪胰）；此外降糖甲片（黄芪、黄精、太子参、生地黄、天花粉）、消渴平片（生黄芪、人参、天花粉、知母、葛根、天冬等）均是目前常用的益气养阴经验方。

③治肾为本：历代医家多认为消渴以肾虚为关键，历来推崇治肾为本的原则。常用六味地黄丸及八味地黄丸加减论治。肾阴不足者，常用六味地黄丸；阴虚火旺者，常用知柏地黄丸；肝肾阴虚者，可选杞菊地黄丸；肾阳虚多选金匮肾气丸等。现代常用经验方甘露消渴胶囊（生熟地黄、玄参、黄芪、山萸肉、茯苓、党参等）和滋肾蓉精丸（黄精、肉苁蓉、制何首乌、金樱子、淮山药、赤芍、山楂等）均为治肾虚消渴的有效方。现代研究八味地黄丸能改善高血糖，增强实验动物的糖耐量，提高肾阳虚患者血浆高密度脂蛋白的浓度，说明八味地黄丸有降糖调脂作用。

④注重活血化瘀：糖尿病及其并发症患者，多表现为舌质紫暗，或有瘀斑，或舌下静脉曲张，或心胸憋闷、刺痛，或肢体疼痛，或眼底出血及血管瘤等，属中医瘀血证。现代医学研究表明，糖尿病患者大多存在血脂增高，血液处于高黏滞状态。近年来，国内学者从中医四诊、血液流变学、甲皱微循环、血小板黏附聚集及纤溶系统等方面研究证明，糖尿病患者确有瘀血存在，并认为瘀血是形成糖尿病血管及神经并发症的重要因素。因此活血化瘀法治疗糖尿病及其并发症日益受到重视。常用方法有益气活血、补肾活血、益气养阴活血等。常用活血方药有补阳还五汤、血府逐瘀汤、调气活血汤及膈下逐瘀汤等。祝谌予常用活血化瘀诸方治疗糖尿病，每多获效。目前认为益气活血法对血糖基本控制后仍伴有脂代谢紊乱的糖尿病患者尤为适

宜；补肾活血法对糖尿病各种合并症均有较好疗效；益气养阴活血法不仅具有改善临床症状，降糖降脂作用，而且对糖尿病微血管病变基础上的并发症有较好的防治作用。

⑤健脾化湿：《灵枢·本脏》提出"脾脆善病消瘅"的理论后，历代医家都有发挥。认为脾虚为本病的主要病机，主张从脾论治。脾虚肺胃蕴热型治宜健脾清热，方用健脾清热消糖汤；脾气虚弱型治宜健脾益气，方用健脾降糖汤；脾肾两虚型治宜健脾逐瘀，方用降糖汤等，均为目前常用有效经验方。常用的健脾方药还有参苓白术散、健脾丸、补中益气汤、五味异功散等。

（二）西医治疗

1. 口服降糖药治疗　目前临床用于治疗糖尿病的口服降糖药可分为以促进胰岛素分泌为主要作用的药物（磺脲类、格列奈类、二肽基肽酶4抑制剂）和通过其他机制降低血糖的药物（双胍类、噻唑烷二酮类、α-糖苷酶抑制剂）。

（1）二甲双胍　二甲双胍是2型糖尿病患者的一线治疗用药和药物联合中的基本用药，它主要通过减少肝脏葡萄糖的输出和改善外周胰岛素抵抗而降低血糖。许多国家和国际组织制定的糖尿病诊治指南中均推荐如无禁忌证且能耐受药物者，二甲双胍应贯穿糖尿病的全程治疗。二甲双胍的主要不良反应为胃肠道反应，从小剂量开始并逐渐加量是减少不良反应的有效方法。双胍类药物罕见的严重不良反应是诱发乳酸性酸中毒。双胍类药物禁用于严重肾功能不全［血清肌酐（Scr）水平男性＞1.5mg/dl（133μmol/L），女性＞1.4mg/dl（124μmol/L）或肾小球滤过率（GFR）＜45ml/min］、肝功能不全、严重感染、缺氧或接受大手术的患者。在使用碘化造影剂进行造影检查时，应暂时停用二甲双胍。

（2）磺脲类药物　属于胰岛素促泌剂，仍是我国常用降糖药物，它主要通过刺激胰岛β细胞分泌胰岛素，增加体内的胰岛素水平而降低血糖，可使HbA1c降低1.0%~1.5%（去除安慰剂效应后）。磺脲类药物如果使用不当可导致低血糖，特别是在老年患者和肝、肾功能不全者；磺脲类药物还可以导致体重增加。有肾功能轻度不全的患者，宜选择格列喹酮。当患者依从性差时，建议选择每天只需服用1次的磺脲类药物。

（3）格列奈类药物　为非磺脲类胰岛素促泌剂，本类药物通过刺激胰岛素的早时相分泌，有效降低餐后血糖，具有吸收快、起效快和作用时间短的特点，HbA1c可降低0.3%~1.5%，需在餐前即刻服用。格列奈类药物的常见不良反应是低血糖和体重增加，但低血糖的风险和程度较磺脲类药物轻。此类药物在肾损害患者无需调整剂量。

（4）α-糖苷酶抑制剂　适用于以碳水化合物为主要食物成分的餐后血糖升高的患者，主要作用是延缓碳水化合物在胃肠道的吸收，降低餐后血糖峰值，可使HbA1c下降0.5%~0.8%，不增加体重，并且有使体重下降的趋势，可与磺脲类、双胍类、噻唑烷二酮类（TZDs）或胰岛素等联用。常见不良反应为胃肠道反应如腹胀、排气多等。服药时从小剂量开始，逐渐加量是减少不良反应的有效方法。单独服用本类药物通常不会发生低血糖，如果出现低血糖，治疗时需使用葡萄糖或蜂蜜，而食用蔗糖或淀粉类食物纠正低血糖的效果差。

（5）噻唑烷二酮类药物　TZDs主要通过增加靶细胞对胰岛素作用的敏感性而降低血糖。可以使HbA1c下降0.7%~1.0%。TZDs单独使用时不导致低血糖，但与胰岛素或胰岛素促泌剂联合使用时可增加低血糖风险。体重增加和水肿是TZDs的常见不良反应，这种不良反应在与胰岛素联合使用时表现更加明显。TZDs的使用还与骨折和心力衰竭风险增加相关。有心力衰竭［纽约心脏学会（NYHA）心功能分级Ⅲ级以上］、活动性肝病或转氨酶升高超过正常上限2.5倍以及严重骨质疏松和骨折病史的患者应禁用本类药物。

（6）二肽基肽酶4抑制剂　二肽基肽酶4抑制剂（DPP4抑制剂）的主要作用是葡萄糖依赖性地促进胰岛素分泌，抑制胰高血糖素分泌，可降低HbA1c 0.4%~0.9%，单独使用不增加低血糖发生的风险，也不增加体重。在有肾功能不全的患者中使用此类药物，应按照药物说明书要求减少药物剂量。在有肝、肾功能不全的患者中使用利格列汀不需要调整剂量。

（7）SGLT2i　是一类近年受到高度重视的新型口服降糖药物，可抑制肾脏对葡萄糖的重吸收，降低肾糖阈，从而促进尿糖的排出，能降低HbA1c 0.5%~1.2%。SGLT2i在轻、中度肝功能受损 (Child - Pugh A、B级) 患者中使用无需调整剂量，在重度肝功能受损（Child - Phgh C级）患者中不推荐使用。SGLT2i不用于 eGFR < 25ml/（min·1.73m²）的患者，但之前已使用SGLT2i者可以继续保留。SGLT2i的常见不良反应为泌尿系统和生殖系统感染，及与血容量不足相关的不良反应，罕见不良反应包括糖尿病酮症酸中毒（DKA）。

（8）西格列他钠　是近期上市的全PPAR激动剂，能同时激活PPAR的3个亚型，在增加胰岛素敏感性、降低血糖的同时能降低TG与游离脂肪酸水平，此药物尚缺乏大型临床试验验证其对2R型糖尿病导致的大血管病变等相关终点结局的影响，常见不良反应有高脂血症、低血糖、体重增加、肝功能异常等。

2. 胰岛素治疗

（1）适应证　主要有①1型糖尿病；②糖尿病酮症酸中毒、高渗性昏迷或乳酸性酸中毒等急性并发症时；③糖尿病伴有严重心、肝、肾、脑、眼等急性或慢性并发症，及重要器官病变时；④2型糖尿病患者经饮食、运动治疗及服用足量口服降糖药仍未获得良好控制者；⑤糖尿病患者在伴有各种严重感染、手术、外伤、心肌梗死、脑血管意外等各种应激时；⑥妊娠和分娩；⑦营养不良，显著消瘦，或合并结核、肿瘤等消耗性疾病；⑧各种继发性糖尿病。

（2）胰岛素的类型和特点　胰岛素作为控制高血糖的重要手段，根据来源和化学结构的不同，可分为动物胰岛素（第1代胰岛素）、人胰岛素（第2代胰岛素）和胰岛素类似物（第3代胰岛素）；因为动物胰岛素均具有一定的免疫原性，抗原性极强，极易刺激人体产生胰岛素抗体，目前临床使用越来越少。

根据作用特点的差异，又可分为超短效胰岛素类似物、常规（短效）胰岛素、中效胰岛素、长效胰岛素（包括长效胰岛素类似物）、预混胰岛素（包括预混胰岛素类似物）、双胰岛素类似物，临床试验证明，胰岛素类似物与人胰岛素相比控制血糖的能力相似，但在模拟生理性胰岛素分泌和减少低血糖发生风险方面优于人胰岛素。

①超短效胰岛素类似物：注射后吸收快，起效快速，避免了人胰岛素的起效时间需30~60分钟、必须餐前30分钟给药的缺点，仅邻近餐前15分钟注射，或于餐后即用。皮下注射后，10~20分钟内起效，因此注射后10分钟内需进食含有碳水化合物的食物。最大作用时间为注射后1~3小时，降糖作用可持续3~5小时。

②短效胰岛素：注射后吸收快，作用迅速，维持时间短，除可供皮下和肌内注射外，是唯一可供静脉给药的胰岛素制剂。皮下注射后0.5~1小时起效，高峰作用时间是2~4小时，药效持续5~7小时。静脉注射吸收时间更快，作用时间更短，适于急症抢救和手术治疗。

③中效胰岛素：只能供皮下注射，注射后1~2小时开始起效，高峰作用时间为6~12小时，

药效可持续 24 小时。

④长效胰岛素：只能用于皮下注射，注射后 4~8 小时开始发挥作用，高峰作用时间 18~24 小时，药效持续时间 36 小时。应用长效胰岛素主要是提供胰岛素的基础需要量，常与普通胰岛素混合使用。

（3）胰岛素制剂的选择原则　选择胰岛素制剂时，要根据患者的具体病情、血糖水平并结合不同胰岛素制剂的特点综合考虑。一般原则如下。

①急需胰岛素治疗者应选用短效类，如糖尿病酮症酸中毒、非酮症高渗性昏迷、乳酸性酸中毒、严重感染、大手术前后等。

②1 型糖尿病、2 型糖尿病重症或 2 型糖尿病口服降糖药治疗无效时可先用短效胰岛素，待血糖稳定后，可据需要量选用中效、长效或中长效与短效的混合制剂。

③1 型糖尿病中血糖波动过大不易控制者宜选用短效胰岛素。

④为降低糖尿病患者对胰岛素的免疫反应及胰岛素抵抗，应尽量选用纯度较高的人胰岛素或胰岛素类似物。

（4）胰岛素治疗的初始剂量　胰岛素用量需因人因病情个体化，初始剂量宜小，以后根据治疗反应逐渐加量。1 型糖尿病型患者初始剂量可按 0.4~0.5U/（kg·d）给予，治疗 2~3 天后根据血糖监测结果再作调整。2 型糖尿病患者推荐起始剂量 0.4U/kg，老年或虚弱患者初始剂量应减至 0.2~0.3U/（kg·d）。同时根据血糖监测情况作进一步调整，以至达到最满意的效果。

（5）胰岛素剂量的调整　应根据空腹及餐后血糖，每 3~5 天调整一次胰岛素用量，每次胰岛素量增减一般为原用量的 10%~20%，若原有的血糖不算高，则只增减 1~2U。

（6）胰岛素与口服降糖药的联合使用　口服降糖药不同程度加强胰岛素的作用，因此在 1 型糖尿病与 2 型糖尿病治疗中都可与胰岛素联合使用。既可以减少胰岛素及口服药物的用量，而且可以协助减少血糖波动。

3. 胰高糖素样肽 –1 受体激动剂（GLP–1RA）　可有效降低血糖，能部分恢复胰岛 β 细胞功能，降低体重，改善血脂谱及降低血压。通过激活 GLP–1 受体以葡萄糖浓度依赖的方式刺激胰岛素分泌和抑制胰岛血糖素分泌，同时增加肌肉和脂肪组织葡萄糖摄取，抑制肝脏葡萄糖的生成而发挥降糖作用，并可抑制胃排空，抑制食欲。主要可降低空腹和 PG，并有降低体重、血压和 TG 的作用，适用于胰岛素抵抗、腹型肥胖的糖尿病患者。肾功能不全时需减量，胰腺炎和甲状腺 C 细胞肿瘤患者忌用。

4. 双重胰高血糖素样肽 –1/ 葡萄糖依赖性促胰岛素多肽受体激动剂　替尔泊肽可选择性结合并激活 GIP 和 GLP–1 受体，该受体为天然 GIP 和 GLP–1 的靶点，能以葡萄糖依赖性方式增强第一时相和第二时相的胰岛素分泌，并降低胰高血糖素水平，研究发现其可通过调节食欲来减少食物摄入，降低体重和减少脂肪量。具有甲状腺髓样癌的个人病史或家族史，或 2 型多发性内分泌腺病综合征的患者禁用。

5. 糖尿病急性并发症的处理

（1）酮症酸中毒（DKA）　一经确诊，应立即进行救治。治疗的成败很大程度上取决于前 4~8 小时内处理是否得当。对于单纯酮症者，需密切观察病情，按血糖、尿糖测定结果，调整胰岛素剂量，给予适量补液，并持续至酮症消失。而对危重患者，特别是伴有休克及意识障碍者，要积极抢救。

①补液：是抢救 DKA 首要关键的措施。因为患者常有重度失水，可达体重 10% 以上，使组织微循环有效灌注不足，胰岛素不能充分发挥其生物效应。若单纯注射胰岛素可进一步使细胞外液移至细胞内，组织灌注更加不足。①补液种类：常用 0.9% 氯化钠液，若休克可给予一定量的胶体液，并采用其他抗休克措施。当血糖降至 13.9mmol/L 左右时可改输 5% 葡萄糖液，并按每 3~4g 葡萄糖加 1U 胰岛素加入短效胰岛素。②补液量：一般约为体重的 10%，如心功能正常，开始补液速度要快，原则上在 2 小时内输入 1000~2000ml，尽快补充血容量，改善周围循环和肾功能。以后则根据血压、心率、尿量、末梢循环情况及必要时根据中心静压，决定输液量和速度。第 1 个 24 小时输液总量约 4000~5000ml，严重失水者可达 6000~8000ml。对年老或心功能不全的患者，应在中心静脉压监测下补液。

②胰岛素治疗：是 DKA 治疗的主要措施。采用小剂量胰岛素疗法，即胰岛素用量按每小时每公斤体重 0.1U 的剂量给药，比大剂量疗法较少引起脑水肿、低血糖、低血钾等。成人通常用 4~6U/h，一般不超过 10U/h，使血糖以每小时 3.9~6.1mmol/L 的速度下降。若开始治疗 2 小时血糖无明显下降，提示有胰岛素抵抗，胰岛素剂量应加倍。当血糖降至 13.9mmol/L 时，可用 5% 葡萄糖液继续静滴，每 3~5g 葡萄糖加 1U 胰岛素，直至尿酮体消失，患者能进流质饮食，改胰岛素常规皮下注射。

③纠正电解质及酸碱平衡失调：DKA 患者均有不同程度缺钾，若治疗前血钾低于正常水平或正常，且尿量在 40ml/h 以上者，在补液和胰岛素治疗同时必须补钾。若治疗时血钾水平高，或每小时尿量小于 30ml 者，宜暂缓补钾。若发现血钾 < 3.3mmol/L，应优先进行补钾治疗，当血钾升至 3.3mmol/L，再开始胰岛素治疗。治疗过程中需严密监测血钾水平。轻症 DKA 胰岛素治疗及补液后，酸中毒和钠丧失可逐渐得到纠正，不必补碱。推荐仅在 pH ≤ 6.9 的患者考虑适当补碱治疗。每 2 小时测定 1 次血 pH 值，直至其维持在 7.0 以上。

④祛除诱因防治并发症：应积极控制感染等诱因，抢救休克，防止心衰、肾衰及脑水肿等并发症。

（2）高渗性高血糖状态　本症病情危重，并发症多，病死率高，故强调早期诊断和治疗。临床以严重高血糖而无明显 DKA、血浆渗透压显著升高、脱水和意识障碍为特征。治疗与酮症酸中毒大致相同。

①补液：本症脱水严重，补液总量可按患者体重的 10%~12% 估计，一般可补充液体 8000~12000ml。因输液量较多，多需开通两条静脉通路。多主张先用 0.9% 氯化钠液 1000~2000ml 后再根据血钾及血浆渗透压测定结果作出决定。如有休克宜先输 0.9% 氯化钠液和胶体溶液，尽快纠正休克。如无休克或休克已纠正，在输入 0.9% 氯化钠液后血浆渗透压 > 350mmol/L 、血钠 > 155mmol/L 可考虑输 0.45% 氯化钠低渗液。在中心静脉压监护下调整输液速度。当血浆渗透压降至 330mmol/L 时改用等渗溶液。输液速度先快后慢，第一个 24 小时可补给失水总量的一半。

②胰岛素治疗：本症患者一般对胰岛素较敏感，对胰岛素需要量比 DKA 少。目前多采用小剂量胰岛素疗法，同 DKA 治疗。

③补钾：高血糖造成的渗透性利尿，往往使大量电解质丢失，尤其是钾的丢失。因此要注意补钾，可参阅 DKA 治疗。

④积极治疗诱发病和各种并发症。

七、预后与转归

随着糖尿病发病率的逐年提高，糖尿病已成为危害人类健康的第三大疾病。积极的生活方式调控和早期快速有效的血糖控制有助于糖尿病的防治和逆转。无法逆转的患者，通过饮食及运动调控，配合药物治疗合理的控制血糖，可以尽可能的延缓和避免糖尿病急慢性并发症的出现和进展。

八、难点与对策

糖尿病并发症是引起糖尿病致残和死亡的主要原因。随着胰岛素的广泛应用，医疗水平的不断提高，糖尿病急性并发症的死亡率已大大降低，而慢性并发症已成为致残致死的主要原因。因此，阻止和延缓慢性并发症在糖尿病防治中尤为重要。防治糖尿病慢性并发症应努力做到：早期筛查、早期诊断、早期治疗，以及持久而良好的控制血糖。

第二节 糖尿病足

糖尿病足（diabetic foot，DF）是与下肢远端神经异常和不同程度的周围血管病变相关的足部感染、溃疡和（或）深层组织破坏。以肢体麻木、感觉减退、肢端发凉、皮肤溃疡、坏疽为特征。一般可分为神经型、缺血性、混合型三类，通常以混合型为多见。糖尿病足溃疡变多属慢性创面，愈合与多种因素相关，治疗难度较大。

糖尿病在我国已从少见病变成流行病，糖尿病足的患病率也明显增加，我国 50 岁以上的糖尿病患者，糖尿病足的发病率高达 8.1%。据估计，全球每 20 秒就有一例糖尿病患者截肢；糖尿病足溃疡患者年死亡率高达 11%，而截肢患者死亡率更高达 22%；国内外研究表明，糖尿病足花费巨大，约占整个糖尿病医疗费用的三分之一。因此，糖尿病足是糖尿病患者致残、致死的主要原因之一，也是造成社会沉重负担的重大公共卫生问题。在我国，糖尿病足患者的截肢（趾）率从 2010 年的 27.3% 降至 2012 年的 19.03%，其中大截肢率从 2010 年的 12.1% 降至 2.14%，但小截肢率没有变化，分别为 15.2% 与 16.88%，占非创伤性截肢的 34.5%~39.5%，远高于国外发达国家；严重肢体缺血患者即使行血管重建手术，术后 3 年累积截肢或死亡率仍高达 48.8%，远高于间歇性跛行患者（12.9%）。

中医文献中关于消渴病并发痈疽的论述，病名繁多，包括脱疽、脱痈、脱骨疽、脱骨疔、蛀节疔、手足甲疽、足指发、蜣螂蛀等，近现代多以"脱疽"概之。有关"脱疽"的记载，最早见于《内经》，并且提出了相关的病因病机、症状、治法、预后："寒邪客于经络之中，则血泣，血泣则不通……寒气化为热，热盛则腐肉，肉腐则为脓……发于足趾，名脱痈（脱疽），其状赤黑，死不治；不赤黑，不死，不衰，急斩之，不则死矣"。《诸病源候论》指出："（消渴）其病变多发痈疽。"提出脱疽与消渴密切相关。《千金方》中亦指出"消渴之人，必于大骨节间发痈疽而卒，所以戒之在大痈也"。《丹溪心法》中详细描述了脱疽的症状"脱疽生于足趾之间……初起如粟黄疱一点，皮色紫暗，犹如煮熟红枣，黑色漫延腐烂延开，五指相传，甚则攻于脚面，痛如汤泼火燃"。明清时期，多本外科专著详细的描述了脱疽发病过程及治疗，且附有相应的医案。如《外科正宗》提出脱疽初起可予灸法；发泡作脓后需外用箍围药，内服补托方；毒势已成，评议手术割取；并对手术的适应证、禁忌证及术后调理有详细描述。《外科大成》中则详细记载了除患趾的手术方法。其余如《续名医类案》《验方新编》《外科真诠》等提出了如黄连解毒汤、黄芪六一汤、四妙勇安汤、顾步汤等治疗脱疽不同阶段的有效内服方剂，对指导脱疽的辨证论治有重要意义。总之，脱疽病机复杂，病情多变，预后不佳；治疗需分不同阶段，内外兼治，方能有效。

一、中医病因病机

中医认为脱疽主要由于气血亏虚，复因饮食不节、劳欲过度、情志失调及外伤诱发所致。

（一）病因

1. 饮食不节 嗜食肥甘厚味、辛香燥辣之品损伤脾胃，"脾主四肢肌肉"，脾失运化，痰浊内生，郁久化热，湿热之毒下注，则易发生脱疽。如《内经》中提到"高粱之变，足生大疔"，《外科枢要·论脱疽》曰"脱疽……因醇酒炙爆，膏粱伤脾"；《疡科心得集》云"脱疽者……此由膏粱厚味，醇酒炙煿，积毒所致"。

2. 劳欲过度 房室不节，劳欲过度，损耗肾精，虚火内生，灼伤脉络、血肉，而致烂筋、骨脱。如《立斋外科发挥》云"足趾患之……或不慎房劳，肾水枯竭；或服丹石补药"，《外科正宗》云"夫脱疽者，外腐而内坏也，此因平昔房术涩精，丹石补药消烁肾水，房劳过度，气竭精伤而成"。

3. 情志失调 情志失调可致气血运行紊乱，血脉不通，气血不能周致，火毒聚于四末，日久而成脱疽。如《冯氏锦囊秘录》云：郁怒伤肝脾……气血难达，易致筋溃骨脱"，《疡医大全》曰："愤郁不遂志欲之人，多犯此疾"。

4. 外伤 此病也可因外伤而诱发，《医学入门》指出"脱骨疽因膏粱、房室损伤脾胃，又有外伤手足、口咬等……"，《增订治疗汇要》中载有："其或修甲受伤及咬伤、轧伤所致"。

（二）病机要点

中医认为脱疽是各种原因导致的局部气血亏虚，失于濡养，毒邪壅滞而成。气阴两虚，痰瘀阻络为本；湿、热、火毒为标。

1. 气阴两虚，痰瘀阻络为本 消渴者，或因阴虚燥热，热灼津血，而致血液浓缩，血液黏滞，血行缓涩瘀滞；或伤阴耗气，气阴两虚，血行无力；或阴液亏虚，阴损及阳，阳虚寒凝，血脉失于温煦，均可使血行不畅，肢体局部尤其是肢端失养而形成脉痹。正所谓"久病必虚""久病必瘀""怪病多痰"消渴日久，或阴血亏虚，或阳气亏虚，血行不畅，津液布散失常，聚而成瘀，成痰，发为脱疽，从而表现出肢痛肢冷、肤色瘀暗、麻木不仁等症状。

2. 湿、热、火毒为其标 脱疽可在消渴病基础上而发，病程既久，多有瘀血、痰饮等病理产物，二者均为有形之邪，阻滞肢体脉络，致局部气血亏虚，肢体失养，易感外邪，发生湿、热、火毒炽盛陷于下之变证；同时消渴者由于过食肥甘厚味，损伤脾胃，健运失司，湿痰内生；或气机阻滞，瘀血阻络影响津液正常代谢，湿邪阻滞。湿邪不化，郁而化热，湿热下注则患处皮色黯红，肿胀，疼痛，甚则溃破溢脓；或患肢破损，复感邪毒，阴液更亏，导致脱疽，甚至肉腐、筋烂、骨脱；若热毒炽盛可有全身发热，烦热口渴，大便干结等全身症状，若殃及骨髓，则证属凶险。

二、西医病因及发病机制

糖尿病足的病因及发病机制复杂，至今尚未完全阐明。

（一）病因

糖尿病足的常见危险因素有年龄、吸烟、高血压、冠心病、血脂异常等。易发因素有：①糖尿病病程超过 10 年；②长期血糖控制差；③既往足溃疡史；④周围神经病变和缺血性血管病；⑤周围血管病（足部发凉和足背动脉搏动消失）；⑥足部畸形和胼胝；⑦鞋袜不合适，足部卫生保健差；⑧个人因素（社会经济条件差、独居老人、糖尿病知识缺乏者）。出现以上情况时需加强糖尿病足的筛查和随访。糖尿病患者皮肤易受损，损伤后愈合迟缓，愈后创面反复发作，创面呈现炎症修复过度障碍、肉芽形成不良导致组织脆弱和上皮迟滞等病理表现。

（二）发病机制

糖尿病足发病机制至今未完全阐述清楚，主要有以下几点。

1. 神经病变 糖尿病代谢紊乱是其致病基础，持续病理性高糖致多条代谢通路改变，脂肪酸代谢异常，致代谢产物异常积蓄，引起周围神经结构和功能的改变。以周围神经最为常见，通常呈对称性，下肢较上肢严重，是糖尿病足发生的重要危险因素。运动神经病变影响了足部肌肉的牵张力，使足部肌肉萎缩并改变了足底受力部位，导致足畸形。感觉神经受损，保护性感觉丧失，使足部对外界压力、异物或冷热反应性和抵御能力下降而易受伤，形成溃疡。糖尿病性自主神经损害主要体现在两方面：一是引起分布于足底和足趾的动-静脉短路功能障碍，一直处于扩张状态，引发皮肤的血流障碍。最终导致小静脉扩张，毛细血管压力上升，组织通透性增加，组织水肿，组织氧分压下降，皮肤代谢率下降。二是致分布于足底和足趾的汗腺功能下降，引起伴有干裂或皲裂的皮肤干燥，易引发细菌感染。运动神经、感觉神经及自主神经病变可以分别或共同成为糖尿病足发生的危险因素，影响糖尿病足的预后。

2. 血管病变 包括大血管病变，微血管病变及静脉功能不全。主要是由于持续病理性高血糖状态引起的结缔组织交联导致动脉血管弹性和顺应性降低，引起切应力异常和内皮细胞损伤，引起血管病变。大血管以动脉粥样硬化为主，主要机制为：内皮细胞损伤、血小板黏附和聚集、平滑肌细胞增生、脂质沉着、斑块形成及最后血栓形成。主要引起皮肤缺血性改变并致溃疡发生。微血管病变涉及微血管基底膜增厚和内皮细胞损伤，主要机制为：微循环功能性改变、内皮细胞损伤、基底膜增厚、血液黏度增高、红细胞聚集、血小板黏附与聚集、微血栓形成和微血管阻塞。引起皮肤-神经营养障碍，加重神经功能损伤。没有足够的证据证明下肢静脉功能不全与糖尿病足溃疡有直接相关性，但在糖尿病患者发生下肢静脉性溃疡感染概率增加，治疗与愈合的困难性增加，因此建议要认真评估其危险因素，尽早发现这些危险因素并积极处理，预防其进展。

3.免疫功能障碍　由于胰岛素合成或分泌相对不足，蛋白质合成减少分解增多，兼且高血糖抑制细胞功能，易并发免疫防御缺陷，如中性粒细胞移行、吞噬、胞内杀菌和趋化功能障碍；也有研究表明CD4/CD8T淋巴细胞比例减少可阻碍愈合进程。同时高血糖造成组织缺氧和为细菌、微生物的生长提供了良好的培养基。在神经血管病变、代谢紊乱、免疫缺陷等多重因素作用下，局部创面环境的微生物负荷机体的免疫防御能力下降继发创面感染。

三、临床表现及分类

（一）临床表现

1.周围血管病变　糖尿病血管病变包括大血管、小血管、微血管病变。可导致血供不足，肢端营养不良，可见下肢足部皮肤营养不良呈蜡状，皮肤干燥缺乏弹性，毫毛脱落，皮温下降，有色素沉着。肌肉萎缩、消瘦、趾甲变厚变脆。肢端动脉搏动减弱或消失，血管狭窄处可闻血管杂音。典型的症状是间歇性跛行，夜间休息痛，抱膝而坐，下蹲起立困难，逐渐发展出现静息痛。

2.周围神经病变　皮肤干燥，无汗；肢端刺痛、灼热、麻木、感觉迟钝或丧失，呈袜套样改变，脚踩棉絮感。由于神经病变引起下肢及足部肌肉萎缩，屈肌和伸肌失去正常的牵引张力平衡，使骨头下陷造成趾间关节弯曲，行成弓形足、鸡爪趾等足部畸形位。

3.糖尿病足进程　足部溃疡的出现，标志着糖尿病足进入Wagner分级1级，病变常继发感染，感染可促进溃疡的发生和发展，可迅速蔓延扩大到组织间隙及腱鞘，形成蜂窝织炎，脓肿，逐渐发展出现骨髓炎，甚至菌血；以血管病变为主的，则由于循环障碍，出现末端供血障碍，导致局部缺血性坏死。

（二）足部溃疡分类

根据病因可分为神经性溃疡、缺血性溃疡、神经缺血性溃疡。根据临床表现可分为湿性坏疽、干性坏疽、混合性坏疽。

1.根据病因分类

（1）神经性溃疡　足部温暖，动脉搏动良好，皮肤、胼胝干硬，易出现皲裂，足部或足趾变形，溃疡可能发生在足趾尖、跖骨头表面部位，或在足底，有胼胝部位多见，疼痛感不明显，可以合并夏科关节。

（2）神经缺血性溃疡　足部发凉，脉搏减弱或消失，水肿，一般溃疡出现在足侧边缘，溃疡的第一个征兆是出现红色水疱，逐渐演变成基底部有稀疏灰色肉芽组织或浅黄色坏死组织的浅表溃疡，溃疡周围常伴有红色斑晕、皮肤或紫暗或青紫，足背动脉减弱或消失。我国糖尿病足多见此类型。

（3）缺血性溃疡　单纯缺血性溃疡较为少见，一般多与神经性同时存在。可以出现肢端变黑等缺血症状。

2.根据临床表现分类

（1）干性坏疽　干性坏疽者较少，多因动脉血流逐渐或骤然受阻，而静脉血流仍然通畅，造成局部组织血流减少，导致局部发生不同程度的缺血性坏疽，可见患处干枯、变黑、坏死，分泌物少，与健康组织界限清楚。

（2）湿性坏疽　临床多见。多因肢端循环及微循环障碍，动静脉血流同时受阻，皮肤损伤，感染化脓。局部红、肿、热、痛，潮湿流脓，分泌物多，分泌物有异味。感染波及皮下肌肉组织，形成蜂窝织炎，蜂窝组织液融合形成大脓腔；沿肌间隙蔓延扩大形成窦道；深部感染蔓延扩大，骨与关节破坏；形成假关节。

（3）混合性坏疽　是干性与湿性坏疽同时发生在同一个肢端的不同或相同部位。混合性坏疽病情较重，溃烂部位多，面积较大，感染重时可有全身不适，体温及血常规升高。

3. 根据严重程度不同分类　临床常用分级系统是 William F·Wagner 提出的分级方法，称为 Wagner 分级方法，具体如下。

0 级：有发生足溃疡危险因素的足，目前无溃疡。

1 级：表面溃疡，临床上无感染。

2 级：较深的溃疡，常合并软组织炎，无脓肿或骨的感染。

3 级：深度感染，伴有骨组织病变或脓肿。

4 级：局限性坏疽（趾、足跟或前足背）。

5 级：全部坏疽。

4. 糖尿病足感染的评估内容

（1）临床检查　神经病变、血管病变、神经 – 缺血病变；全身症状如发热、寒战、疼痛等不适症状；局部症状有溃疡的面积、深度、是否有窦道形成，是否能够通过探针探及骨头、骨的碎片；脓液的多少与气味。

（2）实验室检查　血常规、血沉、C 反应蛋白；溃疡局部分泌物培养等。

（3）X 线、B 超等　是否有骨髓炎存在；是否有周围脓肿存在。

（4）深部的细菌培养　在感染窦道深部取分泌物进行培养，判断细菌的种类、感染的程度。

美国传染病学会（IDSA）及国际糖尿病足工作组（IWGDF）对糖尿病足的感染分类见表 13-2。

表 13-2　IDSA/IWGDF 糖尿病足感染分类

临床症状描述	IDSA	IWGDF
溃疡周围无脓液，或者炎症表现	无感染	1
≥ 2 项炎症指标（局部红肿、热、痛、张力增高，周围蜂窝组织炎 ≤ 2cm，感染局限于皮肤和软组织，无局部和系统严重反应）		2
存在感染，患者血糖和代谢指标控制好，周围蜂窝组织炎 ≥ 2cm，合并淋巴结炎，深部和肌肉脓肿坏疽，肌肉、关节、韧带和骨受累		3
下列全身炎症反应超过 3 个： 　①体温超过 38℃或者低于 36℃ 　②心率 > 90 次 / 分，呼吸 > 20 次 / 分或者 $PaCO_2$ < 32mmHg 　③白细胞 > 12000/dl，杆状核细胞 ≥ 10% 一些毒性反应还包括呼吸困难、恶心、呕吐、神志障碍、酸中毒、低血压、高血糖、氮质血症。下肢缺血的存在将加重严重程度		4

四、实验室及其他检查

（一）常用实验室检查

（1）血糖的监测　包括空腹血糖、餐后 2 小时血糖。

（2）血糖控制水平的监测　常用的为糖化血红蛋白的监测。

（3）感染相关指标的监测　包括血常规、血沉、C 反应蛋白、血清降钙素原等。

（4）血液黏稠度检查　包括血脂、血液流变学检查。

（5）肾脏相关检查　包括尿微量蛋白、尿白蛋白 / 尿肌酐、24 小时尿蛋白、尿常规、肾功能等。

（6）肝功能检查。

（7）创面分泌物细菌学培养及药敏试验。

（二）相关影像学检查

1. X 线检查　用于检查糖尿病足患者有无骨质变化及软组织变化的常用方法。

2. 数字减影血管造影技术（DSA）　是诊断血管病变的"金标准"，据此可了解下肢有无粥样硬化斑块、血管闭塞程度和闭塞部位。费用昂贵，通常只用于截肢平面前定位或血管重建术或介入治疗。

3. 肢体动脉 B 超检查　可识别血管内膜的变化及钙化斑块的类型，管腔是否完全或部分闭塞，提供血流动力学信息。有研究表明下肢血管超声检查可达到与 DSA 相近的诊断灵敏度，并且超声检查的血管内径可以达 3mm 左右的中小型血管，这样可以填补 DSA 的某些不足。适合用于临床筛查血管病变：①动脉内膜粗糙，不光滑，管壁增厚；②管腔不规则、狭窄伴节段性扩张，管径小，管腔内有大小不等的斑块或附壁血栓形成；③血管行走迂曲，血管狭窄处血流变细，频谱增宽。严重狭窄处可见湍流及彩色镶嵌血流。血流波形异常；④收缩期峰值流速增快，狭窄远端血流减慢；⑤静脉血流障碍。

4. CT 检查　对于软组织和骨髓病变诊断的敏感性和特异性逊于 MRI，但可清晰看到足部结构的改变，用以指导穿刺、活检及引流的进行。

5. 磁共振成像（MRI）　可以很好地显示软组织病理变化，对于骨髓炎的显示具有良好的特异性和敏感性。磁共振血管造影（MRA）集合了 DSA 和多普勒超声的优势，可早期发现下肢血管的闭塞性病变，且可对闭塞程度进行量化评判。

6. 感觉检查　①10g 尼龙丝检查，了解患者是否仍存在保护性的感觉，简单易行；②128Hz 音叉振动感觉检查，由于难以作出定量评估，近年已逐渐被振动感觉阈值检查替代；③振动感觉阈值检查（VPT），简便、无创、可重复性好，可量化，适合大人群的筛查及感觉改变的纵向研究；④皮肤温度检查：通过红外线皮肤温度测量法直接测定皮肤温度。

7. 肌电图和神经传导速度测定　是公认的神经病变检查的准确指标，为有创检查，但没有特异性。

8. 皮肤交感反应（SSR）　是人体在接受刺激后引起交感神经系统活动所记录到的表皮电压变化，反映交感神经节后纤维功能状态的表皮电位。能发现无临床症状及体征的亚临床病变，用以评价交感神经功能障碍非常实用。

9. 足箱检查　踝动脉 – 肱动脉血压比值（ABI）反映下肢血压与血管状态，正常值为 1.0~1.4；< 0.9 为轻度缺血，0.5~0.7 为中度缺血，< 0.5 为重度缺血。重度缺血的患者容易发生下肢（趾）坏疽。正常情况下，踝动脉收缩压稍高于或相等于肱动脉，但如果踝动脉收缩压过高（如高于 200mmHg），亦应高度怀疑患者有下肢动脉硬化性闭塞。此时应测定足趾的血压。通常认为足趾动脉较少发生钙化。测定踝动脉或足趾动脉需要多普勒超声听诊器或特殊仪器（仅能测定收缩压）。如果用多普勒超声仍不能测得足趾收缩压，则可采用激光测定。

10. 跨皮氧分压　反映微循环状态，因此也反映了周围动脉的供血状况。正常人足背皮肤氧张力大于 40mmHg。$TcPO_2$ 小于 30mmHg 提示周围血液供应不足，足部易发生溃疡或已有溃疡形成。$TcPO_2$ 小于 20mmHg，足溃疡愈合的可能性很小，需要进行血管手术。如吸入 100% 氧气后，$TcPO_2$ 提高 10mmHg，则说明溃疡预后较好。

五、诊断与鉴别诊断

（一）诊断

西医诊断标准（参照成都中医药大学附属医院糖尿病足诊疗标准）：①糖尿病患者，肢端供血不足，皮肤发凉，发绀，疼痛，麻木，感觉迟钝或丧失，足趾或足的畸形等有高危足表现者；②糖尿病患者，肢端溃烂，感染化脓或手足缺血性变黑坏死；③糖尿病患者有湿性坏疽或干性坏疽临床表现，并符合 0~Ⅴ级坏疽标准者。④踝 / 臂血压指数，比值小于 0.9 以下者；⑤超声彩色多普勒检查，肢端血管变细，血流量减少造成缺血或坏疽者；⑥血管造影：血管腔狭窄或阻塞，并有临床表现者；⑦电生理检查：周围神经传导速度减慢或肌电图，体感诱发电位异常改变者；⑧X 线检查：骨质疏松脱钙，骨质破坏，骨髓炎或关节病变，手足畸形及夏科关节等改变者。上述要点具备前 3 条，再结合后 5 条中任何一项即可确诊为糖尿病足。

（二）鉴别诊断

糖尿病性坏疽当与雷诺病、动脉粥样硬化性坏疽、血管闭塞性脉管炎等疾病相鉴别。糖尿病性坏疽：中老年多见，血糖升高，逐渐起病，肢端缺血，神经病变，局部感染，足部占 90% 以上，症状多见肢凉麻疼，间歇跛行，多为湿性坏疽。

1. 雷诺病　青年女性多见，血糖正常，逐渐发病，小动脉痉挛或扩张，血流停滞，主要发病部位在上肢。症见对称性皮肤苍白发绀或鲜红，肢凉，皮肤溃疡。

2. 动脉粥样硬化性坏疽　老年人多见，血糖可增高，起病缓慢，下肢多见，症见肢端发凉，肢体萎缩，间歇性跛行，多为干性坏疽。

3. 血管闭塞性脉管炎　青壮年男性多见，起病快，全层血管炎，血栓形成，管腔阻塞，指趾及下肢多见，症见肢凉，间歇跛行，休息痛，多为湿性坏疽。

六、治疗

糖尿病足是全身疾病，它既有糖尿病内科疾病的临床表现，又有肢端溃烂、感染等外科疾病的症状和体征。治疗费用高，截肢率高，生存质量下降，且复发率高是目前的临床难点。通过运用中医特色治疗技术，内治与外治法相结合，可降低截肢率，提高生存质量，加强患者日常防治，降低复发率。

（一）中医治疗

1. 常见证型辨证治疗

（1）阴虚燥热，脉络痹阻证

症见：口干口苦，多饮，足红肿热痛，或足趾发黑、溃烂，小便频数，舌红绛、无苔，脉细数。

治宜：养阴清热，活血解毒。

方药：生脉散或沙参麦冬汤加活血化瘀药。常用药：黄芪、沙参、麦冬、五味子、丹参、川芎、生地黄、忍冬藤、葛根、甘草等。

（2）热毒内蕴，脉络痹阻证

症见：患肢黯红微肿，皮肤灼热，或溃烂腐臭，疼痛剧烈，伴口干口渴，发热，小便短赤，大便干结，舌红苔黄，脉数。

治宜：清热解毒，活血化瘀，通络止痛。

方药：五味消毒饮和脉通方加减。常用药：忍冬藤、紫花地丁、蒲公英、黄芪、红花、当归、丹参、穿山甲珠等。

（3）湿热下注，脉络痹阻证

症见：筋骨疼痛，或红肿热痛、麻木，痿软无力，或下部湿疮、湿疹，分泌物多，小便短赤，舌苔黄腻，脉滑数。

治宜：清热祛湿，通络止痛。

方药：四妙散或四妙勇安汤合脉通方加减。常用药：苍术、黄柏、薏苡仁、川牛膝、忍冬藤、玄参、当归、延胡索、丹参、赤小豆、紫花地丁、连翘等。

（4）气血两虚，络脉瘀阻证

症见：局部肿痛消退，分泌物消失或有清稀分泌物，坏死组织脱落干净，或肉芽上皮组织开始生长，臭味消失，全身神疲乏力，少气懒言，肢体疼痛或肢冷肢麻，肌肤甲错，舌紫黯或舌体瘀斑瘀点，脉细涩。

治宜：益气活血，托疮生肌。

方药：黄芪桂枝五物汤、托里消毒散等加减。辨证加用以下活血通络药，如水蛭、全蝎、血竭、苏木、乌梢蛇、三七、红花、仙鹤草、丝瓜络等；伴有皮肤瘙痒者常加僵蚕、蝉蜕、蛇蜕、露蜂房、白鲜皮、地肤子、紫花地丁、牡丹皮；伴肢体麻木者常加桂枝、桑枝、赤芍、地龙、乌梢蛇、鸡血藤、姜黄等。

2. 中医外治
中医学外治疗法源远流长，有着丰富的经验。《医学源流》有"外科之法，最重外治"之说，这一治则对糖尿病足的治疗尤为适合。针对糖尿病足，亓教授常配合外洗法，常用的中药外治剂型有外洗剂、湿敷剂、膏剂、散剂等。外洗剂、散剂在糖尿病足清创期较常用；湿敷剂、膏剂则对肉芽生长较有利，能为伤口提供较适合的平衡湿润环境。所用外治药物归纳起来大体可分为清热解毒、祛腐生肌、活血化瘀和温通经脉等几类。①中药外洗多用黄芪、忍冬藤、白芷、地肤子、生大黄、红花、乳香、没药、蒲公英、苦参、鸡血藤、冰片、珍珠粉等，药物煎汤外洗患处或创面周围。②散剂应用：患足局部或下肢或创面周围红、肿、热、痛为著者，即相当于蜂窝组织炎者，可用金黄散外敷局部或创面周围以清热解毒消肿；若颜色发暗，皮色不鲜活者可以活血散外敷；创面提脓可用七星丹；生肌可用生肌散等外敷。③湿敷剂：创面脓腐已尽，可见肉芽组织生长者，多用乳酸依沙吖啶（利凡诺）泡黄纱条外敷创面，也可用重组牛碱性成纤维细胞生长因子外用溶液（贝复济）外涂，保持创面湿润，有利于肉芽组织生长；④膏剂：创面干净见肉芽组织生长者可用人工细胞愈合膜（速愈平）外敷。

3. 经验介绍　亓教授继承与发扬中医学"未病先防，已病防变"的"治未病"理念，提出对糖尿病足病变进行早期诊断与早期防治的治疗原则。通过临床症状如肢体疼痛、麻木、肤色变化、行走情况、脉象舌象等，结合现代医学早期诊断设备足箱（踝动脉-肱动脉血压比值，ABI）、皮肤温度检查、尼龙丝神经检查等进行早期诊断。常以益气活血通络为中医药早期防治原则，常用方有脉通方（经验方）、黄芪桂枝五物汤加减等，同时加强对患者的糖尿病教育、加强足部护理、指导患者进行足部穴位按摩治疗等一系列中医药防治方法。配合西药降血糖、降血压、降血脂、抗凝等对症治疗，同时加用改善血管内皮功能药物，如西洛他唑等，结合物理设备如空气压力血液循环治疗仪、光子治疗仪等治疗。通过对早期防治干预，达到降低发病率，延缓病程的作用。

（二）西医治疗

根据糖尿病足形成的病因病理，临床治疗常采用"六环模式"，即控制血糖、改善缺血、改善神经功能、控制感染、处理局部创面、平衡全身代谢，六个环节环环相扣。

1. 一般治疗　对患者进行糖尿病健康知识教育，戒烟、限酒，重点进行足部护理知识教育。控制高血糖，加强营养，溃疡面大，感染严重者最好用胰岛素控制血糖，饮食中可适当增加蛋白质含量，注意血脂及血压的控制。低蛋白血症、营养不良的患者，应加强支持治疗，必要时可给予血浆、白蛋白或复方氨基酸液。

2. 内科治疗

（1）改善循环功能　对于血管病变不严重、无手术指征者，可采取内科保守治疗，使用扩血管、抑制血小板聚集、抗凝、降低纤维蛋白原等药物，如前列地尔、阿司匹林、双嘧达莫、降纤酶、肝素等。

（2）糖尿病神经病变的治疗　①针对神经病变的发病机制治疗：糖尿病周围神经病变（DPN）的发病机制复杂，治疗应针对发病机制的不同方面进行（抗氧化、改善缺血、抑制醛糖还原酶及神经修复剂等）；②针对疼痛症状的治疗：疼痛是 DPN 的主要症状，对症止痛是 DPN 治疗的重要环节。目前推荐用于 DPN 止痛治疗的有以下药物：抗抑郁药、抗惊厥药物、阿片类镇痛药、局部止痛治疗药物。

（3）抗感染　在致糖尿病足感染的病原菌中，以金黄色葡萄球菌最常见，其次是链球菌、肠球菌、肠杆菌、表皮葡萄球菌和厌氧菌。随着抗生素的广泛应用，一些耐药菌株如耐甲氧西林金黄色葡萄球菌（MRSA）、耐药铜绿假单胞菌越来越多。因此在治疗糖尿病足感染中使用抗生素的基本原则为：治疗开始阶段，在未知病原菌的情况下可使用广谱抗生素。对于轻、中度感染，既往未曾用过抗生素的门诊患者可使用口服阿莫西林、克拉维酸等；对于无威胁性的肢体感染，但需住院治疗的患者可静滴氧氟沙星或氨苄西林治疗；对于威胁肢体的感染可用氨苄西林加舒巴坦（或泰能），并可加用抗厌氧菌的药物。在病原菌明确之后，抗生素的使用应改用敏感抗生素治疗。治疗时间可根据临床征象、血沉及外周血白细胞、放射学及微生物的检查结果来决定，对于未累及骨的感染，治疗时间约需 2 周，有骨髓炎者则需更长时间。

3. 外科治疗

（1）外科介入治疗　对于严重缺血且内科治疗效果不好者，则要使用外科手段，其最终目的是减轻缺血引起的疼痛、促进溃疡愈合、避免因肢体坏死而导致的截肢、提高生活质量。包括：①经皮腔气囊扩张血管成形术；②经皮动脉路径血管内旋转切割血管成形术；③血管内置入血管支架成形术；④导管内溶栓术；⑤血管内超声消融术。

（2）动脉重建术　目的同样是为减轻缺血引起的疼痛，包括：①自体大隐静脉旁路术；②人造血管旁路术。

（3）截肢术　截肢术虽然给患者造成终生残疾，但为挽救生命仍是不得不采用的最终手段。截肢术最重要的是截肢平面的选择。在不影响截肢残断愈合的原则下，尽量保留患肢术后功能，并为手术后安装假肢提供更好的方便条件。小腿截肢标准是坏死、感染面积已超过踝关节，踝关节韧带裸露坏死，足跖部肌腱严重坏死、感染，跖、跗骨骨髓炎，伴全身感染中毒症状严重者。初次即行膝上截肢术的适应证包括：腘动脉完全闭塞而腘下动脉无法修复重建的患者，膝关节屈曲挛缩畸形的患者，以及无法经受多次手术的老年患者。

4. 糖尿病足创面处理　创面局部处理对于糖尿病足溃疡的愈合至关重要，若处理恰当，可以加快溃疡的愈合。"湿性愈合理论"和"创面床准备理论"是近年来针对慢性伤口专科护理的革新性发展。①湿性愈合具有如下优点：调节创面氧张力，促进毛细血管的形成；保留创面渗出物中含有的组织蛋白溶解酶，有利于坏死组织和纤维蛋白的溶解；促进多种生长因子释放；保持创面恒温，利于组织生长，无结痂形成，避免新生肉芽组织的再次机械性损伤；保护创面神经末梢，减轻疼痛。②创面床准备的核心内容是根据创面基底的颜色可将创面分为黑、黄、红、粉四期，黑期和黄期主要是通过采用清创和使用抗菌性敷料等手段去除坏死性、细菌性负荷；在红期，可运用生长因子如碱性成纤维细胞生长因子、水凝胶敷料、藻酸盐敷料等进行处理，促进创面肉芽组织增生，快速填充创面缺损；粉期主要为保护创面和促进上皮化覆盖，必要时行手术植皮。

（1）清创　清创在糖尿病足治疗中是至关重要的一个环节，它可以贯穿于糖尿病足坏疽治疗过程的始终，不彻底的、过早的、过迟的清创，都不利于启动、维持伤口的正常修复过程。包括清除所有失活组织和胼胝以全面暴露伤口，充分引流脓液，去除感染严重的组织以降低细菌蛋白酶阻止伤口愈合的作用，移除慢性肉芽组织内衰老的结缔组织等。除了传统的外科手术清创外，也涌现出一些新的清创技术：如自溶清创、化学（蛋白溶解酶）清创、机械清创（包括超声清创水刀以及创面负压治疗等）以及生物（蛆虫）清创等。

（2）局部外治　抗生素、生长因子、中药等可提高溃疡愈合率，给予各种干预，外敷换药或生长因子有助于减少创口愈合时间，减少感染发生率和截肢率，提高生活质量。糖尿病性脂质渐进性坏死伴反复下肢溃疡者，局部表面应用重组粒细胞集落刺激因子（GM-CSF），能促进溃疡的愈合，并减少溃疡的复发；血小板凝胶治疗操作简单，效果确切。

（3）负压伤口疗法 负压伤口疗法现已广泛地应用于包括糖尿病足溃疡在内的各种创面。负压伤口疗法可以引流渗液、为创面提供湿性愈合环境。密闭环境可以隔绝外界细菌，减少创面感染；减少创面边缘的横向张力，缩小创面面积；为创缘提供血运支持，增加局部血流量；提高创面周围组织氧分压，刺激血管生成，刺激成纤维细胞碱性生长因子的释放，增加细胞外基质构建；去除创面渗液中基质金属蛋白酶、炎性因子等愈合抑制剂，减轻组织水肿，从而促进肉芽组织生长，加快创面愈合。

（4）高压氧 高压氧可通过收缩血管减轻组织水肿，增加 ATP 储备、减少乳酸聚集，促进 PDGF 和 VEGF 的合成、促进成纤维细胞增生、刺激毛细血管生长和血管形成、增加胶原合成，提高中性粒细胞的杀菌作用，利于伤口愈合，因此可明显降低截肢率、改善患者生活质量、降低死亡率。此时若在 3 个绝对大气压下吸入 100% 氧气可提高组织氧含量，降低血乳酸水平。高压氧适用于 Wagner 分级中 3、4 级或较严重、不易愈合的 2 级溃疡。对于非厌氧菌的严重感染患者，尤其是合并肺部感染者不宜用高压氧治疗。

（5）干细胞治疗 近来研究显示干细胞移植治疗可促进侧支新生血管，改善 ABI 和经皮氧分压，降低静息痛症状评分，增加溃疡愈合率，降低截肢率，但由于该方法需要得到授权和卫生管理部门批准，目前仍处于临床研究阶段，因此干细胞移植治疗尚不能作为糖尿病下肢血管病变和糖尿病足的常规治疗手段。

七、预防

糖尿病足发生很重要的原因是肢端缺血、神经病变、感染及诱发因素所致，因此治疗上应以预防为主，具体措施如下。

1. 局部皮肤护理 ①养成每日检查足部的习惯：观察足部皮肤有无红、肿、皲裂、外伤、脚癣、足趾畸形等，可由患者本人或家属查看。②养成良好的卫生习惯，保持足部清洁：每日用温水洗足，水温要适宜，约在 35℃ 左右，洗足前用温度计或让非糖尿病者测水温，以免烫伤患者皮肤，洗净后用柔软的干毛巾擦干。③注意足部保暖，防止冻伤、烫伤：冬季应穿厚棉袜，禁止患者足部烤火取暖，禁用红外线烤灯、周林频谱仪等仪器治疗。④正确修剪趾甲：修剪趾甲应在洗脚后，趾甲变软时平整横剪，不宜剪太短或靠近皮肤，以免损伤皮肤，引起感染。老年或不方便者应由家属或护士协助。⑤鞋袜的选择：袜子要宽松、合适，不宜过紧，以免影响足部血液循环，要选纯棉线袜或羊毛袜子，不宜穿不透气的尼龙袜或涤纶袜。每天要换洗袜子，穿袜子前检查袜子内有无异物。穿袜子时要保证袜子平整光滑，无皱褶，不穿破洞或带补丁的袜子。不宜穿尖头鞋、高跟鞋、硬皮鞋以及暴露足趾、足跟的凉鞋。切忌赤足走路或穿拖鞋外出。穿鞋前应检查鞋内有无异物和鞋垫的大小是否合适，买鞋应选择适合自己脚型的鞋或特别设计，制作质地柔软的透气的布鞋、软皮鞋底。畸形足应到制鞋商处定做，决不穿有破洞的鞋子。⑥脚部出现鸡眼、胼胝、水疱、皲裂、脚癣、皮肤破损等病变，都应及时到专科医生处进行治疗，不可自行处理。养成良好的行走、站立姿势，如站立过久或负重过多，疲劳和慢性劳损都会对足部造成损伤。所以在行走和站立时应以正确的姿势着地，不要有单足长久站立或乱踢石头等不良习惯。

2. 改变生活方式 每天适当运动；禁止吸烟；控制体重、血糖、血压和血脂。

3. 预防足外伤、冻伤及感染　经常检查脚端是否有危险因素，如是否有裂伤、蚊虫叮咬伤、水疱、红肿等，一旦发现，需及时处理。

八、预后与转归

糖尿病足预后很差，具有住院时间长、治疗困难、医疗费用高等特点。多年的糖尿病足防治经验证明，贯彻预防为主、专业化诊治和多学科协作能够有效地降低糖尿病足的发生、发展，提高治愈率，降低截肢率和医疗费用。对于有足病风险因素的糖尿病患者，需要及早完成糖尿病周围神经病变、血管病变和足病筛查，及早发现和管理教育这些高危患者。我国已经积极开展了全国性的糖尿病足防治专业培训和建立区域性的综合性多学科协作的糖尿病足中心，强调糖尿病足预防为主、专业化诊治和多学科协作基础上的综合治疗，促进糖尿病足的分级管理，取得了良好的社会效益和经济效益，显著地降低了糖尿病大截肢率。

第三节　糖尿病肾病

糖尿病肾病（diabetic nephropathy，DN）是糖尿病最主要的微血管并发症之一，是糖尿病患者肾功能衰竭的主要原因。表现为高血压、蛋白尿、水肿及肾功能不全等。早期 DN 的特征是尿白蛋白排泄轻度增加，逐步进展至大量白蛋白尿和血清肌酐水平上升，最终发生肾功能衰竭。糖尿病相关的肾脏病变包括糖尿病性肾小球硬化症，肾小管上皮细胞变性、动脉 – 微小动脉硬化症，肾盂肾炎及肾乳头坏死等。DN 起病隐匿，一旦进入大量蛋白尿期后，进展至终末期肾脏病（end stage renal disease，ESRD）的速度大约为其他肾脏病变的 14 倍。

我国 20%~40% 的糖尿病患者合并糖尿病肾病，现已成为慢性肾脏病和终末期肾病的主要原因，伴有终末期糖尿病肾病的 5 年生存率小于 20%。国内研究资料显示：我国 2009 至 2012 年 2 型糖尿病患者的糖尿病肾病患病率在社区患者中为 30%~50%，在住院患者中为 40% 左右。国外研究资料显示，20 年以上病程的糖尿病肾病患者发展为 ESRD 的发生率为每年 40.8/1000 人，需要进行透析或移植等肾脏替代治疗。

在中医古籍中未见糖尿病肾病中医病名的记载，但根据其发病情况可归于"水肿""水病""胀满""尿浊""肾消病""关格"。消渴之名首见于《内经》。《金匮要略》中提到："小便不利者，有水气，其人若渴，栝蒌瞿麦丸主之"。消渴并发水肿的病机演变，在《诸病源候论·消渴病诸候》中初步体现"心脉滑甚为善渴，其久病变，或发痈疽，或成水疾"，《外台秘要》中首提"肾消"之说，其描述与糖尿病肾病关系较为密切，其引用《古今录验方》中："消渴，病有三……渴而饮水不能多，小便数，阴痿弱，但腿肿，脚先瘦小，此肾消病也"。其后《卫生家宝》中论述："疾久之，或变为水肿，或发背疮……至死不救"，指出消渴病久可转变为水肿，且病情严重；其又言："夫消渴者……久则其病变为小便频数，其色如浓油，上有浮膜……是恶候也。"指出消渴病合并尿浊系危重恶候。《证治准绳》云："三消久而小便不臭，反作甜气，在溺桶中涌沸，其病为重，更有浮在溺面如猪脂，溅在桶边，如柏烛泪，此精不禁，真元竭矣"。其上述均符合现代糖尿病肾病表现。

一、中医病因病机

（一）病因

糖尿病肾病属中医消渴病的慢性并发症。其病因可同于消渴病。如饮食不节，损伤脾胃，致使脾胃运化失职，积热内蕴，化燥伤津，消谷耗液，发为消渴；情志失调，忧思郁怒，五志过极，均可郁而化火，内火消灼肺胃之阴津而发为消渴。房室不节，劳欲过度，损耗肾精，则阴虚火旺上蒸肺胃，肺胃阴伤，火热愈炽，发为消渴。热病耗伤或外感六淫化燥伤阴，炽火内燔，精津耗伤，多发消渴。消渴病迁延不愈，燥热之邪日久耗气伤津，五脏受损，兼夹痰、热、郁、瘀等致病。发病之初气阴两虚，渐至肝肾阴虚；病情迁延，阴损及阳，伤及脾肾；病变晚期，肾阳衰败，浊毒内停；或见气血亏损，五脏俱虚。

（二）病机要点

本病病位在肾，可涉及五脏六腑；病性为本虚标实，本虚为肝脾肾虚，五脏气血阴阳俱虚，标实为气滞、血瘀、痰浊、浊毒、湿热等。其病机演变和症状特征分为三个阶段。

1. 肾病早期　气阴两虚，渐至肝肾阴虚，肾络瘀阻，精微渗漏。肾主水，司开阖，糖尿病日久，肾阴亏损，阴损耗气，而致肾气虚损，固摄无权，开阖失司，开多阖少则尿频尿多，开少合多则少尿浮肿；或肝肾阴虚，精血不能上承于目而致两目干涩、视物模糊。

2. 肾病中期　脾肾阳虚，水湿潴留，泛溢肌肤，则面足水肿，甚则胸水、腹水；阳虚不能温煦四末，则畏寒肢冷。

3. 肾病晚期　肾体劳衰，肾用失司，浊毒内停，五脏受损，气血阴阳衰败。肾阳衰败，水湿泛滥，浊毒内停，重则上下格拒，变证蜂起。浊毒上泛，胃失和降，则恶心呕吐、食欲不振；水饮凌心射肺，则心悸气短、胸闷喘憋不能平卧；溺毒入脑，则神志恍惚、意识不清，甚则昏迷不醒；肾元衰竭，浊邪壅塞三焦，肾关不开，则少尿或无尿，并见呕恶，以致关格。

二、西医病因及发病机制

DN 发病机制复杂，至今仍未阐明，其发生与发展是多因素综合作用的结果。糖脂代谢异常、肾脏血流动力学改变以及多种炎症物质和细胞因子的产生是导致 DN 的基本机制。

（一）遗传易感因素

研究发现遗传因素不仅与 DN 的发生和发展密切相关，而且还决定了 DN 的易感性。DN 具有很明显的家族聚集性及种族差异，且不是所有的糖尿病患者都会并发 DN。有人观察了血管紧张素转换酶（ACE）和葡萄糖转运蛋白 -1（GLUT-1）基因多态性与中国人糖尿病肾病发病之间的关系，发现 ACE 基因 DD 型和 GLUT-1 基因 XBa-1 等位基因与糖尿病肾病的发生明显相关。因此，DN 是一种依赖于多个基因参与并受环境因素影响的多基因疾病。

（二）血流动力学异常

肾脏血流动力学改变对 DN 的发生、发展具有重要作用，高灌注、高滤过和肾小球毛细血管内高压为其主要表现。肾血流动力学的改变会损伤肾小球内皮细胞和上皮细胞，促进 TGF-β1 及 Ang Ⅱ 的过度表达，使细胞外基质增加，最终导致肾小球的硬化。血流动力学改变引起 DN 的主要机制是肾小球的高滤过和高内压状态会使系膜基质扩张及肾小球基底膜增厚，导致肾小球局灶性硬化；肾小球毛细血管内压增高会激活 PKC，导致肾小球高过滤及高灌注；肾小球毛细血管壁张力的增大会增加生长因子的合成和释放，导致肾小球硬化；血流动力学改变引起的剪切力和机械力会损害内皮细胞和上皮细胞，使过滤屏障受损，最终导致肾小球功能丧失。

（三）糖代谢异常

1. 高血糖　高血糖可引起肾脏肥大及基底膜增厚，增加内皮细胞对白蛋白的渗透性及系膜蛋白质的合成，高血糖也可引起肾小球内皮细胞、上皮细胞、系膜细胞、肾小管细胞释放转型生长因子（TGF），使细胞增生肥大。慢性高血糖增加多元醇通路的活性，在不需要胰岛素的情况下，增加糖的摄取，促进糖的流入和山梨醇在组织的积累。山梨醇积聚增多，引起肾组织细胞肿胀，使细胞外液的肌醇进入细胞受限，细胞内肌醇减少，将影响磷酸化过程，使 Na^+，K^+-ATP 酶活性降低及细胞生理功能发生障碍。

2. 多元醇通路激活　多元醇通路的活性与 DN 的发生和发展密切相关，多元醇通路又称山梨醇通路，是动物组织细胞内的一种葡萄糖代谢的途径，多元醇通路主要由醛糖还原酶（AR）和山梨醇脱氢酶（SDH）二者共同催化完成。在细胞内 AR 催化葡萄糖转化为山梨醇，随后再由 SDH 催化成果糖。AR 在高血糖时活性增加，使多元醇代谢活跃，最终导致细胞内山梨醇和果糖的堆积，二者使细胞内渗透压增加，细胞肿胀、受损，从而影响肾脏功能。

3. 晚期糖基化终末产物　晚期糖基化终末产物指的是葡萄糖分子的游离醛基以及蛋白质、脂肪酸或者核酸的氨基基团等，发生非酶糖基化反应，从而形成的一系列具有高度活性的终末产物的总称。糖尿病患者体内晚期糖基化终末产物的多少，能够影响许多并发症的发生以及严重程度，这其中也包括糖尿病肾病。晚期糖基化终末产物能够导致糖尿病肾病患者的肾脏功能丧失。经有关研究证实，含有可生成晚期糖基化终末产物的食物能够对人体肾脏产生一定的危害。

4. 炎症介质　经研究表明，人体内许多炎症分子会参与糖尿病肾病的发生与进展过程，例如白细胞介素家族、转化生长因子 -β（TGF-β）、趋化因子、黏附分子、脂肪因子、核受体、Toll 样受体、血管内皮生长因子以及血浆纤溶酶原激活物抑制因子等，这些炎症分子能够激发一系列的炎症信号通路，从而使患者的肾小管及其间质出现纤维化以及细胞外基质增厚等，最终导致患者的肾脏功能出现障碍。

三、临床表现

本病早期除糖尿病症状外，一般缺乏典型症状；临床期肾病患者可出现水肿、腰酸腿软、倦怠乏力、头晕耳鸣等症状；肾病综合征的患者可伴有高度水肿；肾功能不全、氮质血症的患者，还可见纳差、皮肤瘙痒，甚则恶心呕吐、手足抽搐；合并心衰可出现胸闷、憋气，甚则喘息不能平卧。

四、实验室及其他检查

1. 尿常规 DN 早期无明显尿蛋白异常，其后可有间歇性蛋白尿发生，临床期可有明显持续性蛋白尿。

2. 尿微量白蛋白 早期肾病患者表现为尿白蛋白排泄率（UAER）增加，为 20~200μg/min。

3. 24 小时尿蛋白定量 早期 DN 尿蛋白定量 < 0.5g/d；临床 DN，尿蛋白定量 > 0.5g/d。

5. 血常规检查 DN 肾功能不全可出现血红蛋白降低。

6. 血生化检查 临床 DN 及 DN 晚期可见肾功能不全，出现血肌酐、尿素氮升高。

7. 眼底检查 了解眼部小血管情况，初步评估肾血管损害程度。

8. 血管彩超 了解有无粥样斑块形成及肾血管情况。

五、诊断与鉴别诊断

（一）诊断

1. 西医糖尿病肾病诊断标准

（1）糖尿病肾病的诊断分为病理诊断和临床诊断 肾脏病理被认为是诊断金标准。糖尿病主要引起肾小球病变，表现为肾小球系膜增生、基底膜增厚和 K-W（Kimmelstiel-Wilson）结节等，是病理诊断的主要依据。糖尿病肾病病理分级标准在 1 型和 2 型糖尿病患者中均适用。根据肾脏组织光镜、电镜及免疫荧光染色的改变对肾小球损害和肾小管 / 肾血管损伤分别进行分级、分度。肾小球损伤分为 4 级：Ⅰ 级：GBM 增厚；Ⅱa 级：轻度系膜增生；Ⅱb 级：重度系膜增生；Ⅲ 级：一个以上结节性硬化（K-W 结节）；Ⅳ 级：晚期糖尿病肾小球硬化。糖尿病还可引起肾小管间质、肾微血管病变，如肾间质纤维化、肾小管萎缩、出球动脉透明变性或肾微血管硬化等，这些改变亦可由其他病因引起，在诊断时仅作为辅助指标。目前糖尿病肾病临床诊断的依据有：①大量白蛋白尿；②糖尿病视网膜病变伴任何一期慢性肾脏病；③在 10 年以上糖尿病病程的 1 型糖尿病中出现微量白蛋白尿。符合任何一项者可考虑为糖尿病肾脏病变（适用于 1 型及 2 型糖尿病）。诊断时，出现以下情况之一的应考虑其 CKD 是由其他原因引起的：①无糖尿病视网膜病变；②GFR 较低或迅速下降；③蛋白尿急剧增多或有肾病综合征；④顽固性高血压；⑤尿沉渣活动表现；⑥其他系统性疾病的症状或体征；⑦血管紧张素转换酶抑制剂（ACEI）或血管紧张素 Ⅱ 受体拮抗剂（ARB）类药物开始治疗后 2~3 个月内肾小球滤过率下降超过 30%。

（2）糖尿病肾病的肾功能评价的相关分级标准 目前常用的糖尿病肾病分期为 GA 分期，包括 G 分期 (基于肾小球滤过率) 和 A 分期 (基于尿蛋白排泄量)。G 分期分为 G1 至 G5 五个阶段，A 分期分为 A1 至 A3 三个阶段，组合形式如 G1A1、G2A1 等。

①G 分期：G 分期主要是根据肾小球滤过率（eGFR）来进行划分的，eGFR 是衡量

肾脏功能的重要指标。G 分期分为 G1 至 G5 五个阶段。G1 期：肾小球滤过率正常或轻微减少，eGFR ≥ 90ml/（min·1.73m²），肾功能正常；G2 期：肾小球滤过率轻度至中度减少，eGFR 为 60~89ml/（min·1.73m²），肾功能属于轻度减退，没有明显症状；G3 期：肾小球滤过率中度至重度减少，进一步分为 G3a［eGFR 45~59mL/（min·1.73m²）］和 G3b［eGFR 30-44mL/（min·1.73m2）］两个亚组。此时患者体内蛋白质、钙和其他营养元素逐渐流失，可能出现呼吸困难、浮肿、水潴留、尿液棕色和背部疼痛等症状；G4 期：肾小球滤过率严重减少，eGFR 在 15~29ml/（min·1.73m²），患者症状进一步加重，还可能出现尿血、急性呼吸困难和肿胀等表现，肾功能是中重度损伤；G5 期：肾小球滤过率晚期减少，eGFR < 15ml/（min·1.73m²），或需要长期透析治疗。尿毒症的症状明显，发展为肾衰竭，肾脏此时可能已经停止滤过。

②A 分期：A 分期则是根据尿蛋白排泄量来划分的，具体分为 A1 至 A3 三个阶段。A1 期：正常或轻微尿蛋白，尿白蛋白 / 肌酐比值 < 30mg/g；A2 期：中度尿蛋白，尿白蛋白 / 肌酐比值为 30~300mg/g；A3 期：重度尿蛋白，尿白蛋白 / 肌酐比值 > 300mg/g。

总之具体的分期取决于患者的肾小球滤过率和尿蛋白排泄量。这一分期系统有助于医生了解糖尿病肾病的严重程度，并制定相应的治疗方案。患者应密切关注医生的建议，进行定期检查，并采取措施来控制糖尿病，以减缓或防止糖尿病肾病的进展。

2. 中医糖尿病肾病的诊断标准　本病早期除消渴病症状外，一般缺乏典型症状；初期临床症状多不明显，可见倦怠乏力、腰膝酸软，随着病情进展，可见尿浊、夜尿频多，进而下肢、颜面甚至全身水肿，最终少尿或无尿、恶心呕吐、心悸气短、胸闷喘憋不能平卧。结合查体及西医实验室指标即可诊断。

（二）鉴别诊断

1. 与西医有关病症的鉴别

（1）系膜增生性肾炎和膜性肾病　与糖尿病并存者约占 20%，当出现以下情况时，应进一步做肾脏组织活检加以鉴别：①糖尿病患者在早期（6 年以内）出现蛋白尿；②持续蛋白尿但无视网膜病变；③肾功能急剧恶化；④镜下血尿伴红细胞管型。

（2）功能性蛋白尿　剧烈运动、发热、原发性高血压、心功能不全等均可引起尿蛋白增加。可通过详细询问病史、临床表现以及实验室等相关检查以协助诊断。

2. 与中医有关病症的鉴别

（1）鼓胀　本病严重水肿时可出现腹水，但鼓胀的主症是单腹胀大如鼓，四肢多不肿，反见瘦削，后期或可伴见轻度肢体浮肿。而水肿多周身皆肿，先从眼睑或下肢开始，继则延及四肢、全身。鼓胀每有肝病病史，是由于肝、脾、肾功能失调，导致气滞、血瘀、水聚腹中、面色苍黄、腹壁有青筋显露；本病则有肾病病史，乃肺、脾、肾三脏相干为病，而导致水泛滥肌肤，面色㿠白或晦滞，腹壁无青筋暴露。

（2）癃闭　本病关格需与癃闭鉴别。癃闭主要以尿量减少，排尿困难，甚至小便不通为主症，一般无呕吐症状。癃闭可发展为关格，而关格不一定都是由癃闭发展而来。

六、治疗

一般肾病的防治分为三个阶段。第一阶段为糖尿病肾病的预防，对重点人群进行糖尿病筛查，发现糖耐量受损或空腹血糖受损的患者，采取改变生活方式、控制血糖等措施，预防糖尿病及糖尿病肾病的发生。第二阶段为糖尿病肾病早期治疗，出现微量白蛋白尿的糖尿病患者，予以糖尿病肾病治疗，减少或延缓大量蛋白尿的发生。第三阶段为预防或延缓肾功能不全的发生或进展，治疗并发症，出现肾功能不全者考虑肾脏替代治疗。糖尿病肾病的治疗以控制血糖、控制血压、减少尿蛋白为主，还包括生活方式干预、纠正脂质代谢紊乱、治疗肾功能不全的并发症、透析治疗。中医药治疗 DN 微量白蛋白尿的文献报告较多，并取得了一定成效，表明中医药在延缓 DN 进程及治疗 DN 肾功能不全方面有很大优势。但是对于治疗临床期持续大量蛋白尿文献记载甚少，并且目前认为 DN 一旦进入临床期大量蛋白尿，病程将持续进展，开展 DN 中医药临床研究，特别是对 DN 临床期蛋白尿及氮质血症研究，对于延缓临床期 DN 进程将具有重大意义。

（一）中医治疗

1. 常见证型辩证治疗

（1）气阴两虚证

症见：尿浊，神疲乏力，气短懒言，咽干口燥，头晕多梦，或尿频尿多，手足心热，心悸不宁，舌体瘦薄，质红或淡红，苔少而干，脉沉细无力。

治宜：益气养阴。

方药：参芪地黄汤或生脉散加减，常用药：党参、黄芪、茯苓、熟地黄、山药、山萸肉、牡丹皮、泽泻、人参、麦冬、五味子。心悸不宁加酸枣仁、柏子仁、龙骨、牡蛎；纳差、腹胀、大便溏薄加炒白术、薏苡仁、扁豆。

（2）肝肾阴虚证

症见：尿浊，眩晕耳鸣，五心烦热，腰膝酸痛，两目干涩，小便短少，舌红少苔，脉细数。

治宜：滋补肝肾。

方药：杞菊地黄丸加减，常用药枸杞子、菊花、熟地黄、山药、山萸肉、丹皮、泽泻。五心烦热甚加知母、黄柏、地骨皮；口干两目干涩，视物不清加女贞子、决明子。

（3）气血两虚证

症见：尿浊，神疲乏力，气短懒言，面色白或萎黄，头晕目眩，唇甲色淡，心悸失眠，腰膝酸痛，舌淡脉弱。

治宜：补气养血。

方药：归脾汤、当归补血汤合济生肾气丸。常用药：黄芪、当归、附子、肉桂、茯苓、熟地黄、山药、山萸肉、牡丹皮、泽泻。乏力明显可重用黄芪。

（4）脾肾阳虚证

症见：尿浊，神疲畏寒，腰膝酸冷，肢体浮肿，下肢尤甚，面色苍白，小便清长，夜尿增多，或五更泄泻，舌淡体胖有齿痕，脉沉迟无力。

治宜：温肾健脾。

方药：附子理中丸合真武汤加减。常用药：附子、干姜、党参、白术、茯苓、白芍、甘草。五更泻可加用四神丸，大便干结加火麻仁、肉苁蓉；五更泻加肉豆蔻、补骨脂。

（5）兼证

症见：①血瘀证：舌色暗，舌下静脉迂曲，瘀点瘀斑，脉沉弦涩。②浊毒犯胃证：恶心呕吐频发，头晕目眩，周身水肿，或小便不行，舌质淡暗，苔白腻，脉沉弦或沉滑。③溺毒入脑证：神志恍惚，目光呆滞，重则昏迷，或突发抽搐，鼻衄齿衄，舌质淡紫有齿痕，苔白厚腐腻，脉沉弦滑数。④水气凌心证：气喘不能平卧，心悸怔忡，肢体浮肿，下肢尤甚，咳吐稀白痰，舌淡胖，苔白滑，脉细小短促无根或结代。

治宜：兼证与变证多随证加减

方药：活血化瘀方，如桃红四物汤、膈下逐瘀汤；化痰降浊方，如旋覆代赭汤、五苓散；开窍醒神方，如石菖蒲郁金汤等。

2. 常用成药及临床体会

（1）成药　近年来经过临床观察及实验研究证明具有降低尿白蛋白，改善肾功能的常用成药有金水宝胶囊、六味地黄丸、知柏地黄丸、黄葵胶囊、复方丹参滴丸、肾康注射液等。

（2）单味药　单味中药治疗糖尿病肾病近年亦有研究，如黄芪、三七、葛根、刺五加、冬虫夏草、丹参、川芎、大黄等，其中以黄芪、丹参和大黄的研究较为深入。

（3）临床体会　亓教授认为 DN 为消渴病变证，当按"消渴""尿浊""水肿"辨证。在病机方面：肾为先天之本，主藏精而寓元阴元阳，肾精亏虚不能上滋肺金，旁及中土，则治节无权，水液代谢障碍，泛滥四溢而发水肿；肾虚不藏则固摄无权，肾阴不足，阴虚火旺，虚火蒸动肾关而致精关不固，从而出现男子滑精，女子带下量多，尿中大量蛋白（尿浊）等，由此可见肾虚为本病发病的关键，并贯穿着病程的始终。瘀血是 DN 最重要的病理因素之一，因虚致瘀是消渴病肾病的特征性改变。亓教授提出肾虚血瘀，固摄失职为本病基本病机，治以"益气、活血、固肾"原则，方以益气固本汤及脉通方治疗。方中黄芪、桑葚益气健脾，滋阴补肾；泽泻利湿泻浊；丹参、水蛭活血化瘀，金樱子、芡实固肾，全方共奏补虚、固精、泻浊、化瘀之效。临床应用数十载，疗效确切。

（二）西医治疗

1. 生活方式指导　包括饮食治疗、运动、戒酒、戒烟、控制体重，有利于减缓糖尿病肾病进展，保护肾功能。

（1）营养治疗　营养治疗应强调饮食结构合理，包括对碳水化合物、蛋白质、脂肪、钠、钾、磷等营养素的管理。此外糖尿病肾病患者应避免高蛋白饮食，严格控制蛋白质每日摄入量，不超过总热量的 15%，推荐蛋白摄入量约 0.8g/（kg·d），过高的蛋白摄入［（如＞1.3g/（kg·d）］与蛋白尿升高、肾功能下降、心血管及死亡风险增加有关，低于 0.8g/（kg·d）的蛋白摄入并不能延缓糖尿病肾病进展，已开始透析患者蛋白摄入量可适当增加。我国 2 型糖尿病伴白蛋白尿患者维生素 D 水平较低，补充维生素 D 或激活维生素 D 受体可降低尿白蛋白与肌酐比值，但能否延缓糖尿病肾病进展尚有争议。蛋白质来源应以优质动物蛋白为主，必要

时可补充复方 α- 酮酸制剂。

（2）戒烟　吸烟是糖尿病肾病患者蛋白尿及肾功能进展的危险因素。

（3）运动　长期规律的运动可通过提高胰岛素敏感性、改善糖耐量，减轻体重，改善脂质代谢，改善内皮功能，控制血糖、血压，减缓糖尿病及糖尿病肾病的发生发展的危险因素。

2. 一般治疗　包括控制血糖、控制血压、纠正脂代谢紊乱。

（1）控制血糖　糖尿病肾病患者的血糖控制应遵循个体化原则。血糖控制目标为糖化血红蛋白（HbA1c）不超过 7%。对中老年患者，HbA1c 控制目标适当放宽至不超过 7%~9%。抗高血糖药物的选择包括双胍类、磺脲类、格列奈类、噻唑烷二酮类、α- 糖苷酶抑制剂、二肽基肽酶Ⅳ（DPP4）抑制剂、胰高血糖素样肽 1（GLP-1）类似物及胰岛素。肾功能不全的患者中，经肾排泄减少或其活性代谢产物的清除减少，可引起低血糖。目前指南对于合并肾功能受损的患者优先推荐 SGLT-2 抑制剂。

（2）控制血压　糖尿病患者的血压控制目标为 140/90mmHg，对年轻患者或合并肾病者的血压控制目标为 130/80mmHg。ACEI 或 ARB 在糖尿病肾病中有控制血压、减少蛋白尿、延缓肾功能不全进展的作用，是目前治疗糖尿病肾病的药物中临床证据最多的，被推荐作为治疗糖尿病肾病的一线药物。糖尿病肾病或糖尿病合并高血压的患者首选使用其中一种，不能耐受时以另一种替代，使用期间应监测血清肌酐及血钾水平。ACEI 或 ARB 降压效果不理想时，可联合使用钙通道阻滞剂（CCB）、噻嗪类或袢利尿剂、β 受体拮抗剂等降压药物。

（3）纠正脂代谢紊乱　糖尿病肾病患者血脂干预治疗切点：血 LDL-C ＞ 3.38mmol/L（130mg/d1），甘油三酯（TG）＞ 2.26mmol/L（200mg/d1）。治疗目标：LDL-C 水平降至 2.6mmol/L 以下（并发冠心病降至 1.86mmol/L 以下），TG 降至 1.5mmol/L 以下。2 型糖尿病患者常见混合性高脂血症。单一降脂药大剂量时不良反应增加，为了提高调脂治疗的达标率，往往需不同类别调脂药联合应用。他汀类和贝特类联用：混合性高脂血症经单用他汀类或贝特类未达标者，可考虑两药联合治疗。尽管目前有证据表明两药合理联用是安全的，但除非特别严重的混合性血脂异常，一般应单药治疗；必要时谨慎联合，但剂量应小；两药分开时间服用。有以下特殊情况者慎用：老年患者，严重肝、肾疾病，甲状腺功能减退等，并严密监测和随访，一旦发现异常，及时停药。他汀类和依折麦布联用：单用他汀类调脂药治疗后 LDL-C 仍未达标者，可考虑他汀类和依折麦布联用。现有证据表明依折麦布和小剂量他汀类联合应用比单独增加他汀类剂量能更好地改善血脂紊乱，且安全性好。

（4）控制蛋白尿　肾脏病变早期阶段，无论有无高血压，首选肾素 - 血管紧张素系统抑制剂，能减少尿白蛋白。因该类药物可能导致短期内肾小球滤过率下降，在开始使用这些药物的 1~2 周内应检测血肌酐和钾浓度，不推荐血肌酐＞ 265.2μmol/L 的肾病患者应用肾素 - 血管紧张素系统抑制剂。

3. 替代治疗　包括血液透析、腹膜透析和肾脏移植等。GFR 低于 15ml/（min·1.73m²）的糖尿病肾病患者在条件允许的情况下可选择。

七、预后与转归

DN 进展到中后期治疗是困难的，目前尚无很好的治疗方法。因此治疗原则应该是重在预防。DN 预防可分为三级：①一级预防是指阻止早期 DN 的发生；②二级预防是指阻止早期 DN 向临床 DN 发展；③三级预防是指阻止已确定为临床 DN 的患者向终末期肾衰（ESRD）发展。其具体措施有：①持久而良好地控制血糖在理想范围内，是防治 DN 发生发展的关键，糖尿病控制与并发症研究组（DCCT）已肯定了理想的血糖控制能有效地预防 DN 的发生发展。②持续良好地控制血压，是保护肾脏并阻止 DN 进展的重要因素；血压最好控制在正常范围或接近 130/85mmHg。③定期监测、及时发现微量白蛋白尿，是早期诊断和逆转 DN 的重要标志。④系统教育、系统监测、系统治疗 DM 是科学规范地防治 DN 的可靠途径。⑤适时透析及肾或胰肾联合移植可延长患者的生命，减少 DN 的早逝。

八、难点与对策

良好的血糖血压控制并不能完全阻断肾脏病变的发展，同时有部分患者单纯西医药治疗效果不好，针对这种情况，成都中医药大学附属医院内分泌科开展了大量中医药干预研究，显示出良好的效果，建议针对并发症均以中西医结合治疗为宜。

第四节　糖尿病周围神经病变

糖尿病周围神经病变（diabetes peripheral neuropathy，DPN）是糖尿病导致的神经病变中最为常见的一种，可累及全身神经系统的任何部分，约占糖尿病神经病变（diabetic neuropathy，DN）的 75%。糖尿病周围神经病变是指在排除其他原因的情况下，糖尿病患者出现周围神经功能障碍，包含脊神经、颅神经及自主神经病变，其中以远端对称性多发性神经病变（diabetes symmetry peripheral neuropathy，DSPN）最具代表性，主要症状包括：肢体疼痛、麻木、感觉异常等。其临床表现一般以四肢远端为主，下肢较上肢为重，早期以感觉障碍为主，亦有痛觉过敏者，昼轻夜重。

糖尿病周围神经病变患病率与病程密切相关，通常在 1 型糖尿病患者中出现较晚，而在 2 型糖尿病的早期就能发现。病程 20 年以上的 1 型糖尿病至少 20% 患有 DPN，初诊 2 型糖尿病患者中 10%~15% 有 DPN，病程 10 年以上的可达 50%，进而出现明显的周围神经病变的临床表现。神经功能检查发现，60%~90% 糖尿病患者有不同程度的 DPN，30%~40% 的糖尿病患者无自觉症状。在吸烟、年龄 > 40 岁且血糖控制差的患者患病率更高。研究显示，在成年人糖尿病患者中，DPN 的流行率范围从 30% 到 60% 不等。对患有糖尿病的儿童和青少年 DPN 流行程度研究表明，1 型糖尿病发病率占 7%，2 型糖尿病占 22%。随着神经系统检测手段的不断提高，糖尿病周围神经病变的检出率呈逐年上升的趋势。近年来，DPN 的检出率已上升为 70%~90%。DPN 是糖尿病患者致残甚至致死的主要原因之一，严重地影响着糖尿病患者的生活质量，造成了巨大的经济和社会负担。

中医古代文献并无"糖尿病周围神经病变"的相关记载，依据其临床表现当属于"麻木""血痹""痛证""痿证"等范畴。

一、中医病因病机

本病多因糖尿病日久不愈，耗伤气阴，阴阳气血亏虚，血行瘀滞，脉络痹阻，机体失于濡养，则"不荣则痛""气不至则麻""血不荣则木""气血失充则痿"。其病理表现多为本虚标实，病位在脉络，内及肝、肾、脾等脏腑，以气血亏虚为本，瘀血阻络为标。

1. 久病伤脾，痰瘀互结 久病伤脾，脾胃既伤，则气无所载、血无所帅，气滞不畅，血行瘀阻。脾虚营气不能运于脉中，濡养四肢，而肢体麻木、疼痛、酸软无力。脾喜燥，脾胃虚弱易患湿病，湿聚成痰，可与瘀滞的气血相胶着，加重脉络瘀阻，不通则痛。

2. 肝肾不足，经络失养 肝主筋，肾主骨，若肝肾亏虚，真阴耗损，精不化血，可致精血耗竭，筋骨不养，肢体麻木不仁；或致阳失潜藏，风火相煽，筋惕肉瞤。

二、西医病因及发病机制

（一）发病机制

糖尿病周围神经病变的病因与发病机制迄今尚未完全阐明，研究进展多来源于动物与细胞实验，近年来的研究提出以下学说。

1. 血管学说 1893 年 Price 发现，糖尿病患者胫后神经变性区中血管有严重的粥样硬化，在显微镜下可见血管阻塞。Wotman 和 Wilder 将糖尿病神经病变归因于神经滋养的血管粥样硬化。1959 年 Fagenberg 通过 PAS 染色阳性证实神经内膜血管壁的增厚和透明样变性，首次将糖尿病神经病变和微血管病变相联系，主要以感觉神经损害为特征。1995 年美国糖尿病协会年会上，Brand 认为局部的皮肤血流灌注是伤口愈合的关键因素，感觉神经的病变是引起伤口经久不愈的主要因素之一。外周和交感神经系统在控制和调节微循环功能中发挥重要的作用。当微血管结构发生改变和功能受到损害时，调节机制发生故障，微循环紊乱，继而糖尿病患者呈现出神经病变。

糖尿病微血管病变几乎见于所有的脏器，周围神经细小血管较为明显，主要表现为毛细血管基底膜增厚，血管内皮细胞增生、透明变性、糖蛋白沉积、管腔狭窄，从而导致神经缺血缺氧，这些病理变化从糖尿病患者组织活检中得到证实。使用具有血管扩张作用的药物治疗等试验也进一步支持糖尿病周围神经病变的血管机制。

2. 代谢障碍学说 糖尿病患者病情未能得到满意控制，长期处于高血糖状态。能量代谢失常，葡萄糖未能得到充分氧化利用，以致神经细胞轴突、鞘膜中代谢失常而致病。从病理生化推论，有以下几方面代谢紊乱。

（1）山梨醇聚集学说 长期高血糖可引起多元醇通路活性增加，激活醛糖还原酶，产生大量山梨醇，同时山梨醇脱氢酶的活性下降，造成山梨醇代谢的不平衡。山梨醇通过细胞膜的渗透性较差，以致大量积聚在周围神经，因其具吸水性而使神经细胞肿胀变性，引起功能损害，故早期表现为神经传导速度减慢。

（2）肌醇缺乏学说 由于葡萄糖进入神经细胞转化为山梨醇引起肿胀，而使肌醇进入神经细胞减少，Na^+，K^+-ATP 酶活性降低，轴流运输及轴突生长障碍，神经传导速度减慢，高血糖竞争性地抑制一种特异性的钠依赖载体（此载体可调控肌醇运输系统），使细胞摄取肌醇减少，Na^+，K^+-ATP 酶功能缺损又可使上述钠依赖载体活性下降，进一步减少肌醇摄取，形成恶性循环。临床研究已证实补充肌醇有改善糖尿病周围神经病变症状的作用。

（3）非酶蛋白糖基化学说　体内的葡萄糖、果糖可与机体内的蛋白质尤其是半衰期长的蛋白质发生非酶促的糖基化作用，生成糖基化终末产物（advanced glycation endproducts，AGE）。AGE 的蓄积引起巨噬细胞特异性识别和摄入增加，刺激血管壁低密度脂蛋白增高，引起平滑肌增生和动脉粥样硬化。高血糖状态可引起半衰期长的蛋白质普遍糖基化，神经髓鞘蛋白和微管蛋白糖化显著增加，从而破坏了髓鞘的完整性，还可引起具有神经分泌和轴索传导作用的微管系统的结构与功能变化。AGE 堆积还可使自由基释放增多，并激活单核巨细胞产生 TNF-α 等细胞因子扰乱神经内膜循环，影响神经纤维再生。细胞内基质蛋白对周围神经纤维的营养作用也受到损害。因此，认为非酶糖基化作用与糖尿病神经病变关系密切。

（4）脂代谢障碍学说　1968 年，Bischoff 发现施万细胞内类脂质沉着，神经鞘膜内合成脂肪所必需的乙酰硫激酶活力降低。其原因为缺少胰岛素，引起神经组织中脂肪含量减低，能量代谢失常。早期多为可逆性的传导速度减慢，而后发生不可逆的病理性改变。

（5）氧化应激损伤学说　对糖尿病动物模型的研究证实，无论急性或慢性高血糖都可以造成周围神经组织的氧化应激损伤，进而形成周围神经病变。临床试验也表明抗氧化剂（如 α 硫辛酸）可明显改善患者的感觉神经传导速度。

（6）其他　蛋白激酶 C、神经生长因子、胰岛素样生长因子、血管内皮生长因子等都被认为在糖尿病神经病变的发生中起着一定作用，然而目前所有的证据多来源于动物实验，仅有的几项临床研究均未能证实这些因素在人类神经病变的发生中所起的作用。

3. 基因学说　近些年糖尿病周围神经病变相关基因的研究取得了很大进展。目前已经发现多种与发病有关的基因。其中较受重视的有醛糖还原酶（aldose reductase，AR）基因、神经生长因子基因及 Na^+，K^+-ATP 酶基因。此外，Prosaposin 基因、抗氧化酶基因、一氧化氮合酶基因、对氧磷酯酶（PON）基因、有丝分裂原活性蛋白酶基因等也与糖尿病周围神经病变的发生发展有一定关系。目前的研究表明，糖尿病周围神经病变是以一种多基因参与的复杂疾病，对其候选基因的研究工作还有待进一步进行。

三、临床表现

糖尿病周围神经病变的发生概率随年龄和病程的进展而增加，1 型和 2 型糖尿病患者均可累及，以双侧对称性多见，少部分发生于单侧或不对称性。糖尿病周围神经病变以对称性的疼痛和感觉异常为主要表现，疼痛呈针刺痛、烧灼痛或钻凿样疼痛，表现多种多样，大多数患者常难以正确描述。疼痛夜间加重，白天或行走后可以减轻。感觉异常常先于疼痛出现，常见有麻木、蚁行、虫爬、发热、怕冷和触电样感觉，往往从四肢末端上行，呈对称性"手套""袜套"样感觉减退。可见痛觉过敏，甚至不能忍受盖被，有时则表现为痛觉减退或消失，对冷、热刺激均不敏感。另外本体感觉异常可导致患者步态不稳，从而易致跌扑和外伤。

体征上可表现为呈袜套样分布的对称性感觉丧失，严重者损害平面可高于足踝并可累及上肢。踝反射减弱或消失常见，部分患者膝反射亦可减弱或消失。在病情严重的患者可见到足或手部小肌肉的萎缩。更严重者可见到 Romberg 征阳性（双脚并拢闭目则站立不稳或跌倒）。

1. 根据起病的缓急分型

（1）急性感觉神经病　主要特点为急性或亚急性起病，患者多有明显的疼痛（表现为足部的灼痛或肢体深部疼痛）和感觉异常，但较少神经损害的临床体征。急性感觉神经病的发生与血糖控制不佳密切相关，亦见于发生急性酮症酸中毒后的患者。也可见于长期血糖控制不好，改用胰岛素后血糖控制迅速改善的患者，临床称这种情况为"胰岛素神经炎"。急性感觉神经病可随着稳定的血糖控制而改善，与慢性感觉运动神经病不同，罹患此病的患者虽然发病时临床症状较为严重并且来势迅猛，但通常病情均能在 1 年内得到控制。

（2）慢性感觉运动神经病　最为常见的糖尿病神经病变。通常起病隐匿，10% 的 2 型糖尿病患者在诊断糖尿病时即可有此病，临床上也不乏以周围神经损害为首发症状的患者。50% 患此病的患者可没有临床症状，10%~20% 的患者可能因疼痛或感觉异常而寻求治疗。慢性感觉运动神经病最终可导致足部神经性溃疡、夏科关节甚而截肢等严重后果。

2. 根据神经功能障碍分型

（1）远端对称性多发性神经病变　双侧肢体疼痛、麻木、感觉异常等。

（2）近端运动神经病变　一侧下肢近端严重疼痛为多见，可与双侧远端运动神经同时受累，伴迅速进展的肌无力和肌萎缩。

（3）局灶性单神经病变（或称为单神经病变）　可累及单颅神经或脊神经。颅神经损伤以上睑下垂（动眼神经）最常见，其次为面瘫（面神经）、眼球固定（外展神经）、面部疼痛（三叉神经）及听力损害（听神经）。

（4）非对称性的多发局灶性神经病变　同时累及多个单神经的神经病变称为多灶性单神经病变或非对称性多神经病变。可出现麻木或疼痛。

（5）多发神经根病变　最常见为腰段多发神经根病变，主要为 L_2、L_3 和 L_4 等高腰段的神经根病变引起的一系列单侧下肢近端麻木、疼痛等症状。

（6）自主神经病变　可累及心血管、消化、呼吸、泌尿生殖等系统，还可出现体温调节、泌汗异常及神经内分泌障碍。

四、实验室及其他检查

一些简单实用的检查器具可用于诊断糖尿病周围神经病变及判断其预后。常见的初筛检查方法有震动觉（128Hz 音叉）、针刺痛觉、温度觉、踝反射、压力觉（10g 单尼龙丝）五项。进一步确切诊断需进行神经传导速度测定、定量感觉试验、皮肤活检、角膜的激光共聚焦检测等客观的神经功能检查，其中神经传导速度测定和定量感觉试验更为常见。

（一）常见的五项简单筛查方法

1. 震动觉（128Hz 音叉）检查　128Hz 音叉末端置于患者双足拇指背面的骨隆突处各测试 3 次，在患者闭眼的情况下进行，询问能否感觉到音叉的振动，3 次中 2 次以上回答错误判为振动觉缺失，3 次中 2 次以上回答正确则判为振动觉存在。任意一侧异常即可判为阳性。

2. 针刺痛觉检查　采用触觉检查笔的钢针头端，操作如下：①用钢针头在患者的指尖进行测试，让患者了解检查的目的性；②钢针头检查应避开有溃疡、胼胝、伤疤和坏死组织部位；③检查时，不要让患者看见检查过程，双足分别检查 3 个点，分别为大脚趾趾腹、足底第一、第三跖骨，钢针头下压至凹槽指示点时，询问患者是否有痛感，分别记录双足各测点的结果。测量结果 ≤ 40g 推力则为正常，＞ 40g 推力则为异常。任意一侧针刺痛觉异常即可判为阳性。

3. 温度觉检查　温度浅感觉检查仪一端为金属（凉感觉），一端是聚酯（温感觉）。患者平躺、放松，分别将两端接触患者足背皮肤进行检测，不能辨别凉温觉者为异常。

4. 踝反射检查　患者取仰卧，髋及膝关节稍屈曲，下肢取外旋外展位，检查者用左手轻托患者足底，使足呈过伸位，右手持叩诊槌叩击跟腱。正常反应为腓肠肌收缩，足向跖面屈曲。如卧位不能测出时，可嘱患者跪于椅面上，双足空悬椅边，然后轻叩跟腱，反应同前。当双侧踝反射同时出现减弱或消失时判断为阳性；只有单侧出现踝反射减弱、消失、亢进、正常时均判断为阴性。

5. 压力觉（10g 单尼龙丝）检查　这是一个简单而有效的临床体检方法。应用 10g 单尼龙丝划双足拇趾及第 1、3、5 跖骨掌面，嘱患者闭眼，轻轻加力使单丝弯曲，持续 1 秒，回答是否感觉到单丝的刺激，共划 10 次。感觉到 7~10 次为正常，判为 0 分；感觉到 1~6 次为减弱，判为 1 分；感觉 0 次为消失，判为 2 分。但这一检查也存在不足之处，一是产品质量存在差异，二是在检查的点数和结果解释方面并没有统一的标准。

（二）神经电生理检查

神经电生理仪器检查包括神经传导速度（nerve conduction velocity，NCV）、F 波、感觉或运动神经传导电位的幅度，被认为是一种敏感性、特异性、重复性均较好的神经病变检测手段。被多数学者推荐应用于糖尿病周围神经病变的诊断和药物疗效的评估。运动和感觉神经传导速度减慢是糖尿病周围神经病变的早期特征，下肢较上肢、远端较近端更为明显。采用肌电图测定糖尿病患者运动和感觉神经传导速度可早期检出周围神经病变，其局限性在于 NCV 仅可检测出较粗的有髓鞘神经纤维的异常，对鉴别小神经纤维病变及无髓鞘的神经纤维病变不敏感，而在 DPN 病例改变早期，多为末梢和小纤维改变，容易漏诊。

（三）定量感觉试验

进行性感觉异常或丧失是糖尿病周围神经病变的典型表现。定量感觉检查是小纤维神经病的一项重要检查，使用定量感觉试验来确定患者或受试者的敏感性，可以量化感觉和疼痛阈值，可用于评估糖尿病患者感觉异常的程度，也可用于早期诊断亚临床的糖尿病周围神经病变。目前定量感觉试验的检测多用计算机辅助感觉评定设备，通过程序控制刺激的程度和种类，从而定量地检测患者的异常。但定量感觉试验对检测人员有一定要求，同时检测结果受到被试者多种因素的影响，如患者受试时的注意力和合作性，受试者的年龄、体重、是否吸烟和饮酒也均可能对结果产生一定的影响。另外，定量感觉试验的特异性较差，任何感觉神经病理类型引起的感觉异常都可以导致检测结果的异常。

（四）其他

一些创伤性检测方法也被用于诊断和评估糖尿病神经病变，包括神经组织活检、皮肤活检。这些检查方法虽然特异性很强，但是因为其有创性的特点而不能广泛应用于临床。近年有学者报道应用角膜共焦显微镜来观察角膜神经的损害和修复，并认为角膜神经与周围神经有很好的相关性，这一方法有可能在未来成为一种评价糖尿病患者神经功能的有效方法。

五、诊断与鉴别诊断

（一）诊断

糖尿病周围神经病变的诊断目前尚缺乏统一的标准，其临床诊断有赖于对患者症状和体征的详细询问和检查，同时借助于一些客观的实验室检查。糖尿病周围神经病变的诊断要点有三：①明确的糖尿病病史；②具备周围神经病变的症状与体征，肌电图神经传导速度检查等有阳性发现；③可以除外其他引起周围神经病变的原因。由于非糖尿病引起的神经病变在糖尿病患者中也极为常见，所以糖尿病周围神经病变的确立还必须建立在排除其他原因所致的神经损害基础上。诊断和评估糖尿病周围神经病变需进行症状积分、体征积分、定量感觉试验、心脏自主神经功能检测和电生理检测等方面检查。此外，尚有世界卫生组织糖尿病周围神经病变国际协作研究的诊断标准可供参考。

（二）鉴别诊断

应与其他原因引起的多发性神经炎相鉴别。

1. 中毒性末梢神经炎 常有药物中毒或农药接触史，疼痛症状较突出。

2. 感染性多发性神经根神经炎 常呈急性或亚急性起病，病前多有呼吸道或肠道感染史，表现为四肢对称性弛缓性瘫痪，运动障碍重，感觉障碍轻，1~2周后有明显的肌萎缩。脑脊液蛋白定量增高，细胞数正常或增高。

3. 结节性多动脉炎 病变累及四肢者，肢端疼痛，可伴其他器官损害症状，常见为发热、皮疹、肌肉和关节疼痛、肾小球肾炎等，皮肤和肌肉活检可明确诊断。

4. 脊髓空洞症 发病缓慢，有分离性感觉障碍、手部萎缩麻痹与营养障碍，以及下肢的锥体束征。

六、治疗

由于糖尿病周围神经病变的病因尚不明确，目前缺乏特异性的治疗手段，临床治疗主要分为对症处理和病因治疗。对糖尿病周围神经病变的病机阐述，中、西医有着较为一致的认识，西医归结为代谢紊乱产生的高血糖、高血脂、高血黏度等一系列病理产物导致或加重糖尿病周围神经病变，而中医学称其为"浊毒"，即气、血、痰相互交阻，瘀滞气机，不通则痛。中医学认为本病"浊毒"的产生是由于消渴日久，正气虚损，气血推动无力而形成，故应标本兼治。西医亦认为对症处理疗效欠佳，主要治疗方式为调节血糖稳态，增强体质，减少病理产物的产生。因中西医治疗思路有异曲同工之妙，可相互配合，联合应用，西医辨病与中医辨证相结合，较单独应用可取得更好的临床疗效。

（一）中医治疗

1. 常见证型辨证治疗

（1）气虚血瘀证

症见：肢体无力麻木如有蚁行，肢末时痛，多呈刺痛，下肢为主，入夜痛甚，神疲倦怠，气短懒言，动则汗出，腹泻或便秘，舌质淡暗，或有瘀点，苔薄白，脉细涩。

治宜：益气养血，温经通络。

方药：补阳还五汤加减。方中重用生黄芪，补益元气，意在气旺则血行，瘀去络通，为君药。当归尾活血通络而不伤血，用为臣药。赤芍、川芎、桃仁、红花协同当归尾以活血祛瘀；地龙通经活络，力专善走，周行全身，以行药力，亦为佐药。重用补气药与少量活血药相伍，使气旺血行以治本，祛瘀通络以治标，标本兼顾；且补气而不壅滞，活血又不伤正。合而用之，则气旺、瘀消、络通，诸症向愈。偏于上肢者加桑枝、防风、羌活；偏于下肢者加木瓜、川牛膝、威灵仙；瘀血明显者加鸡血藤、红花、桃仁；若四末冷痛，得温痛减，遇寒痛增，下肢为著，入夜更甚，可选用当归四逆汤（《伤寒论》）合黄芪桂枝五物汤（《金匮要略》）化裁。

（2）阴虚血瘀证

症见：肢体麻木，腿足挛急，酸胀疼痛，或肢体灼热疼痛，夜间为甚，五心烦热，失眠多梦，皮肤干燥，口干咽燥，腰膝酸软，头晕耳鸣，便秘，舌质嫩红或暗红，苔花剥少津，脉细数或细涩。

治宜：治以滋阴活血，柔筋缓急。

方药：芍药甘草汤加减。方中芍药酸寒，养血敛阴，柔肝止痛；甘草甘温，健脾益气，缓急止痛。二药相伍，酸甘化阴，调和肝脾，有柔筋止痛之效。腿足挛急，时发抽搐，加全蝎、蜈蚣；五心烦热加地骨皮、胡黄连、知母；大便秘结加玄参、麦冬、生地黄；口苦咽干，目眩加柴胡、黄芩等。

（3）痰瘀阻络证

症见：肢体麻木刺痛，常有定处，或肌肤紫暗、肿胀，肢体困倦，头重如裹，昏蒙不清，体多肥胖，口黏乏味，胸闷纳呆，腹胀不适，大便黏滞，舌质紫暗，舌体胖大有齿痕，苔白厚腻，脉沉滑或沉涩。

治宜：化痰活血，宣痹通络。

方药：指迷茯苓丸合黄芪桂枝五物汤加减。指迷茯苓丸方中以半夏燥湿化痰为君，以茯苓健脾渗湿化痰为臣，两者合用，既消已成之痰，又杜生痰之源。佐以枳壳理气宽中，俾痰随气行，气顺则痰消；风化朴硝软坚润燥，使结滞之伏痰消解而下泄。痰湿盛，呕吐恶心加厚朴、苍术、砂仁；肢体麻木，蚁行感重加独活、防风、僵蚕、全蝎；畏寒肢冷加桂枝、白芍以温阳通络和营；关节肿痛剧者加甘遂以祛痰逐饮，消肿散结；痰浊流窜，麻痛部位不定者为风痰，加白附子、制南星、皂角以祛风涤痰。胸闷呕恶，口黏加藿香、佩兰、石菖蒲；疼痛部位固定不移加白附子、延胡索、鸡血藤、制川乌（1.5~3g）等。

（4）肝肾亏虚证

症见：肢体关节屈伸不利，痿软无力，甚者肌肉萎缩，腰膝酸软，骨松齿摇，头晕耳鸣，舌质淡，少苔或无苔，脉沉细无力。

治宜：滋补肝肾，益精填髓。

方药：六味地黄丸加减。方中重用熟地黄，滋阴补肾，填精益髓，为君药。山萸肉补养肝肾，并能涩精；山药补益脾阴，亦能固精，共为臣药。三药相配，滋养肝脾肾，称为"三补"。但熟地黄的用量是山萸肉与山药两味之和，故以补肾阴为主，补其不足以治本。配伍泽泻利湿泄浊，并防熟地黄之滋腻恋邪；牡丹皮清泄相火，并制山萸肉之温涩；茯苓淡渗脾湿，并助山药之健运。三药为"三泻"，渗湿浊，清虚热，平其偏胜以治标，均为佐药。六味合用，三补三泻，其中补药用量重于"泻药"，是以补为主；肝脾肾三阴并补，以补肾阴为主，这是本方的配伍特点。肾精不足，腰膝酸软明显加牛骨髓、龟甲、菟丝子；阴虚明显，五心烦热，加白芍、女贞子、银柴胡等。

（5）阳虚寒凝证

症见：肢体麻木不仁，肢末冷痛，得温痛减，遇寒痛增，下肢为著，入夜更甚，神疲懒言，腰膝乏力，畏寒怕冷，舌质暗淡或有瘀点，苔白滑，脉沉紧。

治宜：温经散寒，通络止痛。

方药：当归四逆汤加减。本方以桂枝汤去生姜，倍大枣，加当归、通草、细辛组成。方中当归甘温，养血和血；桂枝辛温，温经散寒，温通血脉，为君药。细辛温经散寒，助桂枝温通血脉；白芍养血和营，助当归补益营血，共为臣药。通草通经脉，以畅血行；大枣、甘草益气健脾养血，共为佐药。重用大枣，既合归、芍以补营血，又防桂枝、细辛燥烈太过，伤及阴血。甘草兼调药性而为使药。全方配伍得当，温阳与散寒并用，养血与通脉兼施，温而不燥，补而不滞。以下肢，尤以足疼痛为甚者，可酌加制川乌（1.5~3g）、续断、牛膝、狗脊、木瓜；内有久寒，见水饮呕逆者，加吴茱萸、生姜、半夏等。

2. 常用经验方及临床体会

（1）经验方　近年来，经过临床观察及实验研究证明，通络糖泰颗粒（黄芪、山药、玄参、麦冬等）、血府逐瘀胶囊（桃仁、红花、赤芍、川芎等）、筋骨痛消丸（丹参、鸡血藤、香附、乌药等）、糖痛外洗方（川芎、红花、赤芍、白芍等）等经验方可治疗糖尿病周围神经病变。

（2）临床体会　在历代医家治疗消渴痹症的宝贵经验基础上，结合近年来现代科学研究及临床研究的不断发展，目前中医治疗消渴的临床经验及治疗方案有以下几种。

①重养阴益气、倡活血化瘀：气阴两伤、脉络瘀阻贯穿于消渴及并发症的始终，临床上当应用阴阳、脏腑、气血思路进行辨证论治。著名医家祝谌予重养阴益气、倡活血化瘀，并予以降糖药方作为基本方加减化裁，药物组成：生黄芪30g，生地黄30g，苍术15g，玄参30g，丹参30g，葛根10g。方中生黄芪配生地黄，取黄芪之补中益气、升阳、固腠理与生地黄之滋阴凉血、补肾固精的作用，防止饮食精微的漏泄，使尿糖转为阴性。苍术配玄参，取苍术之燥湿健脾敛精与玄参之滋阴降火的作用，补中寓消，滋而不腻，使燥热除，中焦健旺，气复阴回，糖代谢复常，则血糖自降。丹参配葛根，生津止渴，活血化瘀、祛瘀生新，提高降糖疗效。三组药对相配伍，益气养阴、活血化瘀，标本兼顾。

②久病入络，需重化瘀生新：消渴病久者，必然本元大伤，虚损之象叠现。气虚运血乏力，阴虚则血行艰涩，久病入络，久虚入络之血瘀证候形成，即《素问·痹论》所谓"病久入深，营卫之行涩"。唐容川在《血论证·卷五》言"瘀血在里，则口渴，所以然者，血与气本不相离，内有瘀血，故气不得通，不能载水津上升，是以发渴，名曰血渴，瘀血去则不渴矣。"瘀滞即成，则陈者当去而不能去，新者当生而不能生，血愈虚而愈瘀，愈瘀而愈虚，互为因果，交相为患。终致阳气不得敷布，津血不畅荣而发为消渴，或消渴愈甚。著名中医学家任继学擅用藏红花、草红花、鸡内金、酒大黄、郁金、丹参、血竭、牡丹皮等味，常以二三味灵活加入消渴辨证论治用药之中，屡获良效，并以化血化瘀生新之法，作为治疗消渴之常法。

（二）西医治疗

糖尿病神经病变的治疗首先是积极控制血糖，酌情合理选用口服降糖药及胰岛素，使血糖控制在正常或接近正常。同时，配合降压、调脂药物。由于糖尿病周围神经病变的病因目前尚不明确，缺乏特异性的治疗手段，临床治疗主要分为对症处理和病因治疗。

1. 对症处理　主要针对痛性糖尿病周围神经病变，常见的药物如下。

（1）抗惊厥药　如普瑞巴林、加巴喷丁、丙戊酸钠和卡马西平等。普瑞巴林（或加巴喷丁）可以作为初始治疗药物，改善症状。

（2）抗抑郁药物　包括度洛西汀、文拉法辛、阿米替林、丙米嗪和西肽普兰等。度洛西汀可以作为疼痛的初始治疗药物。

（3）其他　如阿片类药物（曲马多和羟考酮）和辣椒素等。由于具有成瘾性和发生其他并发症的风险较高，阿片类药物不推荐作为治疗痛性神经病变的一、二线药物。

2. 病因治疗

（1）血糖控制　积极严格地控制高血糖并减少血糖波动是预防和治疗糖尿病神经病变的最重要措施。

（2）神经修复　常用药物有甲钴胺、神经生长因子等。

（3）改善微循环　周围神经血流减少是导致糖尿病神经病变发生的一个重要因素。通过扩张血管、改善血液高凝状态和微循环，提高神经细胞的血氧供应，可有效改善糖尿病神经病变的临床症状。常用药物为前列腺素 E1、贝前列素钠、西洛他唑、己酮可可碱、胰激肽原酶、钙拮抗剂和活血化瘀类中药等。

（4）其他　神经营养因子、肌醇、神经节苷酯和亚麻酸等。

3. 针对发病机制治疗

（1）抗氧化应激　通过抑制脂质过氧化，增加神经营养血管的血流量，增加神经 Na^+，K^+-ATP 酶活性，保护血管内皮功能，目前常用药物为 α- 硫辛酸。

（2）醛糖还原酶抑制剂　糖尿病可引起多元醇通路过度激活，醛糖还原酶抑制剂通过作用于醛糖还原酶而抑制多元醇通路，目前常用药物为依帕司他。

七、预后与转归

戒烟及血糖、血压、血脂、体重等良好的代谢管理等是预防糖尿病周围神经病变发生的重要措施，尤其是血糖控制至关重要。除严格控制代谢紊乱外，还需定期进行神经病变的筛查及评估，重视足部护理，可以降低足部溃疡的发生风险；衣着宽松、舒适、吸湿、柔软、合体；在应用扩血管药、改善微循环药和营养神经改善神经代谢的药物同时，可以配合应用具有活血化瘀、通络止痛功效的中药，如三棱、莪术、鸡血藤、络石藤等外用泡足以改善末梢循环，促进局部血供。此外，针刺、灸法、推拿均可起到良好的防治作用，但手法宜轻，防止烫伤、创口感染。

八、难点与对策

糖尿病周围神经病变可累及神经系统的任何部位，如"神经痛""麻木"等症状易反复，严重影响其生活质量，其治疗主要目的则是改善患者的症状和体征，提高其生活质量。在病机阐述方面，西医归结为代谢紊乱产生一系列病理产物导致或加重糖尿病周围神经病变，而中医学认为本病"浊毒"的产生是由于消渴日久，正气虚损，气血推动无力而形成，故应标本兼治。中西医治疗思路有异曲同工之妙，可相互配合，联合应用，西医辨病与中医辨证相结合，较单独应用可取得更好的临床疗效。

第五节　糖尿病视网膜病变

糖尿病视网膜病变（diabetic retinopathy，DR）是糖尿病的严重并发症之一，也是成年人中致盲的重要原因。随着我国国民经济快速增长和人民生活方式的改变，糖尿病患者迅速增加，2013 年发表的数据表明我国成人糖尿病患者已超过 9840 万，占到全球糖尿病人口的 25.8%，是全球糖尿病患者人口最多的国家。据报道，在我国视网膜病变在糖尿病患者人群中的患病率为 24.7%~37.5%，其中增生期视网膜病变比例在 3.3%~7.4%。一项我国流行病学的 Meta 分析显示，我国 DR、非增生性 DR 与增生性 DR 在糖尿病罹患人群中的发病率分别是 23.0%、19.1% 和 2.8%。早在 1856 年 Von Janger 首先提出糖尿病具有特征的眼底改变，Leber 于 1875 年将此病命名为糖尿病视网膜炎。

本病多双眼发病，病程长，早期出血量少，眼前仅有黑影飘动者，中医称之为"云雾移睛"；若自觉视物昏渺、蒙昧不清者，则属"视瞻昏渺"；若出现视力骤降者，则属"暴盲"；若出血量多，引起玻璃体积血者，则称为"血灌瞳神"。后期常因发生增生性玻璃体视网膜病变以及糖尿病性黄斑病变而导致视力明显下降，甚至失明。

一、中医病因病机

中医认为本病多因素体禀赋不足，阴虚体质；或饮食不节，脾胃受损；或劳伤过度，耗伤肝脾肾，阴虚燥热，日久则气阴两虚或阴阳两虚，夹瘀而致病。因虚致瘀、瘀血内停，目络阻滞为本病发生的重要病机；本虚标实、虚实夹杂则为本病的证候特点。本病的临床病证发展是由阴虚内热→气阴两虚→阴阳两虚演变，并且血瘀证伴随本病的整个病程。

1. 久病或素体阴虚，阴津不足 久病重病，阴津亏损，燥热偏盛；或因素体禀赋不足，阴虚体质，燥热内盛，而见燥热喜饮、形体消瘦、消谷喜饥、便干溲赤，舌质红、苔黄、脉弦数。

2. 病程日久，耗气伤阴 病程日久，阴液耗伤，燥热内生，灼热耗气；或因暑热或燥邪久羁，伤阴耗气，久则气阴两虚，而见神疲乏力、气短懒言、多汗、咽干口燥、大便干燥与稀溏交替出现、五心烦热，舌质淡胖、少苔，脉细无力。

3. 阴阳互根，阴损及阳 久病重病或禀赋不足，阴液亏损不足，阴阳互根，久则阴损及阳，致阴阳俱虚，而见畏寒肢冷、神疲乏力、面足水肿、夜尿频多、咽干口燥、心烦。

二、西医病因发病机制

本病发生的确切机制和途径十分复杂，至今仍在探讨中。长期慢性的高糖血症是本病的发病基础。本病的早期病理改变为选择性毛细血管周细胞丧失、微血管瘤形成及毛细血管基膜增厚。进一步则产生视网膜屏障破裂、毛细血管闭塞、前小动脉及后小静脉闭塞和新生血管形成。此外，高血压、高血脂、糖尿病肾病、妊娠、贫血及 C- 肽水平极低等是 DR 恶化的危险因素。

三、临床表现

眼部以不同程度的视功能障碍为主要表现，视力下降的程度主要取决于黄斑区是否受累、出血及渗出的范围和程度等。可同样伴有糖尿病的其他全身症状。

四、实验室及其他检查

1. 眼底镜检查

（1）非增生性视网膜病变（non-proliferative diabetic retinopathy，NPDR） 可见微动脉瘤、视网膜内点状出血、斑片状出血，视网膜水肿，硬性渗出，视网膜静脉扩张、出血，视网膜内微血管异常，神经纤维层梗死，小动脉异常，局部毛细血管无灌注（新生血管发生基础），以上病变不超出内界膜。

（2）增生性视网膜病变（proliferative diabetic retinopathy，PDR） 新生血管出现是 PDR 的标志。纤维继续增生并突破内界膜进入玻璃体腔，导致玻璃体积血，牵拉性视网膜脱落，黄斑移位，视网膜裂孔形成。

2. 荧光素眼底血管造影 不仅可提高 DR 的诊断率和指导治疗，还可对本病的严重程度及治疗效果作出评估。造影可显示出眼底镜不能或不易发现的血管渗漏、早期新生血管、无灌注区及早期黄斑囊样水肿等。许多眼底镜下观察是"正常"的眼底，造影时发现有微血管瘤和其他微血管的改变。

3. 视觉电生理 图形视网膜电图（pattern-electroretinogram，P-ERG）的振幅下降程度与DR 严重程度有关，P-ERG 比闪光视网膜电图（flash electroretinogram，F-ERG）敏感一些。

OP5 的检测对早期评估 DR 的视网膜循环功能和 DR 的严重程度有重要的临床意义。

4. 黄斑光学相干断层扫描技术（OCT）　通过断层扫描，能够准确发现患者是否出现黄斑水肿、视网膜脱落以及青光眼等眼部疾病，能够准确显露出患者眼睛病变位置，同时也可以发现病变层次。

5. 光学相干断层扫描血管成像（OCTA）　为无创眼底血管成像技术，可以冠状面的形式逐层呈现三维重建后的眼底血管影像。能详细显示出视网膜血管的空间分布特征，甚至发现临床前期的视网膜血管异常。

五、诊断与鉴别诊断

（一）诊断

（1）糖尿病患者。

（2）眼底镜提示双眼视网膜出现微血管瘤，出血、渗出等改变。

（3）荧光素眼底血管造影可协助诊断。

（二）分型分期标准

DR 新的分期方法延续了我国 1985 年中华医学会眼科学分会眼底病学组的分期方法，在内容中与国际分类相衔接。具体如下。

1. NPDR 分型分期

（1）Ⅰ期　轻度非增生期（mild NPDR），仅有毛细血管瘤样膨出改变。对应我国 1985 年 DR 分期Ⅰ＋期。

（2）Ⅱ期　中度非增生期（moderate NPDR），介于轻度到重度之间的视网膜病变，可合并视网膜出血、硬渗和（或）棉絮斑。

（3）Ⅲ期　重度非增生期（severe NPDR）　每象限视网膜出血 ≥ 20 个出血点，或者至少 2 个象限已有明确的静脉串珠样改变，或至少 1 个象限视网膜内微血管异常，无明显特征的增生性 DR。对应我国 1985 年 DR 分期Ⅲ ++ 期。

2. PDR 分型分期

（1）Ⅳ期　增生期（early PDR），出现视网膜新生血管（neovascular elsewhere，NVE）或视乳头新生血管（neovascular of the disc，NVD），当 NVD ＞ 1/4~1/3 视乳头直径（dise area，DA）或 NVE ＞ 1/2DA，或伴视网膜前出血或玻璃体出血时称 "高危增生型"（high risk PDR）。对应我国 1985 年 DR 分期Ⅳ期。

（2）Ⅴ期　纤维增生期，出现纤维膜，可伴视网膜前出血或玻璃体出血。对应我国 1985 年 DR 分期Ⅴ期。

（3）Ⅵ期　增生晚期（advanced PDR），牵拉性视网膜脱离，合并纤维膜，可合并或不合并玻璃体积血，也包括虹膜和房角的新生血管。对应我国 1985 年 DR 分期Ⅵ期。

增生性 DR 分为两种类型，一种以视网膜新生血管为主，也称红色花边型 PDR；另一种以纤维血管膜或纤维膜为主，也称胶质增生型 PDR。

（三）鉴别诊断

本病应与视网膜静脉阻塞、高血压视网膜病变相鉴别。因瘀血伴随 DR 全过程，故应注意活血化瘀。但本病之血瘀为因虚致瘀，其证为本虚标实，出血易反复。因此，临床上多选用养血活血、益气活血之品，不宜使用破血消瘀之类药物。西医认为，激光光凝是目前治疗 DR 最有效的方法。

六、治疗

（一）中医治疗

1. 常见证型辨证治疗

（1）燥热伤阴证

症见：燥热喜饮、形体消瘦、消谷喜饥、便干溲赤，视网膜病变多为 I 至 II 期表现。舌质红、苔黄、脉弦数。

治宜：滋阴补肾、生津明目。

方药：知柏地黄丸加减。若眼底微血管瘤较多者，可加郁金、丹参；若眼底可见新鲜出血则可加生蒲黄、墨旱莲、仙鹤草；若眼底出血暗红，或伴有硬性渗出物者，可加丹参、郁金、怀牛膝。

（2）气阴两虚证

症见：神疲乏力、气短懒言、多汗、咽干口燥、大便干燥与稀溏交替出现、五心烦热，视网膜病变多为 II 至IV期。舌质淡胖、少苔，脉细无力。

治宜：滋阴补肾、益气生津。

方药：六味地黄丸加黄芪、党参、白术。若眼底出鲜血者，去熟地黄，加生地黄、生蒲黄、墨旱莲；若眼底出血暗红，去熟地黄，加丹参、赤芍、郁金等；若见硬性渗出及棉绒斑者，可加丹参、郁金、葛根等。

（3）阴阳两虚证

症见：畏寒肢冷、神疲乏力、面足水肿、夜尿频多、咽干口燥、心烦，视网膜病变多为IV至VI期。舌质淡、脉沉细无力。

治宜：补益肝肾、益精明目。

方药：驻景丸加减方加减，宜去河车粉、寒水石。若视网膜水肿者，可加薏苡仁、茯苓；若视网膜见新鲜出血，可加生蒲黄、阿胶等；出血久者，可加丹参、郁金、赤芍；渗出较多者，可加郁金、丹参、谷芽、地龙。

2. 常用经验方及临床体会

（1）杞菊地黄丸　阴虚燥热者。

（2）生脉散　气阴两虚轻者。

（3）参苓白术散　脾虚者。

在经验方基础上可加活血止血药，如三七粉、生蒲黄、丹参、郁金、川芎、赤芍等，则可活血不过甚而且不留瘀。

（二）西医治疗

1. 一般治疗　主要用药物和饮食控制等方法控制血糖，同时积极治疗全身合并的高血压、高血脂、糖尿病肾病等。

2. 眼局部治疗　眼底检查评估方法：诊断 DR 最常用的两个方法是散瞳后眼底照相和裂隙灯生物显微镜下眼底检查。辅助检查：①各种类型眼底照相设备；②荧光素眼底血管造影（fundu fluorescence angiography，FFA）并非诊断糖尿病性黄斑水肿（diabetic macular edem，DME）或 PDR 所必须的，这两者都能通过临床检查进行确诊。

（1）激光治疗　背景型黄斑水肿可考虑作局部光凝。当视网膜出血和棉絮斑增多，广泛微血管异常、毛细管无灌注区增多时，应作全光凝封闭无灌注区。若已有新生血管者，必须尽快激光治疗。

（2）玻璃体切割术　用于大量玻璃体积血久不吸收和（或）有机化条带牵拉致视网膜脱离者。手术的目的是清除浑浊的玻璃体，缓解玻璃体对视网膜牵拉，封闭裂孔，使脱离视网膜复位。

（3）抗 VEGF 药物治疗　以下情况应考虑进行抗 VEGF 治疗：①合并 DME 的轻至中度 NPDR 的患者，当有明显视力下降时；②新生血管性青光眼或高危 PDR 患者；③Ⅳ期 PDR，早期开始治疗可在一定程度上延缓进展，若暂不能行 PRP 治疗，可先进行抗 VEGP 治疗；④重度 NPDR 及不合并玻璃体积血和牵挂性视网膜脱离的 PDR 患者，且有视力下降者，有条件推荐单用抗 VEGF 治疗或联合 PRP 治疗。

七、干预

1. 非增生期糖尿病视网膜病变　根据视网膜病变的程度以及是否合并黄斑水肿，决策是否行激光治疗。对于未合并黄斑水肿的糖尿病视网膜病变不建议行全视网膜光凝治疗。NPDR 如合并临床有意义的 DME 进行光凝可以减少 5 年内视力严重下降的风险，一般先行黄斑局部光凝＋推迟的全视网膜激光光凝（panretinal photocoagalation，PRP）疗法，即 PRP 只在发生重度 NPDR 或 PDR 时再进行。

2. 增生期糖尿病视网膜病变　增生期早期糖尿病视网膜病变如果不合并黄斑水肿，可以考虑推迟 PRP，直至出现黄斑水肿。根据 ETDRS 研究报告，不合并黄斑水肿的严重糖尿病视网膜病变若行 PRP，则比推迟光凝更容易进展到中度视力下降。合并性黄斑水肿的重度 NPDR 和 PDR 早期，进行光凝对比推迟光凝 5 年视力严重下降的风险从 6.5% 降到 3.8%~4.7%。因此如果合并黄斑水肿的增生早期 DR 可以进行 PRP，PRP 后如果还存在黄斑水肿再进行黄斑局部光凝。不建议 PRP 和黄斑光凝同时进行。PRP 的目的是破坏视网膜的无灌注区，降低视网膜的缺血反应。

3. 增生早期视网膜新生血管合并黄斑水肿的治疗　先进行 PRP 还是先进行黄斑光凝取决于下列思考：对于年轻人活动性的视网膜新生血管，考虑新生血管发展迅速，建议先进行周边部 PRP，也可以考虑与黄斑光凝同时治疗。

八、预后与转归

糖尿病视网膜病变的预后情况根据分期主要如下。

1. Ⅰ期、Ⅱ期的糖尿病视网膜病变　患者不需要进行眼部的治疗，只需定期复查。若患者的全身情况控制良好、血糖稳定，病变可能发展得非常慢，或者停留在Ⅰ期、Ⅱ期。

2. 出现Ⅲ期病变　提示视网膜出现缺血的改变，在荧光造影的指导下对疾病进行更为详细的判断。若患者需要进行激光治疗，应尽早进行。若患者需要通过玻璃体切割手术进行积血的清除或者视网膜脱离的复位，及时开展患者往往不会失明，能够保留工作视力或者生活视力，甚至更好的视力。但如果延误治疗，最终的后果是视网膜不能得到复位，或者出现终末期的新生血管性青光眼，以致失明。

良好的血糖控制可以帮助阻止视网膜病变的发生，减缓增生期病变发生过程，特别应注意在糖尿病早期进行良好的血糖控制，对于糖尿病视网膜病变长久预后非常重要。血压控制可以缓解视网膜病变的进程，同时降低血脂水平可以降低糖尿病视网膜病变的发生发展，建议糖尿病患者应在内科医师管理下控制血脂。

九、难点与对策

防止 NPDR 向 PDR 进展，避免黄斑水肿的发生发展是治疗本病的难点。因此一方面需严密控制血糖，防止低血糖，使糖化血红蛋白达标；另一方面应适时选择激光光凝治疗，以及对于黄斑水肿进行抗 VEGF 治疗。

第六节　糖尿病心脑血管病变

糖尿病心脑血管病变是指由于血糖升高引起红细胞膜和血红蛋白糖化，导致血管内皮损伤，从而引起心脑血管的粥样硬化，产生一系列的病变，属于糖尿病慢性并发症中的大血管病变。糖尿病心脑血管病变主要表现于主动脉、冠状动脉、脑动脉粥样硬化以及广泛小血管内皮增生及毛细血管基膜增厚的微血管糖尿病病变。2 型糖尿病心脑血管疾病的患病率是正常人群心脑血管疾病患病率的 3 倍，而且约 80% 的糖尿病患者死于心脑血管病变，心脑血管病变是糖尿病致死最主要的原因。

❖ 糖尿病性心脏病 ❖

糖尿病性心脏病是指糖尿病患者并发或伴发的心脏病，其中包括冠状动脉粥样硬化心脏病（冠心病），糖尿病型心肌病，自主神经功能紊乱和微血管病变所致的心率和心功能失常，如有高血压者还可包括高血压心脏病。糖尿病性心脏病是糖尿病最严重的并发症，在中医中虽无糖尿病性心脏病名称，但有消渴并发心痛的记载。如《伤寒论》中曾有"消渴，气上撞心，心中疼热"的记载。《诸病源候论》中亦有"消渴重，心中痛"的论述，此后历代医籍中还有消渴病并发"胸闷""心悸"等症状的记载。近代中医学者多把糖尿病性心脏病归属于消渴病胸痹范畴。消渴病心病是消渴病日久发生的心系并发症或兼证，从中医证候学来看，消渴病心病包括消渴病并发的心悸、怔忡、胸痹、心痛等病证。

一、中医病因病机

糖尿病性心脏病的病因大致可以归纳为以下几个方面：①七情郁结，情志不遂，肝气郁滞，气机不畅，气为血帅，气滞血瘀，心脉受阻；②过食伤脾，过食膏粱厚味，损伤脾胃，脾失健运，津不气化而聚之生痰，痰浊阻遏心阳致胸阳不振，心脉痹阻；③四时失调，心阳本虚，感四时不正之气，尤以冬春感寒易致本病；④禀赋薄弱，素体心阳不足，易感虚邪贼风，两虚相得而致病，阴虚之体则炼液成痰，痰阻心脉，而致血流痹滞。其主要病机特点如下。

1. 气阴两伤，心脉痹阻 消渴病久则阴伤及气，气阴皆虚，气虚则行血无力，阴虚则虚火灼津为痰，从而导致瘀血、痰浊等实邪，痹阻心脉则胸中刺痛，舌紫暗有瘀斑，脉涩或结代。

2. 肝肾阴虚 消渴病日久或失治，损伤肝肾之阴津，虚火上扰则心烦、心悸，甚则灼津熬血，痰浊等实邪又可痹阻心脉而发病。

3. 心脾阳虚 消渴病虽是以阴虚为本，但阴阳互根互用，阴损及阳，心阳不振，复受寒邪，以致阴寒盛于心胸，阳气失宣，寒凝血脉，营血运行失常。脾阳虚则运化失常，以致有痰浊之邪内阻而病。

4. 心肾阳虚 心阳亏虚，失于温振鼓动，进而心阳虚衰，可见心悸、怔忡、胸闷、气短、脉虚细迟或结代；阳虚生内寒，寒凝心脉，不通则痛。同时肾阳亏虚，不能温照心阳，或心阳不能下交于肾，日久致心肾阳衰，阳不化阴，阴寒弥漫胸中，饮阻心脉；肾不纳气，肺气上逆或心肾阳虚，而致饮邪上凌心肺，则见喘息不得平卧，甚则气喘鼻煽、张口抬肩、四肢逆冷青紫、尿少、水肿，重则虚阳欲脱而见大汗淋漓、四肢厥冷、脉微欲绝等。

由上可见，消渴病心病，其病位在心，发病与肝、肾、脾（胃）诸脏有关，是在气血阴阳失调基础上，出现心气、心阴、心血、心阳不足和虚衰，导致气滞、血瘀、痰浊、寒凝等痹阻心脉，基本病机是气阴两虚，痰瘀互结，心脉痹阻。

消渴病心衰（糖尿病心功能不全）是因阴虚燥热之消渴病未及时治疗致使气阴不断耗伤，进而涉及于心，使心脏气阴耗伤，心体受损，心脉痹阻。若再进一步发展而使心气由虚损至衰竭，血脉痹阻加重，致使其他脏腑血脉亦痹阻不通，从而影响到其他脏腑的功能，于是会出现更复杂、更严重的消渴病心衰病。如果影响于肺，出现肺脉痹阻，肺之肃降和通调水道的功能失司，则出现三焦不利，水饮停聚上逆，凌心射肺，可见心悸、气短，严重者咳喘不能平卧、水肿、尿少。若影响于肝脾出现肝脾经痹阻，可见心悸、气短严重，甚则胁肋胀痛、胁下痞块、脘腹胀满、下肢水肿、大便溏或不爽、尿少。影响于肾则肾脉痹阻，开合失司更致尿少、水肿，动则喘甚，同时头晕、目眩、腰膝酸软乏力、面目黧黑，肢凉。肾脏受累说明病已进入心力衰竭晚期，再进一步发展则是阴竭阳绝，阴阳离绝的脱证。

二、西医病因及发病机制

糖尿病所致的代谢异常状态，如慢性高血糖、胰岛素抵抗和血脂代谢紊乱等因素，可造成内皮细胞、平滑肌细胞功能不全，血小板功能受损以及凝血机制异常，这些最终可导致动脉损伤，使之易患动脉硬化和冠心病。

1. 血管内皮功能紊乱　高血糖可引起血管内皮细胞损伤，并抑制内皮损伤的修复，从而使血管中层平滑肌细胞（SMC）暴露，直接接触复杂的血浆成分如高脂血清、胰岛素等，促进SMC胶原加速产生和动脉粥样硬化的形成。许多大型研究显示高血糖可致大血管病变，这种影响在血糖还没有达到糖尿病水平时已经开始，尤其是餐后血糖与病死率独立相关，与空腹血糖比较，餐后血糖是较好的死亡预测因子。非糖尿病患者餐后血糖较高的心血管死亡率也明显增加，这就提示胰岛素抵抗或高血糖时就会有动脉粥样硬化形成及大血管病变发生，甚至先于微血管病变之前。

2. 凝血机制异常　糖尿病患者多有高凝状态，因此易于造成血栓形成。除纤维蛋白原、α2球蛋白、球蛋白、珠球蛋白、补体C以及IgA等增加外，由于血小板膜上胶原纤维葡萄糖苷转移酶活力增强，促使血小板与胶原纤维黏着。另一方面，糖尿病患者的血管内皮损伤使血管性血友病因子（vWF）增高，促进血小板的黏附及聚集，并使其对二磷酸腺苷（ADP）及肾上腺素诱导的血小板聚集反应增强；另外前列环素（PGI2）水平降低，花生四烯酸转变为PGG2、PGH2及TXA2增多，PGI2和血栓素A2比例失衡，纤溶酶原激活抑制物-1（PAI-1）水平升高等均促进血小板聚集，使血流不畅，组织缺氧，有利于血栓在动脉粥样斑块上形成。

3. 血脂紊乱　包括三种主要成分：低高密度脂蛋白胆固醇、高低密度脂蛋白胆固醇和高甘油三酯。高甘油三酯血症是极低密度脂蛋白胆固醇过度增加伴胰岛素抵抗状态的结果，极低密度脂蛋白颗粒由载脂蛋白和甘油三酯组成。血中自由脂肪酸和葡萄糖水平增加、肝中甘油三酯水平增加和脂蛋白酯酶水平降低可使已形成的极低密度脂蛋白颗粒清除受损（因为脂蛋白酪酶需要正常功能的胰岛素），分解极低密度脂蛋白功能丧失、肝脂肪酶活性增加及肝脏合成高密度脂蛋白颗粒功能紊乱都可导致低高密度脂蛋白胆固醇。高低密度脂蛋白胆固醇主要表现在小而密成分变化，包括胆固醇减少和载脂蛋白B增加，更易被氧化，更具有导致动脉粥样硬化性。另外，脂蛋白（a）在糖尿病中是增加的，成分与低密度脂蛋白相似之外还携带载脂蛋白（a），具有致血栓形成和动脉粥样硬化作用，被认为是冠脉事件的一种危险因子。

4. 高胰岛素血症　高胰岛素血症通过促进动脉壁脂质的合成和摄取，阻止胆固醇的清除以及促进动脉壁平滑肌细胞的增殖途径，诱发和加剧动脉粥样硬化。

5. 高血压　高血压、糖尿病及胰岛素抵抗常常是共同存在。糖尿病患者中高血压的发生率是一般人的2倍，而由此引起的心血管事件是一般人的2~4倍。英国糖尿病研究（UKPDS）的研究结果显示，严格控制血压（较对照组下降10/5mmHg）时，所有糖尿病相关终点事件降低24%，糖尿病相关死亡减少32%，脑卒中及心肌梗死、心衰等心血管事件分别降低44%和56%，证实了糖尿病控制血压的重要性，因此，美国糖尿病协会（ADA）一致认为糖尿病及高血压病患者的血压应低于130/80mmHg，作为糖尿病患者的血压控制标准。

6. 炎症学说　越来越多的证据支持炎症在动脉粥样硬化形成中的作用，循环中C反应蛋白水平是炎症严重程度的指标，有人提出冠心病，尤其急性冠状动脉综合征（ACS）是一种炎症过程。可见炎症在 ACS 斑块破裂中的地位，从而认为炎性因子 C 反应蛋白（CRP）、白细胞介素 –6 等为 ACS 的危险因子。炎症和胰岛素抵抗与冠心病密切相关。

7. 基因遗传 多态基因群体的研究表明，胰岛素受体、载脂蛋白 B、载脂蛋白 A 三个基因遗传促使心脏病的发生。有研究表明 LDL 受体基因和葡萄糖转运蛋白内切酶与 2 型糖尿病的关系，证实了基因遗传能促使心脏病的发生。

三、临床表现

糖尿病性心脏病多数表现为糖尿病合并冠心病，糖尿病合并冠心病发病年龄较早，冠心病可能发生在糖尿病之前的 1~20 年，也可与糖尿病同时诊断或发生于糖尿病之后。1 型糖尿病可在 30 岁左右，2 型糖尿病则多为 50 岁左右并发冠心病。与非糖尿病冠心病临床表现相似，根据冠状动脉病变的部位、范围和程度的不同，一般分为五型。

1. 隐匿型或无症状性冠心病 无症状，但有心肌缺血的心电图改变。心肌组织无组织形态改变。

2. 心绞痛 有发作性胸骨后疼痛，为一时性心肌供血不足所导致。心肌多无组织形态改变。

3. 缺血性心肌病 长期心肌缺血所引起的心肌逐渐纤维化，表现为心脏增大、心力衰竭和（或）心律失常。

4. 心肌梗死 症状严重，为冠状动脉阻塞，心肌急性缺血性坏死所引起。

5. 猝死 突发心脏骤停而死亡，多为心脏局部发生电生理紊乱或起搏、传导功能发生障碍引起严重心率失常。

近年来有人提出急性冠状动脉综合征的概念，指急性心肌缺血引起的一组临床症状，包括急性心肌梗死（Q 波与非 Q 波，ST 段抬高与压低）和不稳定型心绞痛。它的发生与粥样硬化斑块破裂，进而引起一系列导致冠状动脉血流减少的病理过程密切相关。

1972 年 Rubler 发表了长期患糖尿病患者尸检发现心肌有弥漫性小灶坏死及纤维化，心脏没有冠状动脉硬化狭窄而心电图有 ST 段改变，超声心动图示有心室肥厚（尤其是室间隔）、EF 下降、左室舒张压上升和容量减少。末期出现心脏扩大，心功能不全，被称为糖尿病性心肌病。

另外，糖尿病性心脏病还可能有以下临床表现。

1. 休息时心动过速 由于糖尿病早期可累及迷走神经，致使神经处于相对兴奋状态，故心率常有增快倾向。凡在休息时心率每分钟大于 90 次者应疑为自主神经功能紊乱。此种心率快常较固定，且不易受各种条件反射影响，如患者深呼吸时心率差异常减小，从卧位快速起立时的心率加速反射也减弱，给阿托品或普奈洛尔后，心率减慢。有时心率每分钟可达 130 次，则更提示迷走神经损伤。

2. 体位性低血压 当患者从卧位起立时、如收缩期血压下降 > 4kPa（30mmHg）、舒张期血压下降 > 2.67kPa（20mmHg），称为体位性低血压。主要机制可能是由于血压调节反射弧中传出神经损害所致。体位性低血压多属糖尿病神经病变中晚期表现，当体位性低血压发作时患者可有头晕、乏力、心悸、大汗、视力障碍等症状。

四、实验室及其他检查

1. 尿微量白蛋白 研究显示微量白蛋白尿是糖尿病心血管疾病的独立危险因素，2型糖尿病伴微量白蛋白尿的患者心血管疾病死亡率明显增高；对非糖尿病患者来说，微量白蛋白尿患者心血管疾病的发病率也有所增加，因此微量白蛋白尿是动脉粥样硬化发生早期血管内皮损伤的标志。

2. 同型半胱氨酸 研究表明，高同型半胱氨酸血症是大血管病变，尤其是糖尿病大血管病变的独立危险因素，因此测定同型半胱氨酸有助于疾病的早期诊断及预防。

3. 心电图检查 糖尿病性心脏病的心电图变化无特异性，可有心室肥大与心肌缺血的心电图表现。伴有冠心病的糖尿病患者可呈心肌缺血或心肌梗死的心电图图形。房室传导阻滞和室内传导阻滞也很常见。由于糖尿病患者自主神经功能紊乱，无症状心肌缺血发生率很高，24小时动态心电图对无症状心肌缺血的诊断有一定的帮助。

4. 心率变异性检查 该项检查对判断患者有无自主神经病变有很大价值。心率的整齐程度和频率的高低，迷走神经和交感神经的调控，分析逐次心跳间期的微小变异，可定量评估心交感、迷走神经活动的紧张性和均衡性的变化。心率变异性降低是心血管自主神经调节功能紊乱的表现。

5. 超声心动图检查 糖尿病患者即使无冠心病并发症，由于糖尿病心肌病变和间质纤维化，可出现早期心室功能异常，尤其是舒张功能的异常，表现为左室舒张末期内径减小，峰充盈率低下。因此该项检查可以早期发现心脏异常，并发冠心病时其表现为室间隔和/或左室后壁增厚，左心房扩大，左室舒张功能减低。

6. 冠状动脉造影 该项检查可以发现各支冠状动脉狭窄病变的部位并估计其程度，是诊断冠心病的金标准。

五、诊断与鉴别诊断

（一）诊断

糖尿病患者符合以下4项中任意一项者即可诊断糖尿病性心脏病。

1. 符合冠心病的诊断标准。

（1）有心绞痛或心肌梗死症状或血清酶的异常者。

（2）心电图有缺血性ST-T改变或梗死的改变者。

（3）超声心动图示心脏增大，左心室后壁和室间隔增厚，左房扩大，左心功能减低者。

（4）冠状动脉造影有管腔狭窄＞50%者。

2. 符合心脏自主神经功能紊乱诊断中任意一项者。

（1）休息时间心动过速，心率＞90次/分。

（2）深呼吸时每分钟心率差＜10次/分。

（3）立卧位时每分钟心率差＜10次/分。

（4）卧立位血压差＞4.0kPa（30mmHg）。

3. 符合糖尿病性心肌病诊断中任意一项者。

（1）心功能测定（BEB/LVET）比值升高。

（2）M型超声心动图示右室短轴缩短速率下降，二尖瓣开放时间延迟，左室射血分数下降。

（3）有心功能不全表现，X线示心影增大；心电图示心室肥厚、ST-T改变、异常、Q波或伴心律失常；超声心动图可见左、右心室增大，左心室射血分数和心排指数下降。

4. 伴高血压心脏病者。

（二）鉴别诊断

1. 心脏神经官能症 患者常诉胸痛，但为短暂的刺痛或持久的隐痛，患者常喜欢不时地吸一大口气或做叹息性呼吸。疼痛部位经常变动，含服硝酸甘油无效或在10分钟后才"见效"。心电图正常。

2. 其他疾病引起的心绞痛 包括严重的主动脉瓣狭窄或关闭不全、风湿性冠状动脉炎、肥厚型心肌病等均可引起心绞痛，要根据其临床表现来鉴别。

六、治疗

（一）中医治疗

1. 常见证型辨证治疗

（1）心血瘀阻证

症见：胸部刺痛，固定不移，入夜加重，胸闷心悸，时作时止，日久不愈，或眩晕，或因恼怒而致心胸剧痛，舌质紫暗，或有瘀斑，苔薄白，或白腻，或黄腻，脉沉涩，或弦涩，或结、代。

治宜：活血化瘀，通脉止痛。

方药：血府逐瘀汤。方中当归、赤芍、川芎、桃仁、红花等均为活血祛瘀之品；牛膝引瘀血下行，柴胡疏肝解郁，升达清阳，桔梗开宣肺气，又合枳壳则一升一降，开胸行气，调整气机，取气行则血行之意；生地黄凉血清热，合当归又能养阴润燥，使瘀祛而不伤阴血。若出现舌苔白腻，为痰瘀互结，宜加涤痰汤等化瘀涤痰。若出现舌苔黄腻，为痰瘀热互结，宜加温胆汤或小陷胸汤化裁治疗。

（2）痰浊内阻证

症见：胸闷痛如窒，痛引肩背，疲乏，气短，肢体沉重，痰多，或时有胸闷刺痛、灼痛，舌质淡，或紫暗，苔厚腻，或黄腻，脉滑，或弦滑，或滑数。

治宜：通阳泄浊，豁痰开结。

方药：瓜蒌薤白半夏汤。方中瓜蒌宽胸散结化痰；薤白辛温通阳，散结，豁痰下气；半夏化痰降逆，为治痰浊内阻胸痹的代表方剂。若痰浊较重，舌质淡，苔白腻，脉滑者，宜加重健脾化痰之力，可合用二陈汤。若痰瘀互结，舌紫暗，苔白腻，宜加入活血化瘀之品，如桃仁、红花、川芎、丹参、郁金等。若痰热互结，舌质红，苔黄腻，脉滑数者，可合用黄连温胆汤以清化痰热。

（3）心脾两虚证

症见：心悸气短，失眠多梦，思虑劳心则甚，神疲乏力，眩晕健忘，面色无华，口唇色淡，纳少腹胀，大便溏薄，舌质淡，苔薄白，脉细弱。

治宜：补血养心，益气安神。

方药：归脾汤。方中当归、龙眼肉补养心血；黄芪、人参、白术、炙甘草益气以生血；茯神、远志、酸枣仁宁心安神；木香行气，使补而不滞。气虚甚者重用人参、黄芪、白术、炙甘草，少佐肉桂，取少火生气之意；血虚甚者加熟地黄、白芍、阿胶；阳虚甚而汗出肢冷，脉结或代者，加附片、桂枝、煅龙骨、煅牡蛎；阴虚甚而心烦、口干、舌质红，少苔者，加玉竹、麦冬、生地黄、沙参、石斛；自汗、盗汗者，可选加麻黄根、浮小麦、五味子、山萸肉、煅龙骨、煅牡蛎、糯稻根；纳呆腹胀，加陈皮、谷芽、麦芽、神曲、山楂、鸡内金、枳壳；神疲乏力，气短，失眠多梦，加合欢皮、夜交藤、五味子、柏子仁、莲子心等。热病后期，心阴受灼而心悸者，仿生脉散。若心悸气短，神疲乏力，心烦失眠，五心烦热，自汗盗汗，胸闷，面色无华，舌质淡红少津，苔少或无，脉细数，为气阴两虚，治以益气养阴，养心安神，用炙甘草汤加减。本病多由思虑劳倦过度，脾虚气血生化乏源及心血暗耗，心神失养所致，故治疗时应注意起居有节，劳逸适度，调畅情志。

（4）心阳不振证

症见：心悸不安，动则尤甚，形寒肢冷，胸闷气短，面色㿠白，自汗，畏寒喜温，或伴心痛，舌质淡，苔白，脉虚弱，或沉细无力。

治宜：温补心阳。

方药：桂枝甘草龙骨牡蛎汤。方中桂枝、炙甘草温补心阳，生龙齿、生牡蛎安神定悸。心阳不足，形寒肢冷者，加黄芪、人参、附子；大汗出者，重用人参、黄芪，加煅龙骨、煅牡蛎或加山萸肉，或用独参汤煎服；兼见水饮内停者，选加葶苈子、五加皮、大腹皮、车前子、泽泻、猪苓；夹有瘀血者，加丹参、赤芍、桃仁、红花等；兼见阴伤者，加麦冬、玉竹、五味子；若心阳不振，以心动过缓为著者，酌加炙麻黄、补骨脂、附子，重用桂枝。如大汗淋漓，面青唇紫，肢冷脉微，喘憋不能平卧，为亡阳征象，当急予独参汤或参附汤，送服黑锡丹，或参附注射液静脉注射或滴注，以回阳救逆。

（5）水饮凌心证

症见：心悸眩晕，肢面浮肿，下肢为甚，甚者咳喘，不能平卧，胸脘痞满，纳呆食少，渴不欲饮，恶心呕吐，形寒肢冷，小便不利，舌质淡胖，苔白滑，脉弦滑，或沉细而滑。

治宜：振奋心阳，化气利水。

方药：苓桂术甘汤。本方通阳利水，是为"病痰饮者，当以温药和之"的代表方剂。方中茯苓淡渗利水，桂枝、炙甘草通阳化气；白术健脾祛湿。兼见纳呆食少，加谷芽、麦芽、神曲、山楂、鸡内金；恶心呕吐，加半夏、陈皮、生姜；尿少肢肿，加泽泻、猪苓、茯苓、防己、葶苈子、大腹皮、车前子；兼见肺气不宣，肺有水湿者，表现胸闷、咳喘，加杏仁、前胡、桔梗以宣肺，加葶苈子、五加皮、防己以泻肺利水；兼见瘀血者，加当归、川芎、刘寄奴、泽兰叶、益母草；若肾阳虚衰，不能制水，水气凌心，症见心悸，咳喘，不能平卧，尿少浮肿，可用真武汤。

2. 常用经验方及临床体会 吕仁和教授师承施今墨、祝谌予先生，长期致力于中医药治疗糖尿病及其并发症临床研究，尤其在中医药治疗糖尿病肾病等并发症方面积累了丰富的经验，提出糖尿病并发症"微型癥瘕"形成病理假说，所以治疗重视化瘀散结治法。

验方：太子参、川芎、赤芍各15g，丹参30g，麦冬、五味子、葛根、紫苏梗、牡丹皮、泽泻各10g，黄连、香附、香橼、厚朴各6g，每日一剂，水煎服。具有益气养阴、理气活血的作用。适用于糖尿病性心脏病，中医辨证为气阴两虚、气滞血瘀者。

糖尿病性心脏病中医治疗的前提是辨证，因此应根据患者的病症舌脉，依据上述标准，综合判断辨证分型，确定治疗方法，指导临床选药。中成药可辨证论治选择冠心苏合丸、通心络胶囊、麝香保心丸、复方丹参滴丸、速效救心丸、地奥心血康、复方丹参注射液、生脉注射液等。

（二）西医治疗

糖尿病性心脏病的基本治疗原则是尽快控制血糖水平，同时积极治疗并发症。

1. 一般治疗 饮食控制，适当的体力活动、戒烟酒、纠正不良的生活方式、保持BMI于$20\sim24kg/m^2$等在糖尿病的治疗中很重要。运动可以改善2型糖尿病患者的病理生理基础，提高胰岛素敏感性，是与饮食、药物同样重要的治疗措施。2型糖尿病患者伴有心功能不全时，应密切监护心脏功能，根据其情况调整活动量及方式，切忌过度。1型糖尿病患者运动可能诱发低血糖，故应监测血糖水平。

2. 控制血糖水平 糖尿病患者心血管事件发生率为非糖尿病人群的2~4倍，HbA1c每增加1%可使心血管事件危险增加10%~20%，因此治疗措施应在饮食控制、运动锻炼的基础上，联合应用降糖治疗。推荐SGLT2i和（或）GLP-1RA，以降低所有糖尿病和心血管疾病患者的心脏病发作和脑卒中风险，而不依赖于基线的糖化血红蛋白水平和额外的降糖药物治疗。对于胰岛素抵抗的患者首选胰岛素增敏剂，如噻唑烷二酮类、双胍类药物；对于餐后高血糖可选用短效的胰岛素促泌剂，如瑞格列奈、格列吡嗪或选用α-糖苷酶抑制剂；在口服降糖药物效果不佳的时候，可采用口服降糖药与胰岛素联合使用；2型糖尿病的晚期多数患者仍需补充胰岛素降低血糖。最终使血糖控制达标HbA1c的目标值 < 6.5% 为宜。应用胰岛素降糖时应注意，治疗要从小剂量胰岛素开始，每次调整幅度要小，以防发生低血糖。

3. 降压治疗 糖尿病患者血压控制在 < 130/80mmHg。DCCT试验和UKPDS试验均已证实，严格控制血糖和血压可以降低糖尿病患者的病死率和致残率，常用的降压药物有利尿剂、β受体拮抗剂、CCB、ACEI、ARB。其中，ACEI、ARB不仅有降压作用，同时也降低肾小球高灌注，降低尿蛋白，有保护心脏、肾脏的作用，故作为首选药物。

4. 调脂治疗 高TC和LDL-C时首选他汀类药物调节血脂，TC < 4.5mmol/L，LDL-C < 3.0mmol/L 为理想达标。高TG血症首选贝特类药物，降低TG的同时还可以预防急性胰腺炎，最终目标使TG < 1.5mmol/L，HDL-C > 1.1mmol/L。

5. 抗氧化、抗凝血、抗炎治疗 他汀类药物、ACEI、ARB、维生素E、维生素C等均有抗氧化作用。糖尿病性心脏病者如无禁忌证应常规使用阿司匹林治疗，如有阿司匹林禁忌证者，可选用氯吡格雷。他汀类药物能明显降低冠心病患者的病死率和心血管事件的发生率，具有抗炎的作用。

6. 抗心肌缺血治疗

（1）抗心绞痛药物　①硝酸酯类：抗心绞痛治疗的主要药物。硝酸甘油、硝酸异山梨酯舌下含服可迅速缓解心绞痛症状的发作。硝酸甘油缓释制剂、硝酸异山梨酯和单硝酸异山梨酯可在缓解期使用，防止心绞痛的发作；②钙通道拮抗剂：常用的有维拉帕米、地尔硫䓬和硝苯地平。当心绞痛发生和冠脉痉挛有关时，钙通道阻滞剂疗效突出；③β受体拮抗剂：该类药物对糖代谢和脂代谢有不利影响，对糖尿病患者的心绞痛常不优先考虑。

（2）抗血小板和抗凝药物　抗血小板聚集药阿司匹林可减少心血管意外事件的发生。在不稳定性心绞痛的治疗中使用抗血小板和抗凝药物具有特别重要的价值。

（3）冠状动脉血流重建术。

7. 糖尿病并发急性心肌梗死的治疗

（1）胰岛素治疗　糖尿病患者并发急性心肌梗死后，近期和远期病死率均较无糖尿病的心肌梗死患者明显增高。应用葡萄糖－胰岛素输注（5% 葡萄糖液内加入 8U 胰岛素，按 30ml/h 输注，每小时监测血糖并调整滴速，使血糖水平维持在 $7\sim10mmol/L$，血糖稳定正常 24 小时后，改用胰岛素皮下注射，每日 4 次，持续 3 个月）可使患者的远期预后有所改善，可能是通过改善急性心肌梗死阶段的代谢改变，从而保护心肌，减少损害范围。

（2）β受体拮抗剂的应用　糖尿病患者在急性心肌梗死后应用β受体拮抗剂可以改善预后。Kjekshus 等报道糖尿病患者伴急性心肌梗死服用和不服用β受体拮抗剂的 1 年病死率分别为 10% 和 23%。β受体拮抗剂可阻断拟交感胺类对心率和心收缩力受体的刺激作用，减慢心率、降低血压、减低心肌收缩力和氧耗量。此外还可以使不缺血的心肌区小动脉缩小，从而使更多的血液通过极度扩张的侧支循环流入缺血区。

（3）溶栓治疗　糖尿病患者并发急性心肌梗死时也可以进行溶栓治疗，但预后较差，其原因在于此类患者冠脉病变范围更广泛。

七、预后与转归

糖尿病心脏病与非糖尿病患者相比，其起病更早，糖尿病患者伴冠心病常表现为无痛性心肌梗死，梗死面积比较大，穿壁梗死多，病情更严重，预后更差，病死率更高。如冠状动脉造影和临床排除冠状动脉病变，糖尿病患者出现严重的心律失常、心脏肥大、肺淤血和充血性心力衰竭，尤其是难治性心力衰竭，临床可考虑糖尿病心肌病变。流行病学资料表明，约 50% 的初诊 2 型糖尿病患者已有冠脉病变；70% 以上的糖尿病患者死于心血管并发症或伴随症，心肌梗死是 2 型糖尿病的首要致死病因。

八、难点与对策

由于糖尿病高血糖症对心血管系统的毒性是一个缓慢而隐匿的过程，在出现症状之前已有一定的功能损害，因此从糖尿病确诊开始就应着手防治：①严格纠正糖代谢紊乱；②认真控制危险因素：高血压、肥胖、血脂异常、吸烟、低血钾等；③定期心电图及超声心动图检查。

❈糖尿病性脑血管病❈

　　糖尿病性脑血管病是糖尿病患者易发的脑血管疾病，临床上根据脑血管疾病的病理演变过程分为出血性脑血管病，如脑出血、蛛网膜下腔出血等，以及缺血性脑血管病，如短暂性脑缺血发作、脑梗死（包括栓塞性脑梗死、血栓形成性脑梗死、腔隙性脑梗死）等。脑卒中是指一组以突然发病的，局灶性或弥漫性脑功能障碍为共同特征的脑血管疾病。糖尿病性脑血管病的临床特点是脑梗死、脑血栓形成等缺血性病变多见，而脑出血较少。另外在糖尿病脑血管病变中，中小动脉梗死及多发性梗死多见，椎－基底动脉系统比颅内动脉系统多见。

　　糖尿病患者脑血管意外的发生率高于普通非糖尿病患者。其中，脑出血的发生率与非糖尿病患者接近，而脑梗死的发生率则为非糖尿病人群的4倍，脑梗死的病死率也是非糖尿病人群的4倍。大量研究显示，糖尿病是缺血性脑卒中的独立危险因素，与非糖尿病人群相比，糖尿病合并脑血管病变具有病死率高、致残率高、复发率高、病情恢复慢等特点，决定了本病严重影响患者生活质量，对社会和家庭都是一个很大威胁。

　　糖尿病合并脑血管病，是消渴病发展到后期出现的脑系病变。初期可表现为"头痛""眩晕"等，急性发作则可表现为"中风"。古典医籍中相关论述很多，作为消渴病并发症，应归类于"消瘅"，《内经》认为其病因缘于"五脏柔弱"，是"甘肥贵人则膏粱之疾"。《兰室秘藏》认为消渴病患者有"上下齿皆麻，舌根强硬肿痛……四肢痿弱……喜怒健忘"等消渴病脑病的表现。《证治要诀·消瘅》中也有论述："三消久之，精血既亏，或目无所见，或手足偏废，如风疾"皆是糖尿病脑血管病变的相关论述。

一、中医病因病机

　　中医学中多把糖尿病性脑血管病归属于"中风"范畴，又名"卒中"。有关中风的记述始见于《内经》，该书有"偏枯""仆击""大厥""偏风""身偏不用"等名称记载。《灵枢·九宫八风》篇谓："其有三虚而偏于邪风，则为击仆偏枯矣"，所指"击仆偏枯"即属本病。唐宋以前医家认为本病病因是"外风"，病机为人体气血亏损、脉络空虚、卫外不固、风邪中于脉络。至金元时代，诸多医家提出了"内风"的病因学说，如刘河间提出"心火暴盛"观点，李东垣认为"正气自虚"是病本，朱丹溪则认为"湿痰生热"所致。《景岳全书·非风》中也提出了"中风非风"的论点，认为本病的发生"皆内伤积损颓败而然，原非外感风寒所致"。刘河间曰："人肥则腠理致密而多郁滞，气血难以通利，故多卒中也。"叶天士合诸家学说，结合自己的临床经验，进一步阐明"精血衰耗，水不涵木，木少滋荣，故肝阳偏亢"，导致"内风旋动"的发病机制。《医林改错》中指出中风半身不遂、偏身麻木是由"气虚血瘀"而成。

　　糖尿病性脑血管病系消渴日久发生的脑系合并症，可称为消渴致中风。其临床表现以猝然昏仆、口眼歪斜、半身不遂为主要特征，亦有未见昏仆，仅见半身不遂者。其病理机制是在消渴病日久，气阴两虚，痰浊内阻，血流瘀滞的基础上，复加情志郁怒、劳累过度，或因酗酒等诱因，而致痰浊瘀血痹阻脉络，气血逆乱所致。其病机特点如下。

　　1. 脾虚生痰，痹阻脑络　饮食不节，过食肥甘醇酒，导致脾胃运化失职，脾失健运，聚湿化痰，痰郁化热，引动肝风，风痰痹阻脑之脉络则发病，《素问·通评虚实论》指出："消瘅，仆击，偏枯……，甘肥贵人则膏粱之疾也"。

2. 心火暴甚，引动内风　肝肾阴亏，情志郁怒，五志过极，心火暴甚，引动内风而发卒中。临床以暴怒伤肝为多，肝体阴用阳，暴怒则顷刻之间肝阳暴亢，气火俱浮，迫血上涌，则卒然昏仆。至于忧思悲恐、情绪紧张等均是本病的诱因。

3. 血流瘀滞，痰瘀阻络　消渴病基本病机为阴虚燥热，日久阴损耗气，燥热伤阴耗气而致气阴两虚；燥热伤阴耗液可致血液黏滞，气虚运血无力可致血流瘀缓，气滞血行不畅可致血液瘀滞，终致瘀血阻滞；气虚不能化津，气滞影响水液代谢，脾失健运，聚湿生痰，痰浊瘀血互结，阻滞脉络则半身不遂、口眼㖞斜、言语不利；脑为元神之府，痰浊瘀血阻络，气机逆乱于脑，神机失用则突然昏仆，不省人事。

4. 正气虚弱，内伤积损　《内经》云："年四十而阴气自半，起居衰矣"，《杂病源流犀烛·中风源流》亦云："人至五六十岁，气血就衰，乃有中风之病"。年老正气衰弱是发病的主要因素。年老气血本虚，加之内伤积损，或纵欲伤精，或久病气血耗伤，或劳倦过度，使气血再衰，气虚则血行不畅，脑脉瘀阻；阴血虚则阴不制阳，风阳动越，挟气血痰火上冲于脑，蒙蔽清窍而发病。阳气者，烦劳则张，烦劳过度，易使阳气升张，引动风阳，致气血并逆而发病。

总之，本病是由于脏腑功能失调，正气虚弱，在情志过极，劳倦内伤，饮食不节，用力过度，气候骤变的诱发下，致瘀血阻滞，痰热内生，心火亢盛，肝阳暴亢，风火相煽，气血逆乱，上冲犯脑而形成本病。其病位在脑，与心、肝、脾、肾密切相关。其病机归纳起来不外风（肝风）、火（肝火、心火）、痰（风痰、湿痰、痰热）、气（气逆）、虚（阴虚、气虚、血虚）、瘀（血瘀）六端。此六端常相互影响，相互作用，合而为病。其病性为本虚标实，上盛下虚，在本为肝肾阴虚，气血衰弱；在标为风火相煽，痰湿壅盛，气逆血瘀。而阴阳失调，气血逆乱，上犯于脑为其基本病机。

二、西医病因及发病机制

糖尿病脑血管病的病因与糖尿病合并冠心病相同，包括血管内皮功能障碍、血液的高凝状态、血脂异常、高血压、高血糖、血液流变学异常、吸烟以及慢性炎症状态等。其中高血压尤为重要，为糖尿病缺血性脑病的独立危险因素。

1. 血管内皮功能紊乱　高血糖可引起血管内皮细胞损伤，并抑制内皮损伤的修复，从而使血管中层平滑肌细胞（SMC）暴露，直接接触复杂的血浆成分如高脂血清、胰岛素等，促进SMC胶原加速产生和动脉粥样硬化的形成。高血糖还可引发组织蛋白非酶糖化，其糖基化终末产物（AGE）一方面与邻近胶原蛋白分子形成广泛的共价交联，增加胶原的稳定性，减慢胶原降解，另一方面与巨噬细胞表面AGE受体结合，释放血小板生长因子，刺激成纤维细胞增生，导致血管胶原合成增加。血浆低密度脂蛋白（LDL）和载脂蛋白B的非酶糖基化造成分子结构和功能改变，不能被巨噬细胞识别及清除。

2. 凝血机制异常　糖尿病患者多有高凝状态，因此易造成血栓形成。除纤维蛋白原、α2球蛋白、球蛋白、珠球蛋白、补体C以及IgA等增加外，由于血小板膜上胶原纤维葡萄糖苷转移酶活力增强，促使血小板与胶原纤维黏着。另一方面，糖尿病患者的血管内皮损伤，使血管性血友病因子（vWF）增高，促进血小板的黏附及聚集，并使其对二磷酸腺苷（ADP）及肾上腺素诱导的血小板聚集反应增强；前列环素（PGI2）水平降低，PGI2 和血栓素 A2 比例失衡，纤溶酶原激活抑制物 –1（PAI–1）水平升高等均促进血小板聚集，使血流不畅，组织缺氧。

3. 血管壁脂质沉积　脂代谢异常是糖尿病的重要慢性并发症，未控制的糖尿病患者血 TG、LDL 和 VLDL 增高，HDL 降低。

（1）高 TG 血症与动脉粥样硬化密切相关，因为它可影响 LDL 亚组的分布和高密度脂蛋白的代谢；影响餐后血脂；影响凝血因子；富含 TG 的脂蛋白及残粒体积较小，容易进入动脉壁并被氧化与巨噬细胞上的受体结合被吞噬，引起动脉粥样硬化；

（2）LDL 中致动脉硬化作用最强的是小而密的 LDL，较大而轻的 LDL 易被氧化修饰，更容易被巨噬细胞氧化、吞噬，促进细胞因子的级联反应，进一步引起血管内皮和平滑肌的损伤；与糖蛋白亲和性增加，更易与糖蛋白结合并进一步沉积在内膜中；小而密的 LDL 与 LDL 受体（ApoB/E 受体）亲和力下降，使血浆 LDL 清除延迟，水平增加。

三、临床表现

（一）按照病变受累的部位

1. 颈内动脉系统　占绝大多数，以偏瘫为主要症状。

（1）颈内动脉闭塞　患者视力障碍，眼动脉闭塞则失明，视束、视放射受累者有偏盲。感觉减退以皮层觉为主。

（2）大脑前动脉闭塞　瘫痪以足和小腿为主，旁中央小叶受累则尿失禁。

（3）大脑中动脉闭塞　内囊受累出现偏瘫、偏盲及偏身感觉障碍。主侧半球有运动性失语，非主侧半球有失用、失认及体像障碍。表浅支受累时对侧面部和上肢轻瘫。

2. 椎 – 基底动脉系统

（1）大脑后动脉　由基底动脉发出。一侧病变对侧同向偏盲，中心视力存在；双枕叶梗死者出现皮质盲。累及主侧半球颞、顶叶者有失写、失读、失认等。

（2）脑干受累　基本症状为交叉性麻痹。①延髓：延髓外侧综合征表现为眩晕、延髓麻痹、眼球震颤、病侧 Horner 征和小脑性共济失调，面部及对侧肢体感觉障碍；②脑桥：病侧外展及面神经麻痹称为脑桥腹外侧综合征，若伴向病侧凝视不能，称为脑桥旁内侧综合征；基底动脉本身闭塞出现闭锁综合征，即意识保留，四肢、面部及延髓麻痹，只能用眼球上下运动示意；③中脑：表现为病变侧动眼神经麻痹，对侧偏瘫，称为中脑下脚综合征；双侧病变还可表现为意识不清，四肢瘫，瞳孔散大，对光反射消失，眼球上视受限，上肢有粗大舞动。

（二）按照疾病的性质

1. 脑出血性疾患　多发生在剧烈运动、酗酒、情绪激动后，发病突然、急剧。经常有头痛，出现中枢和周围神经损伤症状，意识障碍的发生率较高。发病后 2~3 天内可能逐渐稳定，如进行性加重，则预后较差。

2. 缺血性脑血管疾患　由于清晨血糖高，血液浓缩，而且早晨血压也经常偏高，所以缺血性脑血管疾病多发生于上午 4 点到 9 点之间。初发病灶多较局限，所以症状较轻，或没有明显的自觉症状。首发症状多为起床时某一肢体乏力，自主活动受限，肌力下降。可能在较短时间内有明显缓解。由于颅内压多无明显升高，故头痛多不严重或不明显。

栓塞性脑梗死在发病机制及影响因素方面与脑血栓性脑梗死相同，发病多见于较长时间安静少动，尤其是长期卧床的老年糖尿病患者，起病突然。

四、实验室及其他检查

1. 影像学检查

（1）经颅彩色多普勒超声　可检测颅内外血管血流动力学情况。透颅超声波可诊断颅内血管痉挛、狭窄和闭塞；局部狭窄血流及异常增高的峰值流速则有力地提示该血管供血区可能有梗死灶。

（2）CT 和 MRI　可以确定病灶部位、大小、性质。脑梗死多在 24 小时后显示，3~7 天最佳，呈底向外的扇形或三角形低密度灶，边界清楚。MRI 可更早、更好地显示病灶，且可任选解剖平面成像。磁共振血管成像可以发现闭塞血管及侧支循环情况。

（3）同位素脑血流测定　①局部脑血流量：吸入 ^{133}Xe 或注射放射性同位素，探测脑血流量并成像；②正电子发射脑断层扫描（PET）：回旋加速器产生 β 射线，经探头摄取，计算出脑代谢，血流和氧耗量并成像；③单光子发射断层扫描：注射 ^{99m}TcHM-PAO 后，发出 γ 射线，扫描后重建图像。

（4）介入放射学　数字减影血管造影可以发现阻塞血管的部位、范围、程度和侧支循环情况。

2. 神经电生理检查

（1）脑电图　急性期异常率约 75%。大脑前、中、后动脉闭塞，有病灶处 α 波消失或波幅、波率减低，δ 和 θ 慢波增多。

（2）脑电地形图　用计算机对脑电信号进行分析，具有直观、敏感、可定量分析的特点。

（3）诱发电位　体感、视觉、脑干听觉诱发电位等急性期阳性率高，出现波潜伏期延长，波幅低或无典型波。

五、诊断与鉴别诊断

（一）诊断

1. 脑血栓形成诊断依据　①有糖尿病史；②常于安静状态下发病；③大多数无明显头痛和呕吐；④发病可较缓慢，多逐渐进展，或呈阶段性进行，多与脑动脉硬化有关；⑤一般发病后 1~2 天意识清楚或轻度障碍；⑥有颈内动脉系统和（或）椎‑基底动脉系统症状与体征；⑦腰穿脑脊液一般不含血；⑧头颅 CT、MRI 检查有助于确诊。

2. 短暂性脑缺血发作诊断依据　①为短暂的、可逆的、局部的脑血液循环障碍，可反复发作，少者 1~2 次，多至数十次，多与动脉粥样硬化有关，也可以是脑梗死的前驱发作；②可表现为颈内动脉系统和（或）椎‑基底动脉系统的症状和体征；③每次发作持续时间通常在数分钟至 1 小时左右，症状和体征应该在 24 小时内完全消失。

3. 腔隙性脑梗死诊断依据 ①发病呈急性或亚急性；②多无意识障碍；③腰穿脑脊液无红细胞；④临床表现不严重，较常见的为纯感觉性中风，纯运动性轻偏瘫，共济失调性轻偏瘫，构音障碍手笨拙综合征或感觉运动性中风等。腔隙性脑梗死在糖尿病人群中十分多见，脑CT有助诊断。

4. 脑出血诊断依据 ①常于体力活动或情绪激动时发病；②发作时常有反复呕吐、头痛症状；③病情进展迅速，常出现意识障碍，偏瘫和其他神经系统局灶性体征；④腰穿脑脊液多含血和压力增高（其中20%左右不含血）；⑤脑CT检查可见血肿部位呈现高密度区及占位征象，中线结构及脑室可有移位。

（二）鉴别诊断

需与其他原因导致的脑血管意外在疾病急性期引起的反应性高血糖相鉴别，后者在疾病急性期以后血糖多可恢复正常，检测糖化血红蛋白有助于鉴别。

1. 应激性糖尿病 急性脑血管病作为急性应激状态，可通过大脑－垂体－肾上腺系统，促使肾上腺皮质激素大量分泌，及肾上腺髓质激素分泌增加，抵抗胰岛素作用，使血糖升高，产生糖尿。但应激状态引起的空腹高血糖或糖耐量减低，一般持续7~10天可恢复正常，若持续时间很久，则应考虑糖尿病。在脑血管病急性期难以鉴别是糖尿病性脑血管病还是非糖尿病性脑血管病所引起的应激性糖尿病时，处理均应积极控制高血糖，待病情稳定后再做OGTT以明确诊断。

2. 低血糖症 多见口服降糖药的患者，尤其许多老年患者，很多不一定出现典型的低血糖症状，但由于低血糖引起的神经细胞缺氧、水肿、坏死、形成软化灶，出现局限性体征，通过化验血糖有助于鉴别。严重低血糖昏迷可先取血化验血糖，后立即静脉注入50%葡萄糖40ml，以便抢救并鉴别是否为低血糖症，但要警惕是否为高渗性昏迷，故给糖不宜过多。

3. 糖尿病高渗性昏迷 多见于老年患者大量脱水时，故对老年人不论有无糖尿病史，当出现意识障碍、神经系统症状和体征时，应常规做血糖、尿糖检查以除外糖尿病。非酮症性高渗性昏迷时，除发生昏迷外，可有四肢瘫痪、局限性癫痫、瞳孔不等大、腱反射不对称等。

4. 糖尿病酮症酸中毒 酮症酸中毒时可并发脑水肿，低血钾时则四肢瘫痪，可通过查血糖、血酮、二氧化碳结合力、电解质相鉴别。

5. 乳酸中毒 可出现木僵状态，通过查血乳酸、血酸度有助于诊断。

6. 其他 还应考虑到糖尿病肾病引起的尿毒症、心脑卒中；动眼神经麻痹时应与后交通动脉分支部位的动脉瘤相鉴别；外展神经麻痹则需鉴别是桥脑小梗死所引起，还是糖尿病本身所致。

六、治疗

（一）中医治疗

1. 常见证型辨证治疗

（1）肝阳暴亢证

症见：半身不遂，肢体强痉，口舌歪斜，言语不利，眩晕头胀痛，面红目赤，心烦易怒，口苦咽干，便秘尿黄，舌质红或绛，苔黄或黄燥，脉弦或弦数。

治宜：平肝息风潜阳。

方药：天麻钩藤饮。方中天麻、钩藤平肝息风；生石决明镇肝潜阳；川牛膝引血下行；黄芩、山栀子清肝泻火；杜仲、桑寄生补益肝肾；茯神、夜交藤养血安神；益母草活血利水。全方共奏平肝潜阳，滋补肝肾之功。肝火偏盛者加龙胆草、夏枯草以清泻肝火；若舌绛苔燥，口干，五心烦热者属热盛伤津，可酌加女贞子、何首乌、生地黄、山萸肉以滋阴柔肝；心中烦热甚者加生石膏、龙齿以清热安神；痰多，言语不利较重者为痰阻清窍，可加胆南星、竹沥、石菖蒲等以清热化痰；若舌苔黄燥，大便秘结不通，腹胀满者，为热盛腑实，宜加大黄、芒硝、枳实等以通腑泄热。

（2）风痰入络证

症见：半身不遂，肢体拘急，口舌歪斜，言语不利，肢体麻木，甚或神志昏迷，头晕目眩，舌质暗红，苔白腻，脉弦滑。

治宜：化痰息风通络。

方药：化痰通络汤。方中半夏、茯苓、白术健脾燥湿；胆南星、天竺黄清热化痰；天麻平肝息风；香附疏肝理气；丹参活血化瘀；大黄通腑泄泻。全方合有化痰息风通络之功。若眩晕甚者，可酌加全蝎、钩藤、菊花以平肝息风；若瘀血明显者，可加桃仁、红花、赤芍以活血化瘀；若烦躁不安，舌苔黄腻，脉滑数者，可加黄芩、栀子以清热泻火。

（3）痰火闭窍证

症见：突然昏仆，不省人事，半身不遂，肢体强痉拘急，口舌歪斜，鼻鼾痰鸣，面红目赤，或见抽搐，两目直视，项背身热，躁扰不宁，大便秘结，舌质红或红绛，苔黄腻或黄厚干，脉滑数有力。

治宜：清热涤痰，醒神开窍。

方药：羚羊角汤配合至宝丹或安宫牛黄丸鼻饲。方中羚羊角为主药，配合菊花、夏枯草、蝉衣以清肝息风；石决明、龟板、白芍滋阴潜阳；生地黄、牡丹皮清热凉血；白芍敛阴柔肝；柴胡、薄荷舒肝解郁。至宝丹、安宫牛黄丸有辛凉开窍醒脑之效。合而有清热息风，育阴潜阳，开窍醒神之功。痰热盛者加鲜竹沥汁、胆南星、猴枣散以清热化痰；火盛者加黄芩、山栀子、石膏以清热泻火；烦扰不宁者加石菖蒲、郁金、远志、珍珠母以化痰开窍、镇心安神；大便秘结，口臭，腹胀满，日晡潮热者合大承气汤以通腑泄热。

（4）气虚血瘀证

症见：半身不遂，肢体瘫软，言语不利，口舌歪斜，面色㿠白，气短乏力，偏身麻木、心悸自汗，舌质暗淡，或有瘀斑，苔薄白或白腻，脉细缓，或细涩。

治宜：益气活血通络。

方药：补阳还五汤。方中重用黄芪补气；桃仁、红花、川芎、归尾、赤芍、地龙等养血活血化瘀。本方亦适用于中风恢复期及后遗症期的治疗。气虚明显者加党参或人参；口角流涎，言语不利者加石菖蒲、远志以化痰宣窍；心悸，喘息，失眠者为心气不足，加炙甘草、桂枝、酸枣仁、龙眼肉以温经通阳、养心安神；小便频数或失禁者，为气虚不摄，加桑螵蛸、金樱子、益智仁以温肾固摄；肢软无力，麻木者可加桑寄生、杜仲、牛膝、鸡血藤以补肝肾，强筋骨。

（5）阴虚风动证

症见：半身不遂，口舌歪斜，言语不利，手足心热，肢体麻木，五心烦热，失眠，眩晕耳鸣，舌质红或暗红，苔少或光剥无苔，脉弦细或弦细数。

治宜：滋阴潜阳，镇肝息风。

方药：镇肝熄风汤。方中龙骨、牡蛎、代赭石镇肝潜阳；白芍、天冬、玄参、龟板滋阴潜阳；重用牛膝并辅以川楝子以引血下行，折其亢盛之风阳；茵陈、麦芽清肝舒郁；甘草调和诸药。合而有镇肝息风、滋阴潜阳之功。潮热盗汗，五心烦热者加黄柏、知母、地骨皮以清相火；腰膝酸软者加女贞子、旱莲草、枸杞子、杜仲、何首乌等以补益肝肾；兼痰热者加天竺黄、瓜蒌、胆南星以清热化痰；心烦失眠者可加珍珠母、夜交藤以镇心安神。

（6）元气衰败证

症见：突然昏仆，不省人事，汗出如珠，目合口张，肢体瘫软，手撒肢厥，气息微弱，面色苍白，瞳神散大，二便失禁，舌质淡紫，或舌体卷缩，苔白腻，脉脉微欲绝。

治宜：益气回阳，扶正固脱。

方药：参附汤。方中人参大补元气，制附子温壮元阳，二者合用有益气、回阳、固脱之功。汗出不止者加黄芪、煅龙骨、煅牡蛎、五味子以敛汗固脱；兼有瘀滞者，加丹参、赤芍；真阴不足，阴不敛阳致虚阳外越，或上证使用参附汤后见面赤足冷，虚烦不安，脉极虚弱或突现脉大无根者，是阳气稍复而真阴不足，此为阴虚阳脱之证，当以地黄饮子以填补真阴，温壮肾阳。

2. 常用经验方及临床体会　糖尿病性脑血管病中医治疗的优势：①根据中医传统理论，运用中医辨证论治原理。采取"三因制宜"的基本原则，因人而异灵活采取中医中药方法进行内服性治疗，具有贴合病情且无毒副作用之优势。②按照中医经络腧穴理论，根据中风患者的经络气血异常变化情况而准确选用相应的经穴进行穴位、经络治疗，具有简便易行、疗效迅速及安全性高的优点。③依据中医"内病外治"学说，采用中药外敷、外洗等法或局部用药。配合治疗中风及其后遗症，具有药物直达病所、无毒副作用的优势。④根据"多位一体"治疗包括脑中风在内的中医急证的基本理念，将中医药内治、外治、针灸、按摩、功能锻炼等有机地结合起来，从而达到缩短疗程、提高疗效的目的。⑤采取中西医结合之法联合攻关治疗，可以收到理想的效果。

糖尿病性脑血管病中医治疗的前提是辨证，因此应根据患者的病症舌脉，依据上述标准，综合判断辨证分型，确定治疗方法，指导临床选药。中成药可辨证论治选择天麻钩藤颗粒、牛黄清心丸、华佗再造丸、通脉胶囊、安脑丸、牛黄清心丸、脑心通胶囊、通心络胶囊等。

（二）西医治疗

内科综合支持治疗，调节血脂，控制血糖，特别注意血压调控。急性期治疗原则：增进血供、氧供及其利用，减小梗死区；降低脑细胞代谢；防止并发症；预防复发。

1. 降低颅内压　20% 甘露醇或 25% 山梨醇或 10% 甘油盐水，250~500ml 静脉滴注，1~3 次 / 天，也可合并应用激素治疗，至颅内压正常。

2. 改善血循环

（1）溶栓剂　在 6~48 小时内使用较好，掌握适应证、禁忌证，并监测凝血因素，以防出血。

（2）抗凝血药　常用阿司匹林、肝素等。

（3）扩容和血液稀释　使血细胞比容维持在 36%~38%，用于无严重脑水肿和心功能不全者。扩容液主要用低分子右旋糖酐 500ml 静滴，1~2 次 / 天，10~14 次为一疗程。

3. 促进脑细胞代谢　可用脑细胞激活剂，1~2 次 / 天，10~14 次为一疗程，静脉滴注。

（1）脑活素　10~20ml 加入 250ml 0.9% 氯化钠溶液中。

（2）胞磷胆碱　一次 0.5~0.75g。

（3）尼麦角林　4~8mg 加入 250ml 0.9% 氯化钠溶液中静滴。

（4）1,6- 二磷酸果糖　10mg 加入 100ml 注射用水中，20 分钟滴完。

（5）能量合剂。

4. 增加组织细胞供应　高压氧治疗。

5. 胰岛素的应用

（1）急性期可用普通胰岛素加入 0.9% 氯化钠溶液或 5% 葡萄糖氯化钠液中。

（2）病情稳定后，采用胰岛素皮下注射治疗。

值得注意的是，与糖尿病患者相比，糖尿病合并脑血管病的患者其血糖控制标准稍有不同，空腹血糖在 9~10mmol/L 以下即可，因为血糖控制过于严格不利于局部脑能量代谢，加重病情。另外，对重症患者注意监测呼吸、循环等生命体征，保持呼吸道畅通，防止低氧血症，积极治疗病因，控制体温升高，防治感染，注意营养支持。如果脑出血量较大或压迫重要部位时应考虑及时手术治疗。要及时开展康复治疗。但对发病超过 1~3 个月的陈旧性脑卒中，任何治疗均难以收效。

6. 其他药物治疗

（1）钙拮抗剂　首选尼莫地平，20~40mg，3 次 / 天；盐酸氟桂利嗪 10mg，1 次 / 天。

（2）自由基清除剂　甘露醇、维生素 E 和地塞米松等。

七、预后及转归

糖尿病性脑血管病急性期的病死率为 5%~15%。存活的患者中致残率约为 50%。影响预后的因素较多，最重要的是神经功能缺损的严重程度，其他还包括患者的年龄及卒中的病因等。脑血管病的三级预防如下。

1. 流行病学调查，监测并控制血糖、血压、血脂等高危因素。

2. 生活方式干预，合理膳食，适量运动，限盐、控烟、限酒。心理平衡的健康生活方式，提高糖尿病及并发症的预防意识。

3. 药物干预　使用阿司匹林对减少脑卒中和短暂性脑缺血的复发是有效的，可作为二级预防措施。阿司匹林也可作为一级预防措施用于有大血管疾病风险的糖尿病患者。不适合使用阿司匹林的患者可复用氯吡格雷作为替代。他汀类药物降低低密度脂蛋白（LDL-C）的策略也可以降低心血管事件的发生风险。

八、难点与对策

对高危人群及患者进行脑血管病预防的同时，还应该对公众加强宣传教育，针对不同的危险因素制订个体化的健康教育方案，使其充分了解脑卒中的发病危险因素，并认识到脑卒中后对于个人、家庭及社会的危害，从而加强自我保健意识，同时帮助个人建立合理的生活方式，如戒烟，减少酒精的摄入量，合理膳食，以食用低脂肪、富含优质蛋白质、碳水化合物、维生素和微量元素的食物为原则，适当增加体力活动，进行规律的体育锻炼。对高危患者需定期体检，增加患者对药物治疗的依从性。

第七节　低血糖症

低血糖症（hypoglycemia）是一组由多种病因引起的血浆（或血清）葡萄糖水平降低，并足以引起相应症状和体征的临床综合征，而当血浆葡萄糖浓度升高后，症状和体征也随之消退。患者常以交感神经兴奋和（或）神经精神及行为异常为主要特点，血糖浓度更低时可以出现癫痫样发作、昏迷和死亡。一般引起低血糖症状的血浆葡萄糖阈值为 2.8~3.9mmol/L。然而对于反复发作的低血糖患者，其阈值则会向更低的血糖、浓度偏移。

低血糖症可以发生在非糖尿病患者，也可以发生在糖尿病患者。对于糖尿病患者发生的低血糖症往往是伴随降低血糖的治疗而发生，其首要任务是调整治疗方案以尽量减少或消除低血糖的发生。对于非糖尿病发生的低血糖，首要任务是做出精确的病因诊断，在病因明确的基础上制定正确的治疗方案。低血糖有时比高血糖更危险，因为脑组织主要依赖血糖来供应能量，低血糖和缺氧一样会引起机体功能的紊乱和组织损伤，如果低血糖状况持续过久，严重者可致昏迷，如不及时救治，也可致死亡。

低血糖的发病率主要与社会经济水平和医药卫生普及的程度有关。美国、欧洲低血糖的发病率占急症病例的 0.5% 以下，在新加坡药物性低血糖发生率占就诊人数的 0.4%~0.8%，我国香港地区则为 1.5%，其低血糖发生率较高与患者较多服用格列本脲有关。

中医古代文献并无"低血糖症"的相关记载，依据其临床表现当属于"厥证""虚劳""眩晕""脱汗""昏迷"等范畴。

一、中医病因病机

中医认为本病多因久病重病，耗伤正气，阴阳失调，阳气过耗，不能敛阴，卫外不固，营卫不和，汗液大泄，气随汗脱，甚则发生亡阴亡阳之变。或因邪毒久羁，耗气伤阴，脏精亏损，肝肾不足，阴液内竭，阴损日久，阳随阴衰，诱发本病。

1. 久病重病，耗气伤阴　久病重病，阴津亏损，燥热偏盛，耗气伤阴；或因五志过极，化火伤阴，阴液耗伤，阳无所附，而见冷汗、心悸、肢冷、震颤、肤色苍白。

2. 津血同源，损耗过多　大汗吐下，久病血虚，及产后或创伤而失血过多，致气随液耗，阳随阴消，而见四肢厥冷，肤色苍白，精神恍惚、嗜睡或运动失调等，严重者可能抽搐或昏迷等。

3. 邪毒久羁，耗气伤阴 或因暑热，或燥邪久羁，伤阴耗气，久则气阴两虚，阴阳俱虚，复感外因引触而见汗多气促，四肢厥冷、眩晕乏力、精神恍惚而致本病。

二、西医病因及发病机制

除降糖药物诱导性低血糖症外，低血糖症还有其他许多复杂病因，临床上常将其分为空腹低血糖和餐后低血糖两类，其病因如下。

（一）空腹低血糖

1. 胰岛素或胰岛素样物质过多

（1）胰岛 β 细胞瘤 包括良性、恶性和增生性。临床特征为血糖下降速度缓慢，表现反复发作性低血糖症，多见于凌晨、空腹或禁食时间长情况下。可有精神异常行为，常被误诊为精神疾病。

（2）拮抗胰岛素的激素分泌过少 ①垂体前叶功能减退（罕见）；②肾上腺皮质功能减退：表现为皮肤黏膜色素沉着，ACTH 增高；可伴乏力倦怠，下肢水肿，低钠血症，低血糖倾向及血尿皮质醇均低；③腺垂体功能减退症使甲状腺素和肾上腺皮质激素等升糖激素不足导致者表现为：临床 OGTT 试验呈胰岛素分泌曲线低平，而激素替代治疗后出现糖尿病消失综合征（housssy 综合征）。

2. 获得性肝病 因肝糖输出减少所致，疾病见于①肝瘀血；②重症肝炎；③肝硬化；④尿毒症；⑤低温等。临床有肝病症状和体征、低血糖发生于空腹、饥饿、运动状态时，伴随着肝病进展而低血糖发作程度和频率增加。

3. 胰（岛）外恶性肿瘤 早期症状表现常不是肿瘤而是由于低血糖引起的大脑功能迟钝表现等。糖耐量反映血浆胰岛素水平不高，对胰岛素分泌刺激不敏感者应考虑本病。

4. 胰岛素自身免疫综合征（IAS） IAS 导致的低血糖症可以发生在任何时间，甚至进餐时，因为自身免疫低血糖患者胰岛素与抗体的结合或解离是无规律的。诊断：①自发性低血糖；②未用过外源性胰岛素；③血胰岛素水平很高；④糖耐量减低；⑤病理示胰岛肥大、增生。

5. 诱导抗胰岛素自身抗体（IAA）的药物 患者有服用含硫基药物（卡托普利）的病史，巯基与内源性胰岛素双硫键发生作用后，使胰岛素发生变构产生了胰岛素抗体。其他影响药物有普萘洛尔、水杨酸等。

6. 营养不良性 常见于妊娠空腹低血糖、婴儿酮症低血糖、严重营养不良等。

（二）餐后低血糖

1. 特发性（功能性）低血糖 约占早期反应性低血糖中的 70%，主要由于自主神经功能失调，迷走神经功能亢进，刺激胰岛 β 细胞分泌过多胰岛素所致。

2. 早期糖尿病性反应性低血糖症 患者多有糖尿病家族史，且多有超重和肥胖，伴血脂（或血压）偏高。由于糖尿病患者早期存在胰岛 β 细胞分泌延迟，餐后高血糖使胰岛素过量释放，在进食数小时后发生低血糖。

3. 胃大部切除术后低血糖症 即滋养性低血糖症。由于术后胃排空过快，胃内容物迅速进入肠腔，葡萄糖迅速吸收入血，使血糖快速升高刺激胰岛素过量释放，进食 2 小时后又出现急剧的低血糖反应。

4. 遗传性果糖不耐受症 为常染色体隐性遗传性疾病，由于患者体内缺乏果糖 –1– 磷酸醛缩酶和果糖 1,6– 二磷酸醛缩酶，使糖酵解和糖异生受阻而造成低血糖、肾糖原和脂肪沉积。禁食期间不发作，空腹的耐受性正常，而进食含果糖饮食后可引起严重低血糖发作。

5. 半乳糖血症 由于患者缺乏 1– 磷酸半乳糖尿苷酸转换酶，1– 磷酸半乳糖不能转换为 1– 磷酸葡萄糖，造成半乳糖堆积，引起中毒症状、低血糖和内脏肥大。

6. 儿童亮氨酸敏感症 在亮氨酸敏感症儿童，亮氨酸可激发进餐后过多的胰岛素分泌，出现反应性低血糖。

7. 酒精性低血糖症 大量饮酒不进食的空腹低血糖症表现。

三、临床表现

典型的低血糖症具有 Whipple 三联征特点，包括：①与低血糖相一致的症状；②症状存在时通过精确方法（而不是家庭血糖监测仪）测得血糖浓度偏低；③血糖水平升高后上述症状缓解。与低血糖相一致的症状多如下述。

1. 自主神经低血糖症状 包括震颤、心悸和焦虑（儿茶酚胺介导的肾上腺素能症状），以及出汗、饥饿和感觉异常（乙酰胆碱介导的胆碱能症状），这些症状在很大程度是由交感神经激活造成的，而非肾上腺髓质激活所致。

2. 大脑神经元低血糖症状 包括认知损害、行为改变、精神运动异常，以及血糖浓度更低时出现的癫痫发作和昏迷。尽管严重的长期低血糖可导致未被注意到的糖尿病患者发生脑死亡，但绝大多数低血糖发作在葡萄糖水平升至正常后能够逆转，而罕见的致死性发作通常认为是低血糖引起室性心律失常的结果。

3. 无知觉性低血糖 血糖低于 2.8mmol/L 左右时，无任何临床表现，称为无知觉性低血糖或无症状性低血糖症。由于无知觉性低血糖的存在，因此低血糖发作也可能没有症状。无知觉性低血糖认为是交感 – 肾上腺系统对低血糖的反应降低所致。对于非糖尿病的低血糖患者，也可能观察到一定程度的无知觉性低血糖，仅有交感肾上腺症状（焦虑、乏力、震颤、出汗或心悸）。

四、实验室及其他检查

1. 血糖 正常空腹血糖值的低限一般为 3.9mmol/L，对于无糖尿病者，当血糖水平在生理范围内下降时胰岛素的分泌也随之下降，当血糖浓度降至 3.6~3.9mmol/L 时，反向调节激素（胰高血糖素和肾上腺素）的释放增加。在低血糖症状出现前这些激素反应已经开始，因此血糖进一步降低至 2.8~3.0mmol/L 时才会出现症状。值得注意的是，低血糖的阈值是可变的，在临床上要结合患者实际情况进行判别。

2. 测定血浆相关激素 为了进一步探寻低血糖病因，需要同时测定低血糖症状发作时的血糖、胰岛素、C 肽，胰岛素原和 β- 羟丁酸水平以及胰岛素自身抗体，并且观察注射 1.0mg 胰高血糖素后的血糖反应。通过这些步骤可以鉴别内源性或外源性胰岛素介导的低血糖和可能的病因。

3. 5 小时葡萄糖耐量试验 空腹状态下，口服 75g 葡萄糖，测定服糖前及服糖后 30 分钟、1 小时、2 小时、3 小时、4 小时、5 小时的血糖、胰岛素和 C- 肽。该试验可动态了解在糖负荷情况下受试者的血糖和胰岛素的变化，有助于低血糖症的诊断和鉴别诊断。

4. 禁食评估 一些患者仅短时间禁食就会出现症状。对于这类患者，在禁食尤其整夜禁食时，可能导致症状性低血糖的发作。在观察期间，应重复测定血糖，如果出现症状且证实存在低血糖的证据［血糖 < 55mg/dl（3mmol/L）］，应进行相应激素检测和定位诊断，如果此方法没有导致症状和低血糖，而临床上又高度怀疑的患者，应进行 72 小时禁食试验。

5. 激发试验

（1）葡萄糖刺激胰岛素释放试验，即 OGTT。

（2）甲苯磺丁脲（D860）刺激试验 目前临床上已经趋于淘汰。

（3）胰高糖素试验 因其易致严重低血糖、敏感性及特异性较差，目前临床已少用。

（4）亮氨酸试验 在 10 分钟内口服完亮氨酸（按 150mg/kg 体重计），测 3 小时血糖和胰岛素。正常人无变化，若低血糖，且血胰岛素 > 40mμU/ml 则为异常。

6. C- 肽抑制试验 注射外源性的胰岛素可明显抑制正常人内源性的胰岛素，表现为血 C- 肽或胰岛素水平显著下降。临床上常用方法为空腹静脉注射普通胰岛素（按 0.1U/kg 体重计），测定血 C- 肽及胰岛素水平。正常人用药后血 C- 肽水平下降值超过基础值的 50%。由于内源性的胰岛素分泌过多所致的低血糖患者的血 C- 肽分泌受抑制的程度要比正常人小。

7. 混合餐试验 进食之后 5 小时之内出现低血糖症状的患者可以进行这个试验。停用一切不必要的药物，在过夜空腹的状态下进餐。进餐内容和平时引起低血糖症状的时候的进餐内容相似，进餐前和进餐后每 30 分钟直到进餐后 5 小时，分别取外周静脉血测定血糖，除非严重的低血糖症状需要医学干预，应尽可能抽完全程的血样。血糖低于 3.3mmol/L 的时候测定血浆的胰岛素和 C- 肽的水平。出现低血糖症状时血糖小于 2.8mmol/L 为阳性。

8. CT、MRI 及经腹超声检查 能检测出大部分胰岛素瘤。

五、诊断及鉴别诊断

（一）诊断

对于糖尿病患者发生的低血糖，通过仔细询问糖尿病病史和降糖药应用情况一般能作出糖尿病相关低血糖的诊断。对于非糖尿病患者临床发生的低血糖，需要进一步确认和鉴别，因为此类患者的低血糖与糖尿病相关低血糖的结局和临床处理有很大不同。对于非糖尿病患者的低血糖，首先要确立低血糖症的诊断，根据低血糖的典型表现（Whipple 三联征）可确定：①低血糖症状；②发作时血糖低于 2.8mmol/L；③供糖后低血糖症状迅速缓解。少数空腹血糖降低不明显或处于非发作期的患者，应多次检测有无空腹或餐后低血糖，必要时采用 48~72 小时禁食试验。

（二）鉴别诊断

低血糖发作以交感神经兴奋症状为主者则易于识别。以脑功能障碍症状为主者则易误诊为神经症、精神病、癫痫或脑血管意外等，可通过病史、体征、复查血糖及行相关检查以鉴别。

1. 癔症 ①本病女性多于男性，患者一般具有情感丰富、易受暗示和自我暗示等性格特征；②其发作多与精神因素有关；③临床可表现为感觉、运动、自主神经功能紊乱以及精神异常等各种症状，但无任何器质性损害的证据。

2. 癫痫 ①临床上可出现短暂的运动、感觉、意识、行为及自主神经的症状；②本病的发作可从面部、口角或从手足开始而渐至半身或全身；③脑电图检查常见尖波、棘波、棘慢波；④服用抗癫痫药物有效。

3. 颅内占位性病变 脑部肿瘤、脑脓肿以及慢性硬膜下血肿的患者也可突然起病，表现局灶性神经功能丧失，对可疑者需做脑 CT 扫描或磁共振等检查，以资鉴别。

六、治疗

（一）中医治疗

1. 常见证型辨证治疗

（1）气阴两虚证

症见：眩晕昏仆，面色苍白，神疲气短，汗出如洗，呼吸微弱，舌红少苔，脉细数。

治宜：益气养阴生津。

方药：生脉散加减。方中人参、黄芪以大补元气，麦冬、白芍以养阴生津，大枣、生姜以养胃和中，甘草味甘以和诸药。若汗出不止者，加煅龙骨、牡蛎、浮小麦以敛汗；心悸者加远志、酸枣仁、柏子仁等养心安神；食欲不振者加陈皮、茯苓、白术健脾和胃。

（2）肝郁脾虚证

症见：心烦易怒，头晕昏仆，神疲乏力，汗出肢颤，口唇无华，善饥欲食，得食则饱胀，舌淡苔白，脉弦细。

治宜：疏肝理气，健脾和胃。

方药：逍遥散加减。方中柴胡疏肝解郁，白芍养血柔肝，当归之芳香可以行气，味甘可以缓急，白术、茯苓健脾祛湿，生姜温胃和中，薄荷少许以助柴胡疏肝郁而生之热。若胁肋胀满者，合金铃子散；头胀痛者，加石决明、夏枯草；饥饿甚者，加石膏、知母。

（3）阴液耗竭证

症见：汗多气促，四肢厥冷，手足震颤，心悸眩晕，咽干舌燥，神疲欲寐，舌质淡红苔黄，脉虚数。

治宜：益阴复阳，救逆固脱。

方药：六味地黄汤合增液汤。生熟地黄滋肾阴填精髓；山药滋补脾阴，固摄精微；山萸肉固肾益精；泽泻、牡丹皮清泄肝肾火热；茯苓健脾渗湿、助气血之源；麦冬生津止渴；玄参、生地黄、麦冬功擅养阴润燥。全方共奏益滋养阴液，清热生津之功效。盗汗甚者，可加糯稻根或麻黄根收敛止汗；心悸失眠甚者加远志、生龙牡安神定志；腰膝酸软者，可加枸杞子、杜仲益肝肾。

（4）阳气暴脱证

症见：大汗淋漓，面色苍白，气短息促，虚烦燥扰，手足厥冷，神志不清，舌红苔白，脉微欲绝。

治宜：益气固脱，回阳救逆。

方药：参附汤合生脉散。方中以人参大补元气，益气固脱，制附子以补益先天命门真火，生脉散益气养阴生津，全方配伍可使阳气回复，阴血自生。若神志不清者，加石菖蒲；心慌不安者，加远志；汗多不止者，加白芍、浮小麦。

2. 常用经验方及临床体会 临床较少使用中医药治疗低血糖发作者，常对于反复发作低血糖的患者多于明确病因、消除低血糖发作后据患者体质、症状等予以辨证论治。

（1）参附汤 适用于大汗淋漓，虚脱亡阳者。

（2）生脉饮 气阴两虚轻症者。

（3）补中益气丸 适用于脾虚，纳食欠佳者。

（二）西医治疗

1. 一般治疗 避免精神刺激；给予低糖、高蛋白饮食、少食多餐、避免单糖摄入；确定患者气道是否通畅，必要时做相应处理；有癫痫发作时须防止舌部损伤；适当给予镇静剂或迷走神经抑制剂如阿托品。

2. 低血糖症发作时的处理 对急性低血糖症，特别是低血糖昏迷者，必须迅速纠正低血糖。

（1）轻者 发作初期，意识尚清可进食者，可给予糖类食品，如糖果、糖水或甜点等。如患者血糖低于 2.5mmol/L 时，即使无症状，也应开始治疗。可予 10% 葡萄糖液口服或鼻饲，每次 2~6ml，每 2 小时一次，直到血糖水平稳定。

（2）重者 可立即静脉注射 50% 葡萄糖溶液 60~100ml，多数患者可神志清醒，症状缓解，必要时可重复使用，亦可静脉持续滴注葡萄糖。神志清醒后仍须观察数小时至 1 天，直到确定患者转危为安，恢复正常饮食为止。如无效可试用肾上腺皮质激素，静脉滴注氢化可的松 5mg/（kg·d），到症状消失 24~48 小时。也可皮下、肌内、静脉注射 0.5~1mg 胰高血糖素，用药后患者多于 5~20 分钟后清醒，否则可重复给药。由于胰高血糖素作用快，维持时间较短，一般仅为 1~1.5 小时，以后要让患者进食或静脉滴注葡萄糖，防止低血糖症的复发。

经过上述处理后血糖恢复，患者仍昏迷不醒，且持续较久者，多为脑水肿，可用 20% 的甘露醇静脉滴注。

3. 病因治疗 积极治疗原发病，消除致病因素以减轻或防止低血糖症的发作。

（1）低血糖纠正后，应积极寻找病因，如是因为胰岛素或降糖药物过量，要加以调整。

（2）如为胰岛 β 细胞瘤或胰外肿瘤所致，应手术治疗。最多见的是单个胰岛素瘤，切除可治愈，但肿瘤定位比较困难（约 14% 胰岛素瘤为多发性），常需再次手术或胰腺部分切除，因此早期识别本症，及时治疗甚为重要。不能手术者，给予二氮嗪、肾上腺皮质激素、胰高血糖素等药物治疗。

（3）自发性功能性低血糖应以精神治疗为主。

（4）胃大部切除术应以饮食调节治疗为主。

（5）酒精性低血糖的治疗以禁酒为主。

七、预后与转归

及时恰当的预防和治疗低血糖症对其预后有积极的意义。严重而长期的低血糖症可致广泛的中枢神经损害，造成不可逆性神经病变，甚或死亡。因此对功能性低血糖症要消除精神因素，避免精神刺激，进行高蛋白、低碳水化合物饮食，少食多餐，防止高糖饮食刺激胰岛素过多分泌；对于酒精性低血糖，禁酒是最好的预防措施；对于胰岛素 B 细胞瘤的患者，应经常准备食品及糖果以便发作时备用。一般轻症或者属功能性或反应性低血糖，如经合理治疗及调护，预后大都良好。个别属器质性如胰岛 β 细胞瘤者则需外科手术治疗，极个别患者可因抢救不及时而死亡。

八、难点与对策

减少低血糖的发生，也是糖尿病治疗中的一项重要环节。近年来为了减少糖尿病的慢性并发症，主张以严格控制血糖，施行胰岛素强化治疗方案，使低血糖的发生率也由此增加 2%~4%。糖尿病患者低血糖发生率高，但自我防护能力不足。许多糖尿病患者往往关注高血糖，却没有意识到低血糖的危害性。实际上低血糖的危害性远远超过高血糖。因为持续的低血糖除可危及生命外，还可导致脑功能障碍，增加心、脑血管意外的危险性；同时一过性低血糖反应引起的血糖波动也增加了治疗的难度。研究表明，经常发生低血糖的患者智商损伤明显。因此一方面临床医师应引起对低血糖症的重视，做好糖尿病患者低血糖的宣教工作，在临床上做到预防为主、早期诊断、及时治疗；另一方面糖尿病患者也要加强对低血糖症的认识，掌握必需的防治知识，一旦出现低血糖的症状，应立即监测血糖，确认低血糖发作应立即进食饼干或糖块，并监测血糖变化。

第十四章
痛风

高尿酸血症是机体嘌呤代谢紊乱、尿酸分泌过多或肾脏排泄功能障碍，使尿酸在血液中集聚的状态，血尿酸超过其在血液或组织液中的饱和度可在关节局部形成单钠尿酸盐结晶并沉积，诱发局部炎性反应和组织破坏，即痛风。其临床特点是高尿酸血症及由此而引起的痛风性急性关节炎反复发作，痛风石沉积，痛风石性慢性关节炎和关节畸形，常累及肾脏引起慢性间质性肾炎和尿酸肾结石形成。本病病因除少数由于酶缺陷引起外，大多未阐明，常伴高脂血症、肥胖、糖尿病、高血压、动脉硬化和冠心病等遗传性疾病。目前高尿酸血症患病率13.3%，痛风患病率1.1%，已成为继糖尿病之后又一常见代谢性疾病。

中医对痛风的认识始于《黄帝内经》："风寒湿三气杂至，合而为痹也。"至元代由朱丹溪最先提出"痛风"的病名。历代中医学者对本病皆有研究，大多认为本病似属中医"痛风""热痹""历节""白虎历节"等疾病范畴。并将其中发作突然、痛位不定者，归为"痛风"；局部赤肿灼痛者，纳为"热痹"；病在骨节、痛剧而部位移走者，称为"历节"或"白虎历节"。

一、中医病因病机

（一）病因

关于本病的原因，中医认为首先责问于先天禀赋不足，脾肾失权，外邪痹阻于肢体、经络，以致气滞血瘀，并且其与饮食、外感、劳倦、年高等因素均有关系。

1. 饮食不节，湿浊内生 平素过食甘醇厚味、膏粱辛辣之物，碍胃积滞，食物不归正化，酿生湿浊。湿浊随气血行于周身，浸淫百脉，每每乘袭致病。

2. 禀赋失调，脏腑不和 机体之污浊，蓄积过量可成浊毒，损伤机体。正常时，可通过脏腑的协调与疏解作用，及时清除代谢产物，使机体处于相对无毒的平衡状态。若因素体禀赋不足，阴阳失衡，致使脏腑功能失常，湿浊之邪不能及时排泄，则蕴结为害。

3. 外邪侵袭，邪留正伤 外邪留滞肌肉关节致气血不畅，经络不通，不通则痛，久致气血亏损，血热致瘀，络道阻塞，引起关节肿大、畸形及僵硬。

4. 年高体衰，脾肾不足 此型多见中年以后，故与脏器衰退密切相关，其中尤以脾肾为主。肾精亏耗，肾虚难以气化泄浊；脾气不足，脾虚生湿，湿蕴生热，每致湿浊热毒趋下为患。

（二）病机

中医认为痛风的病理产物"湿浊"是罪魁祸首，可铸成邪毒，导致瘀阻。

1. 湿浊留恋是致病之本 其发生与上述饮食不节、素禀失调、年高体衰等有关。

2. 湿浊留恋，酿成邪毒 湿浊之邪难以排泄，滞脉中越久，其致病性越强，终酿成湿毒、浊毒，并直接为害。故本病后期临床表现多具有毒邪致病的特点，如凶险、乖戾与繁杂等。

3. 湿浊之毒，留结骨节 湿浊邪毒，滞于脉中，随气血鼓动，散于周身。逢骨节筋络盘结不畅处最易留滞为患。湿浊邪毒趋下，而夜间血行迟涩，故病多发于下肢骨节。由于湿浊之毒稽留不行，蕴结化热，蒸灼气血，阻滞经络，久而化为瘀热浊毒，故关节红肿热痛而不可忍。临床上以下肢骨节不对称红肿热痛为常见，半数以第一跖趾关节为首发，其他依次为足背、踝、足跟、膝、肘、腕、掌指关节，局部疼痛剧烈难忍，并伴随活动受限。劳行过多、局部骨节损伤、饮酒嗜咸、穿着紧鞋、感受寒湿等，均可成为本病急性发作诱因。

4. 浊毒蕴结，凝成痰核，酿成砂石 湿浊邪毒随气血鼓动而播散全身，湿热浊毒蒸酿气血津液，凝练成痰瘀，瘀久结成痰核，甚或结出砂石，故痰核结石在全身多处可见，最常发于骨节软骨、滑囊、耳轮、腱鞘、骨节周边、肤下与肾间等处，引起相应症状。相关以骨节局部痰核痛风石为多见，阻碍气血，则引起关节持续疼痛，甚至畸形。

5. 浊毒久滞下焦，损伤肾体 湿热浊毒本应经肾蒸化，由膀胱排出，若毒猖正损，浊毒瘀滞，留恋于肾，煎熬肾之津液，日久结出砂石，阻滞气机，成为有形之害。故痛风反复发作，可致肾体严重损害，甚或出现癃闭与关格。

总之痛风病因病机属本虚标实，其病位在肌表经络，继而深及筋骨，日久伤及肝肾。

二、西医病因及发病机制

（一）病因

尿酸为嘌呤代谢的最终产物，次黄嘌呤和黄嘌呤是尿酸的直接前体，在黄嘌呤氧化酶的作用下，次黄嘌呤氧化为黄嘌呤，黄嘌呤再氧化为尿酸。人体内的尿酸主要由两个来源，一是食物中的嘌呤，经过酶的作用分解而来，这类来源属外源性，大约占总尿酸的20%；二是从体内氨基酸、磷酸核糖及其他小分子化合物合成，以及核酸分解代谢而来，这类属内源性，大约占总尿酸80%。因此，对高尿酸血症的发生，内源性代谢紊乱较外源性因素更为重要。

正常人每天产生的尿酸与排泄的尿酸量维持在平衡状态，任何原因诱发尿酸生成增多，或排泄减少，或排泄虽未减少而生成超过排泄，或生成增多与排泄减少同时存在，均可导致高尿酸血症。

（二）发病机制

1. 尿酸排泄减少 患者尿酸生成通常正常，但排泄减少，或者即使尿酸生成增多，但与增多的尿酸相比，其尿酸排泄相对减低。患者的肾功能正常，而尿酸排泄减少主要是由于肾小管分泌尿酸减少所致，肾小球滤过减少，肾小管重吸收增加亦可能参与。此组疾病多属基因遗传缺陷，但确切的发病机制未明。

2. 尿酸生成增多　限制嘌呤饮食 5 天后，如每日尿酸排泄超过 3.57mmol（600mg）可认为尿酸生成增多。酶的缺陷是导致尿酸生成增多的重要原因，其缺陷可能包括：①磷酸核糖焦磷酸盐（PRPP）合成酶活性增高；②磷酸核糖焦磷酸酰胺转移酶（APRT）的浓度或活性增高，对 PRPP 的亲和力增强，降低对嘌呤核苷酸负反馈作用的敏感性；③次黄嘌呤 - 鸟嘌呤磷酸核糖转移酶（HGPRT）部分缺乏，使鸟嘌呤转变为鸟嘌呤核苷酸、次黄嘌呤转变为次黄嘌呤核苷酸减少，以致对嘌呤代谢的负反馈作用减弱；④黄嘌呤氧化酶（XO）活性增高，加速次黄嘌呤转为黄嘌呤、黄嘌呤转为尿酸。其中 HGPRT、PRPP、XO 是最重要的三个酶。上述酶缺陷中的前三项已证实可引起临床痛风，经家系调查表明为性连锁遗传。

（三）病因分类

1. 原发性高尿酸血症和痛风　原发性痛风常与肥胖、非胰岛素依赖型糖尿病、高脂血症、动脉粥样硬化性心脏病、原发性高血压等并存，近期研究认为他们可能具有共同的发病基础，称为代谢综合征。

2. 继发性高尿酸血症和痛风　可见于某些先天性代谢性疾病，如 Lesch-Nyhan 综合征、糖原累积病；在系统性疾病中，常见的如白血病、多发性骨髓瘤、淋巴瘤、白细胞增多症、溶血性贫血、肿瘤广泛转移和溶解、肿瘤放疗或化疗后、慢性肾脏病变、铅中毒、酮症酸中毒和乳酸性酸中毒、慢性酒精中毒、肝肾移植后；摄入过量的嘌呤含量高的食物，或者长期禁食与饥饿均可导致尿酸增多或排泄减少，属于生理性升高；药物也可引起高尿酸血症，通常见于应用噻嗪类利尿药、呋塞米、乙胺丁醇、吡嗪酰胺、阿司匹林、烟酸、乙醇、免疫抑制剂等。另外，我国入藏内地居民痛风发病率相对平原地区增加，可能与高原缺氧致红细胞增多，红细胞内腺苷酸磷酸核苷酸转移酶功能紊乱和（或）饮食构成改变，摄入富含嘌呤食物等有关。

三、临床表现

1. 无症状期　部分高尿酸血症往往仅表现为血尿酸持续或波动性增高，终生未见临床症状，因此称为无症状高尿酸血症；无症状高尿酸血症患者，如影像学检查发现尿酸钠晶体沉积和（或）痛风性骨侵蚀，可诊断为亚临床痛风；伴发关节炎时称为痛风。

2. 急性关节炎期　是原发性痛风最常见的首发症状，最常波及下肢关节，典型症状是患者在首次发病时，出现拇趾或跟部疼痛。发病一般较突然，数小时内症状发展至高峰，关节及周围软组织出现明显的红肿热痛，痛甚剧烈。大关节受累时可有关节渗液，并可伴有头痛、发热、白细胞增高等全身症状。多数患者在发病前无前驱症状，但部分患者于发病前有疲乏、周身不适及关节局部刺痛等先兆。初起为单个关节炎，偶有单侧或双侧多关节同时或先后发作。受累关节以拇趾及第一跖趾关节为多见，其余部位的发生频率依次为足弓、踝关节、跟关节、指关节、腕关节、膝关节和肘关节等。病情反复，可发展为多个关节发病，肩关节、髋关节、骶髂关节、胸锁关节、下颌关节，甚至脊椎关节亦可受累。关节局部皮肤发红、发热，局部肿胀、疼痛剧烈，活动受限，可有淋巴管炎。检查化验常提示患者体温升高，血白细胞增多，红细胞沉降增快。四季均可发病，但以春秋季节多发，关节局部的损伤如脚扭伤、穿紧鞋、步行多等以及外科手术、饱餐饮酒、过多疲劳、受冷受湿和感染等都可能是诱发因素。

3. 痛风石及慢性关节炎期　痛风石为痛风的特征性病变。发生机制是血尿酸增高超过饱和浓度水平，细针状尿酸盐结晶在组织沉积，炎症反复发作进入慢性阶段而不能完全消失，引起关节骨质侵蚀缺损及周围组织纤维化，使关节发生僵硬畸形、活动受限。尿酸盐结晶可在关节附近肌腱、腱鞘及皮肤结缔组织中沉积，形成黄白色，大小不一的隆起赘生物即所谓痛风结节（或痛风石）；可小如芝麻，大如鸡蛋或更大，常发生于耳轮、前臂伸面、第一跖趾、手指、肘部等处，但不累及肝、脾、肺及中枢神经系统。少数慢性关节炎可影响全身关节包括肩、髋等大关节及脊柱。如累及心脏传导系统，可引起心律失常。结节起初质软，随着纤维组织增生，质地越来越硬。在关节附近易磨损处的结节，其表皮菲薄，容易溃破形成瘘管，可有白色粉末状尿酸盐结晶排出。但由于尿酸盐有抑菌作用，继发性感染较少见；瘘管周围组织呈慢性炎症性肉芽肿，不易愈合。痛风结节的发生和进展与血尿酸盐增高的程度有关。痛风石的形成与高尿酸血症的持续时间有关，第一次痛风发作至痛风石的时间平均约 10 年。病程愈长，发生痛风结石的机会愈多。初发的质软结节在限制嘌呤饮食，应用降尿酸药物后，可以逐渐缩小甚至消失。

4. 肾脏病变　临床约有 1/3 的痛风患者由于尿酸盐在肾脏沉积可引起肾脏病变，主要有以下 3 种表现形式。如能早期诊断、恰当治疗，可避免发展为肾衰竭，减少死亡。

（1）痛风性肾病　尿酸盐结晶沉积于肾髓质和（或）乳头处引起间质性肾炎，其周围有圆形细胞浸润和巨大细胞反应，这是痛风性肾病组织学的特征性改变。患者可表现为单侧或双侧轻度肾区酸痛，早期可仅有蛋白尿和镜下血尿，且呈间歇出现，随着病程进展，蛋白尿转为持续性，由于肾小管浓缩稀释功能下降，出现夜尿增多，尿比重偏低等现象。经过病情进一步发展，终于由慢性氮质血症发展到尿毒症，晚期发展为肾衰竭。由于痛风患者常伴有高血压、动脉硬化、肾结石、尿路感染等疾患，所以痛风性肾病可能是综合因素的结果。

（2）急性尿酸性肾病　由于血尿酸急剧增高，大量尿酸随尿液排出，从而使大量尿酸结晶在肾小管引起广泛阻塞，导致尿流梗阻而产生急性肾衰竭症状。多见于骨髓增生性疾病、淋巴增生性疾病、癌瘤化学治疗或放射治疗阶段的患者。患者往往起病突然，出现少尿以至无尿，迅速发展为氮质血症。尿常规检查常可见红细胞和尿酸结晶。如延误病情，可因肾衰竭而致死，继发性的临床特征除原发性疾病临床表现外，主要表现为高尿酸血症，发展为痛风者少见。继发于糖原累积病Ⅰ型和 Lesch–Nyhan 综合征的患者，久病后可发展为痛风。应予积极治疗，如多饮水、服用碱性药物、降低血尿酸等。

（3）尿路结石　原发性痛风患者 20%~25% 并发尿酸性尿路结石，部分患者肾结石的症状早于关节炎的发作。继发性高尿酸血症者尿路结石的发生率更高。细小泥沙样结石可随尿液排出则不会引起临床症状，较大者常引起肾绞痛、血尿及尿路感染症状。

四、实验室及其他检查

1. 血尿酸测定　采用血清标本，通常用尿酸氧化酶法检测，非同日两次空腹血尿酸水平＞420μmol/L 为高尿酸血症。

2. 尿尿酸测定　限制嘌呤饮食 5 日后，24 小时尿酸排出＜ 3.6mmol/d（600mg/d），超过此水平可认为尿酸产生增多。因有半数以上痛风患者尿液尿酸排出正常，故尿尿酸测定对诊断急性关节炎帮助不大。但通过尿液检查了解尿酸排泄情况，对选择药物及鉴别尿路结石是否由于尿酸增高引起，有所帮助。

3. 滑囊液或痛风石内容物检查 急性期如踝、膝等较大关节肿胀时可行关节穿刺抽取滑囊液进行旋光显微镜检查。于白细胞内见双折光的针形尿酸钠结晶有诊断意义。

4. X 线检查 痛风患者 X 线下异常表现不够敏感和特异。早期急性关节炎除软组织肿胀外，关节显影正常，患者往往反复发作后才有骨质改变。首先为关节软骨缘破坏，关节面不规则，关节间隙狭窄，病变发展则在软骨下骨质及骨髓内均可见痛风石沉积，典型的改变是穿凿样缺损，急性发作仅见软组织肿胀；慢性期有关节间隙变窄，软骨缘破坏，关节面不规则，骨质边缘可见增生反应。

5. CT 与 MRI 检查 CT 检查可见灰度不等的斑点状影像（痛风石）；MRI 检查中的影像可见 T_1 和 T_2 低到中等密度块状影。

6. 痛风石特殊检查 对痛风结节可通过做活组织检查，或特殊化学试验紫脲酸铵（murexide）试验鉴定。

五、诊断与鉴别诊断

（一）诊断

高尿酸血症的诊断标准为：在正常嘌呤饮食状态下，非同日 2 日空腹血尿酸浓度＞420μmol/L，无论男女。痛风的诊断标准采取 2015 年 ACR/EULAR 的分类标准，表中累积分值≥ 8 分即为痛风（表 14-1）。

表 14-1　2015 年 ACR/EULAR 的痛风分类标准

步骤	分类	评分
第一步：纳入标准（只在符合本条件情况下，采用下列的评分体系）	至少一次外周关节或滑囊发作性肿胀，疼痛或压痛	
第二步：充分标准（如果具备，则可直接分类为痛风而无需下列其他"要素"）	偏振光显微镜镜检证实在（曾）有症状关节或滑囊或痛风石中存在尿酸钠晶体	
第三步：标准（不符合"充分标准"情况下使用）	踝关节或中足（作为单关节或寡关节的一部分发作而没有累及第一跖趾关节	1
临床症状发作曾经累及关节 / 滑囊关节炎发作特点（包括以往的发作） 受累关节"发红"（患者自述或医师观察到） 受累关节不能忍受触摸、按压 受累关节严重影响行走或无法活动	累及第一跖趾关节（作为单关节或寡关节发作的一部分） 符合左侧 1 个特点 符合左侧 2 个特点 符合左侧 3 个特点	2 1 2 3
发作或者曾经发作的时序特征 　无论是否抗炎治疗，符合下列两项或者两项以 　　上为 1 次典型发作 　到达疼痛的高峰时间＜ 24 小时 　症状在≤ 14 天内缓解 　发作间期症状完全消退（恢复至基线水平）	1 次典型的发作 典型症状反复发作（即 2 次或 2 次以上）	1 2

续表

步骤	分类	评分
痛风石的临床证据 　　透明皮肤下的皮下结节有浆液或粉笔灰样物质，常伴有表面血管覆盖，位于典型的部位：关节、耳郭、鹰嘴黏液囊、指腹、肌腱（如跟腱）	存在	4
实验室检查 　　血尿酸：通过尿酸酶方法测定 　　理想情况下，应该在患者没有接受尿酸治疗的时候和症状发生 4 周后进行评分（如发作间期），如果可行，在这些条件下进行复测，并以最高的数值为准 　　有症状关节或滑液进行滑液分析（需要由有经验的检查者进行检测）	血尿酸＜ 240μmol/L 血尿酸 240~360μmol/L 血尿酸 360~480μmol/L 血尿酸 480~600μmol/L 血尿酸≥ 600μmol/L 单钠尿酸盐阴性	−4 0 2 3 4 −2
影像学 　　尿酸盐沉积在（曾）有症状的关节或滑囊中的影像学证据：超声中"双轨征"或双能 CT 显示有尿酸盐沉积 　　痛风相关关节损害的影像学证据：双手和（或）足在传统影像学表现有至少一处骨侵蚀	存在（任何一个） 存在	4 4

（二）鉴别诊断

1. 类风湿关节炎　多见于青、中年女性，主要累及小关节、腕、膝、踝等关节的对称性多关节炎，伴明显晨僵，关节疼痛呈持续性，时轻时重，反复发作可引起关节畸形，功能障碍。患者血尿酸不高，类风湿因子多呈阳性。炎症时关节液增多，白细胞明显增多，以中性粒细胞占优势，但关节液中没有尿酸盐结晶。X 线示关节面粗糙，关节间隙狭窄，甚至关节面融合，与痛风性关节面出现虫蚀样或穿凿样破坏明显不同。

2. 风湿性关节炎　是风湿热的临床表现之一，好发于青少年。其关节炎的特点为四肢大关节游走性肿痛，很少出现关节畸形。关节外症状包括发热、咽痛、心肌炎、皮下结节、环形红斑等。血清抗链球菌溶血素 O 滴度升高，血尿酸正常。

3. 化脓性关节炎与创伤性关节炎　急性痛风发作常易与化脓性关节炎混淆，但后者血尿酸盐不高，滑囊液检查无尿酸盐结晶，创伤性关节炎常有较重受伤史，化脓性关节炎滑囊液内含大量白细胞，培养可得致病菌，以作鉴别。

4. 蜂窝织炎　痛风急性发作时，关节周围软组织常呈明显红肿，如忽视关节本身的症状，极易误诊为蜂窝织炎，后者血尿酸盐不高，畏寒发热及白细胞增高等全身症状更为突出，而关节疼痛往往不甚明显，不难鉴别。

5. 假性痛风　为关节软骨钙化所致，老年人多见，最常累及膝关节，急性发作时症状酷似痛风，但不伴随血尿酸升高，检查关节滑囊时发现含焦磷酸钙盐结晶或磷灰石，X 线片示软骨钙化。

6. 其他关节炎　痛风急性发作期须与红斑狼疮、复发性关节炎及 Reiter 综合征鉴别，慢性期则须与关节炎、创伤性及化脓性关节炎的后遗症鉴别，血尿酸检查有助诊断。

六、治疗

（一）中医治疗

1. 常见证型的辨证治疗　痛风的治疗以发作期治标，缓解期治本为原则。

（1）急性期

①风湿热痹证

症见：关节红、肿、热、痛，发病急骤，以夜间发作较多，痛不可触，得冷则舒；或有发热，大便秘结，小便黄赤；舌红，苔黄腻，脉弦数或滑数。

治宜：清热化湿，宣痹通络。

方药：白虎汤加减。方中生石膏、知母用以清热坚阴；桂枝疏风解肌通络，忍冬藤清热通络，另加粳米等护胃气。如口渴喜饮、身热心烦者，可加水牛角、金银花、连翘等清热通络；湿盛者加佩兰叶、车前草、薏苡仁；若局部肿胀不退者，可加赤小豆、薏苡仁、苍术、车前子等；关节痛甚者加羌活、独活、地龙、全蝎、川牛膝等。

②风寒湿痹证

症见：关节肿痛，屈伸不利，可见皮下结节或痛风石；恶风发热，或关节呈游走性疼痛；或肢体关节重着疼痛，肌肤麻木不仁；或关节冷痛剧烈，痛有定处；舌苔薄或白腻，脉弦紧或濡缓。

治宜：祛风散寒，除湿通络。

方药：薏苡仁汤加减。方中羌活、防风、独活等可祛风除湿；薏苡仁、苍术益气健脾除湿；当归、川芎、制川乌等养血活血行气通脉。风偏胜者加白芷、海风藤、秦艽；寒偏胜者加附子、干姜、细辛；湿偏胜者加防己、木瓜等；皮下结节或痛风石者，可选用浙贝母、穿山甲、地龙等。

（2）慢性期

①肝肾阴虚，湿热留恋证

症见：关节疼痛日久反复，时轻时重，屈伸不利甚至关节变形，腰膝酸痛，两目干涩，手足心热，时口苦，口干喜饮，大便干结，尿赤或者砂石尿，舌红，苔薄黄，脉弦细。

治宜：滋养肝肾，佐以清热化湿。

方药：归芍地黄丸加减。方中全当归、生地黄、赤芍养肝阴，通肝络；茯苓、怀山药健脾益肾祛湿；地骨皮、制大黄、虎杖根等养阴润燥。关节红肿热痛加姜黄、蚕砂、薏苡仁等；肢节酸痛以上肢为主加羌活、白芷等；以踝膝关节为主者，加独活、牛膝以引药下行。

②脾肾阳虚，寒湿入络证

症见：关节疼痛反复发作，腰膝酸软，肢节冷痛，夜尿多且清长，气短乏力，四肢不温，纳少腹胀，大便稀溏，舌体胖大，舌质淡边有齿痕，脉象沉细。

治宜：健脾温肾，散寒化湿。

方药：保元汤加减。方中炒党参、炙黄芪、云茯苓益气健脾；肉桂温补脾肾；晚蚕砂温脾阳，健脾运；狗脊、杜仲等温补肾阳，强健筋骨。腰膝酸软加龟甲胶、鹿角胶、仙茅等；肢节痛甚加制川草乌、乌梢蛇等。

③气阴两虚，痰浊壅结证

症见：关节疼痛，日久不愈，肿大变形，神疲乏力，自汗气短，咽干口燥，时有口中黏腻，饮水不多，或者口渴喜饮，舌质淡红，边有齿痕，苔薄腻，脉沉细滑。

治宜：益气养阴，化痰利湿。

方药：参麦地黄汤合指迷茯苓丸加减。方中太子参、炙黄芪益气健脾；麦冬、女贞子、旱莲草养阴生津；枳壳、陈皮行气化湿助运；川象贝养阴润燥，兼散痰结。肢节疼痛甚者，加干地龙、乌梢蛇通络止痛。

④阴阳俱虚，瘀血阻滞证

症见：关节反复疼痛，呈刺痛、固定不移，伴见皮下结节或痛风石，面色少华，全身怕冷，四肢厥逆，时见麻木，腰膝酸软，关节不利，口干，唇暗，或有水肿，便干或稀，舌质暗淡，舌体胖有瘀斑点，苔薄白，脉沉弱或细弱。

治宜：阴阳双补，活血化瘀。

方药：桂附地黄丸和桃红饮加减。方中熟附片、肉桂、淫羊藿等温补脾肾之阳；熟地黄、山萸肉等滋养肾阴；桃仁、川红花、紫丹参、全蝎等活血化瘀通络。肢节痛甚加制川乌、乌梢蛇通络止痛。

2. 其他治疗方法

（1）针灸疗法　急性期宜针不宜灸，风湿热痹者可酌情取大椎、曲池点刺出血，以泻热疏风、利气消肿。慢性期以痰瘀为主者可加针灸合用，后期久痹正虚者则以灸为主。痹证风邪偏盛者为行痹，取膈俞、血海以活血，遵"治风先治血，血行风自灭"之义；寒邪偏盛者为痛痹，取肾俞、关元，益火之源，振奋阳气以祛寒邪；湿邪偏盛者为着痹，取阴陵泉、足三里健脾除湿。此外可根据疼痛部位，选取阿是穴进行针刺或艾灸。

（2）推拿疗法　需根据临床病变部位选取相应的主穴，可视情况采用滚、推、拿、按、揉、搓、摇等手法，由轻到重，循序渐进。每天 2 次，每次 20 分钟。

（3）穴位注射　可采用当归、丹皮酚、威灵仙等注射液在局部疼痛部位进行穴位注射，每穴注入 0.5~1ml，此法具有明显的扩张局部血管、改善神经局部营养环境、降低炎性介质和致痛因子水平的作用。

（4）局部应用外敷法　急性期（关节局部红肿疼痛，辨证属热证者）可使用香连金黄散水冲蜜调后敷于红肿疼痛处，一次 30~120 分钟，一日 1~3 次，以清热解毒、消肿止痛；关节红肿疼痛缓解仍伴有疼痛（辨证夹瘀）者，可使用活血散水冲蜜调局部外敷一次 30~120 分钟，一日 1~3 次以活血化瘀止痛。

3. 常用经验方及临床体会　临床痛风急性发作期最为常见，主要以发作关节红、肿、热、痛为主要表现，发病急骤，疼痛难忍，痛不可触，影响活动。主要病因为患者素体湿浊内生，因感受外邪或进食燥热之品，导致湿热瘀结，阻滞于关节，表现为红肿热痛，临床辨证为风湿热痹，治以清热祛湿、凉血止痛，常选用白虎汤合四妙散加减，方中君药为石膏、知母清透，臣以黄柏、苍术清热燥湿以治本，佐以薏苡仁利湿，川牛膝化瘀止痛，使以甘草调和诸药；常配伍凉血止痛药物如赤芍、牡丹皮、犀牛角等，凉性祛风湿药如忍冬藤、威灵仙、秦艽、独活等，疼痛反复者可加用地龙或乌梢蛇等药物通痹止痛。

（二）西医治疗

对于原发性痛风，目前尚无根治方法，积极控制血尿酸水平可使病情逆转或延缓；对于继发性痛风和高尿酸血症，主要是治疗原发病，去除病因。临床治疗要求达到以下四个目的：①迅速终止急性关节炎发作，防止复发；②纠正高尿酸血症，使血尿酸浓度经常保持在正常范围；③预防尿酸盐沉积于肾脏、关节等引起的并发症；④防止尿酸肾结石形成。因此，治疗原则为一方面控制急性痛风性关节炎，另一方面促使尿酸排泄增加，控制高尿酸血症。

1. 一般治疗　急性痛风性关节炎发作期忌食高嘌呤食物：①动物内脏：肝、肾、胰、脑等；②海鲜类：沙丁鱼、凤尾鱼、青鱼、鱼卵、牡蛎、淡菜、小虾等；③其他：牛羊肉、酒类、花生、蘑菇、豆制品、酵母、浓肉汁、肉精等。

严格戒酒，即使是啤酒、淡色啤酒或果酒均可诱致急性发作。急性期后除可食用牛奶、奶酪、鸡鸭蛋、卷心菜、胡萝卜、芹菜、西红柿、西葫芦、黄瓜等低嘌呤食物外，也可食用弃汤汁的瘦肉类食品，有限制地选用一些含中等量嘌呤（每 1000g 食物中含 90~100g 嘌呤）食物，如鱼类、干豆类、笋、菠菜、蘑菇等。蔬菜、水果富含维生素，嘌呤含量低，宜多食用，包括土豆、茄子、黄瓜、胡萝卜、萝卜、西葫芦、南瓜、西红柿、莴苣、小白菜、油菜、芹菜、卷心菜、月豆等。各种蛋类、奶制品等嘌呤含量也较少。

多饮水，每日饮水量应在 2000ml 以上，排尿量维持 2500ml 左右；肾功能不全时水饮应适量。

注意避免诱发急性痛风发作的因素，包括温度变化、气压变化、过度劳累、精神紧张、关节受伤等。服用碱性药物如碳酸氢钠，保持尿液呈碱性，能防止尿酸盐结晶的形成。

此外，一些药物如环孢素、噻嗪类利尿剂、乙胺丁醇、小剂量阿司匹林、左旋多巴和烟酸等应避免使用或慎用。

2. 无症状性高尿酸血症的治疗　血尿酸水平 $\geqslant 540\mu mol/L$ 或 $\geqslant 480\mu mol/L$ 且有高血压、脂代谢异常、糖尿病、肥胖等之一，起始降尿酸药物治疗；无合并症者，建议血尿酸控制在 $< 420\mu mol/L$；伴合并症时，建议控制在 $< 360\mu mol/L$。同时积极调整生活方式，避免饮酒，切忌肥胖，保持低热量、低嘌呤饮食，多饮水。

3. 急性痛风性关节炎期的治疗　处于此期患者应绝对卧床休息，抬高患肢，一般休息至关节痛缓解 72 小时后可恢复活动。药物治疗越早越好，早期治疗可使症状迅速缓解，而延迟治疗则炎症不易控制。

（1）秋水仙碱　为治疗痛风急性发作的特效药物，能迅速缓解症状。现代研究认为，秋水仙碱迅速缓解急性发作的机制主要是通过抑制 C5a 和白三烯 B4 等，从而抑制多形核白细胞的趋化运动来发挥作用。开始剂量为 0.5mg/h 或 1mg/2h，直至症状缓解或出现恶心、呕吐、腹泻等胃肠道不良反应时停用，或用至最大剂量 6mg/d 而病情无改善时停用。服药后 6~12 小时内可减轻症状，24~48 小时达到控制，以后可一次 0.5mg，一日 2~3 次，维持数天后停药。

静脉注射秋水仙碱能迅速缓解症状，减少胃肠道副作用。一次静脉注射秋水仙碱后，经 10 天仍能检出，因此在口服秋水仙碱不能耐受时，可静脉缓慢注射给药。剂量为 1~2mg，以 0.9% 氯化钠溶液 10~20ml 稀释，静脉注射时间不少于 5 分钟。如病情需要，每隔 6 小时后可再给予 1mg，总剂量不超过 4mg/d，肾功能不全者控制在 3mg/d 以内。大多数患者使用单一剂量后，均能使症状缓解。静脉注射时不要漏出渗透皮下，以免引起组织坏死。由于临床疗效显著，对诊断困难病例可作试验性治疗，有助于鉴别诊断。在秋水仙碱治疗过程中，应注意血细胞等骨髓抑制表现及腹痛、腹泻、呕吐等胃肠道不良反应。

（2）非甾体类抗炎药　此类药物对痛风急性发作的治疗效果与秋水仙碱相同，但较秋水仙碱温和。一般在开始治疗给予最大剂量，而在症状缓解时逐渐减少剂量。这种在短时间给予大剂量的脉冲式治疗方案疗效较好，已为大多数临床学者所接纳。临床常见的药物有以下几种。

①吲哚美辛：对关节的肿痛疗效较好。起始治疗剂量为 50mg 口服，每 6 小时 1 次，症状缓解后，按此剂量继续 24~72 小时，症状缓解后逐渐减量为 25mg，每日 2~3 次。胃肠道反应较多。属同类结构的药物还有布洛芬、保泰松等。

②双氯芬酸：每日总量为 75~150mg，分 1~3 次口服。

③布洛芬：0.3~0.6g，每天 3 次，连续口服 2~3 天。其缓释剂服用方法为 0.3g，每日 2 次。除胃肠道不良反应外偶可出现一过性的转氨酶增高及皮疹。

④美洛昔康：7.5~15mg/d，分 1~2 次服用。

（3）糖皮质激素或促肾上腺皮质激素　能迅速缓解痛风急性发作，但停药后应注意"反跳"现象，因此只在秋水仙碱、非甾体抗炎药治疗无效或有禁忌证时采用。可加用秋水仙碱 0.5mg，每日 2~3 次口服，以防止"反跳"。痛风发作局限于单一关节或关节囊的患者，可用曲安奈德 5~20mg 注入关节炎区治疗。口服泼尼松也有速效，但停药容易复发，且长期服用激素易致糖尿病、高血压等并发症，因此尽量不用。

4. 发作间歇期和慢性期的处理　痛风患者血尿酸水平 ≥ 480μmol/L，降尿酸药物治疗；血尿酸水平 ≥ 420μmol/L 且合并痛风发作 ≥ 2 次 / 年、痛风石、慢性痛风性关节炎等之一，降尿酸药物治疗；痛风急性发作时应该待症状缓解 2~4 周再起始降尿酸治疗，正在服降尿酸药物者不建议停药。

（1）排尿酸药　适用于血尿酸增高，肾功能尚好的患者。如肌酐清除率低于 80ml/min 时疗效开始降低，达到 30ml/min 时无效。已有尿酸性肾结石形成和（或）每日尿排出尿酸 3.75mmol（600mg）以上时，不宜使用。其作用机制是抑制肾小管对尿酸重吸收，增加尿酸排泄，从而降低血尿酸水平。一般从小剂量开始逐渐增量，直至血尿酸降至理想水平，以避免尿酸盐突然从肾大量排出。

排尿酸药目前常用的有三种。

①丙磺舒（probenecid）：主要通过抑制肾小管对尿酸再吸收的机制而致排尿酸作用。为防止尿酸自肾脏大量排出时引起肾脏损害及肾结石的副作用，应自小剂量开始。起始量 0.25g 口服，一天 2 次；2 周内增至 0.5g 口服，一天 3 次；最大剂量每日不超过 2g，约 5% 患者发生皮疹、发热、胃肠刺激、肾绞痛等副作用。

②磺吡酮（sulfinpyrazone）：为保泰松的衍生物，作用机制为抑制肾小管对尿酸的再吸收，排尿酸作用较丙磺舒强，副作用则较丙磺舒少，患者较易耐受。自小剂量开始口服，50mg 每日 2 次，渐增至 100mg 每天 3 次，每日最大剂量为 600mg。和丙磺舒合用有协同的疗效。此药对胃黏膜有刺激作用，胃肠道溃疡病患者慎用。

③苯溴马隆（benzbromarone）：为强有力的促进尿酸排泄药，每日一次 25mg 口服，起始，逐渐增至 100mg/d。毒性作用轻微，不影响肝肾功能，很发少生皮疹、发热，但可有胃肠道反应、肾绞痛及激发急性痛风性关节炎发作。

在排尿酸药物治疗过程中，须同时口服碳酸氢钠 3~6g/d，以碱化尿液，并多饮水，保持每日尿量在 2000ml 以上，以促进尿酸排出。

（2）抑制尿酸合成药 主要有别嘌醇和非布司他。

①别嘌醇（allopurinol）：其作用机制是通过抑制黄嘌呤氧化酶，使次黄嘌呤及黄嘌呤不能转化为尿酸；适用于尿酸合成过多，对排尿酸药过敏或无效以及不适宜使用排尿酸药的患者，常用剂量为每次 100mg，每日 2~4 次，最大剂量每日可至 600mg。与排尿酸药物合用可加强疗效，但一般不需联用。个别患者可有发热、过敏性皮疹、腹痛、腹泻、白细胞及血小板减少，甚至肝功能损害等副作用，停药及给予相应治疗一般均能恢复，偶有发生坏死性皮炎则需及时抢救治疗。

②非布司他：一种新型的黄嘌呤氧化酶抑制剂，其降尿酸作用优于别嘌醇，1 次 / 日，常用剂量为 10~100mg/d，最大剂量为 240mg/d。可用于轻到中度的肾功能不全患者。

（3）碱化尿液 晨尿 pH 值＜ 6.0 时，建议服用枸橼酸制剂、碳酸氢钠碱化尿液，使晨尿 pH 值维持在 6.2~6.9，以降低尿酸性肾结石的发生风险和利于尿酸性肾结石的溶解。常用药物碳酸氢钠片，一次 0.5~1g，一天 3 次。

5. 其他 对有高血压、冠心病、肥胖症、尿路感染、肾衰竭等伴发或并发症者，需进行对症治疗。关节活动障碍可进行理疗。痛风石较大或经皮损破，可用手术将痛风石剔除。

6. 急性肾衰竭的处理 急性尿酸性肾病所致者，立即给予乙酰唑胺 500mg，其后 250mg，每日 3 次；同时静脉补充足够的水分，适量滴注 1.25% 碳酸氢钠，静脉注射呋塞米 40~100mg，使体内水分迅速从肾排出，增加尿流量。尽早使用别嘌醇，剂量于开始时为 8mg/（kg·d），3~4 天后减至 100~300mg/d。血尿素氮、肌酐增高显著，可予血液透析，同时应及时进行原发病治疗。

七、预后与转归

高尿酸血症和痛风作为一种代谢性疾病，与多种慢性病的发生发展密切相关，规范治疗对其管理十分重要。中医辨证论治具有独特的优势，对高尿酸血症和不同分期的痛风采用不同的治法，不仅可以对症治疗，还可以标本兼治，中西医结合疗法综合干预有助于痛风的管理。但此病容易反复，难以根治，保持健康的生活方式，了解尿酸的控制水平及影响因素，认识痛风危害，定期筛查与监测靶器官损害和控制相关合并症，早发现、早治疗，防治痛风发作，改善患者生活质量。

八、难点与对策

临床上偶有使用非甾体抗炎药、秋水仙碱，甚至加用激素都无控制的痛风性关节炎反复疼痛的情况，对于合并以下情况之一者称为难治性痛风，可尝试用聚乙二醇重组尿酸酶抑制剂治疗：①单用或联用常规降尿酸药物足量、足疗程血尿酸仍≥ 360μmol/L，②接受规范化治疗痛风仍发作≥ 2 次 / 年，③存在多发性和（或）进展性痛风石。疼痛反复发作、常规药物无法控制的难治性痛风患者，可考虑白细胞介素 –1 或肿瘤坏死因子 –α 拮抗剂。

第十五章
骨质疏松症

骨质疏松症（osteoporosis，OP）是一种以骨量低下、骨微结构破坏，导致骨脆性增加、易发生骨折为特征的全身性骨病（WHO，1994）。2001年美国国立卫生研究院（NIH）提出骨质疏松症是以骨强度下降、骨折风险性增加为特征的骨骼系统疾病，骨强度反映了骨骼的两个方面，即骨密度和骨质量。其主要特点为单位体积内骨组织含量减少，骨皮质变薄，松质骨骨小梁数目及大小均减少，骨髓腔变宽，骨骼荷载能力减弱。

骨质疏松症分为原发性和继发性两大类。原发性骨质疏松症又分为绝经后骨质疏松症（Ⅰ型）、老年性骨质疏松症（Ⅱ型）和特发性骨质疏松（包括青少年型）3种。绝经后骨质疏松症一般发生在妇女绝经后5~10年内；老年性骨质疏松症一般指70岁后发生的骨质疏松；继发性骨质疏松症指由内分泌系统疾病（甲旁亢、库欣综合征、性腺功能减退症、甲亢、泌乳素瘤和高泌乳素血症、糖尿病和肢端肥大症等）、全身性疾病或服用某些药物所致的骨质疏松症；而特发性骨质疏松主要发生在青少年，病因尚不明。

骨质疏松症是一种退化性疾病，随着年龄增长，患病风险增加。随人类寿命的延长和社会老龄化的到来，骨质疏松症已成为人类重要的健康问题。目前我国60岁以上的人口约1.73亿，是世界上老年人口绝对数量最多的国家。2003~2006年第一次全国性大规模的流行病学调查显示，50岁以上以椎体和股骨颈骨密度值为基础的骨质疏松症总患病率女性为20.7%，男性为14.4%。60岁以上人群中骨质疏松症的患病率明显增高，女性尤为突出。按调查估算全国2006年在50岁以上人群中约有6944万人患骨质疏松症，约2亿1千万人存在低骨量。估计未来几十年，中国人髋部骨折率还会明显增长。国内基于影像学的流行病学调查显示，50岁以上女性椎体骨折患病率约为15%，50岁以后椎体骨折的患病率随着年龄增长而逐渐增加，80岁以上女性椎体骨折患病率可高达36.6%。近年来，髋部骨折的发生率亦呈上升趋势，发生髋部骨折后1年之内，20%患者会死于各种并发症，约50%患者致残，生活质量明显下降。预计在未来几十年我国骨质疏松骨折发生率仍将逐渐升高。女性一生发生骨质疏松症性骨折的危险性（40%）高于乳腺癌、子宫内膜癌、卵巢癌的总和。男性一生发生骨质疏松性骨折的危险性（13%）高于前列腺癌。

骨质疏松的严重后果为发生骨质疏松性骨折（脆性骨折），即在受到轻微创伤时或日常活动中即可发生的骨折。骨质疏松性骨折常见部位是脊柱、髋部、前臂远端。骨质疏松性骨折的危害性很大，导致病残率和死亡率的增加。而且，骨质疏松及其骨折的治疗和护理，需要投入巨大的人力和物力，费用昂贵，造成沉重的家庭、社会和经济负担。

骨质疏松症具有隐蔽性、潜伏性和难治性三大特点，其早期临床表现不明显，以背痛、变矮、驼背为多见，往往不能引起人们重视。值得强调的是骨质疏松性骨折是可防、可治的。尽早预防可避免骨质疏松及其骨折。即使发生过骨折，只要采用适当合理的治疗仍可有效降低再次骨折的风险。因此，普及骨质疏松知识，做到早期诊断、及时预测骨折风险并采取规范的防治措施是十分重要的。

中医古籍没有"骨质疏松症"专门病名介绍，根据其临床表现，可将其归属于"骨痹""骨痿"等范畴，病变在骨，其本在肾。祖国医学认为本病系年老体弱，脏腑虚衰，或精血不足，或因久病耗伤正气，气血两虚，不能濡养筋骨而成本病。肾主骨生髓，主水藏精，主生长生殖，与骨有密切的关系，即肾能接受五脏六腑之精而藏之，充实于骨，濡养于骨，对骨的生长发育和维持骨的成分和结构正常有极其重要的作用。脾为后天之本，主运化，肾精依赖脾精的不断滋养，才能得到不断的补充。肝肾同源，且绝经后女性多肝肾不足，常伴有肝阳上亢、肝气郁结，故本病与脾、肾、肝三脏关系密切。然从六经辨证，对于骨之病，《黄帝内经》中则多以"少阳主骨"所述，如《灵枢·经脉》篇载："胆足少阳之脉……主骨所生病者，头痛，颔痛……胸、胁、肋、髀、膝外至胫、绝骨、外踝前及诸节皆痛"，因此"少阳主骨"可能是世界上最早关于骨质疏松的认识。

一、中医病因病机

本病多由肾精先亏、髓脉空虚，筋骨失养，抗邪无力，致使外邪乘虚而入，而出现腰背疼痛、四肢关节疼痛等症。寒湿之邪久留，更伤正气，病程日久，痰瘀互生，痹阻经脉，交结深伏，伤筋损骨，筋缩骨损，以致脊柱弯曲、骨折畸形。故本病多以本虚标实多见，肝肾亏虚、气血不足为本，寒湿凝滞、痰瘀阻络为标。

1.肝肾阴虚 肝主筋、肾主骨，筋骨相连。肝肾阴虚，精血不足，不能充骨生髓，骨失所养，故见腰背疼痛，膝软乏力，肢体屈伸不利。髓虚精摇则见头晕耳鸣，阴虚生内热，则见五心烦热，口干咽燥等症。

2.阳虚湿阻 肾阳虚衰，腰背、四肢失其温煦，寒湿之邪深侵，凝滞腰脊，使气血阻痹，则腰背冷痛，腰膝酸软、举动无力；阳虚寒湿内阻，则畏寒喜暖，遇寒则加重；寒主收引，筋骨挛缩，故见腰背弯曲，髋腰关节不利而呈脊以头、尻以代踵状态；舌淡体胖、苔白腻、脉沉弦皆为阳虚寒盛之象。

3.脾气虚弱 脾主运化，为后天之本，脾主身之肌肉，肌肉丰满壮实。脾胃虚弱，水谷摄入不足，气血生化之源匮乏；或平素恣食膏粱厚味，嗜酒、暴食、偏食、饥饱失调，使脾胃受损，脾气虚弱，脾失健运，气血生化不足，筋骨失于濡养，腰背酸痛；脾气虚弱，运化失司，水谷不化，故不欲饮食或纳少，腹胀，便溏；气虚推动乏力，则神疲乏力，少气懒言。

4.气滞血瘀 多因情志不遂，或因痰湿、阴寒内阻或跌扑损伤，使气机阻滞，气血运行不畅，气机不畅，瘀血阻滞，不通则痛，痛有定处，痛处拒按；情志不遂，肝失条达，则见情志抑郁，急躁易怒。

5.肾精不足 肾藏精，主骨，为先天之本。先天禀赋不足，加之后天失养，或房事、生育过多，致肾精不足，不能充骨生髓，筋骨失养，则腰膝酸软；精亏骨失充养，则两足痿软，动作迟缓；肾精亏损，无以充髓实脑，则健忘恍惚；耳窍失养，则耳鸣、耳聋；精亏不足，则发脱齿摇。

6. 肾阳虚衰 肾阳亏虚，腰府失于温煦，腰膝酸软冷痛；元阳不足，温煦失职，畏寒肢冷，下肢尤甚，甚者驼背弯腰，活动受限；阳虚不能鼓动精神，则神疲乏力。肾阳亏虚，或久居寒湿之地，或饮酒当风，或汗出入水中，或食凉卧露等，使寒湿之邪乘虚而入，寒湿凝滞筋骨关节，使气血痹阻，易产生腰背关节疼痛，冷痛为主。

7. 气血两虚 素体虚弱，或久病不愈，耗伤气血；血虚则不能充养筋骨，筋骨失养，故见腰脊酸痛，肢体麻木软弱；气虚则脏腑功能减退，故见神疲乏力，少气懒言；气虚卫外不固，则见自汗；气血双亏，脑窍失养，故见头晕目眩；气血亏虚，血不养心，神不守舍，则心悸失眠。

二、西医病因及发病机制

正常成熟骨的代谢主要以骨重建形式进行，在全身激素、局部细胞因子和其他调节因子的协调作用下，骨组织不断吸收旧骨，生长新骨。如此周而复始地循环进行，形成了体内骨转换的相对稳定状态。原发性骨质疏松的病因和发病机制仍未阐明。凡可使骨的净吸收（抵消骨形成后发生的骨量减少）增加，促进骨微结构改变的因素都会促进原发性骨质疏松的发生。

1. 骨吸收增加 骨吸收主要由破骨细胞介导。破骨细胞在接触骨基质时被激活，分泌某些化学物质、酶和细胞因子溶解骨基质的胶原纤维蛋白，矿物质被游离。在这一过程中，成骨细胞和其他骨细胞也在各种激素和局部因子的作用下，产生多种细胞因子，在溶骨的不同时期促进、调控和终止破骨细胞的活动。另一方面，在完成局部的溶骨作用后，破骨细胞也可分泌一些细胞因子，协助终止破骨细胞的活动，并在必要时启动成骨细胞的成骨作用。在某些病理情况下，破骨细胞的数目和活性增强，导致骨吸收过多，骨质丢失。这些病理情况包括：妊娠及哺乳、雌激素缺乏、活性维生素 D 缺乏、降钙素（CT）缺乏、甲状旁腺素（PTH）增高、白介素 –1（IL–1）增高、IL–6 增高、肿瘤坏死因子（TNF）家族的成员骨保护素（OPG）降低、不良生活方式（如吸烟、酗酒、高蛋白高盐饮食、光照不足）等。

2. 骨形成减少 骨的形成主要由成骨细胞介导。成骨细胞来源于骨原细胞较成熟的成骨细胞位于骨外膜的内层和骨小梁骨膜表面。在成骨过程中向基质分泌胶原蛋白和其他基质物质，为矿物质的沉积提供纤维网架，类骨质被矿化为正常骨组织。出生后的骨骼逐渐发育和成熟，骨量不断增加，约在 30 岁达到一生的骨量最高值（骨峰值）。青春发育期是人体骨量增加最快的时期，如因各种原因导致骨骼发育和成熟障碍致骨峰值降低，成年后发生骨质疏松的可能性增加，发病年龄提前，故骨峰值越高，发生骨质疏松的可能性越小或发生的时间越晚。因此，影响人体骨量的另一因素是增龄性骨丢失前骨峰值。至骨峰值年龄后，骨质疏松主要取决于骨丢失的量和速度。骨峰值主要由遗传因素决定，营养、生活方式和全身疾病等对峰值骨量也有明显影响。这些因素包括：遗传因素（维生素 D 受体基因、Ⅰ 型胶原基因、雌激素受体基因、甲状旁腺素基因、降钙素基因、转化生长因子 β 基因等）、钙的摄入量不足、Osterix 因子（与成骨细胞分化和骨形成有关的含锌转录因子，属 Sp/XKLF 家族）的缺乏、体力活动不足、肌量减少、体重过低等。

在骨质疏松症发生的过程中，上述因素往往并非单独发生，常是多种因素共存，导致骨矿密度（BMD）和骨矿含量（BMC）的下降，伴随骨的微结构发生变化，促进骨质疏松症的发生和发展。

三、临床表现

疼痛、脊柱变形和发生脆性骨折是骨质疏松症最典型的临床表现。但许多骨质疏松症患者早期常无明显的症状，往往在骨折发生后经 X 线或骨密度检查时才发现有骨质疏松。

1. 疼痛　疼痛是骨质疏松患者最主要的主诉，常以腰背部为主，亦可表现为全身骨骼疼痛或髋、膝、腕关节疼痛。疼痛由骨转换加快，骨量进行性丢失，骨小梁破坏增加，骨支持结构难以承载相应的应力（如重力、肌肉的牵拉力等）所致。腰背疼痛最初发生在从静息状态转为运动状态时，以后逐渐发展为持续性；较长时间采取同一姿势，疼痛可加重；若压缩骨折累及神经，可出现肢体麻木、乏力、挛缩、疼痛，或肋间神经痛甚至腹痛。有时骨质疏松即使很明显，也可无明显腰背痛。由于松质骨相对更易发生骨质疏松改变，准确地说疼痛在松质骨较多的部位更易发生。

在疾病早期（骨量减少期），可没有任何症状，称为"静悄悄的病"；即便出现腰背痛，也常因经 X 线检查无明显异常发现而未被临床医师所诊断，此时疼痛常被误以为是"腰肌劳损""骨质增生""腰椎退行性变"等病变所引起。若腰背疼痛突然加重，可能发生椎体压缩骨折，因骨膜受到刺激，引起急性疼痛，此时骨折部位的棘突有压痛和叩击痛，但因没有明显外伤或仅有轻微外伤史亦常被患者所忽略，经 X 线检查发现椎体压缩骨折，才意识到骨质疏松症的存在；此时骨质疏松已相当严重，腰椎骨量丢失达 25% 以上。因此，对于骨质疏松症的患者，若排除其他原因引起的疼痛，疼痛可作为其骨折阈值的临床指征。

严重骨质疏松症患者腰背部容易疲劳，疼痛常持续存在，此乃脊柱变形、脊柱稳定性下降，肌肉持续收缩、痉挛、疲劳，导致肌肉及筋膜的慢性损伤而产生的腰背部肌肉及筋膜疼痛。

2. 脊柱变形　身长缩短、驼背是骨质疏松症的重要表现，是由于椎体发生慢性累积性变形和压缩骨折的结果。由于病变累及多个椎体，经过数年，可使脊柱缩短 10~15cm，从而导致身材变矮，其特点是身长短于指尖距，头 – 耻与耻跟高度比小于 1.0。资料显示，女性在 60 岁、男性在 65 岁以后逐渐出现身材变矮，其中女性 65 岁时缩短 4cm，75 岁时平均缩短 9cm。特别是活动度大、负重量大的椎体（如第 11、12 胸椎和第 3 腰椎）变形显著，甚至发生压缩骨折，使脊柱前屈度增大、后凸加重而形成驼背。驼背的程度越重，腰背疼痛越明显。当然，骨质疏松不是导致身长缩短的唯一因素，还包括老年性椎间盘变性、椎间隙变窄等，引起驼背的病症也不仅仅是骨质疏松症。除驼背外，有的患者还出现脊柱后侧凸及鸡胸等胸廓畸形。

3. 骨折　骨折是骨质疏松症最重要的临床表现，这是因为：①骨折并不是骨质疏松症的必然结果，只是在骨质疏松症发生过程中在外力影响下发生；②"骨质疏松性骨折"首先是骨的显微结构破坏而引起，在临床上并不能与外伤性骨折简单地区别开来；③骨折给老年患者带来的痛苦最大，严重限制患者的活动，其导致的并发症常常危及生命。骨质疏松症引起的骨折的发生特点是：①多发生于日常活动中，如身体扭转、乘车颠簸、持物不当等，跌倒可能是其最主要的诱因；②尽管全身各部位均可发生骨折，但多发生于松质骨较多的部位或应力较集中之处；如脊椎压缩性骨折、桡骨远端骨折、股骨上端骨折、踝关节骨折；③骨折的发生与年龄、绝经时间有一定关系；④发生过一次脆性骨折后，再次发生骨折的风险明显增加。

4. 其他表现 脊椎向后侧凸对腹腔造成压迫，可致内脏下垂，常有便秘、腹胀、食欲减退；对胸腔压迫，形成裂孔疝，导致食物通过障碍或反流性食管炎，出现上腹部和下胸部疼痛与不适。严重驼背时可影响通气。毛发脆而无华、折断脱落、牙齿松脱、牙体松脆易折。随着进行性体力减弱、腰背部疼痛、行走时需借助拐杖，患者常对自己的健康状况评价过低，丧失生活信心，不愿参加体育活动，常闭门不出而加快病情发展，或精神紧张、焦虑，结果导致疼痛感觉增强、镇痛剂效果减弱。

四、实验室及其他检查

1. 实验室检查 血、尿常规；肝、肾功能；钙、磷、碱性磷酸酶、血清蛋白电泳等。原发性的骨质疏松患者通常血钙、磷、碱性磷酸酶值在正常范围，当有骨折时，血碱性磷酸酶值水平有轻度升高。如以上检查发现异常，需要进一步检查或转至相关专科作进一步鉴别诊断。

2. 骨骼 X 线片 主要表现为骨密度减低，骨小梁减少、变细、分支消失，脊柱骨小梁以水平方向的吸收较快，进而纵行骨小梁也被吸收，残留的骨小梁系数排列呈栅状，以脊柱和骨盆较明显，特别的胸腰负重节段。一般当 X 线出现改变时，提示骨矿物质已减少达30%~50%。

3. 骨密度测定 骨密度是指单位体积（体积密度）或者是单位面积（面积密度）所含的骨量。骨密度及骨测量方法较多，不同方法在骨质疏松症的诊断、疗效监测以及骨折危险性评估中的作用有所不同。目前临床和科研常用的骨密度测量方法有双能 X 线吸收检测法 (dual energy X-ray absorptiometry，DXA)、定量计算机断层照相术（quantitative computed tomography，QCT)、外周 QCT（peripheral quantitative computed tomography，pQCT）和定量超声（quantitative ultrasound，QUS）等。目前公认的骨质疏松症诊断标准是基于 DXA 测量的结果。

4. 骨转换生化标志物 骨转换生化标志物（biochemical markers of bone turnover）就是骨组织本身的代谢（分解与合成）产物，简称骨标志物（bone markers）。分为骨形成标志物和骨吸收标志物。前者代表成骨细胞活动和骨形成时的骨代谢产物，后者代表破骨细胞活动和骨吸收时的代谢产物，特别是骨基质降解产物。这些指标的测定有助于判断骨转换的类型、骨丢失速率、骨折风险的评估、了解病情进展、干预措施的选择以及疗效监测等。在诸多指标中，国际骨质疏松基金会（IOF）推荐 I 型原胶原 N- 端前肽（PINP）和血清 I 型胶原 C 末端肽（S-CTX）是敏感性相对较好的骨转换生化标志物。

（1）骨形成的标志物 血清碱性磷酸酶（ALP）、骨钙素（OC）、骨源性碱性磷酸酶（BALP）、I 型原胶原 C – 端前肽（PICP）、I 型原胶原 N- 端前肽（PINP）。

（2）骨吸收的标志物 空腹 2 小时尿钙 / 肌酐比值、血清抗酒石酸酸性磷酸酶（TPACP）、I 型胶原 C 末端肽（S-CTX）、尿吡啶啉（Pyr）、尿脱氧吡啶啉（D-Pyr）、尿 I 型胶原交联

C- 末端肽（U-CTX）、尿 I 型胶原交联 N- 末端肽 N 端肽（U-NTX）。

5. 其他检查项目 为进一步鉴别诊断的需要，可酌情选择以下检查：血沉、性腺激素、25-OHD、1,25-(OH)$_2$D、甲状旁腺激素、尿钙和磷、甲状腺功能、皮质醇、血气分析、血尿轻链、肿瘤标志物，甚至放射性核素骨扫描、骨髓穿刺或骨活检、超声定量、定量磁共振成像（QMR）等检查。

五、诊断与鉴别诊断

（一）诊断

骨质疏松症的诊断主要基于 DXA 骨密度测量结果和（或）脆性骨折。

1. 基于骨密度测定的诊断 骨密度通常用 T 值表示，T 值 =（实测值 - 同种族同性别正常青年人峰值骨密度）/ 同种族同性别正常青年人峰值骨密度的标准差。DXA 测量的骨密度是目前通用的骨质疏松症诊断指标。对于绝经后女性、50 岁及以上男性，建议参照 WHO 推荐的诊断标准，基于 DXA 测量结果：①骨密度值低于同性别、同种族健康成人的骨峰值 1 个标准差及以内属正常（T 值 ≥ -1.0）；②降低 1~2.5 个标准差为骨量低下（或低骨量，-2.5 < T 值 < -1.0）；③降低等于和超过 2.5 个标准差为骨质疏松（T 值 ≤ -2.5）；④骨密度降低程度符合骨质疏松诊断标准，同时伴有一处或多处脆性骨折为严重骨质疏松。基于 DXA 测量的中轴骨（腰椎 1~4、股骨颈或全髋）骨密度或桡骨远端 1/3 骨密度对骨质疏松症的诊断标准是 T-值 ≤ -2.5。

对于儿童、绝经前女性和 50 岁以下男性，其骨密度水平的判断建议用同种族的 Z 值表示，Z 值 =（骨密度测定值 - 同种族同性别同龄人骨密度均值）/ 同种族同性别同龄人骨密度标准差。将 Z 值 ≤ -2.0 视为"低于同年龄段预期范围"或低骨量。

2. 基于脆性骨折的诊断 符合以下三者之一，即诊断为骨质疏松症：①髋部或椎体发生脆性骨折，不依赖于骨密度测定，临床上即可诊断骨质疏松症；②在肱骨近端、骨盆或前臂远端发生的脆性骨折，即使骨密度测定显示低骨量（-2.5 < T 值 < -1.0），也可诊断骨质疏松症；③DXA 测量的中轴骨骨密度或桡骨远端 1/3 骨密度的 T 值 ≤ -2.5。

3. 测量骨密度的临床指征 符合以下任何一条建议行骨密度测定：①女性 65 岁以上和男性 70 岁以上，无论是否有其他骨质疏松危险因素；②女性 65 岁以下和男性 70 岁以下，有一个或多个骨质疏松危险因素；③有脆性骨折史和（或）脆性骨折家族史的男、女成年人；④各种原因引起的性激素水平低下的男、女成年人；⑤X 线片已有骨质疏松改变者；⑥接受骨质疏松治疗、进行疗效监测者；⑦有影响骨代谢疾病或使用影响骨代谢药物史；⑧IOF 一分钟测试题回答结果阳性者；⑨OSTA 结果 ≤ -1 者。

（二）鉴别诊断

原发性骨质疏松症是因绝经和年龄增长引起的退行性的骨质疏松症，其血生化的特点主要表现为血清钙、磷和 ALP 一般在正常范围内；而由内分泌系统疾病，如肾脏疾病、肝脏疾病、骨肿瘤等引起的继发性骨质疏松症血清钙、磷和 ALP 多数有 1~3 项异常，或增高或降低，而 ALP 增高比较常见。

六、治疗

（一）中医治疗

本病起初以虚证多见，发病日久则多虚实夹杂之证。基本病机在于肾虚精亏、肝肾阴虚、精亏髓虚、筋骨失养、邪滞经脉、髓虚脉痹，故当以补肝肾、祛邪行痹为治疗原则。补肝肾视阴阳偏胜偏衰而定，即阳虚者重在补阳，阴虚者重在补阴、生髓。祛邪据邪之性质而定，在固本同时兼以散寒除湿、行气活血、祛瘀止痛等驱邪之法，标本兼顾。

1. 常见证型辨证治疗

（1）肝肾阴虚证

症见：腰背酸痛、腰膝酸软、疲乏少力、头晕目眩、耳鸣健忘、胁痛、咽干舌燥、手足心热、盗汗自汗、男子遗精、舌红、苔薄少或光、脉细数。

治宜：滋补肝肾、填精益髓。

方药：六味地黄丸加减。方中地黄、山茱萸、枸杞子滋补肝肾之阴，牡丹皮清热养阴，山药、茯苓健脾利湿，防诸药滋腻。腰背酸痛明显者，加桑寄生、狗脊、杜仲；盗汗自汗者，加生龙骨、生牡蛎；下肢沉重者，加防己。

（2）阳虚湿阻证

症见：腰部冷痛重着，转侧不利，逐渐加重，虽静卧亦不减或反加重，遇寒冷及阴雨天疼痛加重，舌质淡、苔白腻、脉沉而迟缓。

治宜：散寒祛湿，温通经脉。

方药：真武汤加味。方中制附片、淫羊藿温阳祛寒；生姜、茯苓、白术温中利湿；白芍、桂枝、鸡血藤养血通络；补骨脂、川续断、桑寄生补肾壮阳，强腰膝。上肢痛明显者，加姜黄、细辛；下肢痛甚者，加牛膝、防己；关节僵硬、屈伸不利者，加僵蚕、乌蛇、狗脊；关节肿痛者，加知母、黄柏。

（3）脾气虚弱证

症见：腰背酸痛，肢体倦怠乏力，消瘦，少气懒言，纳少，大便溏薄，舌淡苔白、脉缓弱无力。

治宜：益气健脾壮骨。

方药：参苓白术散加减。方中人参、白术、茯苓益气健脾渗湿，配伍山药、莲子肉助君药以健脾益气；白扁豆、薏苡仁助白术、茯苓以健脾渗湿。砂仁醒脾和胃，行气化滞。桔梗宣肺利气，通调水道，又能载药上行，培土生金；甘草健脾和中，调和诸药。综观全方，补中气，渗湿浊，行气滞，使脾气健运，生精血而养筋骨。气阴两虚者，加麦冬、五味子；肢体沉重者，加苍术、防己。

（4）气滞血瘀证

症见：腰背疼痛，骨节疼痛，痛有定处，痛处拒按，筋肉挛缩，甚则弯腰驼背、四肢关节变形、活动受限、骨折，多有外伤或久病史，舌质紫暗，有瘀斑或瘀点，脉涩。

治宜：理气活血，祛瘀止痛。

方药：身痛逐瘀汤加减。方中秦艽、羌活祛风除湿，桃仁、红花、当归、川芎活血祛瘀，没药、五灵脂、香附行血气、止痛，牛膝、地龙疏通经络以利关节，甘草调和诸药。纳差乏力者，加党参、砂仁；皮肤黯黑者，加当归、川芎；下肢沉重、浮肿者，加防己、薏苡仁；屈伸不利者，加木瓜、伸筋草；肌肉拘挛者，加白芍。

（5）肾精不足证

症见：腰背酸楚隐痛，筋骨痿弱无力，动作迟缓，早衰，发脱齿摇，耳鸣健忘，男子精少，女子闭经，舌淡红，脉细弱。

治宜：滋肾填精，养髓壮骨。

方药：龟鹿二仙胶加减。方中鹿角胶温肾壮阳，益精养血；龟板胶填精补髓，滋阴养血，二味俱为血肉有情之品，能补肾益髓以生阴阳精血。人参大补元气，与鹿、龟二胶相伍，既可补气生精以助滋阴壮阳之功，又能藉补后天脾胃以资气血生化之源；枸杞子补肾益精，养肝明目，助君药滋补肝肾精血。腰背疼明显者，加茯苓、川续断、桑寄生；头痛明显者，加川芎；大便秘结者，加大黄。

（6）肾阳虚衰证

症见：腰背冷痛，酸软乏力，甚则驼背弯腰，活动受限，畏寒喜暖，遇冷加重，尤以下肢为甚，小便频多，或大便泄泻不止，或浮肿，腰以下为甚，按之凹陷不起，舌淡苔白，脉沉细或弦。

治宜：补肾壮阳，强筋健骨。

方药：右归丸加减。方中肉桂、炮附片补火助阳、引火归元；鹿角胶壮肾阳、益精血。盐杜仲、菟丝子、山萸肉温补肝肾，固精止遗；熟地黄、枸杞子滋阴补肾。当归补血活血，以求精血互生；山药益气养阴、健脾补肾。寒象明显，加仙茅、肉苁蓉、淫羊藿、干姜；疼痛明显加延胡索。

（7）气血两虚证

症见：腰背酸痛，肢体麻木软弱，神疲乏力，面白无华，食少便溏，舌淡苔白，脉细弱无力。

治宜：气血双补，养髓壮骨。

方药：八珍汤加减。方中人参与熟地黄相配，益气养血。白术、茯苓健脾渗湿，助人参益气补脾；当归、白芍养血和营，助熟地黄滋养心肝。川芎活血行气，使地、归、芍补而不滞。炙甘草益气和中，调和诸药。虚烦少寐、头晕，加枸杞子、何首乌、酸枣仁；少气懒言，加黄芪。

2. 常用经验方及临床体会

（1）舒筋洗剂　川芎、玄参、防己、虎杖、木瓜、莪术、透骨消、宽筋藤等熏洗患处。

（2）骨疏康　黄芪、丹参、淫羊藿、熟地黄等。

（3）黄芪粥　黄芪 10g，粳米 50g，冰糖适量。黄芪切片，置锅中，加入 500ml 水煎煮，30 分钟后倒出药液，再用两层纱布过滤，弃去药渣。粳米加水洗净，加黄芪及适量水煮粥。粥成后加适量白糖即可。每次 1 碗，每日 2 次，作早、晚餐，温热食用。糖尿病患者禁服。

本病以本虚标实较为多见，治疗过程中应注意标本兼治。在补虚同时兼以祛邪，同时应注意顾护脾胃，以防太过滋腻以生痰湿；祛邪的同时需要兼顾扶正，以防邪气再次乘虚而入。

3. 调护

（1）起居　居处要保持干燥通风、向阳、避风寒。适当做户外活动，避免过度劳累，预防跌倒骨折。

（2）饮食　应进易消化，营养丰富的食物，宜多吃新鲜蔬菜、水果、肉食。对于绝经后妇女和老年人饮食注意保证足量的钙、蛋白质和维生素的摄入。

（3）未病先防　关注骨质疏松易感体质，早筛查，早诊断。健康生活方式，顺应四时，适量户外活动，预防跌倒。

（4）既病防变　对骨量减少、骨质疏松者，应早期干预。尽早、正规治疗。联合药膳、中医外治法等治疗，减轻症状，提高骨量，预防骨折。

（5）已病防复　已合并骨折者，除治疗骨折外，正规足疗程抗骨质疏松治疗，联合中医理疗、康复锻炼，尽快恢复肢体活动，自理能力，降低致残率，同时预防再次骨折的发生。

（二）西医治疗

一旦发生骨质疏松性骨折，患者生活质量下降，出现各种合并症，可致残致死。骨质疏松症的预防比治疗更现实和重要。初级预防：针对尚无骨质疏松但有骨质疏松症危险因素者，应防止或延缓其发展为骨质疏松症，并避免发生第一次脆性骨折。二级预防：针对已有骨质疏松症，T值≤ –2.5 或已发生脆性骨折，预防和治疗的目的是避免发生骨折或再次骨折。

1. 基础措施　主要包括调整生活方式与骨健康基本补充剂，主要适用于以下情况：①骨质疏松症的初级预防和二级预防；②骨质疏松症药物治疗和康复治疗。

（1）调整生活方式

①富含钙、低盐和适量蛋白质的均衡饮食。

②适当户外活动和日照，有助于骨健康的体育锻炼和康复治疗。

③避免嗜烟、酗酒，慎用影响骨代谢的药物。

④采取防止跌倒的各种措施，注意是否有增加跌倒的疾病和药物。

⑤加强自身和环境的保护措施（各种关节保护器）等。

（2）骨健康基本补充剂

①钙剂：我国营养协会制定成人每日钙摄入推荐量800mg（元素钙）时获得理想骨峰值维护骨骼健康的适宜剂量，如果饮食中钙供给不足可选用钙剂补充；绝经后妇女和老年人每日钙摄入推荐量为 1000~1200mg。目前的膳食营养调查显示我国老年人平均每日从饮食中获得钙400mg，故平均每日应补充钙剂 500~600mg。钙摄入可减缓骨的丢失，改善骨矿化。用于治疗骨质疏松症时，应与其他药物联合应用。目前尚无充分的证据表明单纯补钙可替代其他抗骨质疏松的药物治疗。钙剂选择要考虑其有效性和安全性，高钙血症时应避免使用钙剂，同时，应注意避免超大剂量补充钙剂，以免潜在增加肾结石和心血管疾病的风险。

②维生素 D：促进钙的吸收、对骨骼健康、维持肌力、改善身体稳定性、降低骨折风险有益。维生素 D 缺乏会引起继发性甲状旁腺功能亢进，增加骨吸收，从而引起和加重骨质疏松。成年人推荐剂量400IU/d；65 岁以上老年人因缺乏日照以及摄入和吸收障碍，故推荐剂量为 600IU/d，可耐受最高摄入量为 2000IU/d。维生素 D 用于防治骨质疏松时，剂量应为800~1200IU/d，还可与其他药物联合使用。建议有条件的医院可检测 25-OHD 血浓度，以了解患者维生素 D 的营养状态，适当补充维生素 D。国际骨质疏松基金会建议老年人血清 25-OHD 水平等于或高于 30ng/ml（75nmol/L）以降低跌倒和骨折的风险。临床应用维生素 D 制

剂时应注意个体差异和安全性，定期检测血钙和尿钙，动态调整剂量。

2. 药物干预

（1）药物干预适应证　具备以下情况之一者，需考虑药物治疗。

①确诊骨质疏松者（T值≤ –2.5），无论是否有过骨折。

②骨量低下患者（–2.5 < T值< –1.0）并存在一项以上骨质疏松危险因素，无论是否有过骨折。

③无骨密度测定条件时，具备以下情况之一者，也需考虑药物治疗：已发生过脆性骨折；OSTA 筛查为高风险；FRAX 工具计算出髋部骨折概率≥ 3%，或任何重要的骨质疏松性骨折发生概率≥ 20%（由于我国目前还没有治疗阈值，因此暂借国外的治疗阈值）。

（2）抗骨质疏松药物　抗骨质疏松的药物有多种，作用机制也有所不同。或以抑制骨吸收为主；或以促进骨形成为主，也有一些多重作用机制的药物。临床上抗骨质疏松药物的疗效判断包括是否能提高骨量和骨质量，最终降低骨折风险。现对国内已经批准上市的抗骨质疏松药物的规范应用作如下阐述。

①双膦酸盐类：双膦酸盐是焦膦酸盐的稳定类似物，其特征是含有 P–C–P 基团，双膦酸盐与骨骼羟磷灰石有高亲和力的结合，特异性地结合到骨转化活跃的骨细胞表面上抑制破骨细胞的功能，从而抑制骨吸收。临床研究表明不仅可防止骨丢失，还可是骨量增加，降低发生椎体或非椎体骨折的风险，已成为治疗骨质疏松症的重要药物。双磷酸盐口服可引起消化道反应，如恶心、呕吐、腹痛、腹胀、反流性食管炎、食管糜烂等，有食管疾患和食管裂孔疝、十二指肠溃疡的患者慎用。

②降钙素：降钙素是一种钙调节激素，能抑制破骨细胞的活性并能减少破骨细胞的数量，从而减少骨量丢失并增加骨量。降钙素类药物另一突出的特点是能明显缓解骨痛。对骨质疏松骨折或骨骼变形所致的慢性疼痛及骨肿瘤等疾病引起的骨痛均有效。更适合有骨痛的骨质疏松症患者。少数患者可有面部潮红、恶心等不良反应，偶有过敏现象，可按照药品说明书的要求确定是否要做过敏试验。

③雌激素类：雌激素类药物能抑制骨转换，阻止骨丢失；能降低骨质疏松性椎体、非椎体骨折风险。包括雌激素（ET）和雌、孕激素（EPT）补充疗法，是防治绝经后骨质疏松的有效手段。在各国指南中均被明确列入预防和治疗绝经妇女骨质疏松药物。临床研究证明增加骨质疏松症患者腰椎和髋部的骨密度，降低发生椎体及非椎体骨折风险；明显缓解绝经相关症状。建议激素补充治疗遵循以下原则：明确的适应证和禁忌证（保证利大于弊）；绝经早期（< 60岁）开始用，收益更大风险更小；应用最低有效剂量；治疗方案个体化；局部问题局部治疗；坚持定期随访和安全性监测（尤其是乳腺和子宫）；是否继续用药应根据每位妇女的特点每年进行利弊评估。

④选择性雌激素受体调节剂（SERMs）：SERMs 不是雌激素，其特点是选择性地作用于雌激素靶器官，与不同的雌激素受体结合后，发生不同的生物效应。如已在国内外上市的SERMs 雷洛昔芬在骨骼上与雌激素受体结合，表现出类雌激素的活性，抑制骨吸收。而在乳腺和子宫上，则表现为抗雌激素的活性，因而不刺激乳腺和子宫。临床试验表明雷洛昔芬可降低骨转化至女性绝经前水平，阻止骨丢失，增加骨密度降低发生椎体骨折的风险，降低雌激素受体阳性浸润性乳癌的发生率。少数患者服药期间会出现潮热和下肢痉挛症状。潮热症状严重

的围绝经期的妇女暂不宜用。

⑤ RANKL 抑制剂：地舒单抗是一种核因子 kappa-B 受体活化因子配体（RANKL）抑制剂，为特异性 RANKL 的完全人源化单克隆抗体，能够抑制 RANKL 与其受体 RANK 的结合，减少破骨细胞形成、功能和存活，从而降低骨吸收、增加骨量、改善皮质骨或松质骨的强度。研究显示，地舒单抗 60mg 皮下注射，1 次 / 半年，治疗 2~3 年可显著增加绝经后骨质疏松患者腰椎、髋部、桡骨远端 1/3 等部位骨密度，且减低新发椎体骨折风险。

⑥甲状旁腺素类似物：甲状旁腺素类似物（parathyroid hormone ana- logue，PTHa）是当前促骨形成的代表性药物，国内已上市的特立帕肽是重组人甲状旁腺素氨基端 1-34 活性片段（recombinant human para- thyroid hormone 1-34，rhPTH1-34）。间断使用小剂量 PTHa 能刺激成骨细胞活性，促进骨形成，增加骨密度，改善骨质量，降低椎体和非椎体骨折的发生风险。临床常见的不良反应为恶心、肢体疼痛、头痛和眩晕。在动物实验中，大剂量、长时间使用特立帕肽增加大鼠骨肉瘤的发生率。但该药在美国上市后 7 年骨肉瘤监测研究中，未发现特立帕肽和人骨肉瘤存在因果关系。特立帕肽治疗时间不宜超过 24 个月，停药后应序贯使用抗骨吸收药物治疗，以维持或增加骨密度，持续降低骨折风险。

⑦锶盐：锶的化学结构与钙和镁相似，在正常人体软组织、血液、骨骼和牙齿中存在少量的锶。人工合成的锶盐雷奈酸锶是新一代的抗骨质疏松药物，体外实验和临床研究均证实雷奈酸锶可同时作用于成骨细胞和破骨细胞，具有抑制骨吸收和促进骨形成的双重作用，可降低椎体和非椎体骨折的发生风险。常见的不良反应包括恶心、腹泻、头痛、皮炎和湿疹，一般在治疗初始时发生，程度较轻，多为暂时性，可耐受。罕见的不良反应为药物疹伴嗜酸性粒细胞增多和系统症状。具有高静脉血栓风险的患者，包括既往有静脉血栓病史的患者，以及有药物过敏史者，应慎用雷奈酸锶。

⑧维生素 K_2（四烯甲萘醌）：四烯甲萘醌是维生素 K_2 的一种同型物，是 γ- 羧化酶的辅酶，在 γ- 羧基谷氨酸的形成过程中起着重要作用。γ- 羧基谷氨酸是骨钙素发挥正常生理功能所必需的。动物实验和临床试验显示四烯甲萘醌可以促进骨形成，并有一定抑制骨吸收的作用。

⑨活性维生素 D 及其类似物：包括 1,25- 双羟维生素 D_3（骨化三醇）和 1α- 羟基维生素 D_3（α- 骨化醇）。前者因不再需要肝脏肾脏羟化酶羟化就有活性效应，故得名为活性维生素 D。而 1α- 羟基维生素 D_3 则需要经 25- 羟化酶羟化为 1,25- 双羟维生素 D_3 才具活性效应。主要作用为增加肠道对钙和磷的吸收，抑制 PTH 分泌，促进骨细胞分化和增加骨量。所以活性维生素 D 及其类似物更适合老年人、肾功能不全、1α- 羟化酶缺乏的患者。

（3）抗骨质疏松药物联合和序贯治疗　骨质疏松症如同其他慢性疾病一样，不仅要长期、个体化治疗，也需药物联合或序贯治疗。甲状旁腺素类似物等骨形成促进剂获准使用后，药物的序贯或联合治疗更为普遍。目前已有的骨质疏松联合治疗方案，大多以骨密度变化为终点，其抗骨折疗效尚有待进一步研究。总体来说，联合使用骨质疏松症治疗药物，应评价潜在的不良反应和治疗获益。此外，还应充分考虑药物经济学的影响。联合治疗方案包括同时联合方案及序贯联合方案。根据药物作用机制和特点，对联合用药暂做以下建议。

①同时联合方案

• 钙剂及维生素 D 作为基础治疗药物，可以与骨吸收抑制剂或骨形成促进剂联合使用。

• 不建议联合应用相同作用机制的药物。个别情况为防止快速骨丢失，可考虑两种骨吸收抑制剂短期联合使用，如绝经后妇女短期使用小剂量雌 / 孕激素替代与雷洛昔芬，降钙素与双膦酸盐短期联合使用。

• 联合使用甲状旁腺素类似物等骨形成促进剂和骨吸收抑制剂，可增加骨密度，改善骨转换水平，但缺少对骨折疗效的证据，考虑到治疗的成本和获益，通常不推荐。仅用于骨吸收抑制剂治疗失败，或多次骨折需积极给予强有效治疗时。

②序贯联合方案：尚无明确证据指出禁忌各种抗骨质疏松药物序贯应用。特别是如下情况要考虑药物序贯治疗。

• 某些骨吸收抑制剂治疗失效、疗程过长或存在不良反应时。

• 骨形成促进剂 (PTH 类似物) 的推荐疗程仅为 18~24 个月，此类药物停药后应序贯治疗。推荐在使用甲状旁腺激素类似物等骨形成促进剂后序贯使用骨吸收抑制剂，以维持骨形成促进剂所取得的疗效。

• 特立帕肽或地舒单抗等短效作用药物停药之后，需维持治疗效果者。

（4）疗效监测　每 6~12 月系统地观察中轴骨骨密度的变化，有助于评价药物的疗效。骨转化生化标志物可在药物治疗后 1~6 个月发生明显变化，通过测量其变化情况，可以了解抗骨质疏松药物的治疗效果，但由于骨转化生化指标可能存在差异，不同测量方法之间的结果也有差异，因此对于评价患者的个体疗效，需要充分考虑到骨密度最小有意义的变化值。注意外周双能 X 线骨密度测量和定量骨超声等评价外周骨密度和骨质量的方法，不能反映脊柱和髋部对药物治疗的反应，因此不适于监测药物的疗效。

七、预后与转归

本病多数患者病情发展缓慢，起病多在数年或十数年后，才见腰背疼痛、四肢麻胀、无力。如能及时防治（如妇女在绝经前后，男性在 50~60 岁），多数患者的病情可以缓解，使骨质疏松进展缓慢，或完全阻止其进展。但也有不少患者，由于体质、禀赋虚弱，后天调护也不足，使骨质疏松症发生得早，病情较重，发病后也未重视，以至发展成驼背弯腰，甚至骨折瘫痪，预后较差。

八、难点与对策

由于骨质疏松起病的隐匿性，治疗起效的缓慢性和极大的社会危害性，对医务工作者和研究人员如何预防、诊断和治疗提出了一系列难题。难点之一是制定适合国人的骨质疏松诊断标准，国内现在的诊断标准主要参考 WHO 的标准，由于地区、种族及饮食习惯的不同，在临床中如何更合理利用仍未统一；难点之二在于骨骼健康普查工作的开展难，一旦骨量发生减少，要使其恢复到原来的水平是非常困难的，所以要强调早期全面了解骨骼的健康状况。而骨骼常被认为是坚硬的，不会发生迅速变化的物质，而不加重视；难点之三是预防措施的落实，对骨质疏松的预防主要是采取去除导致骨量减少的危险因素的方法。如钙的摄入量，适当的活动，避免吸烟及过度饮酒等。但由于预防措施常会改变人们的生活习惯，因而变得使人难以接受；对骨质疏松性骨折的治疗是难点之四。骨折是骨质疏松症最严重的并发症。骨折发生时将明显影响患者生活质量，骨折导致患者长期卧床又会进一步加速骨丢失，严重者会并发危及生命的重症合并症。

对于上述难点的解决对策主要是如何在临床研究中筛选形成一个全国性的统一的、有指导意义的、科学的和便于操作的诊断标准，以利于今后在地区间及国际上的比较和交流，还需要较长时间的回顾性研究。尤其在我国这样一个发展中国家，推广性能先进、价值昂贵的双能 X 线骨密度仪尚有困难。因此，制定适合我们自己的诊断标准很有必要；在社区推广普查，有利于开展大范围的健康宣教；应该努力在社区中针对具有高危因素的中老年妇女，运用中药药膳、养生运动等来帮助延缓骨质疏松症的发生，以期摸索出一套"简、便、验、廉"的中医养生模式，加以推广；对骨质疏松性骨折的患者，要在做好心理治疗的基础上，合理使用防治骨质疏松症的药物，外固定采用夹板或石膏托为主，这有利于复位后早期功能锻炼，促进骨折愈合。

第十六章
脂代谢紊乱

血脂是血清中所有脂质的总称，脂代谢紊乱（disturbance of lipid metabolism）是指脂肪代谢或运转异常导致血清中一种或多种脂质异于正常的情况。研究表明，50%以上的冠状动脉疾病（CAD）患者有血脂和脂蛋白代谢紊乱。血脂是血浆中的中性脂肪（甘油三酯和胆固醇）和类脂（磷脂、糖脂、固醇、类同醇）的总称，由于脂质不溶或微溶于水，在血中必须与蛋白质结合为脂蛋白的形式存在，因此血脂异常实际表现为脂蛋白异常(dyslipoproteinemia)。脂蛋白异常主要包括高胆固醇血症，高甘油三酯血症，或混合型高脂血症，可分为原发性和继发性两类，前者是遗传缺陷与环境因素相互作用的结果，后者为系统性疾病所致。

1970年，WHO对脂代谢紊乱进行了分型，即Fredrickson分型法，这种分型法促进了人们对于脂代谢紊乱的认识与了解，已被广泛采用（表16-1）。

表16-1　Fredrickson 分型法

	升高的脂蛋白成分	血脂改变		人群发病情况
		胆固醇	甘油三酯	
I	乳糜微粒（CM）	-/+	+++	遗传，少见
Ⅱa型	β-脂蛋白（LDL）	+++	-	遗传，青年及成人
Ⅱb型	β-脂蛋白（LDL）前β-脂蛋白（VLDL）	+++	++	获得性，暴食习惯者
Ⅲ	悬浮β-脂蛋白	++	++	遗传，较少见
Ⅳ	前β-脂蛋白（VLDL）	-/+	+++	常见于中年人
V	前β-脂蛋白（VLDL）	-/+	+++	继发性，较少见

+：升高；-：正常。

我国脂代谢紊乱人群的患病率在近年来也有较大增长。上海华阳社区流行病学调查发现，20岁以上人群中，高胆固醇血症患者占20.97%，高甘油三酯血症占54.68%，高低密度脂蛋白胆固醇血症占30.21%，低HDL-C血症占12.18%。血脂异常与动脉粥样硬化密切相关，常合并糖尿病、高血压等疾病。因此纠正血脂的主要目的，在于预防和降低缺血性心血管疾病的患病率和死亡率。

由于临床脂代谢紊乱在早期并没有明显症状，当血脂在血管内皮沉淀，引起动脉粥样硬化病变，从而导致冠心病、脑血管病、周围血管疾病时具有相应疾病的一系列临床症状，故在中医可将其归于"痰浊""痰湿"范畴，从病证角度讲，散见于"眩晕""心悸""胸痹""消渴"等病中。与其相关认识最早见于《灵枢·卫气失常论》"膏者，其肉淖……脂者，其肉坚"，清代张志聪《伤寒论集注》中云"中焦之气，蒸津液化其精微…………溢于外则皮肉膏肥，余于内则膏肓丰满"，说明正常膏脂营养周身，当摄食转输、利用、排泄异常，则脂膏堆积，转化为病理产物痰浊、瘀血。关于临床症状方面，《三因极一病证方论·痰饮叙论》中提到"或为喘，或为咳，为呕，为泄，晕眩、嘈烦、忪悸、寒热、疼痛、肿满、挛癖……"《丹溪心法·痰》中曰"凡痰之为患，为喘，为咳，为呕，为利，为眩，为晕，心嘈杂、怔忡、惊悸、为寒热痛肿，为痞膈，为壅塞，或胸胁间辘辘有声，或背心一片常为冰冷，或四肢麻木不仁"，将痰浊所致症状一一罗列。关于病机的论述，明代赵献可指出肾虚不能制水，是痰浊产生的重要因素，张景岳指出脾胃强健，气机平和，津液代谢正常，反之则使津液凝结稠浊，痰浊内生，提示脾肾功能失调在痰浊形成过程中的重要作用。总之，本病基本病理变化总属本虚标实，本虚属脾肾气虚，标实为痰浊水湿，病久则血行淤滞，瘀血内生。

一、中医病因病机

现代认为本病的产生总属脏腑功能失调，痰浊内生，痰瘀阻络而致，久之变证百出。

1. 饮食不节 嗜食肥甘，膏粱厚味，饮酒无度，损伤脾胃，脾运失健，水谷不化精微，反而化痰生湿，痰浊中阻，酿为本病。

2. 情志失调 长期情志不遂，肝失疏泄，气血运行不畅，膏脂布化失常。或思虑过度，伤及脾胃，痰湿内生，亦导致本病。

3. 体质因素 素体肥胖，肥人多痰湿，痰浊中阻可致本病；或素体阴虚，肝肾不足，肾阴亏虚，肝阳偏亢，木旺克土，脾胃失运，痰浊内生；劳欲过度，肾气受损，气化不及，津液代谢失常，化为痰湿留存体内发为本病。

其病总属本虚标实，脏腑功能失调为本，痰瘀阻络为标。浊脂沉积血府，血流受阻，清窍失养，可见眩晕；闭阻心脉，可致胸痹心痛；阻塞脑窍，可致昏扑中风；最终可见变证百出。

二、西医病因及发病机制

脂蛋白代谢是非常复杂的生物过程，受遗传、神经体液、激素、酶以及肝脏等组织器官的调节。任何引起脂代谢异常的因素都可能会导致本病的发生。脂代谢紊乱分为原发性和继发性两大类。原发性是由于脂质和脂蛋白代谢的先天性缺陷所致，也可由于饮食、营养等因素引发，继发性主要是继发于糖尿病、甲状腺功能减退、肝病、痛风、肾病等其他疾病。

（一）基因缺陷

与脂代谢相关的基因发生突变可以使脂蛋白受体或结构发生缺陷，从而减少体内的清除或使体内脂蛋白的合成增加，引起各种类型的原发性脂代谢紊乱。如脂蛋白脂酶（LPL）先天性缺乏或缺陷，大量 CM 不能完全水解而堆积于血流之中，导致 I 型高脂蛋白血症的发生。

（二）高脂饮食

饮食中脂肪含量过多是常见的引起脂代谢紊乱的因素，每日饮食中的胆固醇摄入量增加，血清中的胆固醇水平也会相应升高。饮食中饱和脂肪酸的摄入增加也会导致血清胆固醇水平的升高。高脂饮食所导致的脂代谢紊乱可能与 LDL 受体合成减少或活性受到抑制有关。

（三）雌激素

一般而言，绝经前妇女的胆固醇水平低于同龄的男性，而绝经后女性的胆固醇水平逐渐增高，最终与同龄男性水平相当，其主要因素在于雌激素。雌激素对于血脂具有双重影响，一方面可以增加 LDL 受体的表达，使 LDL 的分解代谢增强；另一方面，又可以降低脂酶的活性，阻碍血中 VLDL 和 CM 的清除，使甘油三酯（TG）水平升高。

（四）肥胖

肥胖，尤其是腹内型肥胖是血清胆固醇升高的重要因素之一。体重异常增加可以增加体内胆固醇的合成作用，使肝内胆固醇池扩大，并抑制 LDL 受体的合成，同时也可以促进肝脏合成载脂蛋白 B，使 LDL 的产生增加。

（五）系统性疾病

多种系统性疾病可以通过不同途径引起血清胆固醇和（或）甘油三酯水平的升高。肾病综合征时胆固醇和甘油三酯均升高，进行透析治疗的尿毒症患者以甘油三酯水平升高为主，接受肾移植的患者主要为胆固醇升高；胆道结石、胆汁性肝硬化、胆道闭锁等所致的胆管阻塞，使胆酸、胆固醇排入胆管发生障碍，可引起胆固醇和甘油三酯的升高；多发性骨髓瘤的患者，异型蛋白可以抑制血中 CM 和 VLDL 的清除，使血清 CM 和 VLDL 水平升高；糖尿病胰岛素抵抗，脂蛋白脂酶活性下降，使血中 CM 增加；甲状腺功能减退时，肝脏的甘油三酯脂酶合成减少，导致 VLDL 水平升高。

（六）其他

锻炼可以增强脂蛋白脂酶的活性，升高血清 HDL-C 水平，使外源性甘油三酯的清除率增加；某些药物，如糖皮质激素、噻嗪类利尿剂和 β 受体拮抗剂均可引起脂代谢紊乱；吸烟也会增加血甘油三酯的水平。

Fredrickson 分型的缺点在于过于复杂，我国血脂异常防治小组制定了《血脂异常防治建议》，提出简易分型：高胆固醇血症、高甘油三酯血症、混合型脂代谢紊乱和低高密度脂蛋白血症。

三、临床表现

脂代谢紊乱的患者可因过多的脂质沉积在真皮组织而形成黄色瘤。皮肤改变可为最先出现的症状，黄色瘤呈局限性的皮肤隆凸，颜色可为黄色、橘黄色或棕红色，呈结节、斑块或丘疹等形状，质地柔软，直径 2mm 左右，底部有红斑，多发生在肌腱、手掌、眼睑周围、肘膝关节等处。

脂质在血管内皮下沉积可引起动脉粥样硬化。早发性冠心病在Ⅲ型代谢紊乱、家族型载脂蛋白 B100 缺陷症、家族型高胆固醇血症常见，周围血管病变发生也早，家族性脂蛋白脂酶缺陷症一般很少发生早发性冠心病，但该类患者可因血中乳糜微粒栓子阻塞胰腺的毛细血管，引起胰腺细胞坏死而致复发性胰腺炎，家族性载脂蛋白 CⅡ 缺陷症患者也可发生胰腺炎，但其乳糜微粒浓度较低，所以病情相对较轻。

Ⅰ型患者多有肝脾肿大及眼底改变，眼底血管为"脂血症状视网膜"，其色彩呈现"番茄酱"样。由于脂蛋白不能通过受体途径代谢而留存在血浆中，肝脾巨噬细胞大量吸收脂蛋白，造成肝脾肿大。其他类型高脂血症伴有糖尿病、高血压、冠心病或动脉硬化时，会出现各自疾病的具体症状与体征。

四、实验室及其他检查

临床上检测血脂的项目较多，血脂的基本检测项目为 TC、TG、高密度脂蛋白胆固醇（HDL-C）和低密度脂蛋白胆固醇（LDL-C）。其他血脂项目如 apo AⅠ、apo B、Lp（a）等的检测属于研究项目，不在临床基本检测项目之列。

1. TC TC 是指血液中各脂蛋白所含胆固醇之总和。影响 TC 水平的主要因素有：①年龄与性别：年龄增高可引起 TC 水平随之上升，但 70 岁之后不再上升甚至有下降趋势，在中青年期的女性 TC 水平低于男性，女性在绝经后 TC 水平较同年龄男性相当或增高。②饮食习惯：长期高饱和脂肪酸、高胆固醇摄入可引起 TC 水平升高。③遗传因素：与脂蛋白代谢相关酶或受体基因发生缺陷或突变，是引起 TC 显著升高的主要原因。

2. TG 临床上所测定的甘油三酯是指血浆中各脂蛋白所含甘油三酯之总和。遗传和环境因素双重因素对甘油三酯水平造成影响。与 TC 不同，TG 水平受饮食和时间因素的影响较大，所以同一个体在多次测定时，TG 值可能有较大差异。人群中血清 TG 水平呈明显的正偏态分布。

3. HDL-C HDL 可以将外周组织如血管壁内胆固醇转运至肝脏进行分解代谢，提示 HDL 具有抗动脉粥样硬化作用。临床上目前尚不能全面地检测 HDL 的量和功能，故通过检测其所含胆固醇的量，即通过 HDL-C 的检测，间接了解血浆中 HDL 的多少。

4. LDL-C LDL-C 增高是脂质异常引发动脉粥样硬化发生、发展的主要危险因素。LDL 代谢相对较简单，且胆固醇占 LDL 重量的 50% 左右，故普遍认为检测 LDL-C 浓度基本能反映血液中 LDL 总量。一般情况下，LDL-C 与 TC 相平行，但 TC 水平也受 HDL-C 水平的影响，故最好采用 LDL-C 取代 TC 作为对冠心病及其他动脉粥样硬化性疾病的危险性评估。上述影响 TC 的因素均可同样影响 LDL-C 水平。

5. apo AⅠ 血清 apo AⅠ 正常水平多在 1.2~1.6g/L 范围内，女性略高。HDL 颗粒的蛋白质成分（载脂蛋白）约占 50%，蛋白质中 apo AⅠ 约占 65%~75%，其他脂蛋白极少，所以血清 apo AⅠ 可以反映 HDL 水平，与 HDL-C 呈明显正相关，其临床意义也大体相似。但是 HDL 由一系列颗粒大小与组成不均一的脂蛋白组成，在病理状态下，HDL 亚组分及其组成成分常会发生变化，故 apo A I 的升降与 HDL-C 变化可能不完全一致。

6. apo B   正常人群中血清 apo B 多在 0.8~1.1g/L 范围内。一般情况下，每个 LDL、IDL、VLDL 和 Lp（a）颗粒中均含有一分子 apo B，因 LDL 颗粒占绝大多数，故大约 90% 的 apo B 主要分布在 LDL 中。apo B 有 apo B48 和 apo B100 两种，前者主要存于 CM 中，后者主要存在 LDL 中。除特殊说明外，临床常规测定的 apo B 通常指的是 apo B100。血清 apo B 主要反映 LDL 水平，它与血清 LDL-C 水平呈明显正相关，apo B 的临床意义与 LDL-C 相似。在少数情况下，可出现高 apo B 血症而 LDL-C 浓度正常的情况，提示血液中存在较多小而密低密度脂蛋白（small dense low density lipoprotein，sdLDL）。

7. Lp（a）   血清 Lp（a）浓度主要与遗传有关，基本不受性别、年龄、体重、适度体育锻炼和大多数降胆固醇药物的影响。正常人群中 Lp（a）水平呈明显偏态分布，虽然个别人可高达 1000mg/L 以上，但 80% 的正常人在 200mg/L 以下。通常以 300mg/L 为重要分界，高于此水平者患冠心病的危险性明显增高。临床上用于 Lp（a）检测的方法尚未标准化。

8. sdLDL   血浆中 LDL 的颗粒大小不均，每一个体都有大、中、小颗粒 LDL。已证明血浆 TG 水平与 LDL 颗粒结构有关。当 TG < 1.70mmol/L（150mg/dl）时，大颗粒的 LDL 较多，血浆电泳时 LDL 谱呈"A"型；当 TG > 1.70mmol/L 时，小而致密的 LDL（sLDL）水平升高，LDL 谱呈"B"型，并伴随血浆 apo B 水平升高，HDL-C 及 apo A I 水平降低。目前认为 sLDL 具有很强的致动脉粥样硬化作用。但是，临床上尚无简便可靠的实用方法检测 sdLDL。

上述 8 项血脂检测项目中，前 4 项即 TC、TG、HDL-C 和 LDL-C 是基本的临床实用检测项目。对于任何需要进行心血管危险性评价和给予降脂药物治疗的个体，都应进行此 4 项血脂检测。

五、诊断与鉴别诊断

（一）诊断

1. 脂代谢紊乱的诊断   主要依靠实验室检查，根据血清甘油三酯、胆固醇、LDL-C 及 HDL-C 测定值来判断，2019 年我国《血脂异常基层诊疗指南》，制定了以下标准（表 16-2）。

表 16-2   我国成人血脂水平分层标准

分层	血脂项目 mmol/L（mg/dl）			
	TC	LDL-C	HDL-C	TG
理想水平	−	< 2.6（100）	−	−
合适水平	< 5.20（200）	< 3.4（130）	−	< 1.7（150）
边缘升高	5.2~6.2（200-240）	3.4~4.1（130-160）		1.7~2.3（150-200）
升高	≥ 6.2（240）	≥ 4.1（160）	−	≥ 2.3（200）
降低			< 1.0（40）	

一般根据患者的血脂水平，结合其病史、有关的体征和实验室检查及家族史，可作出脂代谢紊乱的诊断。在排除继发性脂代谢紊乱的基础上可诊断原发性脂代谢紊乱，但都属于临床诊

断。如要明确病因诊断，则需要深入进行相关基因、受体、酶活性等特殊检查才能确诊。

2. 中医诊断　脂代谢紊乱在传统中医中并没有明确病名，散见于"眩晕""胸痹""脉痹"等其他疾病之中，一般以痰浊瘀血阻滞的临床表现为诊断依据，如头身困重，胸脘痞闷，可有黄色素瘤；浊脂沉积血府，痹阻心脉，胸痹心痛等。

（二）鉴别诊断

1. 糖尿病所致继发性高脂血症　患者有糖尿病史，且血糖、血脂均较高，同时可能并发糖尿病心血管病。

2. 甲状腺功能减退症所致继发性高脂血症　患者甲状腺功能减低，同时可能有寡言少语、表情淡漠等表现。

3. 肾病综合征所致继发性高脂血症　患者尿微量白蛋白较高，尿中泡沫较多，同时可能有尿频、尿急、尿血等症状。

六、治疗

本病在临床上可用中西医两种方法进行治疗。西药降脂作用较强，但具有一定副作用，尤其是对肝脏的损害。中医药治疗能明显改善临床症状，轻中度高脂血症可单用中医或中医为主的治疗方式，其中包括单方验方及中成药等。长期严重的脂代谢紊乱，可以先以西药为主，配合中药改善症状、减轻毒副作用、增强疗效。处方用药宜在辨证施治的基础上，根据现代药理研究结果，选用或加用具有降脂作用的药物，如决明子、大黄、山楂、泽泻、生首乌、黄精等。

（一）中医治疗

1. 常见证型辨证治疗

（1）痰浊阻遏证

症见：形体肥胖，头重如裹，胸闷、呕恶痰涎，肢麻沉重，心悸，失眠，口淡，食少，舌胖，苔滑腻，脉弦滑。

治宜：健脾化痰，祛湿降脂。

方药：二陈汤加减。药用陈皮、半夏、苍术、泽泻祛痰化浊，茯苓、白术、薏苡仁健脾化湿，厚朴行气导滞。若见体胖壮实，大便秘结，小便黄赤，消谷善饥，证属痰热内蕴，胃热腑实，治以泄热驱邪，通腑消积，选用大承气汤加减。

（2）脾肾阳虚证

症见：畏寒肢冷，眩晕，倦怠乏力，便溏，食少，脘腹作胀，面肢浮肿，舌淡质嫩，苔白，脉沉细。

治宜：温阳化浊，健脾补肾。

方药：右归丸合附子理中丸加减。药用熟地黄、首乌、枸杞补肾填精，附子、巴戟天、补骨脂、杜仲温补肾阳，党参、茯苓、白术、山药健脾利湿。如见神疲肢倦，气短懒言，头昏，纳少，面色萎黄，为脾气虚弱，痰浊内生，可选用七味白术散加减。

（3）肝肾阴虚证

症见：眩晕，耳鸣，腰酸，膝软，五心烦热，口干，健忘，失眠，舌质红，少苔，脉细数。

治宜：补益肝肾，宣清降浊。

方药：一贯煎合二至丸加减。药用生地黄、枸杞子、女贞子、旱莲草滋补肝肾，沙参、麦冬清浊养阴，当归养血柔肝。

（4）阴虚阳亢证

症见：眩晕，头痛，急躁易怒，口干口苦，面红，心悸，失眠，便秘，溲赤，舌质红或紫暗，苔黄，脉弦或弦细而数。

治宜：滋阴潜阳，疏风清浊。

方药：杞菊地黄丸合天麻钩藤饮加减治疗。药用生地黄、枸杞子、制首乌、桑寄生、女贞子补益肝肾，泽泻、丹参宣清降浊，行气活血，天麻、钩藤、菊花疏风潜阳。

（5）气滞血瘀证

症见：胸胁胀闷，走窜疼痛，心前区刺痛，心烦不安，舌尖边有瘀点或瘀斑，脉沉涩。

治宜：行气活血，泄浊降脂。

方药：复元活血汤加减。药用柴胡、川芎、丹参、郁金、蒲黄、五灵脂行气活血，当归养血活血，瓜蒌、大黄化痰泄浊。如伴见胸闷而痛，神疲纳呆，或见黄色瘤或角膜环，舌紫暗，为痰瘀互结，治以化痰泄浊，活血化瘀。以瓜蒌薤白半夏汤治疗，药用瓜蒌、薤白、丹参、郁金、泽泻、陈皮、茯苓、荷叶、蒲黄、五灵脂等。

2. 常用经验方及临床体会

（1）经验方　近年来经过临床观察及实验研究证明具有降脂调脂等作用，治疗脂代谢紊乱疗效较好的经验方有通脉降脂片、血脂宁冲剂、脉安冲剂、大山楂丸、益寿降脂片、脂必妥、山楂精降脂片等。

（2）单味药　临床治疗脂代谢紊乱的单味中药有：①草决明：其降胆固醇效果较好，对甘油三酯也有一定作用，副作用有腹泻、腹胀、恶心等；②泽泻：其降胆固醇作用与氯贝丁酯比较无明显差别，降甘油三酯作用略差，副作用主要是轻度腹泻；③茵陈：水煎当茶，每日 30~60g，有降胆固醇作用；④虎杖：降甘油三酯作用较好，降胆固醇效果较差；⑤绿豆粉：生用每次 30g，早晚饭前温开水冲服，有较好的降胆固醇、甘油三酯的功效。⑥山楂：含有丰富的酚类物质，可抑制自由基，降低高脂血症。⑦丹参：含有丹参素、迷迭香酸、丹酚酸 A 和丹酚酸 B 这四种生物活性成分。⑧姜黄：姜黄及其提取物姜黄素可促进胆固醇由粪便排泄，显著降低血清低密度脂蛋白，其安全性高、耐受良好。这些中药多是活血化瘀降浊之品。

（3）临床体会　在历代医家治疗脂代谢紊乱的宝贵经验的基础上，结合近年来现代科学研究及临床研究的不断发展，目前中医治疗脂代谢紊乱的临床经验及治疗方案有以下几种。

①虚则补之，实则除之：对于家族遗传型及老年患者脂代谢紊乱，目前医家认为肾虚血瘀是其基本病机，故对此类患者以补肾活血化瘀治法进行干预，如赵时雨自制补肾调脂汤，以黄芪、枸杞子、菟丝子、三棱、当归、赤芍、川芎、山楂、水蛭、泽兰组方，同时在辨证论治基础上，选用现代药理证实降脂作用的药物如草决明、首乌等，疗效显著。

②急则治其标，缓则治其本：临床表明，高脂血症多有以下症状：头身困重，胸脘痞闷，

浊脂留滞局部，则可阻滞血行，引起眩晕、胸痹、中风等症，据证立法，实邪阻滞，痰浊瘀血壅盛，则宜祛痰化湿，升清降浊。浦家祚自拟降脂汤，药用法半夏、陈皮、甘草、泽泻、薏苡仁、茵陈蒿、瓜蒌、焦山楂、荷叶、郁金、甘草。当痰浊等标实征象已去，血脂将至正常范围后，根据"缓则治其本"原则，采用补肾健脾之法，防止痰浊滋生，脾虚为主，用参苓白术散加焦山楂制成丸剂，以肾虚为主，用右归丸加何首乌制成丸剂长期服用。

③现代药物研究表明，许多补益的中药具有降血脂的功效，如黄芪、何首乌、黄精、枸杞子、桑寄生、玉竹、芡实、金樱子、灵芝、当归、杜仲等。仅有少数中药如鸡子黄、蜂蜜、饴糖等可能使血脂升高，选用时需加以注意。

（二）西医治疗

1. 血脂异常的治疗原则　血脂异常治疗最主要目的是防治冠心病，所以应根据是否已有冠心病或心血管危险因素，结合血脂水平进行全面评价，以决定治疗措施及血脂的目标水平。

根据血脂异常的类型及治疗需要达到的目的，选择合适的调脂药物。需要定期进行调脂疗效和药物不良反应的监测。饮食与非调脂药物治疗 3~6 个月后，应复查血脂水平。如能达到要求即继续治疗，但仍须每 6 个月至 1 年复查 1 次，如持续达到要求，每年复查 1 次。药物治疗开始后 4~8 周复查血脂及 AST、ALT 和 CK，如能达到目标值，逐步改为每 6~12 个月复查 1 次，如开始治疗 3~6 个月复查血脂仍未达到目标值，需及时调整降脂药剂量或种类，或联合应用不同作用机制的降脂药进行治疗，每当调整降脂药种类或剂量时，都应在治疗 6 周内复查。达到目标值后延长为每 6~12 个月复查 1 次，降脂药物治疗必须长期坚持，才能获得临床益处。对心血管病的高危患者，应采取更积极的降脂治疗策略。

2. 血脂异常的药物治疗

（1）他汀类　也称 3- 羟基 3- 甲基戊二酰辅酶 A（3-hydroxy-3-methylglutaryl-coenzyme A，HMG-CoA）还原酶抑制剂，具有竞争性抑制细胞内胆固醇合成早期过程中限速酶的活性，继而上调细胞表面 LDL 受体，加速血浆 LDL 的分解代谢，此外还可抑制 VLDL 的合成。因此他汀类药物能显著降低 TC、LDL-C 和 apo B，也降低 TG 水平和轻度升高 HDL-C。此外，他汀类还可能具有抗炎、保护血管内皮功能等作用，这些作用可能与冠心病事件减少有关。近二十年来临床研究显示他汀类是当前防治高胆固醇血症和动脉粥样硬化性疾病非常重要的药物。一般副作用可见头痛、失眠、抑郁，以及消化不良、腹泻、腹痛、恶心等消化道症状，他汀类药物可引起肌病，包括肌痛、肌炎和横纹肌溶解。长期服用他汀类药物有增加新发糖尿病的危险，发生率 9%~12%，他汀类药物对心血管疾病的总体益处远大于新增糖尿病危险，有他汀类药物治疗适应证者都应坚持服药。在启用他汀类药物时，要检测肝转氨酶（ALT、AST）和 CK，治疗期间定期监测复查（主要表现为肝酶升高，发生率 0.5%~3.0%，呈剂量依赖性。建议他汀类药物治疗开始后 4~8 周复查肝功能，如无异常则可调整为 6~12 个月复查 1 次）。轻度的转氨酶升高并不看作是治疗的禁忌证。无症状的轻度 CK 升高常见。他汀类药物随剂量增大，降脂作用增大，但另一方面不良反应也会增多。因此，不宜为片面追求提高疗效而过度增大剂量。失代偿性肝硬化及急性肝功能衰竭是他汀类药物应用的禁忌证。

（2）贝特类　亦称苯氧芳酸类药物，此类药物通过激活过氧化物酶增生体活化受体 α（PPARα），刺激脂蛋白脂酶（LPL）、apo A Ⅰ 和 apo A Ⅱ 基因的表达，以及抑制 apo C Ⅲ 基因的表达，增强 LPL 的脂解活性，有利于去除血液循环中富含 TG 的脂蛋白，降低血浆 TG 和提高 HDL-C 水平，促进胆固醇的逆向转运，并使 LDL 亚型由小而密颗粒向大而疏松颗粒转变。其适应证为高甘油三酯血症或以 TG 升高为主的混合型高脂血症和低高密度脂蛋白血症。常见不良反应为消化不良、胆石症等，也可引起肝脏血清酶升高和肌病。绝对禁忌证为严重肾病和严重肝病。吉非罗齐虽有明显的调脂疗效，但安全性不如其他贝特类药物。由于贝特类单用或与他汀类合用时也可发生肌病，应用贝特类药时也须监测肝酶与肌酶。

（3）烟酸类　烟酸属 B 族维生素，当用量超过作为维生素作用的剂量时，可有明显的降脂作用。烟酸的降脂作用可能与抑制脂肪组织中的脂解和减少肝脏中 VLDL 合成和分泌有关，已知烟酸可增加 apo A I 和 apo A II 的合成。烟酸有速释剂和缓释剂两种剂型，速释剂不良反应明显，一般难以耐受，现多已不用；缓释型烟酸片不良反应明显减轻，较易耐受。烟酸缓释片常用量为 1~2g，每天 1 次。一般临床上建议，开始用量为 0.375~0.5g，睡前服用；4 周后增量至 1g/d，逐渐增至最大剂量 2g/d。适用于高甘油三酯血症，低高密度脂蛋白血症或以 TG 升高为主的混合型高脂血症。常见不良反应有颜面潮红、高血糖、高尿酸（或痛风）、上消化道不适等。绝对禁忌证为慢性肝病和严重痛风；相对禁忌证为溃疡病、肝毒性和高尿酸血症。

（4）胆酸螯合剂　胆酸螯合剂主要为碱性阴离子交换树脂，在肠道内能与胆酸呈不可逆结合，因而阻碍胆酸的肠肝循环，促进胆酸随大便排出体外，阻断胆汁酸中胆固醇的重吸收。通过反馈机制刺激肝细胞膜表面的 LDL 受体，加速血液中 LDL 清除，结果使血清 LDL-C 水平降低。胆酸螯合剂常见不良反应有胃肠不适、便秘，影响某些药物的吸收。此类药物的绝对禁忌证为异常 B 脂蛋白血症和 TG ＞ 4.52mmol/L；相对禁忌证为 TG ＞ 2.26mmoL/L。

（5）胆固醇吸收抑制剂　胆固醇吸收抑制剂依折麦布（ezetimibe），可广泛的结合成依折麦布 - 葡萄糖苷酸，作用于小肠细胞的刷状缘，有效地抑制胆固醇和植物固醇的吸收，减少胆固醇向肝脏的释放，促进肝脏 LDL 受体的合成，加速 LDL 的代谢。最常见的不良反应为头痛和恶心。

降脂药物治疗需要个体化，治疗期间必须监测其安全性。在药物治疗时，必须监测不良反应，主要是定期检测肝功能和血 CK。如 AST 或 ALT 超过 3 × ULN，应暂停给药。停药后仍需每周复查肝功能，直至恢复正常。在用药过程中应询问患者有无肌痛、肌压痛、肌无力、乏力和发热等症状，血 CK 升高超过 4 × ULN 应停药。用药期间如有其他可能引起肌溶解的急性或严重情况，如败血症、创伤、大手术、低血压和抽搐等，应暂停给药。

（6）高纯度鱼油制剂　高纯度鱼油主要成分为 n-3 脂肪酸，主要用于治疗高 TG 血症。

（7）PCSK9 抑制剂　PCSK9 抑制剂具有强大的降胆固醇作用，LDL-C 可降低 50%~70%。依洛优单抗和阿利西尤单抗是我国已获批治疗纯合子型（HoFH）家族性高胆固醇血症的 PCSK9 抑制剂。

七、预后与转归

及时恰当的预防和治疗脂代谢紊乱对其预后有积极的意义。血脂异常与动脉粥样硬化密切相关，常合并糖尿病、高血压等疾病，对于纠正血脂的主要目的，在于预防和降低缺血性心血管疾病的患病率和死亡率。对脂代谢紊乱的患者首先应控制饮食，饮食减少脂肪摄入，控制热量，平衡饮食，多食纤维，禁辣戒酒，饮食控制是本病防治中的重要环节。其次，精神紧张会影响血脂，解除思想负担，保持心情舒畅，情绪平稳，对控制血脂有一定协助作用。最后，应增加体育活动，控制体重，促进脂肪代谢，防止动脉粥样硬化。

八、难点与对策

当代人们的生活方式、饮食习惯、运动减少使得该疾病越发的年轻化、普遍化，许多疾病都可引发脂代谢紊乱，肥胖、糖尿病、肾病综合征、甲状腺功能减退症、肾功能衰竭、肝脏疾病、多囊卵巢综合征等，而脂代谢紊乱通常也会加重该类疾病，形成恶性循环，如何安全有效、切实合理地调控血脂，也是我们的重点难点，他汀类、贝特类、胆固醇吸收抑制剂及烟酸类等均是临床上常用的调脂药，但其不良反应一直困扰临床。许多研究表明中医药联合西药控制血糖较单味西药调脂，疗效更为显著，且可有效减少西药带来的不良反应。中西医结合的调脂手段，不仅发挥了调控脂质水平的作用，也因其多靶点整合起效、无肝肾功能损伤，在疾病的治疗上具有独特优势。

第十七章
肥胖

肥胖（obesity）指体内体脂肪堆积过多和分布异常、体重增加，是包括遗传和环境因素在内的多种因素相互作用所引起的慢性代谢性疾病。肥胖发生在能量代谢异常的个体，机体摄入的热量大于其消耗的热量。不应机械地按照标准诊断肥胖，应按照肥胖的定义及其相关疾病发病率和死亡率的关联判定是否为肥胖。

肥胖依据病因和发病机制分为两类，即原发性肥胖和继发性肥胖。原发性肥胖也叫单纯性肥胖，这类肥胖是指目前方法不能找到继发因素者。继发性肥胖是由于下丘脑 – 垂体性病变、皮质醇增多等器质性病变引起的肥胖。

目前，肥胖及相关疾病在全球呈日益流行的趋势，据统计2015年约有23亿成人为超重，7亿多成人为肥胖。超重和肥胖是心脑血管病、糖尿病、某些癌症和其他一些慢性疾病的重要危险因素，肥胖可损害人的身心健康，使生活质量下降，预期寿命缩短，已经成为世界性的健康问题。

中医古籍对肥胖的论述很多，最早记载见于《内经》。肥胖的发生与过食肥甘、先天禀赋、津液的代谢、机体的衰老以及脏腑的功能失调等有关，而且肥胖是引致诸如消瘅和痿证等，特别是消渴疾患的重要诱因。《素问·异法方宜论》"其民华食而脂肥"，《素问·通评虚实论》"甘肥贵人，则膏粱之疾也"，《素问·奇病论》"此人必数食甘美而肥也"，《灵枢·逆顺肥瘦》论述：肥胖人的特征为"广肩腋项，肉薄厚皮而黑色"，《灵枢·卫气失常》"何以度知其肥瘦？伯高曰：人有肥、有膏、有肉。黄帝曰：别此奈何？伯高曰：䐃肉坚，皮满者，肥。䐃肉不坚，皮缓者，膏。皮肉不相离者，肉……必先别其三形，血之多少，气之清浊，而后调之，治无失常经。是故，膏人纵腹垂腴，肉人者，上下容大，脂人者，虽脂不能大者"。后世医家在此基础上认识到肥胖的病机还与气虚、痰湿、七情及地理环境等因素有关，如《景岳全书·杂证谟·非风》认为肥人多气虚，《丹溪心法》《医门法律》认为肥人多痰湿。在治疗上，《丹溪心法·中湿》认为肥胖应从湿热及气虚两方面论治。此外，肥胖还与其他多种病证有关，如《女科切要》中指出："肥白妇人，经闭而不通者，必是痰湿与脂膜壅塞之故也"，《金匮要略·血痹虚劳病脉证并治》中论述血痹时指出："夫尊荣人，骨弱肌肤盛"即强调了养尊处优，多逸而少劳，体质偏肥胖，感受风邪，最易患此类疾病。总之，中医认为肥胖是由于多种原因导致体内膏脂堆积过多，体重异常增加，并伴有头晕乏力、神疲懒言、少动气短等症状。病因病机为过食肥甘、缺乏运动、先天禀赋、阳气虚衰、痰湿偏盛所致。病位在脾、肾、心、肺、肝。

一、中医病因病机

中医认为肥胖主要由于先天禀赋的体质、饮食不节、情志失调、痰浊水湿、劳逸失常所致。

1. 饮食不节 过食厚味甘肥，入多于出，导致肥胖：《素问·奇病论》中说"夫五味入口，藏于胃，脾为之行其精气，津液在脾，故令人口甘也。此肥美之所发也。此人必数食甘美而多肥"。《临证指南医案》中对于肥胖的形成以及描述更为具体、详细，指出"湿从内生，必其人膏粱酒醴过度，或嗜饮茶汤太多，或食生冷瓜果及甜腻之物。其人色白而肥，肌肉柔软"。还有人指出"厚味肥甘，可助阳生气、生阴。生阴者，转化为脂液，浸淫脉道，脉膜变异"。金元四大家之一李东垣在《脾胃论》提出："脾胃俱旺，则能食而肥"这些都充分表明过量进食膏粱厚味、甜腻肥甘、茶汤酒醴、生冷瓜果均可导致精微营养物质剩余过多而引发肥胖。

2. 先天禀赋的体质 体态的胖瘦受先天禀赋的体质影响。中医学认为体质刚柔阴阳的差异，主要是由先天禀赋所决定的。《灵枢·阴阳二十五人》中写道："土形之人，其为人黄色，圆面，大头，美肩背，大腹，美股胫，小手足，多肉""水形之人，大头，小肩，大腹"，前者的描述为全身性肥胖，后者的描述说明为腹大的中心性肥胖，二者均与先天禀赋有密切的相关性，这大抵与现代医学所指出的本病有遗传倾向相吻合。

3. 劳逸失常因素 《素问·宣明五气》写道："久卧伤气，久坐伤肉"。久卧日久，必定会导致气机郁滞，故伤气：久坐少动，导致脂肪充塞肌肉，故伤肉。躯体运动缺乏，就会导致气血运行不畅，痰浊膏脂之邪由于运化失职不能排出体外，而新摄入的水谷精微和膏脂等的能量由于运化失职而不能及时被转化消耗，形成的痰湿脂浊郁结长年累月而成肥胖。《医学入门》也强调久卧久坐"尤伤人也"。久卧、气虚、久坐、气郁必使运化无力，膏脂内聚，输布失调，使人肥胖。

4. 肥胖人多痰浊水湿 痰浊水湿与肥胖症的发生有密切关系：《素问·奇病论》说："肥者令人内热，甘者令人中满"，饮食五谷入胃，必需依赖脾胃的健运才可转化为精微物质，若脾胃虚损则健运转化失职，五谷甘肥之物不能化生气血之精微，而能转变为痰湿脂浊积聚体内，进而导致体态肥胖，故有"肥人多痰""肥甘生痰"之说。又《丹溪心法》说"肥人多是痰饮""肥白人多痰""肥人气虚生寒，寒生湿，湿生痰，故肥人多寒湿。"肥胖人多进食厚味膏粱，日久必致脾胃虚损，脾胃虚损则不主运化，若又再多饮酒醇，必定痰湿内生，湿浊之气郁结日久转变为痰浊聚集体内，导致体态肥胖。肥胖之因，皆由脾肾阳虚之故，使水湿着而成痰；又脾虚是营卫之气不足，痰浊易与风邪相挟，结聚与皮肉腠理之间，渐成肥胖。

此外，肥胖的发生还与性别、地理环境等因素有关，由于女性活动量较男性少，故女性肥胖者较男性多。

二、西医病因及发病机制

肥胖是由于长期的能量摄入大于能量的消耗，使脂肪合成增加而导致的。但是引起能量失衡的神经内分泌系统调节机制复杂，其具体病因尚不明确。目前主要认为肥胖是包括遗传和环境因素在内的多种因素相互作用的结果。

1. 遗传因素 研究表明，双亲中一方有肥胖，其子女肥胖率为 50%，双亲中双方均有肥胖，其子女肥胖发生率高达 80%。一方面遗传因素起决定性作用，引起一些具有肥胖表型的遗传综合征，如 Prade-Willi 综合征，为第 15 号染色体长臂微小缺失所致，其患者具有肥胖、身材矮小、智力障碍等特征；Laurence-Moon-Biedl 综合征也表现为特征性肥胖。近年来，又发现了肥胖与瘦素（LEP）基因、瘦素（LEPR）受体基因、阿片 - 促黑素细胞皮质素原（POMC）基因、激素原转换酶 -1（PC-1）、黑皮质素受体（MC4R）基因、过氧化物酶体增殖物激活受体 γ（PPAR-γ）基因突变。

2. 环境因素 环境因素导致肥胖病的主要原因，一是食物热量摄入过多，同时饮食结构的不合理，如摄入脂肪过多；二是体力活动减少。

3. 内分泌调节异常 下丘脑是机体能量平衡调节的关键部位，下丘脑弓状核（ARC）有各种食欲调节神经元。外周循环中参与能量调节代谢调节的重要激素：瘦素、脂联素、胃生长素、胰高血糖素等。神经 - 内分泌调节中任何环节异常均可导致肥胖。

4. 炎症 肥胖是一种低度炎症反应。肥胖症血清炎症因子升高；脂肪组织中炎症因子也升高，促进炎症细胞在脂肪中的浸润，引起胰岛素抵抗。

5. 肠道菌群 人体肠道内寄生着 10 万亿个细菌，大致分为三类：有益菌、有害菌和中性菌。有益菌主要是各种双歧杆菌、乳酸杆菌等，抑制致病菌的生长，分解有害、有毒物质。有害菌数一旦失控大量生长，就会引发多种疾病，产生致癌等有害物质，影响免疫功能。中性菌具有双重作用，如大肠埃希菌、肠球菌等，在正常情况下对健康有益，一旦增殖失控或从肠道转移到身体其他部位，就可能引起多种疾病。

三、临床表现

肥胖可见于任何年龄，以中青年居多，60~70 岁以上亦不少见。继发性肥胖除肥胖外还有原发病的特殊临床表现。男性脂肪分布以内脏和上腹部皮下为主，称腹型、苹果型或向心型肥胖；女性则以下腹部、臀部、股部皮下为主，称梨型或外周性肥胖。

轻度肥胖多无症状，中、重度肥胖者上楼时感觉气喘，行动困难，怕热汗多等。主要体征：身材胖、浑圆，脸部上窄下宽、双下颌圆，颈粗短，肋间隙变窄，乳房增大，站立时腹部向前凸出而高于胸部平面。手指、足趾粗短，手背掌指关节骨突处皮肤凹陷，骨突不明显。明显肥胖者在下腹部两侧、大腿内侧、臀部外侧可见细紫纹或白纹。

四、实验室及其他检查

肥胖的评估包括身体肥胖程度、体脂总量和脂肪分布，其中后者对预测心血管疾病危险性更准确。

1. 体重指数（BMI） 测量身体肥胖程度，$BMI（kg/m^2）= 体重（kg）/ 身高^2（m^2）$。主要反映全身性肥胖水平，简单易测量，不受性别的影响，但在具体应用时有局限性，在不同个体 BMI 值并不总是代表相同的脂肪含量或肥胖程度。虽然 BMI 不是金标准，但目前仍是全球认可的判定肥胖简便可操作的首选替代指标。

2. 理想体重（IBW） 可测量身体肥胖程度，但主要用于计算饮食中热量和各种营养供应量。IBW（kg）= 身高（cm）–105 或 IBW（kg）=［身高（cm）–100］× 0.9（男性）或 0.85（女性）。

3. 腰围 反映脂肪总量和脂肪分布最重要的指标，可直接反映腹内脂肪。受试者站立位，双足开 30~35cm，体重均匀分配，在正常呼气末测量两侧髂前上棘和第 12 肋下缘连线中点的围长，读数应精确到 mm。男性腰围 ≥ 90cm、女性腰围 ≥ 85cm 作为腹型肥胖切点。

4. CT 或 MRI 两者测量皮下脂肪厚度或内脏脂肪面积，是评估体内脂肪分布最准确的方法，但不作为常规检查。

5. 其他 身体密度测量法、生物电阻抗测定法、双能 X 线（DEXA）吸收法测定体脂肪总量等。但这些仪器设备比较昂贵或技术性强，因此不作为常规检查。

五、诊断与鉴别诊断

（一）诊断

目前尚无关于肥胖的统一诊断标准，BMI 是临床中用于评估肥胖程度并将超重人群进行进一步分类的一项指标。BMI 18.5~23.9 kg/m^2 为正常，BMI ≥ 24~27.9kg/m^2 为超重，BMI ≥ 28 kg/m^2 为肥胖。

（二）鉴别诊断

根据原发病的临床表现和实验室检查结果进行鉴别诊断。药物引起继发性肥胖有服用抗精神病药、糖皮质激素等用药史。

1. 库欣综合征 向心性肥胖，常见满月脸、水牛背，内脏脂肪明显增加而四肢相对较瘦，血皮质醇增高。

2. 下丘脑性肥胖 脂肪分布以面、颈部及躯干显著，皮肤细嫩，手指尖细，常伴有智力减退。性腺发育不良、尿崩症、甲状腺及肾上腺皮质功能不全等，头颅 CT 或 MRI 及内分泌功能测定有助于明确诊断。

3. 原发性甲状腺功能减退 常伴基础代谢率降低，体重增加，多有黏液性水肿。甲状腺功能测定可鉴别。

4. 多囊卵巢综合征 多见于肥胖，常有多毛，月经稀少或闭经。B 超可见多囊卵巢，实验室检查 LH/FSH > 3。

六、治疗

（一）中医治疗

1. 常见证型辨证治疗

（1）脾虚湿阻证

症见：肥胖臃肿，神疲乏力，肢体浮肿，脘腹胀满、食少，困倦嗜睡，既往有暴饮暴食史，小便不利，便溏或便秘。口淡，舌体胖大，边有齿痕，苔白滑腻，脉濡缓或沉细。

治宜：健脾宜气，渗湿化水。

方药：参苓白术散合防己黄芪汤加减。方中党参、茯苓、黄芪、白术、大枣健脾益气；桔梗性上浮，兼宜肺气；山药、扁豆、薏苡仁、莲子肉渗湿健脾；陈皮、砂仁理气化滞，醒脾和胃；防己、猪苓、泽泻、车前子利水渗湿。脾虚水停重者，加大腹皮、桑白皮、冬瓜皮；腹胀便溏者，加厚朴、广木香以理气消胀。

（2）胃热阻滞证

症见：多有肥胖家族史，或由脾虚湿阻、久郁化热所致。表现为肥胖程度较重，头胀眩晕，消谷善饥，肢重怠惰，怕热，汗出较多，口渴喜饮，口臭，便秘溲赤，脉滑略数，舌苔腻微黄，舌质红。

治宜：清胃泻火，佐以消导。

方药：小承气汤合保和丸加减。大黄泻热通便；连翘、黄连清胃泻火；枳壳、厚朴行气散结；山楂、神曲、莱菔子消食导滞；陈皮、法半夏化湿和胃；茯苓健脾利湿。食积化热，脘腹胀满，便秘甚者加枳实导滞丸。

（3）痰湿内蕴

症见：多见于青、中年人，形体肥胖，肢体困倦，胸膈痞满，易头晕目眩，嗜食肥甘厚腻，苔白腻，脉滑。

治宜：燥湿化痰，行气开郁。

方药：导痰汤加减。南星燥湿化痰，祛风散结；枳实下气行痰；辅以半夏燥湿化痰，陈皮利气降痰；茯苓渗湿，生姜和胃并制南星之毒；甘草益气和中。湿邪偏盛，可加薏苡仁、猪苓、泽泻、防己；痰热偏盛，可加竹茹、浙贝母、黄芩等。

（4）脾肾阳虚证

症见：多见于中老年人或反复恶性减肥并反复复弹者，肥胖浮肿，纳多善饥，大便多或便溏，腰酸怕冷等，舌质淡或舌胖，苔薄白或白腻，脉缓或迟。

治宜：温补脾肾，利水化饮。

方药：右归丸加减。附子、肉桂温补脾肾之阳；杜仲、山茱萸、菟丝子、鹿角胶温补肾气；熟地黄、山药、枸杞子、当归补血益精。气虚明显，伴见气短，自汗者，加黄芪、党参；水湿明显者，加茯苓、猪苓、泽泻、大腹皮。

2. 常见经验方与临床体会

（1）保和丸　具有消食，导滞，和胃之功效，用于肥胖实证。

（2）参苓白术散　补脾胃，益肺气。用于脾胃虚弱，食少便溏，气短咳嗽，肢倦乏力，用于肥胖虚证。

（3）临床体会　本病针对实证肥胖者一般以通腑泄浊、化痰活血、疏肝解郁为主，兼以益气健脾辅助提高代谢；虚证肥胖者一般以益气健脾或温阳利水为主。

（二）西医治疗

1. 生活方式改变　肥胖的发生与遗传及环境有关，环境因素的可变性提供了预防肥胖的可能性。应做好宣传教育工作，鼓励人们采取健康的生活方式，尽可能使体重维持在正常范围内；早期发现有肥胖趋势的个体，并对个别高危个体进行改变生活方式的指导。

（1）运动 根据患者体质情况选择适合的运动方式，并结合医学营养治疗，长期坚持适合患者的运动方式，注意循序渐进，制定个体化运动方案。

（2）医学营养治疗 营养治疗是肥胖的最基础治疗方法。对于轻度和中度肥胖可以取得一定的疗效。营养治疗主要是限制患者摄入的热量，使摄入量小于消耗（表17-1）。关键是限制糖和脂肪的摄入量，同时供给充足的营养素，如必需氨基酸、维生素、矿物质等。尤其应注意足量蛋白质供给，以减少减重造成的蛋白质丢失。首先确定合适的热量摄入，每日所需总热量＝理想体重（kg）× 每千克体重所需热量，其次需确定适当的营养素分配比例，分配原则是蛋白质占总热量的15%~20%，脂肪占 < 30%，碳水化合物占50%~55%。

表 17-1 成人每日热量供给量表（kcal/kg）

体型	卧床	轻体力劳动	中体力劳动	重体力劳动
消瘦	20~25	35	40	40~45
正常	15~20	30	35	40
超重或肥胖	15	20~25	30	35

蛋白质以优质蛋白为主（≥ 50%），如蛋、奶、肉、鱼及大豆蛋白质。摄入足够新鲜蔬菜（400~500g）和水果（100~200g）。避免油炸食品、方便食品、快餐、巧克力和零食等。适当增加膳食纤维、非吸收食物及无热量液体以满足饱腹感。常用的减重膳食主要包括限制热量平衡膳食、低热量膳食、极低热量膳食、高蛋白质膳食及轻断食膳食等。

2. 药物治疗 减肥药是饮食、运动治疗的辅助手段，应在医生指导下应用。根据《中国成人超重和肥胖预防控制指南（试用）》，药物减重的适应证为：①食欲旺盛，餐前饥饿难忍，每餐进食量较多；②合并高血糖、高血压、血脂异常和脂肪肝；③合并负重关节疼痛；④肥胖引起呼吸困难或有睡眠中阻塞性呼吸暂停综合征；⑤BMI ≥ 24 有上述合并症情况，或BMI ≥ 28 不论是否有合并症，经过 3~6 个月单纯控制饮食和增加活动量处理仍不能减重5%，甚至体重仍有上升趋势者，可考虑用药辅助治疗。下列情况不宜应用减重药物：儿童，孕妇、乳母，对该类药物有不良反应者，正在服用其他选择性血清素再摄取抑制剂。

（1）奥利司他 非中枢性作用减重药，是胃肠道胰脂肪酶、胃脂肪酶抑制剂，减慢胃肠道中食物脂肪水解过程，减少对脂肪的吸收，促进能量负平衡从而达到减重效果。用药后发生脂泻且自发从肛门溢出，严重影响生活质量，加之会发生致命性肝损害。

（2）二甲双胍 根据一些大型临床研究发现二甲双胍有确切减重作用。二甲双胍减重的机制可能与减少肠道糖类吸收，促进脂肪分解和抑制食欲有关。

（3）近年研发已上市的降糖药胰高血糖素样肽-1 受体激动剂司美格鲁肽、艾塞那肽和利拉鲁肽（也称类似物）已被证明有确切的减重疗效。

（4）GIP/GLP-RA 替尔泊肽是首个且目前唯一的 GIP/GLP-1 双受体激动剂，近期在我国获批体重管理适应证。GIP 受体的激活，不仅能产生部分与 GLP-1R 激活类似的生物学效应，还能作用于脂肪组织，调节脂质储存与分解。而联合激动剂则可能通过复杂的协同互补作用，对体重调控产生独特的协同效应。

3. 手术治疗 2019 年发布的《中国减重手术指南》（针对成年患者）推荐当 BMI ≥ 37.5kg/m^2

时积极手术；$32.5 \leqslant BMI < 37.5kg/m^2$ 时推荐手术治疗；$27.5 \leqslant BMI < 32.5kg/m^2$，经生活方式干预和药物治疗体重难以控制，且至少伴有两项代谢综合征组分，或存在肥胖相关并发症时，也推荐手术治疗。

七、预后与转归

肥胖是一种以体内脂肪过度蓄积和体重超常为特征的慢性代谢性疾病。若能及时发现，早期正确的改变原有的生活饮食等习惯和积极治疗则预后良好。若肥胖后不进行控制和治疗，则易引起其他疾病，如内分泌代谢异常（糖尿病、女性闭经不孕等），肺泡低换气综合征，心血管疾病（心力衰竭、高血压、冠心病等）。因此积极治疗肥胖有重要意义，若不积极治疗，引起的相关疾病将严重危害生命健康。

八、难点与对策

近年来，肥胖在全球呈日益流行的趋势，其导致的慢性疾病可使生活质量下降，预期寿命缩短，已经成为世界性的健康问题。对本病积极预防非常有必要，应积极主动，持之以恒，坚持治疗。本病患者宜饮食清淡、忌肥甘厚味，多食新鲜蔬菜水果，适当的补充蛋白质、宜低糖、低脂、低盐；养成良好的饮食习惯。必要时有针对地配合中药或针灸疗法。适当地参加运动锻炼，如根据情况选择一周 150 分钟的有氧运动（快走、慢跑、长距离游泳、骑自行车、跳绳等）。运动不可太过。减肥须循序渐进，使体重逐渐减轻。

第十八章
代谢综合征

代谢综合征（metabolic syndrome，MS）是以碳水化合物、脂肪和蛋白质代谢紊乱为主的病理状态，是一组复杂的症候群，是肥胖、高甘油三酯、高血糖、高血压等多种危险因素相互集结的病理状态，是心脑血管疾病的直接致病因子。

MS 的概念提出到最终定义经历了漫长的过程。20 世纪 60 年代，Mchnert 发现富人容易出现这种症候群，因此提出了"富裕综合征"的概念；1988 年 Reaven 注意到脂质异常、高血压、糖耐量异常常汇集一起，首次提出了"X 综合征"的概念，并把胰岛素抗性作为 X 综合征的主要特点；1989 年，Kaplan 将糖耐量异常、中心性肥胖、高血压、高血脂同时存在的现象称为"死亡四重奏"；1997 年 Zimmet 等主张将其命名为代谢综合征。1999 年世界卫生组织首次对代谢综合征进行工作定义，随后数年，美国国家胆固醇教育计划成人治疗指南Ⅲ（National Cholesterol Education Program，Adult Treatment Panel Ⅲ，NCEP ATP Ⅲ）、欧洲胰岛素抵抗工作组（European Group for the Study of Insulin Resistance，EGIR）和美国临床内分泌医师学会（American Association of Clinical Endocrinologists，AACE）等基于不同的出发点和目的，对代谢综合征的定义各有不同，2004 年中华医学会糖尿病学会（Chinese Diabetes Society，CDS）也提出了中国人的定义即 CDS 标准。这些定义的差别造成了学术交流和临床研究的混淆与不便，因此有必要建立统一的 MS 定义。2005 年 4 月 14 日，国际糖尿病联盟（International Diabetes Federation，IDF）在综合了来自世界六大洲糖尿病学、心血管病学、血脂学、公共卫生、流行病学、遗传学、营养和代谢病学专家意见的基础上，颁布了新的代谢综合征定义，这是国际学术界第一个关于代谢综合征的全球统一定义。

近年来 MS 的发病率呈现快速增长的趋势。人们逐渐认识到 MS 增加心血管事件和糖尿病的风险，致死致残率高，给社会带来了沉重的经济负担，现已成为我国重要的公共卫生问题。因此，对于 MS 的预防和及时干预，对糖尿病、心血管疾病的防治具有非常重要的意义。

MS 无中医病名，现代医家大多认为其可归属于"脾瘅"范畴。

一、中医病因病机

脾瘅以饮食不节、过食肥甘为始动因素，肥胖是其病理基础，中满内热，痰湿困阻是其核心病机，与活动过少、情志不畅、饮酒、遗传因素、年龄因素以及某些特殊药物等有关。这些复杂因素共同作用，导致肝、脾、肾三藏功能失调形成脾瘅，病情可发展为"郁、热、虚、损"四个阶段，脏腑脉络损伤是其最终转归。

1. 肝失疏泄，六郁阻滞 此为脾瘅早期。"木之性主于疏泄，食气入胃，全赖肝木之气以疏泄之，而水谷乃化"。现代人生活、工作压力过大，肝气郁结，加之饮食习惯不节，过食肥甘厚味损伤脾胃，肝木不疏亦传脾，脾虚而生痰湿，痰湿阻滞血脉，不畅而成瘀，形成食、气、血、火、痰、湿六郁，相互夹杂。形成肥胖与代谢失调。

2. 郁而化热，耗伤胃阴 为脾瘅早中期，相当于代谢综合征早中期。此阶段郁久化热，中满内热，不外胃热、肠热、肝热、心火等。胃热证的表现最为突出，消谷善饥，耗伤胃阴，则发为消渴。

3. 脾失运化，痰湿困脾 饮食不节直接损伤脾胃，脾胃运化失职，不能受纳、腐熟、运化水谷精微。脾失运化，痰湿困脾是脾瘅的主要中医病机。内经云"诸湿肿满，皆属于脾"，可见"脾为生痰之源"。脾失运化，不能濡养中焦，虚实夹杂，膏脂充溢，聚于腹部，形成腹型肥胖；堆积于脏腑，形成脂肪肝等；聚积血脉，随血脉循行，形成血糖异常、血脂异常、血流变异常、高尿酸血症等。

4. 脏腑亏虚，脉络损伤 此为脾瘅晚期，即代谢综合征的最终转归。久病或老年者皆肾气不足，从而出现多脏腑气血阴阳亏虚。血行、化津、纳气、固本之力失职，可生瘀生痰浊，发生肥胖。"肾为生痰之本"，肾气虚弱则不能蒸津化气上润肺胃，不能化液生津而出现"下消"。或因虚极而脏腑受损，或因久病入络，使全身脉络损伤、脉络瘀滞出现严重的循环障碍，最终波及眼、肾、心、脑等。

二、西医病因及发病机制

MS 的病因复杂，发病机制尚未完全阐明。复杂的遗传因素与环境因素共同发挥了作用。研究表明，遗传因素在 MS 的病因中大约占 45%。不同环境因素，如种族、民族、生活习惯、年龄、文化程度等，也会影响基因的表型。其核心环节是肥胖（特别是中心性肥胖）和胰岛素抵抗。

（一）肥胖

中心性肥胖是 MS 的始动因素，内脏脂肪的堆积是引起中心性肥胖的主要原因。亚裔人群具有脂肪容易堆积在内脏的特点。在内脏脂肪堆积的过程中，首先受累的脏器是肝脏。过多游离脂肪酸的沉积可导致脂肪肝，并会引起肝酶水平升高，增大的脂肪细胞降低了储脂能力，多余的甘油三酯（triglyceride，TG）会分流到肝脏、肌肉以及胰岛细胞，从而引发外周胰岛素抵抗和胰岛素分泌功能障碍。

（二）胰岛素抵抗

胰岛素抵抗（insulin resistance，IR）是 MS 的基本特征。IR 是指胰岛素作用的靶器官对外源性或内源性胰岛素作用的敏感性降低。胰腺是 IR 主要累及器官。高胰岛素血症是 IR 的直接表现。在胰岛素分泌代偿性增加这种应激状态下，存在糖尿病遗传易感因素的个体胰腺 B 细胞的凋亡速度就会加快，胰岛素代偿不足时，就会发展为 2 型糖尿病。高胰岛素血症刺激交感神经系统，影响心血管和肾脏功能从而形成高血压；IR 损害内皮功能可加速血管粥样硬化，使凝血和纤溶状态失衡，使机体出现促凝状态，极易形成血栓。

肥胖和 IR 相互影响，每一种单独的疾病或病理因素都是动脉粥样硬化的危险因素，每一单个的危险因素都增加心血管疾病和死亡的风险。

三、临床表现

MS 的临床表现即它所包含的各个疾病及并发症、伴发病的临床表现，这些疾病可同时或先后出现在同一个体上。最主要的表现为肥胖症、血脂异常、糖尿病、高血压等，严重者可发展至冠心病和脑卒中等，其诊断主要靠实验室检查来明确。

临床上应以治疗原发疾病为治疗原则，而非仅缓解症状。

1. 与心血管有关的组成部分

（1）肥胖，尤其是内脏型肥胖。

（2）胰岛素抵抗，可伴代偿性高胰岛素血症。

（3）高血糖，包括糖尿病及糖调节受损。

（4）血脂紊乱　高 TG 血症、低高密度脂蛋白血症。

（5）高血压。

（6）高尿酸血症。

（7）血管内皮功能缺陷，低度炎症状态及凝溶异常（微量蛋白尿、C 反应蛋白及纤溶酶原激活物抑制剂 –21 增高等）。

2. 可伴 MS 的疾病

（1）非酒精性脂肪肝病，部分可发展至非酒精性脂肪肝炎和纤维化。

（2）多囊卵巢综合征。

（3）痛风。

（4）遗传性或获得性脂肪萎缩症。

四、实验室及其他检查

主要以与基础疾病诊断相关的实验室检查为主。血液检查以生化检查为主：空腹血糖、血尿酸、甘油三酯、总胆固醇、低密度脂蛋白、高密度脂蛋白等。还要明确餐后 2 小时血糖值，也可进行口服葡萄糖耐量试验试验明确糖耐量情况。肥胖患者可以进行血清胰岛素水平和 C 肽水平检测。推荐检查项目：24 小时动态血压监测，可以明确血压情况。

五、诊断与鉴别诊断

（一）诊断

满足以下四项中的任意三项及以上即可诊断为代谢综合征。

1. 腹型肥胖　腰围值：男性 ≥ 90cm，女性 ≥ 85cm。

2. TG 水平（包括已接受药物治疗的高 TG 血症患者）> 1.7mmol/L（150mg/dl）；高密度脂蛋白（HDL-C），男性< 1.0mmol/dl（40mg/dl），女性< 1.3mmol/dl（50mg/dl）。

3. 血压升高，包括有高血压病史接受抗高血压药物治疗的患者：收缩压≥ 130mmHg 和（或）舒张压≥ 85mmHg。

4. 血糖升高（包括已经接受降糖治疗的患者）空腹血糖≥ 6.1mmol/L（110mg/dl）或餐后 2 小时血糖≥ 7.8mmol/L（140mg/dl）或有糖尿病史。

（二）鉴别诊断

1. 与西医有关疾病的鉴别诊断

（1）与单纯型肥胖相鉴别　二者体重指数均可大于 25kg/m²，腰围均可超标，鉴别的关键点看是否存在血脂、血压或血糖的异常，通过实验室检查和动态血压监测可以鉴别。

（2）与继发性肥胖症相鉴别　如库欣综合征、原发性甲状腺功能减退症、下丘脑性肥胖、多囊卵巢综合征等，有原发病的临床表现和实验室检查特点。药物性肥胖患者有服用抗精神病药、糖皮质激素等用药史。

2. 与中医有关病症的鉴别

（1）与水肿的鉴别　水肿严重时，体重亦增加，也可以出现肥胖的伴随症状，但水肿以颜面及四肢浮肿为主，严重者可见腹部胀满，全身皆肿。水肿经治疗将病理性水湿排出体外后，体重可迅速减轻，降至正常，肥胖患者体重减轻则相对缓慢。

（2）与黄胖的鉴别　黄胖由肠道寄生虫与食积所致，以面部黄胖肿大为特征，一般也不伴有眩晕、头痛、消渴等症状，不会有口中甘或者肥胖的症状，可与脾瘅有别。

六、治疗

一、中医治疗

1. 常见证型辨证治疗

（1）肝郁气滞证

症见：形体略肥胖，头晕或头胀痛，胁肋胀痛，神疲肢倦，善太息，腹胀，纳呆，舌淡暗苔薄白，脉沉弦。

治宜：疏肝健脾，化湿消脂。

方药：逍遥散加减。方中柴胡，白芍疏肝柔肝，茯苓、白术健脾利湿，当归和血养肝，载气通行，薄荷轻调气机。六郁症状显著者合越鞠丸，香附疏肝解郁，同柴胡共解肝郁气滞之证，苍术替换白术燥湿运脾，加建曲消食郁，栀子清热郁，川芎活血化瘀。

（2）痰热壅盛证

症见：形体肥胖，面垢浊，头晕或头如包裹状或耳鸣，或视物旋转感，腹胀满，身热不扬，或日晡潮热，口干多饮，或消谷善饥，舌红苔黄厚腻，脉弦滑数。

治宜：清热泻火，祛痰降脂。

方药：导痰汤加减。方中半夏、制南星、生姜燥湿化痰和胃，橘红、枳实理气化痰，冬瓜皮、泽泻淡渗利湿，决明子通便消脂，莱菔子行气化痰，白术、茯苓健脾化湿甘草调和诸药。

胃热壅盛重者合小承气汤，大黄泻阳明热，枳实、厚朴行气散结。耗伤阴液可见舌红绛，伴有裂纹，口渴热盛消谷善饥，加天花粉、生地黄、天冬、麦冬、知母等。

（3）脾虚夹湿证

症见：肥胖臃肿，神疲乏力，头身困重，胸闷脘胀，四肢轻度浮肿，晨轻暮重，劳累后明显，饮食如常或偏少，多有暴饮暴食史。小便不利，便溏或便秘。舌淡胖，边有齿印，苔薄白或白腻，脉濡细。

治宜：益气健脾，渗利水湿。

方药：参苓白术散加减。方中党参、黄芪、茯苓、白术益气健脾，桔梗性上浮，兼益肺气，山药、扁豆、薏苡仁、莲子肉渗湿健脾，陈皮、砂仁理气化滞。

（4）气阳两虚证

症见：病程绵长，肥胖浮肿，腰以下甚，偶按凹陷。小便减少或增多，腰膝酸软，面色㿠白，甚者心悸胸闷，腹大胀满，舌质淡胖，苔白，脉细数或沉迟无力。

治宜：益气补肾，温阳化水。

方药：金匮肾气丸加减。方中干地黄、山药、山茱萸益气补肾，泽泻、茯苓、牡丹皮、桂枝、附子通阳利水。泽泻、茯苓利水渗湿，配桂枝又善温化痰饮；牡丹皮活血散瘀，伍桂枝则可调血分之滞，此三味寓泻于补。兼见阴虚症状明显，可加阿胶、鹿角胶等。

2. 常用经验方及临床体会

（1）逍遥散　适用于肝郁气滞，木病传脾，气血不和者。

（2）越鞠丸　六郁证盛时，疏肝理气，解郁化热，消积祛痰。

（3）导痰汤　适用于痰湿内盛，遏阻脾运，阻滞气机者。

（4）参苓白术散　适用于脾胃虚弱，运化无权，水湿内停。

（5）金匮肾气丸　适用于久病伤肾，气阴两亏，水气停滞。

中药方剂被广泛应用于减肥治疗中。某些中药也能有效消肿降脂，使用经典方的同时可以根据辨证加用这些中药，如干荷叶、决明子、莱菔子、生山楂、泽泻、冬瓜皮等。脘腹痞满还可加入大黄、厚朴等。

3. 其他治法　除了中药，还可以使用针灸、埋线等中医治疗来减肥、调血脂、缓解疾病及并发症症状，减轻患者痛苦，提高生活质量。针灸是经典的传统外治法，可以通过活血化瘀、通经活络的作用来调和阴阳，扶正祛邪，即能在"未病"时预防疾病、强身健体，也可在"已病"时辅助治疗，缓解症状。中医穴位埋线被广泛运用于减重治疗中，大量临床观察和研究表明，埋线治疗能够有效减轻体重，缩小腹围，尤其适合中心性肥胖人群。

4. 中医的预防调摄　应强调预防大于治疗的观念，即中医的"不治已病治未病"理念，提倡中西医结合的综合防治措施，在控制疾病同时达到强身健体、阴阳调和、正气存内、邪不可干。

（1）顺天应时　天人相应是中医保健养生的前提。大自然有春、夏、长夏、秋、冬的变化，人类也有生、长、化、收、藏的规律。生活中运动锻炼要与季节气候相适应，更好地发挥祛除病因、改善糖脂代谢的作用。遵循春夏养阳，秋冬养阴原则，应四季天地阴阳之气的消长来调养人体的阴阳，达到"趋安避邪"的作用。

（2）饮食有节　包括不暴饮暴食、合理搭配、定时定量，并结合药食两用的中药以充药饵。《太素·调食》："五谷为养，五果为助，五畜为益，五菜为充。气味合而服之，以养精益气"。不同食物，性味归经各异，如酸入肝，咸入肾等。饮食清淡，粮食、蔬菜、肉类、果品要合理搭配，不饥强食而伤脾，不渴强饮而胃胀。勿食肥甘厚腻污浊之品，以达到降低血脂、血糖等，正气存内，邪不可干。

（3）运动健身　运动可以减轻体重，消除中心性肥胖，降低血压，调节脂肪代谢，改善血循环，"流水不腐，户枢不蠹"说明只有运动才能保持身体气血的畅达，精气疏散贯通。人们可以选择五禽戏、太极拳、太极剑、八段锦等传统拳术，也可选现代的快步行走、慢跑、骑车、游动等项目。运动方式有节奏而不中断，缓慢持续，勿赶勿急，循序渐进。

（4）精神调摄　七情是喜、怒、忧、思、悲、恐、惊。现代研究证明生活事件对心理上的影响与机体代谢某些因素有关，古代也早已强调情志与疾病的关联。七情内伤，异常的心理表现及不良情绪会加重病情。《素问·上古天真论》中讲"恬淡虚无，真气从之，精神内守，病安从来"，可见精神情绪的重要性。养神静心，是预防疾病保持健康的重要因素。

（5）中医特色手段　人们可以在平时的日常生活中自行按摩一些保健穴位如足三里、三阴交、气海、肾俞等，也可在这些穴位上施以艾灸，益气扶正、驱邪强身。出现肥胖或腰围超标，可以辅以针灸或穴位埋线治疗来减重，预防肥胖病带来的一系列并发症和代谢综合征的发生。

（二）西医治疗

西医治疗 MS 的主要目标是针对各种危险因素如糖尿病、高血压、血脂紊乱及肥胖等选用相应药物治疗。肥胖症、糖耐量异常、糖尿病、血脂异常及高血压等务必控制达标。此外还应根据不同年龄、性别、家族史等制定群体及个体化的防治方案。

1. 风险评估　主要评估代谢综合征心血管疾病的远期风险。但诊断 MS 并不适宜评估 10 年内发生冠心病的绝对风险，因此借助 Framinghan 危险评分对患者进行评估，根据评分分为高危（＞20%）、中危（10%~20%）以及低危（＜10%）三级。那些已发生临床动脉粥样硬化性心血管疾病或者糖尿病者属高危人群。为降低不良结局等发生，有必要对代谢综合征患者进行长期随访。

2. 预防措施　MS 患者是心血管疾病及 2 型糖尿病的高危人群。预防 MS 能降低发展成 2 型糖尿病及心血管事件等不良结局的风险，提高生活质量。本疾病预防措施分一级干预和二级干预。

（1）一级干预　即生活干预。实施不同人群的健康教育，普及健康生活，提高高危人群的依从性。①控制体重：控制总热卡量，减少脂肪摄入。对于 $25mg/m^2 \leq BMI \leq 30mg/m^2$ 者，给予每日 1200kcal（5021 千焦）低热量饮食，第一年减重目标是现在体重的 5%~15%，并将控制体重贯穿始终；②运动锻炼：提倡每日进行轻至中等强度体力活动 30 分钟；③戒烟限酒：烟内含有 CO、尼古丁等 30 多种有害物质，百害无一益，理应戒除。限酒，不是戒酒，粮食制酒、中药药酒、果酒、葡萄酒有一定保健作用，心血管发病率低。酒不宜多，更不能鼓励酗酒；④心理平衡：保持心情舒畅和心理平衡作用超过一切保健措施的总和。WHO 对于健康的定义明确指出：健康不仅仅是没有疾病和不适，而应是生理上、心理上、道德上、社会适应和生殖上的良好状态。保持心理健康更能减少精神负担导致的生理负担；⑤体检：强调早期关注体重、腰臀比，定期检测血脂、血糖、血压、尿酸水平。

（2）二级干预 药物治疗。经一级干预仍不能阻止代谢综合征发生，可针对相应疾病进行必要、有选择的药物治疗。二级干预要点主要有三个方面：①纠正肥胖；②控制各项代谢危险因素；③改善胰岛素抵抗。

3. 药物治疗

（1）控制肥胖 减肥药物使用详见肥胖相关章节。

（2）减轻胰岛素抵抗 二甲双胍和噻唑烷二酮类物（TZDs）都是临床常用的增加胰岛素敏感性的药物，二甲双胍有减轻体重的作用。具体药理和使用见糖尿病相关章节。

（3）改善血脂紊乱 调脂治疗在代谢综合征中的作用也很重要，降低 TG，同时轻至中度降低 TC 及低密度脂蛋白（LDL-C），升高 HDL-C，常用药物有贝特类、他汀类以及烟酸类等。贝特类和他汀类作为首选药物。空腹血糖受损（IFG）、糖耐量异常（IGT）以及糖尿病患者使用烟酸类药物可能引起血糖升高，故不推荐大剂量使用。详见高脂血症相关章节。

（4）控制血压 收缩压 ≥ 140mmHg/ 舒张压 ≥ 90mmHg 的患者必须接受治疗。如果患者合并糖尿病，当收缩压 ≥ 130mmHg/ 舒张压 ≥ 80mmHg 时必须开始降压治疗。降压药物宜选用不影响糖和脂肪代谢者。首选血管紧张素转换酶抑制剂（ACEI）和（或）血管紧张素 II 受体拮抗剂（ARB），尚可增加胰岛素敏感性。β 受体拮抗剂和噻嗪类利尿剂剂量偏大时可影响糖耐量及增加胰岛素抵抗，升高 TC 和 TG。

（5）控制血糖 合并糖尿病者，要严格控制血糖。口服降糖药中，二甲双胍、α 糖苷酶抑制剂和噻唑烷二酮可以明显改善胰岛素抵抗的作用；磺脲类降糖药及胰岛素有增加体重的风险，使用时应权衡利弊；DPP-4 抑制剂、SGLT-2 抑制剂和 GLP-1 受体激动剂在降血糖的同时对心血管事件有获益，GLP-1 受体激动剂对减轻体重有获益，常用于体重指数大于 25kg/m² 的患者。具体药物使用详见糖尿病相关章节。

（6）血栓前状态的治疗 MS 患者常常处于血栓前状态，表现为循环中纤维蛋白原、PPI-1 以及多种凝血因子水平高。目前唯一有效的预防措施是小剂量阿司匹林或其他抗血小板药物。推荐中度风险代谢综合征患者应用阿司匹林预防心血管事件。

（7）促炎症反应状态等纠正 CRP > 3mg/L 提示体内促炎症反应状态的存在，需要生活方式等干预。目前尚无特异性的治疗药物，但是多种药物（如他汀类、烟酸类、贝特类、ACEI 和 TZDs）均可以降低 CRP 水平。

七、预后与转归

总的来说，通过及时纠正和治疗可以降低代谢综合征近远期风险，预后良好。不及时治疗则会增加心血管事件和糖尿病风险，致死致残率高。肥胖引发血脂异常，高游离脂肪酸（FFA）血症和高 TG 血症可以导致心肌脂质沉积、心室壁增厚、心室重构、心脏收缩功能降低。肥胖引起的胰岛素抵抗还与肿瘤坏死因子 -α（TNF-α）、抵抗素、纤溶酶原激活物抑制因子 -1（PAI-1）增多等因素有关，除胰岛素抵抗外这些脂肪细胞因子的分泌变化还能影响以脂肪形式进行的能量贮存和释放，还涉及低度炎症反应及血液凝溶异常，进而发生糖尿病和心血管疾病。高胰岛素血症刺激交感神经系统，血管内皮细胞分泌一氧化氮减少，血管收缩，肾脏重吸收钠增加，从而形成高血压。IR 同时启动了胰岛细胞上的一系列炎症反应，使 C 反应蛋白（CRP）和细胞因子白介素 6（IL-6）水平升高，增加了心血管疾病风险。IR 还通过对内皮功能的损害，引起黏附因子增多、平滑肌细胞增生以及血管扩张功能下降，加速动脉粥样硬化的进程。IR 引起的纤维蛋白原、PAI-1 水平明显增加，凝血和纤溶状态的失衡，使机体出现促凝状态，极易形成血栓。

八、难点与对策

代谢综合征的处理难点在于疾病的预防。当患者健康意识不强且只出现肥胖无其他病症时，往往会忽略其潜在的危害和近远期风险，因此社区科普和健康教育的施行是十分重要的环节和难点，将健康减肥、合理饮食和积极运动普及社区人群中是十分重要的。减肥本身具备一定的困难，需要医生和患者相互配合，长期随访，以达到理想的治疗效果。已经获得血脂、血糖、血压异常或者心血管疾病的患者，应积极治疗基础疾病，严格控制指标，最大程度降低心血管事件不良结局风险，提高生活质量。

附录

内分泌系统常用检验正常参考值

分析物		体液	MGH 单位	SI 单位	方法或仪器	转化为SI 单位系数
醛固酮	直立（正常盐摄入）	血清、血浆	4~31ng/dl	110~860pmol/L	免疫测定	27.74
	卧位（正常盐摄入）	血清、血浆	< 16ng/dl	< 444pmol/L	免疫测定	27.74
	正常盐饮食（100~180mmol）	尿	6~25μg/d	17~69nmol/d	免疫测定	2.274
	低盐饮食（钠 10mmol）	尿	17~44μg/d	47~122nmol/d	免疫测定	2.274
	高盐饮食	尿	0~6μg/d	0~17nmol/d	免疫测定	2.274
雄（甾）烯二酮		血清	60~260ng/dl	2.1~9.1nmol/L	免疫测定	0.0349
抗利尿激素		血浆	1.0~13.3pg/m	1.0~13.3ng/L	免疫测定	1
降血钙素	女性	血清	0~20pg/ml	0~20ng/L	电化学发光免疫测定	1
	男性		0~28pg/ml	0~28ng/L		
儿茶酚胺	多巴胺	尿	65~400μg/d	424~2612nmol/d	液相色谱	6.53
		血浆	0~30pg/ml	0~196nmol/L	液相色谱	6.53
	肾上腺素	尿	1.7~22.4μg/d	9.3~122nmol/d	液相色谱	5.458
	卧位	血浆	0~110pg/ml	0~600pmol/L	液相色谱	5.458
	立位	血浆	0~140pg/ml	0~764pmol/L	液相色谱	5.458
	去甲肾上腺素	尿	12.1~85.5μg/d	72~505nmol/d	液相色谱	5.911
	卧位	血浆	70~750pg/ml	0.41~4.43nmol/L	液相色谱	0.005911
	立位	血浆	200~1700pg/ml	1.18~10.0nmol/L	液相色谱	0.005911
绒毛膜促性腺激素（未妊娠）		血清	< 10mU/ml	< 10U/L	免疫测定	1
促肾上腺皮质激素		血浆	6.0~76.0pg/ml	1.3~16.7pmol/L	免疫测定	0.2202
皮质醇	空腹 8am 至 12am	血浆	5.0~25.0μg/dl	138~690nmol/L	免疫测定	27.59
	12am 至 8pm		5.0~15.0μg/dl	138~410nmol/L		
	8pm 至 8am		0.0~10.0μg/dl	0~276nmol/L		

分析物		体液	MGH 单位	SI 单位	方法或仪器	转化为SI 单位系数
游离皮质醇		尿	20~70μg/d	55~193nmol/d	免疫测定	2.759
C 肽		血清	0.30~3.70μg/L	0.10~1.22nmol/L	免疫测定	0.33
11- 去氧皮质醇（甲吡酮处理后）		血浆	>7.5μg/dl	>216nmol/L	免疫测定	28.86
1,25- 双羟维生素 D		血清	16~42pg/ml	38~101pmol/L	免疫测定	2.4
红细胞生成素		血清	< 19mU/ml	< 19U/L	免疫测定	1
雌二醇	育龄期女性	血清、血浆			放射免疫法	3.12
	卵泡期		0.058~0.48ng/ml	0.18~1.5nmol/L		
	黄体期		0.18~0.22ng/ml	0.55~0.7nmol/L		
	绝经后		0.006~0.026ng/ml	0.02~0.08nmol/L		
	青春期		< 20pg/ml	< 73pmol/L		
	男性		< 50pg/ml	< 184pmol/L		
胃泌激素		血浆	0~200pg/ml	0~200ng/L	免疫测定	1
生长激素		血浆	2.0~6.0ng/ml	2.0~6.0μg/L	免疫测定	1
糖化血红蛋白		血浆	3.8%~6.4%	0.038%~0.064%	液相色谱	0.01
香草酸		尿	0.0~15.0mg/d	0~82μmol/d	液相色谱	5.489
17- 羟皮质类固醇	女性	尿	2.0~6.0mg/d	5.5~17μmol/d	比色法	2.759
	男性		3.0~10.0mg/d	8~28μmol/d		
5- 羟（基）吲哚乙酸（女性低于男性）		尿	2~9mg/d	10~47μmol/d	比色法	5.23
17- 羟孕（甾）酮、17- 羟黄体酮	女性	血清				
	青春期前		0.20~0.54μg/L	0.61~1.63nmol/L		
	卵泡期		0.02~0.80μg/L	0.61~2.42nmol/L		
	黄体期		0.90~3.04μg/L	2.72~9.20nmol/L		
	绝经后		< 0.45μg/L	< 1.36nmol/L		
	男性					
	青春期前		0.12~0.30μg/L	0.36~0.91nmol/L		
	成年人		0.20~1.80μg/L	0.61~5.45nmol/L		
25- 羟维生素 D		血清	8~55ng/ml	20~137nmol/L	免疫测定	2.496
胰岛素		血清	0~29μU/m	0~208pmol/L	免疫测定	7.175

分析物		体液	MGH 单位	SI 单位	方法或仪器	转化为SI 单位系数
17- 生酮类固醇	女性	尿	3.0~15.0mg/d	10~52μmol/d	比色法	3.467
	男性		5.0~23.0mg/d	17~80μmol/d		
17- 酮类固醇	女性和男性 < 10 岁	尿	0.1~3.0mg/d	0.4~10.4μmol/d	比色法	
	女性和男性 < 11~14 岁		2.0~7.0mg/d	6.9~24.2μmol/d		
	女性≥ 15 岁		5.0~15.0mg/d	17.3~52.0μmol/d		
	男性≥ 15 岁		9.0~22.0mg/d	31.2~76.3μmol/d		
甲氧基肾上腺素，总量		尿	0.0~0.90mg/d	0.0~4.9μmol/d	分光光度测定法	5.458
甲状旁腺激素		血浆	10~60pg/ml	10~60ng/L	免疫测定	1
副甲状腺激素相关蛋白质		血浆	< 1.5pmol/L	< 1.5pmol/L	免疫测定	1
孕二醇	育龄期女性	尿	0.2~6.0mg/d	0.6~18.7μmol/d	免疫测定	3.12
	卵泡期		0.1~1.3mg/d	0.3~5.3μmol/d	气相色谱分析	
	黄体期		1.2~9.5mg/d	3.7~29.6μmol/d	免疫测定	
	妊娠		妊娠周期依赖	妊娠周期依赖		
	男性		0.2~1.2mg/d	0.6~3.7μmol/d	免疫测定	
孕三醇		尿	0.5~2.0mg/d	1.5~6.0μmol/d	气相色谱分析	2.972
泌乳素	女性	血清	0~15ng/ml	0~15μg/L	免疫测定	1
	男性		0~10ng/ml	0~10μg/L		
肾素活性	正常食盐	血浆			免疫测定	0.2778
	卧床 6 小时		0.5~1.6ng/（ml·h）	0.14~0.44ng/（Ls）		
	直立 4 小时		1.9~3.6ng/（ml·h）	0.53~1.00ng/（Ls）		
	低盐摄入					
	卧床 6 小时		2.2~4.4ng/（ml·h）	0.61~1.22ng/（Ls）		
	站立 4 小时		4.0~8.1ng/（ml·h）	1.11~2.25ng/（Ls）		
	站立 4 小时，同时用利尿药		6.8~15.0ng/（ml·h）	1.89~4.17ng/（Ls）		

分析物		体液	MGH 单位	SI 单位	方法或仪器	转化为SI 单位系数
生长调节激素	女性	血浆			免疫测定	1
	青春期前		60.8~724.5ng/ml	60.8~724.5μg/L		
	青春期		112.5~450.0ng/ml	112.5~450.0μg/L		
	成年人		141.8~389.3ng/ml	141.8~389.3μg/L		
	男性					
	青春期前		65.5~841.5ng/ml	65.5~841.5μg/L		
	青春期		83.3~378.0ng/ml	83.3~378.0μg/L		
	成年人		54.0~328.5ng/ml	54.0~328.5μg/L		
睾酮（清晨标本）	女性，成年人	血浆	20~90ng/dl	0.7~3.1nmol/L	免疫测定	0.03467
	男性，成年人		300~1100ng/dl	10.4~38.1nmol/L		
游离睾酮（清晨标本）	女性，成年人	血浆	0.09~1.29ng/dl	3~45pmol/L	平衡透析	34.67
	男性，成年人		3.06~24.0ng/dl	106~832pmol/L		
甲状腺球蛋白		血清	0~60ng/dl	0~60μg/L	免疫测定	1
甲状激素腺结合指数			0.83~1.17	0.83~1.17	炭树脂	1
促甲状腺激素		血清	0.5~5.0μU/ml	0.5~5.0mU/L	免疫测定	1
游离甲状腺素		血清	0.8~2.7ng/dl	10~35pmol/L	直接平衡透析	12.87
甲状腺素结合球蛋白		血清	年龄－性别依赖	年龄－性别依赖	免疫测定	
甲状腺素游离指数			4.6~11.2	4.6~11.2	计算	1
总甲状腺素		血清	4~12μg/dl	51~154nmol/L	免疫测定	12.87
总三碘甲状腺素		血清	75~195ng/dl	1.2~3.0nmol/L	免疫测定	0.01536
香草基扁桃酸		尿	1.4~6.5mg/dl	7.1~32.7μmol/d	液相色谱	5.046

参考文献

［1］林兰. 内分泌代谢病中西医结合研究：临床与基础［M］. 北京：军事医学科学出版社，2010.

［2］肖万泽. 内分泌代谢疾病中西医结合诊断与治疗［M］. 北京：人民军医出版社，2014

［3］Lee Goldman, Dannis Ausiello. 西氏内科学［M］. 王贤才译. 22 版. 北京：世界图书出版公司，2009.

［4］陈灏珠，林果为，王吉耀. 实用内科学［M］. 14 版. 北京：人民卫生出版社，2013.

［5］Vincenzo De Leo, Danila Lanzetta, Donato'Antona, et al. Control of growth hormone secretion during the postpartum period［J］. Gynecol Obstet Invest, 1992, 33（1）：31-35.

［6］蔡永敏，曹金梅，徐学功. 现代中西医结合内分泌学［M］. 北京：中国中医药出版社，2001.

［7］方朝晖. 中西医结合内分泌代谢疾病诊治学［M］. 北京：中国中医药出版社，2013.

［8］张丽，孙冰，李丹，等. 孙冰教授治疗功能性下丘脑闭经的临床经验［J］. 福建中医药，2018, 49（4）：56-58.

［9］魏子孝，梁晓春. 中西医结合内分泌代谢疾病诊疗手册［M］. 北京：人民军医出版社，2005.

［10］顾昌伟. 垂体生长激素腺瘤治疗现状及预后分析［J］. 中国微创侵袭神经外科杂志，2008（2）：90-91.

［11］中华医学会内分泌学分会. 肢端肥大症诊治中国专家共识（2020 版）［J］. 中华内分泌代谢杂志，2020（9）：751-760.

［12］王舟，姚定国. 内分泌科疾病临床治疗与合理用药［M］. 北京：科学技术文献出版社，2007.

［13］田建卿，张征，刘光辉. 内分泌疾病诊治与病例分析［M］. 北京：人民军医出版社，2012.

［14］徐川，张秋娟. 中医药治疗垂体瘤的思路与方法［J］. 上海中医药大学学报，2014（4）：106-110.

［15］张奇志，汪莹，张秋娟. miRNA 与侵袭性垂体瘤相关性的中西医研究进展［J］. 河南中医，2019, 39（10）：1601-1607.

［16］白改改，景赟杭，王志. 儿童尿崩症病因分析及诊治体会［J］. 临床医学研究与实践，2020（5）：118-120.

［17］刘竹枫，张碧丽. 先天性肾性尿崩症的研究进展［J］. 天津医药，2019（8）：891-896.

［18］李超颖. 31 例中枢性尿崩症及原发性烦渴诊治分析［D］. 济南：山东大学，2018.

［19］李苹. 尿崩症 389 例临床分析［D］. 郑州：郑州大学，2018.

［20］李芹，段炼，顾锋. 肾性尿崩症治疗研究进展［J］. 中国实用内科杂志，2016（10）：906-909.

[21] 田丹，顾锋. 遗传性肾性尿崩症研究进展 [J]. 中国实用内科杂志，2013（8）：663-665.

[22] 辛颖. 儿童尿崩症诊治进展 [J]. 中华实用儿科临床杂志，2013（8）：638-640.

[23] 吴丽群，熊春秋，黄引平，等. 妊娠期短暂性尿崩症的研究进展 [J]. 国际生殖健康 / 计划生育杂志，2008（6）：364-366.

[24] 朱春晓，顾勇. 肾性尿崩症新进展 [J]. 国外医学 - 泌尿系统分册，2001（3）：135-137.

[25] 郑亚琳，黄达，苏诚炼，等. 林兰辨治尿崩症经验 [J]. 中医杂志，2013，54（12）：1000-1001.

[26] 袁榛，舒兰. 舒兰教授治疗女童性早熟临床经验 [J]. 中国中医药现代远程教育，2021（5）：70-73.

[27] 张婷，曹松霞. 特发性性早熟现代中西医治疗进展 [J]. 中国医药导刊，2020（12）：857-860.

[28] 陈霞，曾洁，周璟. 性早熟患儿家庭功能、社会支持与患儿心理行为的关系研究 [J]. 全科护理，2020（32）：4530-4531-4535.

[29] 王仕奎，冯斌. 知柏地黄丸在女童特发性中枢性性早熟中的应用效果 [J]. 河南医学研究，2020，（23）：4354-4356.

[30] 耿利娜，薛征. 肝肾论治儿童性早熟研究进展 [J]. 现代中西医结合杂志，2020（23）：2611-2614+2622.

[31] 周晓燕，陈梦兰. 耳穴压丸联合抗早颗粒对性早熟女童第二性征及性激素水平的影响 [J]. 湖北中医杂志，2020（8）：13-15.

[32] 詹舒敏，黄轲，傅君芬. 儿童中枢性性早熟的诊治思考 [J]. 中国计划生育和妇产科，2019（11）：10-11.

[33] 葛伟，王海莲，邵鸿家. 中枢性性早熟相关致病基因的研究进展 [J]. 山东医药，2018（22）：111-113.

[34] 杨运，茹锦岩. 中医辨证联合西药治疗女童特发性性早熟的有效性研究 [J]. 辽宁中医杂志，2015（6）：1278-1280.

[35] 黄梦雪，刘建忠，张雪荣，等. 刘建忠教授治疗女童性早熟经验 [J]. 中医药导报，2017，23（24）：99-100.

[36] 王佳宁，阮祥燕. 高泌乳素血症的病因及诊疗进展 [J]. 医学综述，2012（21）：3629-3632.

[37] 黄念. 精神类药物导致女性高催乳素血症中医证候和相关因素分析 [D]. 北京：北京中医药大学，2020.

[38] 刘付小清. 女性高泌乳素血症患者应用 Cabergoline 治疗的效果分析 [J]. 中国医药科学，2019（20）：62-64-94.

[39] 蒋志梅. 中西医治疗高泌乳素血症的研究进展 [J]. 中国中医药现代远程教育，2019，（18）：145-147.

[40] 李玉. 高泌乳素血症研究进展 [J]. 淮北职业技术学院学报，2019（2）：108-110，113.

[41] 杨静，崔俊芳，兰丽珍. 高泌乳素血症的研究进展 [J]. 华西医学，2018（5）：509-512.

[42] 陆翼飞. 进食障碍诊疗新进展及其对全科治疗的启示 [J]. 名医，2019（11）：47.

［43］陈珏. 进食障碍诊疗新进展及其对全科医生的启示［J］. 中国全科医学，2019（8）：873-881.

［44］尹倩兰，刘伟志. 神经性贪食症的认知机制及认知行为治疗进展［J］. 中国健康心理学杂志，2017（3）：457-461.

［45］丁树明，胡赤怡. 神经性厌食症及神经性贪食症的认知行为治疗分析［J］. 健康心理学杂志，2001（3）：204-205.

［46］吴勉华. 中医内科学［M］. 5 版. 北京：中国中医药出版社，2013.

［47］葛均波. 内科学［M］. 9 版. 北京：人民卫生出版社，2018.

［48］Akamizu T，Satoh T，Isozaki O，et al. Diagnostic criteria，clinical features，and incidence of thyroid storm based on nationwide surveys［J］. Thyroid，2012（7）：661-679.

［49］中华医学会内分泌学分会，中华医学会围产医学分会. 妊娠和产后甲状腺疾病诊治指南［J］. 中华围产医学杂志，2019（8）：515-539.

［50］邓铁涛. 跟名师学临床系列丛书——邓铁涛［M］. 北京：中国医药科技出版社，2010.

［51］入江实. 内分泌与代谢疾病诊疗标准—甲状腺功能减退症的分类［M］. 上海：上海科学普及出版社，2014.

［52］中华医学会内分泌学分会. 成人甲状腺功能减退症诊治指南［J］. 中华内分泌代谢杂志，2017（2）：167-180.

［53］向楠. 甲状腺功能减退症［M］. 北京：中国医药科技出版社，2010.

［54］刘艳娇. 甲状腺疾病中西医结合治疗学［M］. 北京：科学技术文献出版社，2012.

［55］陈彦彦，滕卫平，单忠艳，等. 妊娠前半期甲状腺功能减退症的临床流行病学调查［J］. 中华内分泌代谢杂志，2008（6）：597-600.

［56］韩娜，时立新，朱严严，等. 不同孕期孕妇甲状腺功能相关指标分析［J］. 中华内分泌代谢杂志，2012（6）：480-482.

［57］范家英，玄亨涉，于冬冬，等. 路玫教授隔姜灸治疗甲状腺功能低下症经验［J］. 中医学报，2012（164）：112-113.

［58］Shah MS，Davies TF，Stagnaro-Green A. The thyroid during pregnancy：a physiological and pathological stress test［J］. Minerva Endocrinol，2003（3）：233-245.

［59］单忠艳，藤卫平. 甲状腺疾病与妊娠［J］. 国际内分泌代谢杂志，2006（5）：295-302.

［60］MILIONIS H J，EFSTATHIADOU Z，TSELEPIS AD，et al. Lipoprotein（a）levels and apolipoprotein（a）isoform size in patients with subclinical hypothy-roidism：effect of treatment with levothyroxine［J］. Thyroid，2003，13：365-369.

［61］李发荣，周慧泽，李茂倍. 九味暖肾汤治疗甲减 56 例分析［J］. 实用中医内科杂志，2003（5）：410.

［62］肖斯婷，王璞，王亚旭，等. 基于 CNKI 的中医治疗甲状腺功能减退症用药规律研究［J］. 中国中医药信息杂志，2015（4）：44-46.

［63］李凤红. 甲状腺功能减退症的中医治疗体会［J］. 四川中医，2012（1）：36-37.

［64］赵宇翔，王旭. 针灸治疗甲状腺机能减退 26 例［J］. 上海针灸杂志，2005（1）：25-26.

［65］刘沙沙，付于. 甲状腺功能减退症验案 1 例［J］. 山西中医，2015（1）：21.

［66］中华医学会. 临床治疗指南－内分泌及代谢性疾病分册［M］. 北京：人民卫生出版社，2009.

［67］中华医学会内分泌学分会《中国甲状腺疾病诊治指南》编写组. 中国甲状腺疾病诊治指南—甲状腺炎［J］. 中华内科杂志，2008（9）：784–788.

［68］倪莉，邵美娟，吴朝明，等. 1α羟化酶基因多态性与桥本甲状腺炎相关性的研究［J］. 实用医学杂志，2010（16）：2931–2933.

［69］Liu Chao. Chronic lymphocytic thyroiditis［J］. Int J Endocrinol metab，2009（1）：57–59.

［70］Hasham A，Tomer Y. Genetic and epigenetic mechanismsin thyroid autoimmunity［J］. Immunol Res，2012（1–3）：204–213.

［71］唐清丽，薛元明. 桥本氏甲状腺炎相关基因的研究进展［J］. 药品评价，2013（15）：42–46.

［72］中国临床肿瘤学会甲状腺癌专业委员会. 分化型甲状腺癌术后 [131]I 治疗前评估专家共识［J］. 中国癌症杂志，2019（10）：832–840.

［73］李祎楠. 张兰教授运用中医药辨治甲状腺癌术后经验总结［J］. 辽宁中医药大学，2017.

［74］中国医师协会外科医师分会甲状腺外科医师委员会. 分化型甲状腺癌颈侧区淋巴结清扫专家共识（2017版）［J］. 中国实用外科杂志，2017（9）：985–991.

［75］田文，郗洪庆. 分化型甲状腺癌外科诊疗进展及展望［J］. 中国实用外科杂志，2020（1）：78–82.

［76］高琼，席雪华，汤珈嘉，等. 超声在局部晚期甲状腺癌评估中的应用价值［J］. 中国实用外科杂志，2019（3）：203–206.

［77］于水昌. 甲状腺癌超声诊断的应用及准确性研究［J］. 临床医药文献电子杂志，2018，（30）：153.

［78］汪芝霞，强燕娟，马桂香，等. 维持性血液透析对继发性甲状旁腺功能亢进患者的中医证候研究［J］. 深圳中西医结合杂志，2020，30（22）：46–48.

［79］龚春水，梁萌. 血液透析患者继发性甲状旁腺功能亢进的中医证候学研究［C］. 中国中西医结合学会肾脏疾病专业委员会 2018 年学术年会.

［80］盛建萍. 原发性甲状旁腺机能亢进症的中医证候分布规律及西医诊断治疗［D］. 济南：山东中医药大学，2017.

［81］王辰. 内科学［M］. 3 版. 北京：人民卫生出版社，2015.

［82］孔喆. 中医整体疗法联合甲状旁腺全切加自体移植术治疗继发性甲状旁腺功能亢进症研究［J］. 新中医，2017，49（7），77–80.

［83］臧天霞. 补肾益骨中药治疗甲状旁腺功能亢进症继发骨质疏松案例报告［J］. 中国骨质疏松杂志，2000，6（4）：65–66.

［84］潘予韦，赵晨宇，姜瑛. 原发性甲状旁腺机能亢进症诊治的回顾性研究［J］. 中国实验诊断学，2018，22（1）：24–26.

［85］中华医学会骨质疏松和骨矿盐疾病分会，中华医学会内分泌分会代谢性骨病学组. 甲状旁腺功能减退症临床诊疗指南［J］. 中华骨质疏松和骨矿盐疾病杂志，2018，11（4）：323–338.

［86］周仲瑛. 中医内科学［M］. 2 版. 北京：中国中医药出版社, 2007.

［87］廖二元, 袁凌青. 内分泌代谢病学［M］. 4 版. 北京：人民卫生出版社, 2019.

［88］中华医学会内分泌分会. 库欣综合征专家共识（2011）［J］. 中华内分泌代谢杂志, 2012, 28（2）: 96.

［89］陈志强, 杨关林. 中西医结合内科学［M］. 北京：中国中医药出版, 2016.

［90］詹姆森. 哈里森内分泌学［M］. 胡仁明译. 北京：人民卫生出版社, 2010.

［91］中华医学会内分泌学会分会肾上腺组学. 原发性醛固酮增多症诊断治疗的专家共识［J］. 中华内分泌代谢杂志, 2016, 32（3）: 188–191.

［92］Mantero F, Terzolo M, Arnaldi G, et al. A survey on adrenal incidentaloma in Italy. Study Group on Adrenal Tumors of the Italian Society of Endocrinology［J］. J ClinEndocrinolMetab, 2000, 85（2）: 637–44.

［93］中华医学会妇产科学分会内分泌学组及指南专家组. 多囊卵巢综合征中国诊疗指南［J］. 中华妇产科杂志, 2018, 53（1）: 2–6.

［94］多囊卵巢综合征诊断——中华人民共和国卫生行业标准［J］. 中华妇产科杂志, 2012, 47（1）: 74–75.

［95］江波, 白文佩, 郁琦, 等. 生酮饮食干预多囊卵巢综合征中国专家共识（2018 年版）［J］. 实用临床医药杂志, 2019, 23（1）: 1–4.

［96］Fang–fang WANG, Jie–xue PAN, Yan WU, et al. 关于美国、欧洲和中国的多囊卵巢综合征临床指南或共识的比较分析（英文）［J］. Journal of Zhejian University–Science B（Biomedicine & Biotechnology）, 2018, 19（5）: 354–363.

［97］Teede H, Misso M, Costello M, et al.International evidence–based guideline for the assessment and managementof polycystic ovary syndrome 2018［EB/OL］.（2018–06）.

［98］Sogc Clinical Practice Guideline.No.362–Ovulation Induction in polycystic ovary syndrome［J］. J Obstet Gynaecol Can, 2018, 40（7）: 978–987.

［99］谢梅青, 陈蓉, 任慕兰. 中国绝经管理与绝经激素治疗指南（2018）［J］. 协和医学杂志, 2018, 9（6）: 512–525.

［100］The Endocrine Society. Experts recommend assessing individual benefits, risks of menopausal therapies: Clinical Practice Guideline on treatment of menopausal symptoms［J］. Science Daily, 2015.

［101］NAMS. The 2017 hormone therapy position statement of The North American Menopause Society［J］. Menopause, 2017, 24（7）: 728–753.

［102］中华医学会内分泌学分会性腺学组. 特发性低促性腺激素性性腺功能减退症诊治专家共识［J］. 中华内科杂志, 2015, 54（8）: 739–744.

［103］祝雨田, 潘旭鸣, 张副兴. 中医治疗男性不育辨证分型概要［J］. 浙江中西医结合杂志, 2014, 24（6）: 569–571.

［104］中国中西医结合学会男科专业委员会. 男性不育症中西医结合诊疗指南（试行版）［J］. 中国中西医结合杂志, 2015, 35（9）: 1034–1038.

［105］周安方. 男性不育症的治疗经验［J］. 湖北中医学院学报, 2005, 7（2）: 39–42.

［106］马凰富，王彬，党进，等. 李海松治疗男性不育症临床思路［J］. 中华中医药杂志，2016，31（8）：3082-3084.

［107］李俊箐，徐莲薇，李祥云. 李祥云治疗男性不育症经验［J］. 中医药导报，2019，25（9）：35-38.

［108］崔云，郑军状，江大为. 从经络、气血论肝肾同源主男性不育症理论构建［J］. 辽宁中医药大学学报，2016，18（1）：5-7

［109］孙启虹，窦京涛. 男性低促性腺激素性性腺功能减退的临床诊断及药物治疗［J］. 药品评价，2013，10（7）：21-28.

［110］Lanfranco F, Kamischke A, Zitzmann M, et al. Klinefelter's syndrome［J］. Lancet, 2004, 367（7）：273-283.

［111］Ratcliffe S. Long-term outcome in children of sex chromosome abnormalities［J］. Arch Dis Child, 1999, 80（1）：192-195.

［112］Ota K, Suehiro T, Ikeda Y, et al. Diabetes mellitus associated with klinefeter's syndrome：a case report and review in Japan［J］. Int Med, 2002, 41（3）：842-847.

［113］Rogol AD, Tartaglia N. Considerations for androgen therapy in children and adolescents with Klinefelter syndrome（47, XXY）［J］. Pediatr Endocrinol Rev, 2010, 8（Suppl 1）：145-150.

［114］Behre HM, Tammela TL, Arver S, et al. A randomized, double-blind, placebo-controlled trial of testosterone gel on body composition and health-related quality-of-life in men with hypogonadal to low-normal levels of serum testosterone and symptoms of androgen deficiency over 6 months with 12 months open-label follow-up［J］. Aging Male, 2012, 15（4）：198-207.

［115］Fullerton G, Hamilton M, Maheshwari A. Should non-mosaic Klinefelter syndrome men be labelled as infertile in 2009［J］. Hum Reprod, 2010, 25（3）：588-597.

［116］DOROTA JH.Infertility in Patients With Klinefelter Syndrome：Optimal Timing for Sperm and Testicular Tissue Cryopreservation［J］. Reviews in urology, 2018, 20（2）：56 – 62.

［117］Rohrich RJ, Ha RY, Kenkel JM, et al. Classification and management of gynecomastia：defining the role of ultrasound- assisted liposuction［J］. Plast Reconstr Surg, 2003, 111（2）：909-923.

［118］Braunstein GD. Clinical practice. Gynecomastia［J］. N Engl J Med, 2007, 357（12）：1229-1237.

［119］高曼琳. 中医药治疗男性乳房发育症的思路与方法［J］. 辽宁中医药大学学报，2009，11（7）：48-49.

［120］Gikas P, Mokbel K. Management of gynaecomastia：an update［J］. Int J Clin Pract, 2007, 61（7）：1209-1215.

［121］莫小勤，梁少华. 李廷冠治疗男性乳房发育症经验［J］. 河南中医，2013，33（7）：1045-1047.

［122］袁晴. 侯俊明教授治疗男性乳房发育症经验浅析［J］. 现代养生，2017（14）：188-189.

［123］Ma NS, Geffner ME. Gynecomastia in prepubertal and pubertal men［J］. Curr Opin

Pediatr, 2008, 20 (4): 465–470.

[124] Cao H, Yang ZX, Sun YH, et al. Endoscopic subcutaneous mastectomy：a novel and effective treatment for gynecomastia [J]. Exp Ther Med, 2013, 5 (6): 1683 –1686.

[125] Wang Y, Wang J, Liu L, et al.Comparison of curative of — fects between mammotome-assisted minimally invasive resection (MAMIR) and traditional open surgery for gynecomastia in Chinese patients：a prospective clinical study [J]. Breast J, 2019, 25 (6): 1084–1089.

[126] Widmark A, Fossa SD, Lundmo P, et al. Does prophylactic breast irradiation prevent antiandrogen–induced gynecomastia? Evaluation of 253 patients in the randomized Scandinavian trial SPCG–7/SFUO–3 [J]. Urology, 2003, 61 (1): 145–151.

[127] 林峰, 郑昌华, 李桦. 浙江沿海地区性早熟的调查与研究 [J]. 实用儿科临床杂志, 2004, 19 (8): 640–642.

[128] 何丽, 景晓平. 徐蔚霖治疗儿童性早熟经验及用药特色 [J]. 上海中医药杂志, 2014, 48 (10): 12–13.

[129] 中华医学会儿科学分会内分泌遗传代谢学组. 中枢性性早熟诊断与治疗共识 (2015) [J]. 中华儿科杂志, 2015, 53 (6): 412–418.

[130] 中华预防医学会妇女保健分会青春期学组. 女性性早熟的诊治共识 [J]. 中国妇幼健康研究, 2018, 29 (2): 135–138.

[131] 杨丽珍, 王琰华, 王琳, 等. 特发性中枢性性早熟中医辨证分型分布特点 [J]. 中医药信息, 2013, 30 (6): 11–13.

[132] 杨丽珍, 兰林杰, 杜君威, 等. 性早熟南北辨证分型差异分析 [J]. 中医药信息, 2014, 31 (3): 90–91.

[133] 何玉春. 中医治疗儿童性早熟的研究进展 [J]. 中国优生优育, 2014, 20 (2): 112–113.

[134] 林甦, 杨文庆, 俞建. 中医儿科临床诊疗指南·性早熟 (修订) [J]. 中医儿科杂志, 2016, 12 (3): 1–5.

[135] 朱禧星. 现代糖尿病学 [M]. 上海：复旦大学出版社, 2000.

[136] 中华医学会糖尿病学分会, 中华医学会感染病学分会, 中华医学会组织修复与再生分会. 中国糖尿病足防治指南 (2019 版) [J]. 中华糖尿病杂志, 2019, 11 (2): 92–108.

[137] 关小宏. 糖尿病足发展史 [J]. 中华损伤与修复杂志, 2011 (6): 509–515.

[138] 龚光明, 朗宁. 亓鲁光防治糖尿病足经验介绍 [J]. 辽宁中医杂志, 2012 (39): 2129–2130.

[139] Dane K, Davud G.Inpatint Manangemeng of Diabetic Foot Disorders：A Clinical Guide [J]. Diabetes Care, 2013 (36): 2862–2871.

[140] 于秀辰. 中西医结合治疗糖尿病足 [M]. 北京：人民卫生出版社, 2009.

[141] 市冈滋, 寺师浩人. 糖尿病足创伤治疗策略 [M]. 北京：人民军医出版社, 2013.

[142] 付小兵. 慢性难愈合创面防治理论与实践 [M]. 北京：人民卫生出版社, 2011.

[143] 付小兵. 糖尿病足及其相关慢性难愈合创面的处理 [M]. 北京：人民军医出版社, 2013.

［144］中华医学会糖尿病学分会. 中国 2 型糖尿病防治指南（2017 年版）［J］. 中国实用内科杂志, 2018, 38（4）: 292–344.

［145］中华中医药学会. 2011 糖尿病中医防治指南［J］. 中国现代远程教育, 2011（4）: 148–151.

［146］中华中医药学会糖尿病分会. 糖尿病肾脏疾病中医诊疗标准［J］. 世界中西医结合杂志, 2011（6）: 548–552.

［147］中华医学会糖尿病学分会微血管并发症学组. 糖尿病肾病防治专家共识［J］. 中华糖尿病杂志, 2014: 792–798.

［148］亓鲁光, 刘贵阳, 朱丹平, 等. 脉通方治疗Ⅳ期糖尿病肾病临床研究［J］. 中华中医药学刊, 2007（25）: 1548–1550.

［149］王耀献. 糖尿病肾病中医基础与临床［M］. 北京: 北京科学技术出版社. 2014.

［150］李昌祁, 霍立光, 张永昌. 中西医集合治疗糖尿病并发症［M］. 北京: 人民卫生出版社, 2010.

［151］崔丽英. 简明肌电图学手册［M］. 北京: 科学出版社, 2006.

［152］李昌祁, 霍立光, 张永昌. 中西医结合治疗糖尿病并发症［M］. 北京: 人民卫生出版社, 2010.

［153］中华中医药学会. 糖尿病周围神经病变中医防治指南［J］. 中国中医药现代远程教育, 2011, 9（22）: 119–121.

［154］方朝晖. 中西医结合糖尿病学［M］. 北京: 学苑出版社, 2011.

［155］谢春光, 陈秋. 中西医集合糖尿病学［M］. 北京: 中国医药科技出版社, 2017.

［156］中华医学会糖尿病学分会. 中国 2 型糖尿病防治指南（2020 年版）［J］. 中华实用内科学杂志, 2021, 41（8）: 668–695, 757–784.

［157］王中心, 赵淑好, 糖尿病慢性并发症与载脂蛋白 A, 载脂蛋白 B 的关系［J］. 临床内科杂志, 1996, 13: 26.

［158］Ross R. The pathogenesis of atherosclerosis: an update［J］. N Eng J Med, 1996, 314: 488.

［159］杜天敏, 张俊秀, 张爱利, 等. 高脂血症与冠心病相关性分析［J］. 中国实用内科杂志, 1999, 19: 752.

［160］傅一明. 胰岛素抵抗的研究新进展［J］. 新医学, 1999, 30: 733.

［161］徐小萍. 糖尿病中医治疗［M］. 南京: 江苏科学技术出版社, 2004.

［162］钱熙国. 糖尿病和脂代谢紊乱及冠心病［J］. 中国糖尿病杂志, 2001, 9（4）: 249.

［163］魏胜杰. 活血化瘀法在糖尿病治疗中的应用［J］. 陕西中医函授, 2001（6）: 16–17.

［164］沈稚舟, 吴松华, 邵福源, 等. 糖尿病慢性并发症［M］. 上海: 上海医科大学出版社, 1999, 40.

［165］姜涛, 刘国良. 糖尿病与心血管病变［J］. 吉林医学, 1994, 15（4）: 196.

［166］宋志民, 孙超. 糖尿病性心脏病的病因及发病机理［J］. 山东医药, 2000, 40（5）: 39.

［167］Van De, Werve G, Lange A, et al. New lessons in the regulation of glucose metabolism taught by the glucose 6–phosphatase system［J］. Eur J Biochem, 2000, 267（6）: 1533–1549.

［168］高妍，钱荣立，施曼珠. 现代内分泌疾病诊疗手册［M］. 北京：北京医科大学、北京协和医科大学联合出版社，1998.

［169］叶任高. 西医内科学［M］. 5 版. 北京：人民卫生出版社，2001.

［170］杨永年. 内分泌系统疾病的诊断与鉴别诊断［M］. 天津：天津科学技术出版社，2004.

［171］高颖，辛雷，赵东宝.《2016 中国痛风诊疗指南》解读［J］. 中国实用内科杂志，2018，38（12）：1136-1138.

［172］曾小峰，陈耀龙. 2016 中国痛风诊疗指南［J］. 浙江医学，2017，39（21）：1823-1832.

［173］中国医师协会中西医结合医师分会内分泌与代谢病学专业委员会. 高尿酸血症和痛风病证结合诊疗指南［J］. 世界中医药，2021，16（2）：183-189.

［174］中华医学会内分泌学分会. 中国高尿酸血症与痛风诊疗指南（2019）［J］. 2020，36（1）：1-13.

［175］中华医学会骨质疏松和骨矿盐疾病分会. 原发性骨质疏松症诊疗指南（2017）［J］. 中华骨质疏松和骨矿盐疾病杂志，2017，10（5）：413-444.

［176］中华医学会骨质疏松和骨矿盐疾病分会. 骨转换生化标志物临床应用指南［J］. 中华内分泌代谢杂志，2021，37（10）：863-874.

［177］Ling X, Cummings SR, Mingneifnemwei Q, et al.Vertebral fractures in Beijing, China：the Beijing Osteoporosis Project［J］. J Bone Miner Res, 2000, 15（10）：2019-2025.

［178］Melton LR, Chrischilles EA, Cooper C.Perspective.How many women have osteoporosis? ［J］. J Bone Miner Res, 1992, 7：1005-1010.

［179］谭新，刘芳，叶竹，等. 近五年中医药治疗骨质疏松文献分析［J］. 中国骨质疏松杂志，2011，17（4）：359-363.

［180］Tan Xin, Liu Fang, Ye Zhu, et al. Literature analysis of TCMtreatment for osteoporosis in recent five yearsC［J］. ChineseJournal of Osteoporosis, 2011, 17（4）：359-363.

［181］宋长恒，付小卫，张方珍，等. 略谈骨质疏松症的中医学病因病机［J］. 中国中医基础医学杂志，2013，19（8）：854-855.

［182］Cosman F, de Beur SJ, Leboff MS, et al. Clinician's guide to prevention and treatment of osteoporosis［J］. Osteoporos Int, 2014, 25：2359-2381.

［183］Cummings SR, San MJ, Mcclung MR, et al. Deno- sumab for prevention of fractures in postmenopausal womenwithosteoporosis［J］. NewEnglJMed, 2009, 361：756-76.

［184］Palacios S, Mejia A. Antiresorptives and anabolic ther-apy in sequence or combination for postmenopausal os- teoporosis［J］. Climacteric, 2015, 18：453-455.

［185］夏维波. 骨质疏松症的联合治疗与序贯治疗［J］. 中华骨质疏松和骨矿盐疾病杂志，2011，4：73-81.

［186］Cosman F. Anabolic and antiresorptive therapy for oste- oporosis：combination and sequential approaches［J］. Curr Osteoporos Rep, 2014, 12：385-395.

［187］Finkelstein JS, Wyland JJ, Lee H, et al. Effects of teriparatide, alendronate, or both in women with post-menopausal osteoporosis［J］. J Clin Endocrinol Metab, 2010, 95：1838-1845.

［188］Cosman F, Eriksen EF, Recknor C, et al. Effects of intravenous zoledronic acid plus subcutaneous teripa-ratide［rhPTH（1-34）］in postmenopausal osteoporosis［J］. J Bone Miner Res, 2011, 26: 503-511.

［189］Deal C, Omizo M, Schwartz EN, et al. Combination teriparatide and raloxifene therapy for postmenopausal osteoporosis: results from a 6-month double-blind pla-cebo-controlled trial［J］. J Bone Miner Res, 2005, 20: 1905-1911.

［190］Cosman F, Nieves J, Woelfert L, et al. Parathyroid hormone added to established hormone therapy: effects on vertebral fracture and maintenance of bone mass after parathyroid hormone withdrawal［J］. J Bone Miner Res, 2001, 16: 925-931.

［191］Rittmaster RS, Bolognese M, Ettinger MP, et al. En-hancement of bonemass in osteoporotic women with par-athyroid hormone followed by alendronate［J］. J Clin Endocrinol Metab, 2000, 85: 2129-2134.

［192］中国中西医结合学会骨伤科专业委员会. 骨质疏松症中西医结合诊疗指南［J］. 中华医学杂志, 2019, 99（45）: 3524-3533.

［193］姜泊. 内科学［M］. 北京: 高等教育出版社, 2012.

［194］田德禄. 中医内科学［M］. 北京: 中国中医药出版社, 2005.

［195］郑春雷. 实用中西医结合疑难病学［M］. 北京: 中国古籍出版社, 2001.

［196］胡品津. 内科学［M］. 北京: 中国协和医科大学出版社, 2005.

［197］郭子光. 现代中医治疗学［M］. 成都: 四川科技出版社, 2004.

［198］中华医学会, 中华医学会杂志社, 中华医学会全科医学分会, 等. 血脂异常基层诊疗指南（2019年）［J］. 中华全科医师杂志, 2019, 18（5）: 406-416.

［199］中国胆固醇教育计划（CCEP）工作委员会, 中国医疗保健国际交流促进会动脉粥样硬化血栓疾病防治分会, 中国老年学和老年医学学会心血管病分会, 等. 中国胆固醇教育计划调脂治疗降低心血管事件专家建议（2019）［J］. 中华内科杂志, 2020, 59（1）: 18-22.

［200］王林海, 卢健棋, 黄舒培, 等. 中医药治疗血脂异常的研究进展［J］. 中华中医药学刊, 2018, 36（1）: 106-109.

［201］仝小林. 代谢综合征的中医诊疗方案［C］. 中华中医药学会糖尿病分会. 第八次全国中医药糖尿病学术大会论文汇编. 2005: 73-79.